肝臓の外科解剖

第2版

門脈 segmentation に基づく新たな肝区域の考え方

編著

竜　崇正　　千葉県がんセンター・前センター長

執筆

趙　明浩	千葉県がんセンター・消化器外科医長
竜　崇正	千葉県がんセンター・前センター長
宮崎彰成	船橋市立医療センター・外科医長
岡住慎一	東邦大学医療センター佐倉病院・外科教授
松原克彦	松原医院・院長
木村　理	山形大学主任教授・第1外科
平井一郎	山形大学講師・第1外科
村上　弦	岩見沢江仁会病院・内科
杉田光隆	横浜市立大学附属市民総合医療センター消化器病センター・外科講師
衣袋健司	三井記念病院・放射線診断科部長
大城幸雄	筑波大学大学院・人間総合科学研究科消化器外科
佐々木亮孝	筑波大学大学院准教授・人間総合科学研究科消化器外科
太田拓実	千葉県がんセンター・消化器外科医長
有光秀仁	千葉県がんセンター・消化器外科
栁橋浩男	千葉県がんセンター・消化器外科
当間雄之	千葉大学大学院医学研究院・先端応用外科学
郡司　久	千葉大学大学院医学研究院・先端応用外科学
山本　宏	千葉県がんセンター・消化器外科診療部長
朴　成進	千葉県がんセンター・消化器外科
貝沼　修	千葉県がんセンター・消化器外科主任医長

（執筆順）

［手術イラスト：石井久允］

医学書院

| 肝臓の外科解剖 |
| ─門脈 segmentation に基づく新たな肝区域の考え方 |

発　行	2004 年 10 月 15 日　第 1 版第 1 刷
	2009 年 2 月 15 日　第 1 版第 4 刷
	2011 年 10 月 15 日　第 2 版第 1 刷Ⓒ
	2020 年 8 月 1 日　第 2 版第 3 刷

編　集　竜　崇正
　　　　りゅう　むねまさ

発行者　株式会社　医学書院
　　　　代表取締役　金原　俊
　　　　〒113-8719　東京都文京区本郷 1-28-23
　　　　電話　03-3817-5600（社内案内）

印刷・製本　横山印刷

本書の複製権・翻訳権・上映権・譲渡権・貸与権・公衆送信権（送信可能化権を含む）は株式会社医学書院が保有します．

ISBN978-4-260-01421-2

本書を無断で複製する行為（複写，スキャン，デジタルデータ化など）は，「私的使用のための複製」など著作権法上の限られた例外を除き禁じられています．大学，病院，診療所，企業などにおいて，業務上使用する目的（診療，研究活動を含む）で上記の行為を行うことは，その使用範囲が内部的であっても，私的使用には該当せず，違法です．また私的使用に該当する場合であっても，代行業者等の第三者に依頼して上記の行為を行うことは違法となります．

JCOPY 〈出版者著作権管理機構 委託出版物〉
本書の無断複製は著作権法上での例外を除き禁じられています．複製される場合は，そのつど事前に，出版者著作権管理機構（電話 03-5244-5088，FAX 03-5244-5089，info@jcopy.or.jp）の許諾を得てください．

第 2 版の序

『肝臓の外科解剖』（初版）の出版から 7 年が経過した．この間，肝切除は術中エコーガイド下切除から，流入血行遮断による阻血域切除へと変化した．すなわち肝門部から各 fissure を開いて，流入血行をグリソン一括で処理して，阻血域を切除し，最後に流出ドレナージ静脈を根部で処理する術式である．この肝臓の外科解剖は「anterior fissure」に集約されるが，多くの anterior fissure 経由の肝切除がわれわれの関連施設だけでなく，日本全国の多くの施設で行われるようになった．日本全国の多くの外科医の支持を受けての第 2 版の刊行である．われわれの解剖の正しさの証明は，安全な手術の実践である．今回の第 2 版の執筆者の多くは，千葉県がんセンターやその他の病院で日常的に肝切除を行っている若い先生方である．定年を過ぎて現場から遠ざかっている私との交流がほとんどない先生方であるが，この解剖を完全に理解して臨床に生かしていることがよくわかり，この第 2 版を魅力あるものにしてくれている．

初版以来の本書のコンセプトとして脱 Couinaud を目指したが，Couinaud の解剖を否定するものではない．しかし，初版出版時には日本の外科解剖の常識でもあった Couinaud の解剖とどう向き合うか，苦労した．Couinaud の 8 つの segment をバイブルのごとく信じていた時期が長かったからである．初版の準備を進める中，右の 4 つの segment と dorsal liver の考えには同意できなかったが，S1 から S8 までの用語をどうするのかの整理がつかなかった．しかし，肝臓の領域を示すものとすることで，整理がついた．肝臓の解剖の研究をすればするほど，Couinaud の解剖の奥の深さを思い知らされる．4 つの sector とその境界の 3 つの portal fissure の考えは実に合理的である．Couinaud の研究に心からの敬意を表したい．

われわれの外科解剖の象徴である「anterior fissure」については，すでに多くの研究者が前区域には縦に走る fissure があることを報告している．しかし anterior fissure は左の umbilical fissure に対応し，発生学的にも肝臓の脈管構築は左右対称であることに言及したのは，われわれが初めてである．右側肝円索例でも 4 つの sector と umbilical fissure vein と anterior fissure vein と，3 本の主肝静脈が確認でき，左右対称であることがわかったときは狂喜した．貴重な症例のダイコム画像を提供いただいた多くの日本の研究者に，心からお礼を申し上げたい．

また本書の出版を機に，韓国全北大学の趙白晧教授との交流が深まり，肝臓の解剖を，胎児の解剖研究から説き起こした趙先生と，国を越えて研究し合えたことも嬉しいことである．心からお礼を申し上げたい．

われわれのグループの研究は，造影 CT を中心とした画像解剖の研究であり，安全に肝切除を行うためにはまだまだ不十分であった．そこで第 2 版では，われわれ千葉グループ以外で，先駆的臨床解剖研究をされている先生方にも分担執筆をお願いした．肝動脈，尾状葉動脈，短肝静脈，下大静脈靱帯に関する素晴らしい原稿がそろった．

本書を参考にして，流入血行の先行処理による肝切除が，開腹手術でも内視鏡下手術でも安全に施行されるようになり，多くの患者さんの利益が倍増することを期待したい．

2011 年 初秋

竜　崇正

初版の序

　1970年代も終わろうとする頃，術中エコーの登場とCouinaudの肝区域分類の普及により，日本の肝臓外科の歴史が大きく転換する時期にあった。今までの肝臓外科は，大きな癌を葉切除する時代であり，したがって切除率は低く，手術死亡も多かった。1978年出張先から千葉大第二外科に戻った私は，肝臓外科に大きな興味を抱くようになった。それは，今まで見ることのなかった小肝癌が，その当時普及し始めたリアルタイム超音波診断装置により，続々と診断されるようになったからである。これらの肝癌をどのように治療したらよいか，千葉大学第一内科と第二外科の合同カンファランスでの白熱した議論が夜中まで続いた。肝臓病学の世界的権威である故奥田邦雄名誉教授（第一内科）や画像診断の大家でもあった大藤正雄名誉教授（第一内科）のご指導も頂き，肝臓外科医としてのスタートをきった。術中エコーの開発にも加わり，手術中には見ることも触ることもできなかった肝硬変合併小肝癌に対して，術中エコーを応用して確実に摘出することが可能となった。また当時，国立がんセンターの長谷川 博部長を中心としたグループから，Couinaudの肝臓の外科解剖が紹介され，Couinaudの区域を術中エコーガイド下に系統的に切除する，「系統的亜区域切除」が提唱された。より小範囲の肝切除を系統的に施行することができるようになったのである。これ以降，日本の肝臓外科は世界をリードするほど飛躍的に発展し，今日をむかえている。

　私は1980年当時Couinaudの解剖を理解しようと必死だった。フランス語で書かれた解剖書を先輩に訳してもらい，また1989年に発行された「Surgical anatomy of the liver revisited」の難解な英語に悩まされながら，バイブルとして何回も読んだ。そして自分なりにCouinaudの解剖を理解し，術前画像診断や術中診断に当てはめ，それに沿った肝切除を20年行ってきた。外科手術成績は比較的安定していたが，前上区域切除の際は時々胆汁瘻や残存肝断端膿瘍などの合併症をきたし，治療に手間取ることもあった。肝切除後の合併症は，主として残存肝の阻血域が原因であったが，私の術中エコーの理解が間違っていたせいだと思っていたわけである。しかし近年のCT診断の進歩，特にヘリカルCTやmulti-slice CTの登場により，肝内のボリュームデータから患者自身の肝解剖が容易に得られるようになってきて，従来のcast anatomyとは異なる事実に多く気がつくようになった。

　そんな中，1999年から国立がんセンター東病院で共に働いた趙　明浩先生とまた千葉県立佐原病院で一緒に仕事をすることになった。彼は，従来からCouinaudの肝解剖が放射線解剖と一致せず，前区域は腹側と背側に分かれることに気がついていた。私も，今までの20年の経験からCouinaudの記載ほど肝内脈管のvarietyがない事実，CTから再構築した立体画像から前区域はP8とP5に2分岐しないことに気がついた。そうしてみると私の行っていた手術は，「術中エコーで腫瘍支配門脈を特定するもの，門脈segmentationに沿ったものではなく，切除範囲は亜区域と亜区域の境界を走行する（と誤解していた）肝静脈に沿ったものであった」という事実に気がついた。肝静脈はある門脈系のドレナージ静脈であるが，「術中エコーで見える肝静脈が，必ずしも区域の境界を走行しない」という事実に気がつき，私の中で肝解剖は「徹底的に門脈segmentationとドレナージ静脈から見直すべき」と，整理された。

　左側の肝切除では，すべての枝がグリソン一括で肝外処理できるが，右側ではこれが困難であり，なんとか突破口はないかと思案していた。3D画像を見ていると前腹側区域と背側区域の間に

必ず静脈が走行していることに気がついた。これが左の umbilical fissure vein に相当する静脈であることから，anterior fissure vein とした。この静脈の走行する anterior fissure を開けば容易に，右側の各グリソンに到達して処理することができることが確認され，われわれは「右側の第3の扉，anterior fissure」を開いたのである。

そうすると全ての流入血行は肝門部から処理することができ，その阻血範囲のみを切除すればよいことになり，手術時間は半分になり，合併症は激減した。術中エコーは術中必須の検査ではなくなり，ただ切除範囲に病変が含まれているかを確認するだけとなった。

われわれの新外科解剖は，術中エコーの応用から発展してきた肝臓外科を，術中エコーを必須としない新たな肝臓外科の時代を迎えることを可能とした。われわれの新解剖の普及により，肝臓癌の治療がより容易となり，多くの患者さんが救命されることを念願し，序としたい。

今日，本書を出版できるようになったのも，恩師故佐藤　博教授，磯野可一千葉大学学長，落合武徳千葉大先端応用外科教授のご指導と，一緒に研究をしてきた千葉大学第二外科X線研究室の仲間と，これまでの研究生活を支えていただいた家族のおかげである。

心から深謝したい。

2004年 仲秋

竜　崇正

目次

I 新しい肝区域概念の提唱　　（趙　明浩）　1

1. 従来の肝区域分類 ── 1
2. 右肝の肝区域分類の矛盾：実は portal segmentation になっていない ── 1
3. 正面からみた門脈像と尾側からみた門脈像 ── 1
4. 門脈分岐は実は左右対称 ── 2
5. 新しい肝区域分類の提唱 ── 2
6. 実は肝臓にはもう1つの fissure が隠れていた：anterior fissure ── 3
7. 実は肝静脈も左右対称 ── 3
8. 第3の扉を開けてみる ── 4

II 肝臓解剖の歴史，従来の肝臓の区域分類　　（竜　崇正）　7

1. Healey の肝解剖 ── 7
    - a. Healey の肝区域／7　　b. Healey の肝区域と門脈支配／7
    - c. Healey の肝区域と肝静脈／8　　d. 左右肝の境界／9
    - e. 尾状葉／9　　f. Healey の区域の問題点／9
2. Couinaud の肝解剖 ── 9
    - a. Couinaud の肝区域／9　　b. Couinaud の肝区域と門脈支配／9
    - c. Couinaud の肝区域の問題点／10
3. 前区域が縦に split できるという従来の解剖研究 ── 11
    - a. Hjortsjo の解剖／11　　b. Nawar の肝臓領域区分／11
    - c. Kanemura の肝静脈支配に基づく領域区分／11　　d. Kogure の区域／11
4. 右肝における実際の portal ramification ── 11

III 発生からみた肝臓の外科解剖　　（竜　崇正）　13

1. ゴールドハムスターの肝の発生 ── 13
    - a. hepatic bud とその発育／13　　b. Nettelblad の stage 5／13
    - c. Nettelblad の stage 6／13　　d. Nettelblad の stage 8／14
    - e. Nettelblad の stage 9〜12／14
2. 人間の肝の発生 ── 14
    - a. 受精3週まで／14　　b. 胎生5週まで／14
    - c. 胎生5週から／14　　d. 脈管の完成／16
3. 肝臓の発生からわかる外科解剖の新しい発見 ── 16

IV 門脈 segmentation からみた肝区域の外科解剖　21

1. 左肝門脈 ——————————————————————（趙　明浩）21
   a. 門脈左外側枝の分岐形態／21　　b. 内側区域門脈枝の分岐形態／21
2. 前区域門脈 ——————————————————————（竜　崇正）22
   a. 新しい肝右前区域の概念／23　　b. 高安分類との関係／25
   c. 従来の Couinaud の右前下区域（S5）との関係／25
   d. 前区域枝とするか後区域枝とするか迷う症例／26
3. 後区域門脈 ——————————————————————（竜　崇正）26
   a. 後区域門脈の分枝本数からのパターン分類／27　　b. 第一尾側枝の分岐部位／27
   c. 後区域尾側枝が右肝静脈腹側を走行する頻度／29
4. 尾状葉の門脈を中心とした脈管支配 ————————（竜　崇正・趙　明浩）30
   a. 尾状葉の門脈／32　　b. 尾状葉門脈症例／32
   c. 発生からみた尾状葉／33　　d. 尾状葉と segment IX は異なる！／33
5. 肝臓の新しい区域からみたボリューム ——————————（宮崎彰成）36
   a. 門脈 segmentation に沿った肝右葉解剖／36　　b. MDCT を用いた 3D 画像の作成／36
   c. 門脈 segmentation に基づいた volumetry／36　　d. 新しい肝区域を用いた肝切除／36

V 肝臓の血管　39

1. 肝静脈の解剖 ——————————————————（岡住慎一・竜　崇正）39
2. 左肝静脈 ——————————————————————（松原克彦）40
3. 中肝静脈 ——————————————————————（松原克彦）43
4. 右肝静脈 ——————————————————————（竜　崇正）47
   a. 右肝静脈の合流様式／47　　b. 背側区域のドレナージ静脈／48
   c. 後区域のドレナージ静脈／48　　d. 後区域尾側門脈との関係／50
5. 短肝静脈—特に hanging maneuver の解剖学的検討 ——（木村　理・平井一郎・村上　弦）50
   a. Hanging maneuver の対象と方法／51　　b. Hanging maneuver の結果／52
   c. 短肝静脈の開口部の分布と hanging maneuver との関連について／54
   d. Hanging manever で切離される門脈枝について／55
6. 下大静脈靱帯 ———————————————（木村　理・平井一郎・村上　弦）55
   a. 検索対象と方法／55　　b. 結果／56
   c. 肝切除における下大静脈靱帯の処理の意味と重要性／57
7. 胆嚢静脈 ——————————————————————（杉田光隆）59
   a. 胆嚢静脈の流出部位および肝内流入経路／59　　b. 肝内流入領域／59
   c. 胆嚢静脈と胆嚢癌肝内転移との関係／63　　d. 胆嚢静脈と肝内 pseudolesion／64
8. 肝動脈—CTAP と CTA による Fusion 画像に基づく肝内動脈枝の解剖 ——（衣袋健司）65
   a. 右葉門脈枝と動脈の関係／65　　b. 右葉前区域における門脈と動脈／68
   c. 右葉後区域における門脈と動脈／69　　d. 左葉における門脈と動脈／69
   e　右葉前区域動脈解剖と血管造影像・肝動脈塞栓術／73
9. 尾状葉の動脈 ——————————————————（大城幸雄・佐々木亮孝）75
   a. 検索方法／75
   b. 左右尾状葉動脈枝と肝動脈交通枝 communicating artery（CA）の定義／75
   c. 尾状葉動脈の分岐パターン／75　　d. 肝動脈交通枝（CA）型のパターン／75

　　　　　e　尾状葉の動脈支配／75　　f.　パターン別の症例提示／76
　　　　　g.　尾状葉動脈と肝動脈交通枝／80　　h.　尾状葉動脈と肝門部胆管への動脈血流／81
　　⑩　右側肝円索の解剖 ──────────────────────────────（太田拓実）82
　　　　　a.　右側肝円索と左側胆嚢／82　　b.　右側肝円索の意義／82
　　　　　c.　肝内門脈の分岐異常／82　　d.　肝静脈解剖は左側肝円索例と同様に正常／82
　　⑪　肝静脈還流域からみた新しい肝区域分類 ─────────────────（有光秀仁）84
　　　　　a.　肝静脈の解剖／84　　b.　肝静脈還流領域の分類／84
　　12　肝動脈および肝静脈のクランプによる肝静脈うっ血領域の描出 ─────（柳橋浩男）86
　　　　　a.　anterior fissure／86　　b.　中・左肝静脈，固有肝動脈のクランプによるうっ血域／86
　　　　　c.　右肝静脈，固有肝動脈のクランプによるうっ血域／86
　　　　　d.　うっ血域が描出されない例／86

VI　胆管　　　　　　　　　　　　　　　　　　　　　　　　　　　　　　　（竜　崇正）89

　　①　左肝管 ──────────────────────────────────── 89
　　　　　a.　左肝管合流様式／89　　b.　左肝管合流様式と門脈臍部との関係／89
　　②　右肝管合流様式 ──────────────────────────────── 92
　　　　　a.　右肝管の合流様式／92　　b.　前区域胆管の合流様式／93
　　　　　c.　胆管の走行異常はすべて肝門板内で／93
　　③　尾状葉の胆管 ───────────────────────────────── 98
　　　　　a.　尾状葉胆管／98　　b.　尾状葉胆管症例／99

VII　肝門板　　　　　　　　　　　　　　　　　　　　　　　　　　　　　　　　　　103

　　①　血管造影からみた肝動脈左右交通枝 ───────────────────（当間雄之）103
　　　　　a.　plate system と hilar plate／103　　b.　左右肝動脈の交通枝／103
　　　　　c.　左右肝交通枝の臨床的意義／105
　　②　cast からみた plate system ──────────────────────────（郡司　久）108
　　　　　a.　方法／108　　b.　結果／108
　　　　　c.　左右肝動脈交通枝（CA）の解剖学的位置づけと機能／109
　　③　三次元立体画像からみた肝門板 ─────────────────────（太田拓実）113
　　　　　a.　門脈の解剖：3D-portography を用いて／113
　　　　　b.　胆管と門脈の位置関係：3D-porto-cholangiography を用いて／113
　　　　　c.　肝動脈，門脈，胆管の立体的位置関係／115

VIII　立体解剖からみた肝臓の治療　　　　　　　　　　　　　　　　　　　　　　　119

　　①　われわれの新解剖からみた Couinaud の解剖の variety の解釈 ─────────（竜　崇正）119
　　　　総論―われわれの解剖と Couinaud の解剖の相違点／119
　　　　各論―われわれの解剖からみた Couinaud の解剖の variety の解釈／120
　　②　切除 ──────────────────────────────────── 126
　　　　　a.　肝切除の鍵―Open the door of the liver to perform epatectomy（竜　崇正・趙　明浩）／126
　　　　　b.　内側区域切除　（柳橋浩男）／130　　c.　肝前区域切除　（竜　崇正）／134
　　　　　d.　後区域切除　（竜　崇正）／139
　　　　　e.　内側区域＋腹側区域切除（中肝静脈還流域切除）　（趙　明浩）／145

f. 肝中央2区域切除　（有光秀仁）／149
　　g. 左肝＋前腹側区域切除（ロおよび左肝静脈還流域切除）　（趙　明浩）／154
　　h. 後区域＋前背側区域切除（右肝静脈還流領域全切除）　（趙　明浩）／158
　　i. 肝S3切除　（竜　崇正）／163　　j. 肝左paramedian sector（S3S4）切除　（竜　崇正）／166
　　k. 肝S3S4（left paramedian sector）＋前腹側上区域切除　（竜　崇正）／172
　　l. 内側下区域＋前腹側下区域切除　（太田拓実）／180
　　m. 肝前腹側上区域切除（経肝的アプローチ）　（竜　崇正）／184
　　n. 肝前腹側上区域切除（経肝門アプローチ）　（竜　崇正）／189
　　o. 肝前背側上区域切除　（山本　宏）／192　　p. 肝前背側区域切除　（朴　成進）／198
　　q. 肝前腹側下区域切除　（趙　明浩）／201
　　r. 肝門部胆管癌の縮小手術―尾状葉＋前腹側区域切除　（朴　成進）／204
3　**腹腔鏡下肝切除術**　　　　　　　　　　　　　　　　　　　　　　　　　　　　212
　　a. 腹腔鏡下左外側区域切除　（貝沼　修）／212
　　b. 腹腔鏡下肝左葉切除術　（趙　明浩）／214
　　c. 腹腔鏡下肝右葉切除術　（趙　明浩）／216

付録：撮影条件と再構成画像　　　　　　　　　　　　　　　　　　　　　　　　219
索引　　　　　　　　　　　　　　　　　　　　　　　　　　　　　　　　　　　221

I 新しい肝区域概念の提唱

1 従来の肝区域分類

　現在わが国で最も普及しているのは，いうまでもなくCouinaud[1]の肝区域である。Couinaudは肝臓を8つの区域に分け，numbering systemを導入した。この肝区域分類は肝内の局所解剖を理解するのに極めて優れており，かつ反時計回りに8つの区域に分けた造形美も兼ね備えており，多くの肝臓外科医を魅了してきた。今では内科系外科系を問わず臨床の現場で肝内の局在を示すのに当たり前のようにS1～S8という用語が使用されている。

　Couinaudの分類によれば肝臓はまず縦方向に3本の肝静脈で4つの領域（左右の外側領域と左右の傍正中領域）に分けられる。さらに縦方向に鎌状間膜で左傍正中領域が2つに分けられる。そして右外側領域と右傍正中領域が水平方向に頭尾側にそれぞれ2つに分けられ，尾状葉を加えて8つの区域に分類されている。

　門脈本幹は1次分枝の左右門脈に2分岐し，門脈左枝は2次分枝のP2と門脈臍部（UP）に2分岐し，UPから3次分枝のP3とP4がそれぞれ外側と内側に数本分岐している。よって左肝は2次分枝であるP2に栄養される左外側領域（S2）とUPに栄養される左傍正中領域（S3＋S4）に2分され，さらに左傍正中領域はUPから外側に分岐する3次分枝のP3に栄養されるS3と内側に分枝する3次分枝のP4に栄養されるS4に分けられる。

　右肝も門脈右枝が右傍正中（前区域）枝と右外側（後区域）枝に2分岐しているので，2次分枝の右傍正中枝に栄養される右傍正中領域と右外側枝に栄養される右外側領域に2分される。ここで初めて唯一の水平面が登場する。頭尾側に右傍正中領域はS5とS8に，右外側領域はS6とS7に分けられている。しかしながら，この右外側領域と右傍正中領域を分ける水平面は明らかに他の境界面とは異なっている。生来肝臓に備わっている肝静脈や鎌状間膜といった明らかな解剖学的構造物ではなく，右門脈の頭尾側というイメージで想定された面だからである。

2 右肝の肝区域分類の矛盾：実はportal segmentationになっていない

　S2とS3，S4は門脈分岐のレベルからは同等とはいえないが，左傍正中領域のvolumeが左外側領域のvolumeよりかなり大きいことを考慮すれば，左肝をS2，S3，S4の3区域に分類することはportal segmentationにも適っており，合理的であると考えられる。しかし右肝ではS5とS8およびS6とS7の境界は，他の境界のような左右および中肝静脈や鎌状間膜といった明らかな構造物としてのlandmarkをもたない想定された面であるため不明瞭なことが多い。S5は中および右肝静脈の間で右門脈本幹より尾側の領域ということになるが，この領域に流入する門脈枝は前区域枝やP8，ときには後区域枝といったようにさまざまな部位から分岐した3次分枝や4次分枝が数本流入してきており，S5を単独のportal unitと考えるのは難しい。また後枝も1本のcommon trunkから頭側および尾側，あるいは側方に数本の枝が分岐しており，なかにはP6かP7か同定困難な枝もある。門脈分岐とは関係なく，想定された面（imaginary plane）で分けたのだから，S5とS8，S6とS7の分類はportal segmentationに沿っていないともいえる。

3 正面からみた門脈像と尾側からみた門脈像

　一般に尾状葉枝や後区域枝は背側に分岐し，内側区域枝は腹側に走行しておりタンジェント方向になるため（P-pontやU-point），正面像では各門脈枝が重なり合って肝門部での各枝の分岐形態を正確に把握することは困難である（図I-1a）。逆に頭側像あるいは尾側像では尾状葉枝も含めて各門脈枝の重なりがなくなり，肝門部における門脈分岐形態を把握するのに優れている（図I-1b）。

I. 新しい肝区域概念の提唱

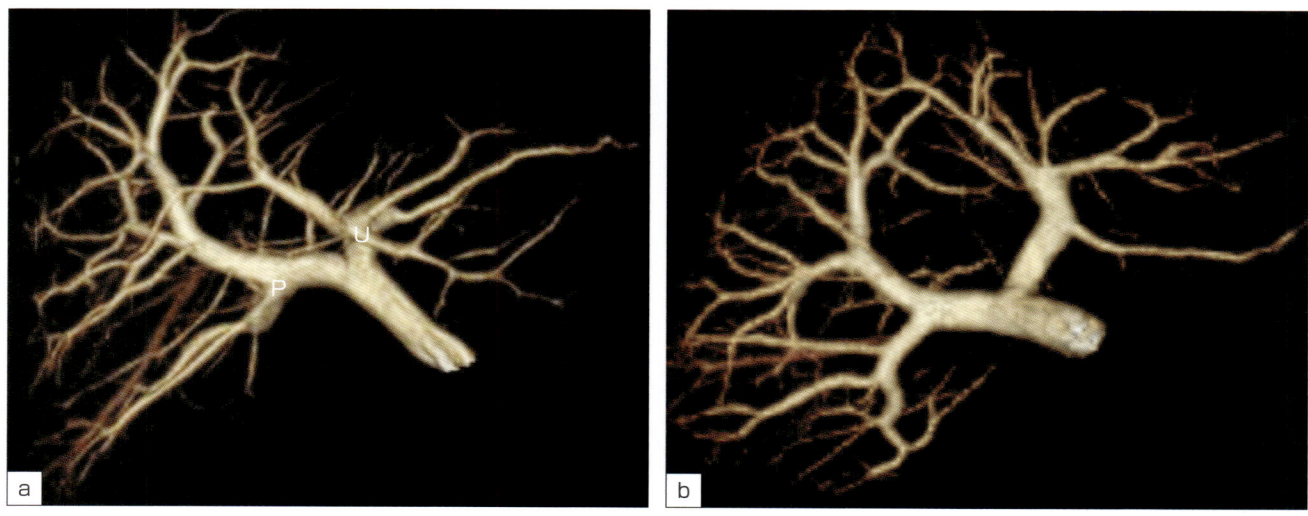

図 I-1 正面像では，背側に分岐する後区域枝(P-point)や腹側に分岐する内側区域枝(U-point)はタンジェント方向になるため，肝門部での分岐形態を正確に把握することは困難である(a)。尾側からみた門脈像では，重なりがとれてすべての区域枝の分岐形態が理解できる(b)。

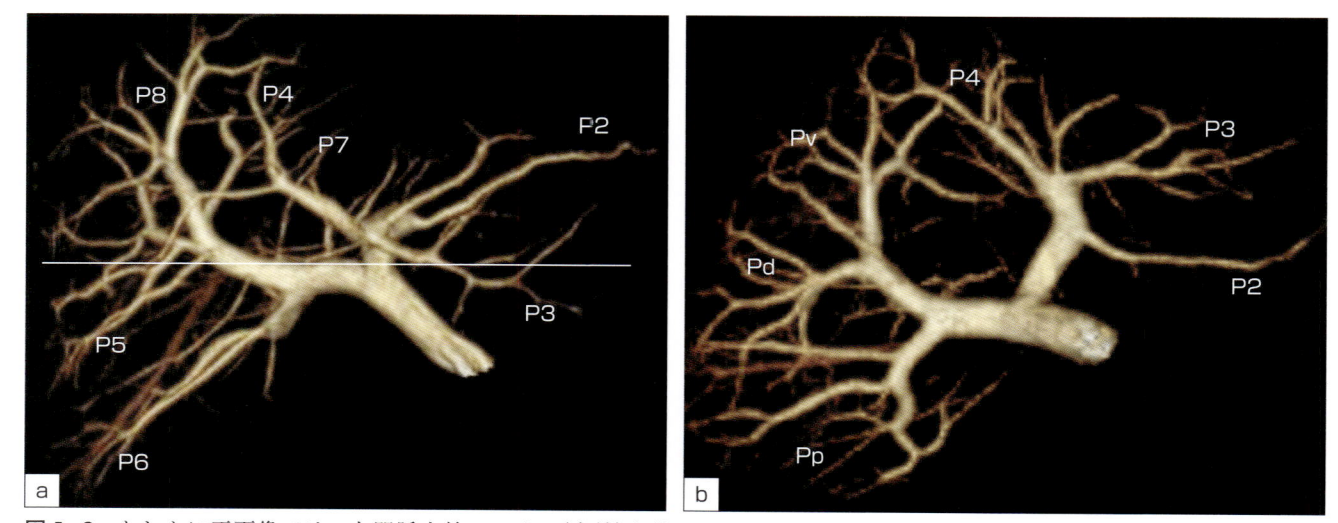

図 I-2 たしかに正面像では，右門脈本幹のライン(白線)を境界に頭側に走行する枝(P2, P4, P7, P8)と尾側に走行する枝(P3, P5, P6)に分かれる(a)。しかし，尾側からみたら門脈分岐形態は左右対称になっている(b)。

4 門脈分岐は実は左右対称

　門脈像を正面からみるとたしかに頭側に走行する枝と尾側に走行する枝があり，右肝を頭尾側に分けたことは理解できる(図 I-2a)。しかし尾側像では，門脈本幹は1次分枝の左右門脈に2分岐し，門脈左枝は2次分枝のP2とUPに2分岐し，門脈右枝は2次分枝の後区域(Pp)枝と前区域枝(Pa)に2分岐する。次にUPから3次分枝のP3とP4がそれぞれ外側と内側に分岐し，Paから3次分枝の腹側枝(Pv)と背側枝(Pd)がそれぞれ腹側と背側に分岐している[2](図 I-2b)。驚くべきことに，その外見からは想像もできないが，肝臓の門脈分岐は左右対称となっていた。

5 新しい肝区域分類の提唱

　左肝は2次分枝であるP2に栄養される左外側領域(S2)とUPに栄養される左傍正中領域(S3 + S4)に2分され，さらに左傍正中領域はUPから外側に分岐する3次分枝のP3に栄養されるS3と内側に分岐する3次分枝のP4に栄養されるS4に分けられる。右肝も右傍正中領域を頭側のS8と尾側のS5ではなく，腹側の腹側区域と背側の背側区域に分類し直してみると，2次分枝

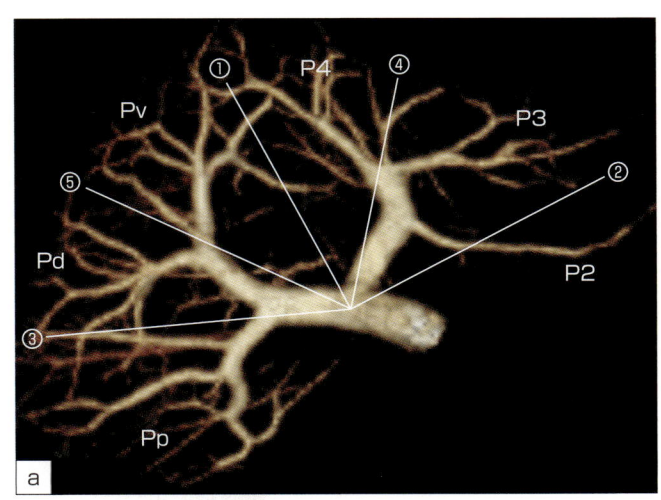

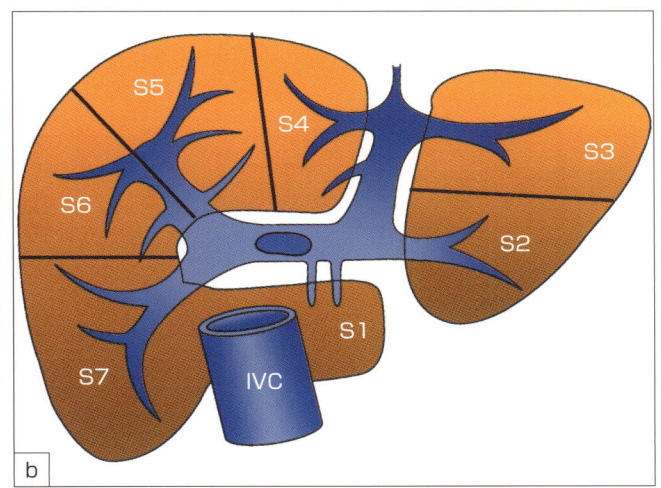

図Ⅰ-3　Couinaud同様に，肝は① main portal fissureで左右肝に分かれ，左肝は② left portal fissureで左傍正中領域と左外側領域に分かれ，右肝は③ right portal fissureで右傍正中領域と右外側領域に分かれ，左傍正中領域は④ umbilical fissureでS3とS4に分かれる．門脈分岐形態は左右対称なので，⑤ anterior fissureで右傍正中領域を分けることが可能である(a)．したがって，左肝は従来どおりS2, S3, S4の3区域であり，右肝もS5(腹側区域), S6(背側区域), S7(後区域)のように3つに分け，尾状葉を含めて7つの区域に再分類できる(b)．

であるPpに栄養される右外側領域(後区域)とPaに栄養される右傍正中領域に2分され，さらに右傍正中領域はPaから腹側に分岐する3次分枝のPvに栄養される腹側区域と，背側に分枝する3次分枝のPdに栄養される背側区域に分けられる[3](図Ⅰ-3)．後区域はS2に，背側区域はS3に，腹側区域はS4に，PaはUPに相当することになる．実はCouinaud[1]もUPと前区域枝本幹の類似性には触れており，門脈臍部-左右門脈本幹-前区域枝本幹が形成する弓(ventral arch)には変位が少ない．ここでも後区域と腹側および背側区域は門脈分岐のレベルからは同等とはいえないが，右傍正中領域(前区域)のvolumeが右外側領域(後区域)のvolumeよりもかなり大きいことを考慮すれば，肝右葉を3区域に分類することはportal segmentationにも適っており，合理的であると考えられる．

6　実は肝臓にはもう1つのfissureが隠れていた：anterior fissure

そうすると，右肝にはmain portal fissureとright portal fissureの間に腹側区域と背側区域を分けるもう1つのlongitudinal portal fissureが存在することになる．このfissureは左肝のumbilical fissureに相当し，われわれはanterior fissureと呼称している[4]．anterior fissureの潜在的な存在を示唆させるのが右側靭帯症例である．胎生期，右肝はportal veinに，左肝はumbilical veinに栄養され，umbilical veinが閉じて左門脈水平部にて左右が連結する．右側靭帯症例では左肝はportal veinに，右肝(もしくは前区域のみ)はumbilical veinに栄養され，umbilical veinが閉じたため靭帯が右側の前区域枝に連なって付着していると想像できる．つまりanterior fissureは胎生期の右側の臍静脈付着部と考えられる．さらにanterior fissureの存在を示唆させるのが，前区域枝本幹の頭側で腹側枝と背側枝の間を走行する肝静脈の存在である[5,6]．通常V8とされるこの肝静脈の多くは中肝静脈起始部近傍に合流しており，CTや超音波で同定できることが多い(図Ⅰ-4)．UPの頭側でP3とP4の間を走行する左肝のumbilical fissure veinに相当する右肝のanterior fissure veinと考えられる．

7　実は肝静脈も左右対称

S2とS3の間に左肝静脈，S3とS4の間にumbilical fissure vein (UFV)，S4と腹側区域の間に中肝静脈(MHV)，腹側区域と背側区域の間にanterior fissure vein (AFV)，背側区域と後区域の間に右肝静脈(RHV)が存在することになる(図Ⅰ-5)．このように考えると肝静脈の形態も左右対称となっており，多少の例外はあってもおおまかには後区域と背側区域が右肝静脈に，腹側区域とS4が中肝静脈に，S2とS3は左肝静脈に還流しており，肝静脈の還流域からも合理的な区域分類で

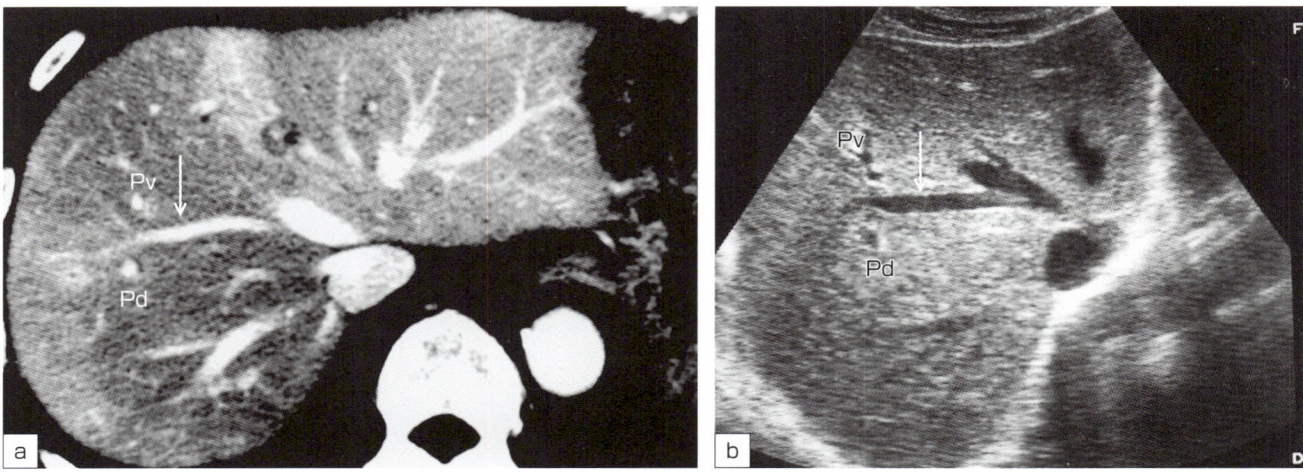

図Ⅰ-4 CT(a)や超音波(b)でも腹側枝(Pv)と背側枝(Pd)の間を走行し中肝静脈に合流する anterior fissure vein(矢印)が認められる。

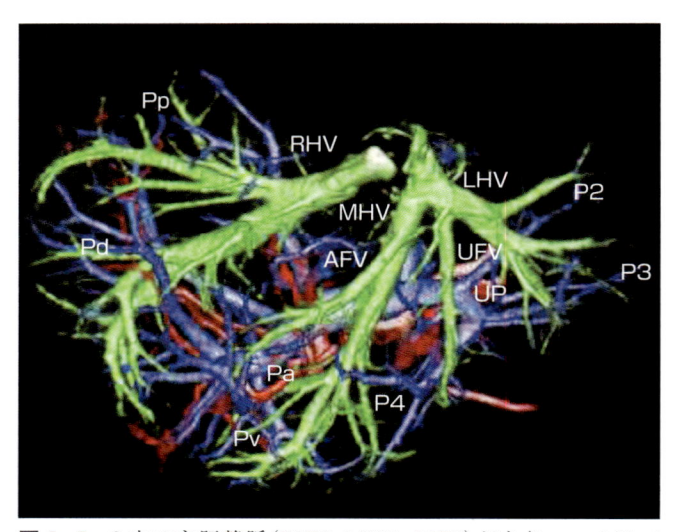

図Ⅰ-5 3本の主肝静脈(RHV, MHV, LHV)があり，umbilical fissure vein(UFV)と anterior fissure vein(AFV)がそれぞれ MHV に合流している。

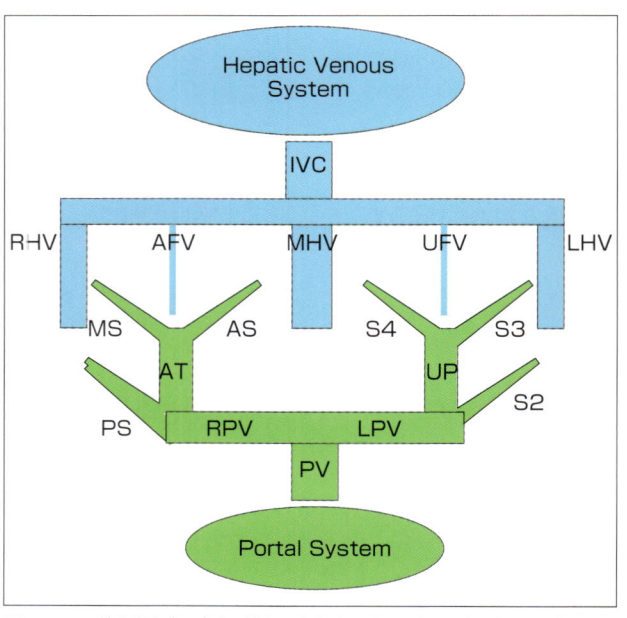

図Ⅰ-6 後区域(PS)と背側区域(MS)が右肝静脈に，腹側区域(AS)と S4 が中肝静脈に，S2 と S3 は左肝静脈に還流している。

あると考えられる(図Ⅰ-6)。

8 第3の扉を開けてみる

　Couinaud は main portal fissure を離断開放することによって左右門脈枝に容易に到達でき，肝門の扉が開くとしている。また umbilical fissure を外側の扉とし，左肝のすべての区域，領域枝がここに始まるとしている。では右肝はどうであろうか。anterior fissure に第3の扉の入口がある。anterior fissure を離断開放し右外側のもう1つの扉(第3の扉)を開けることによって，右肝のすべての区域，領域枝が始まる前区域枝本幹に到達できるのである(図Ⅰ-7)。

参考文献

1) Couinaud C : Surgical anatomy of the liver revisited. Couinaud, Paris, 1989
2) Cho A, Okazumi S, Takayama W, et al : Anatomy of the right anterosuperior area (Segment 8) of the liver: Evaluation with helical CT during arterial portography. Radiology 214 : 491-495, 2000
3) Cho A, Okazumi S, Miyazawa Y, et al : Proposal for a reclassification of liver based anatomy on portal ramifications. Am J Surg 189 : 195-199, 2005
4) Cho A, Okazumi S, Makino H, et al : Anterior fissure of the right liver—the third door of the liver. J Hepatobiliary

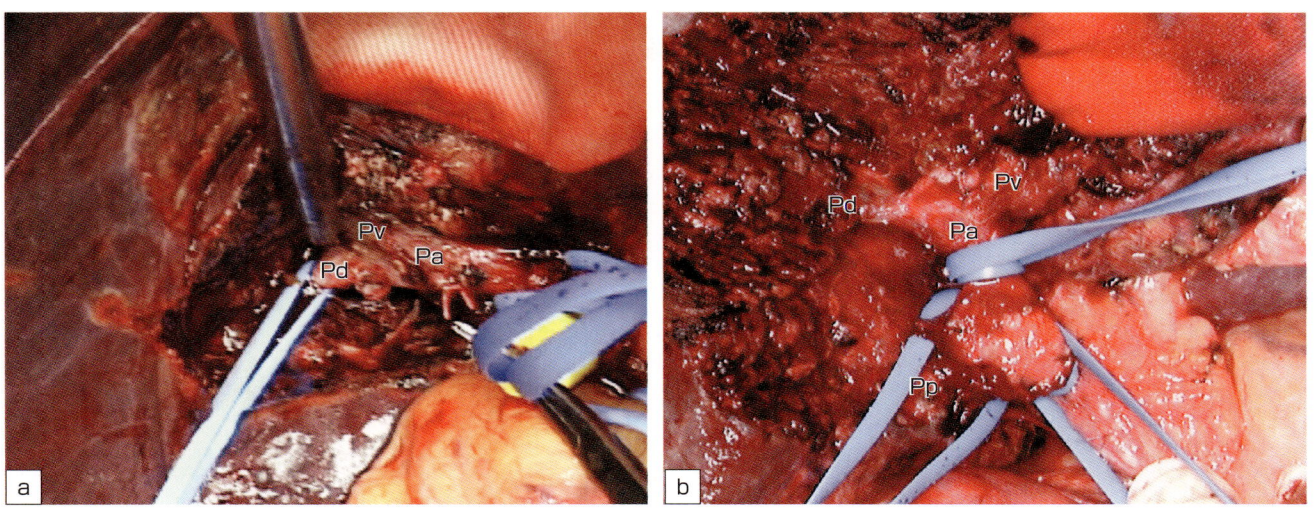

図 I-7 anterior fissure に沿って肝を離断していくと，前区域本幹(Pa)から分岐する腹側枝(Pv)や背側枝(Pd)が同定できる(a)。anterior fissure を完全に開放すると右肝のすべての区域枝にアプローチできる(b)。

Pancreat Surg 11 : 390-396, 2004
5) Cho A, Okazumi S, Makino H, et al : Relation between hepatic and portal veins in the right paramedian sector : proposal for anatomical reclassification of the liver. World J Surg 28 : 8-12, 2004

6) Kogure K, Kuwano H, Fujimaki N, et al : Reproposal for Hjortsjo's segmental anatomy on the anterior segment in human liver. Arch Surg 137 : 1118-1124, 2002

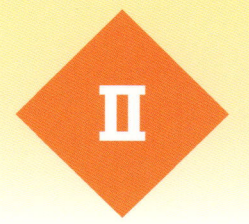

II 肝臓解剖の歴史，従来の肝臓の区域分類

1 Healey の肝解剖

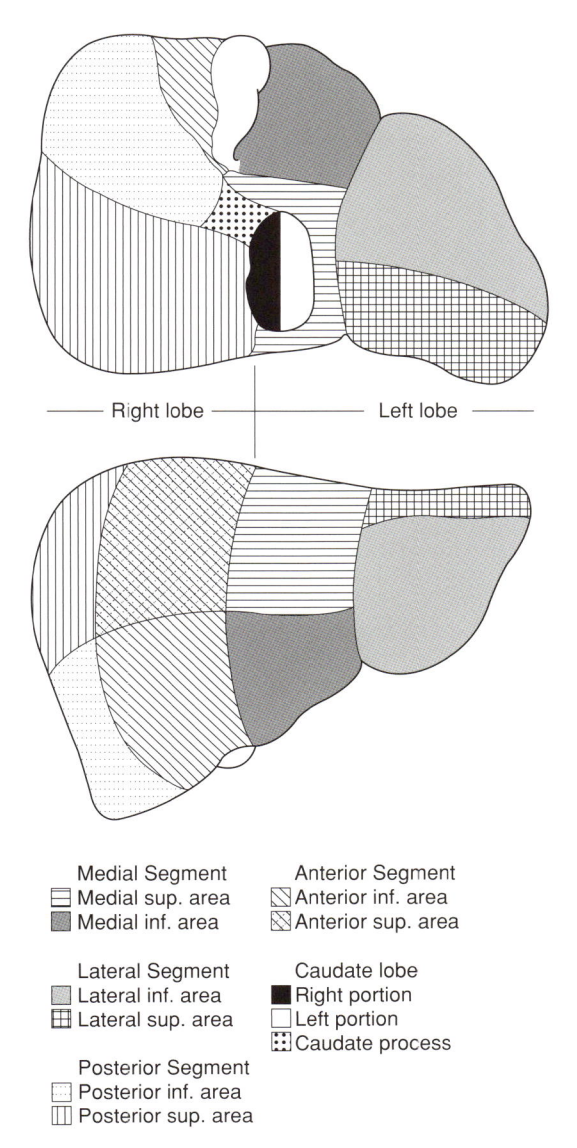

a Healey の肝区域（図II-1）

　日本ではこのHealeyの肝解剖が早くから取り入れられ一般的となった。1952年Healey[1]は100例の肝鋳型標本による胆管のドレナージ領域の検討から肝区域の詳細な検討をした。Healey[1,2]はlobar fissureにより肝を右葉（right lobe）と左葉（left lobe）に分けた。そして肝右葉をright segmental fissureによって前区域anterior segmentと後区域posterior segmentに分け，肝左葉はleft segmental fissureによって内側区域medial segmentと外側区域lateral segmentに分けた。left segmental fissureはumblical fossaとfossa for ligamentum venosumを結ぶ線であるとしている。そしてこれらの4区域はそれぞれsuperior areaとinferior areaに分けている。Caudate lobeについてはこの4区域には含めないとしている。

　図II-1にHealeyの肝区域を示す。Healeyの区域分類は日本の肝臓外科医に広く取り入れられ，日本肝癌取扱い規約の肝区域の原点になっている。

　図II-2にその胆管と動脈の分岐合流様式を示す。胆管と動脈は，内側区域および前区域，後区域で，上下に2分岐するように描かれている。

b Healey の肝区域と門脈支配（図II-3）

　右の門脈は前区域門脈anterior segmental branchと後区域門脈posterior segmental branchに2分岐し，前区域の門脈は通常inferior branchとsuperior branchに2分岐し，後区域の門脈は通常inferior branchとsuperior branchに2分岐する，としている。

　左の門脈はEliasとPetty[3]に従い肝門部を走行するpars transversus（水平部）とumbilical fossaを走行する

図II-1 Healey の肝区域
lobar fissureにより肝を右葉（right lobe）と左葉（left lobe）に分けている。肝右葉はright segmental fissureによって前区域anterior segmentと後区域posterior segmentに分けられ，肝左葉はleft segmental fissureによって内側区域medial segmentと外側区域lateral segmentに分けられるとした。そしてこれらの4区域は胆管のドレナージ領域と門脈の還流領域からsuperior areaとinferior areaに分けられると報告している。Caudate lobeはこの4区域とは別の区域であるとしている。

II．肝臓解剖の歴史，従来の肝臓の区域分類

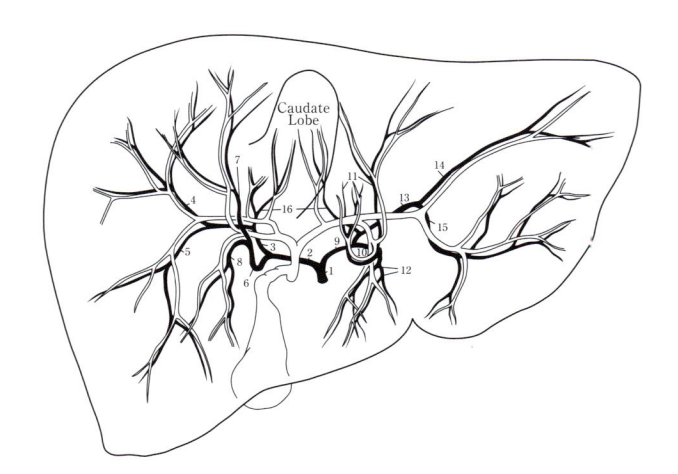

図II-2 Healeyの胆管と動脈の分岐合流様式

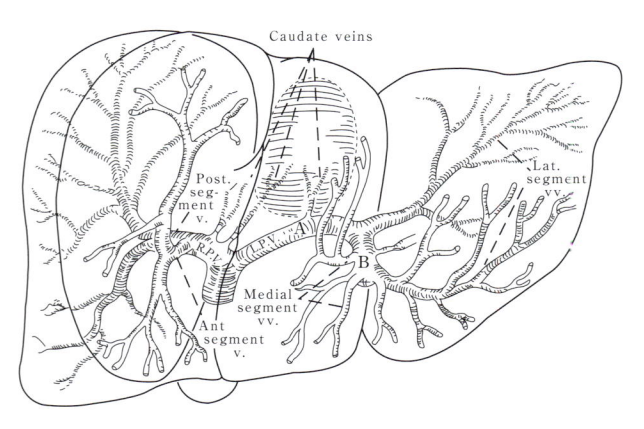

図II-3 Healeyの肝区域と門脈支配

右門脈：前区域門脈 anterior segmental branch と後区域門脈 posterior segmental branch に2分岐し，前区域の門脈は通常 inferior branch と superior branch に2分岐し，後区域の門脈は通常 inferior branch と superior branch に2分岐する。

左門脈：外側区域の superior branch は門脈水平部から臍部への彎曲部から左側に分岐し，外側区域の門脈の inferior branch は門脈臍部門脈の左側から分岐すると報告した。そして内側区域の門脈は門脈臍部門脈から右側に分岐し，さらに superior area と inferior area branch に2分岐し，通常はそれぞれ2本ある。

pars umbilicus（臍部）に分けられるとした。そして外側区域の superior branch は門脈水平部から臍部への彎曲部から左側に分岐し，外側区域の門脈の inferior branch は門脈臍部門脈の左側から分岐すると報告した。そして内側区域の門脈は門脈臍部門脈から右側に分岐しさらに superior area と inferior area branch に2分岐し，通常はそれぞれ2本あるとしている。

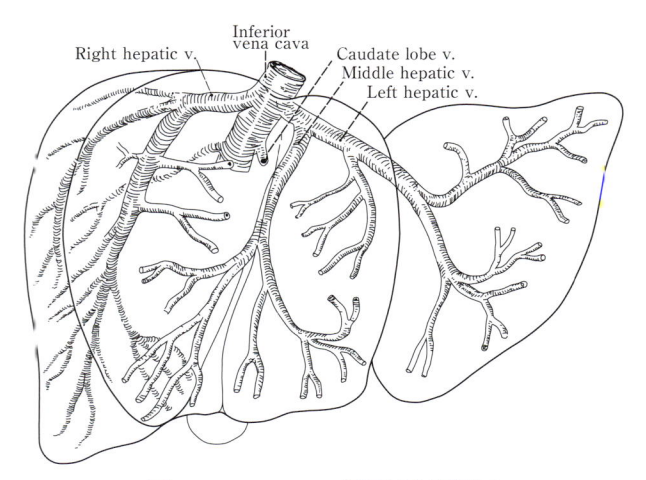

図II-4 Healeyの肝区域と肝静脈

肝静脈はこれら4区域の intersegmental plane を走行し，中肝静脈は lobar fissure を，左肝静脈は left segmental fissure の上部を，右肝静脈は right segmental fissure を走行するとしている。そして左肝静脈は外側区域のすべてと内側区域の上部をドレナージし，中肝静脈は内側区域の inferior area と前区域の inferior area をドレナージし，右肝静脈は後区域のすべてと前区域の superior area をドレナージするとしている。

C　Healeyの肝区域と肝静脈（図II-4）

肝静脈はこれら4区域の間 intersegmental plane を走行し，中肝静脈は lobar fissure を，左肝静脈は left segmental fissure の上部を，右肝静脈は right segmental fissure を走行するとしている。そして左肝静脈は外側区域のすべてと内側区域の上部をドレナージし，中肝静脈は内側区域の inferior area と前区域の inferior area をドレナージし，右肝静脈は後区域のすべてと前区域の superior area をドレナージするとしている。

Goldsmith[4]も Healey[1,2]と同様の肝区域分類をしている。Goldsmith[4]は，門脈 segmentation から左右肝臓を分ける線は胆嚢 fossa と下大静脈を結ぶ線であるとし，Healey[1,2]や Rex[5]らと同様の見解を報告している。そして Healey と同様に，4区域はそれぞれ superior と inferior の領域に分けられるとしている。そして左肝静脈は外側区域の全体をドレナージし，中肝静脈は左右肝の間を走行し肝臓の領域の1/3 すなわち前区域の大部分と内側区域のすべてをドレナージし，右肝静脈は前区域と後区域の intersegmental plane を走行しほとんどすべての後区域と前区域の一部をドレナージすると報告している。

d 左右肝の境界

Healey[1,2]は lobar fissure が左右肝臓の境界であり，胆嚢床と下大静脈を結ぶ線に相当すると記述している。そしてこの左右肝臓の境界である fissure については，1948 年に Hjortsjo[6]が Haupt grenzspalte (main boundary fissure) と呼称しているのだが，すでに 1898 年に Cantlie が最初に記述したと Healey[2]が紹介したので，日本において左右肝臓の境界をカントリー線と一般的に呼称されるようになった。しかし 1989 年に Couinaud[7,8]は，Hugo Rex[8]がこの fissure を 1888 年に初めて記述したことを紹介したことから，現在の日本の肝癌取扱い規約ではレックス・カントリー線と呼称されるようになったのである[9]。

e 尾状葉

尾状葉 (caudate lobe) についても１つの区域として取りあげ，caudate lobe proper (left) と caudate process (right) に分け，胆管は通常３本あり右および左肝管に流入するとしている。尾状葉門脈は左右の門脈から流入すると報告している。

f Healey の区域の問題点

肝右葉は門脈域 portal segmentation からみれば前区域と後区域に分けることは妥当であるが，内側区域と外側区域は umbilical fissure によって分けており，門脈 segmentation に沿っていない点が問題である。またそれぞれの区域を上下に分けているが，これも必ずしも門脈 segmentation に沿っていないので，それも問題点である。

2 Couinaud の肝解剖

a Couinaud の肝区域

1954 年 Couinaud[7,8]は肝の鋳型標本を用いた詳細な検討から肝を門脈 segmentation に沿って left lateral sector, left paramedian sector, right paramedian sector, right lateral sector に分類した (図Ⅱ-5)。すな

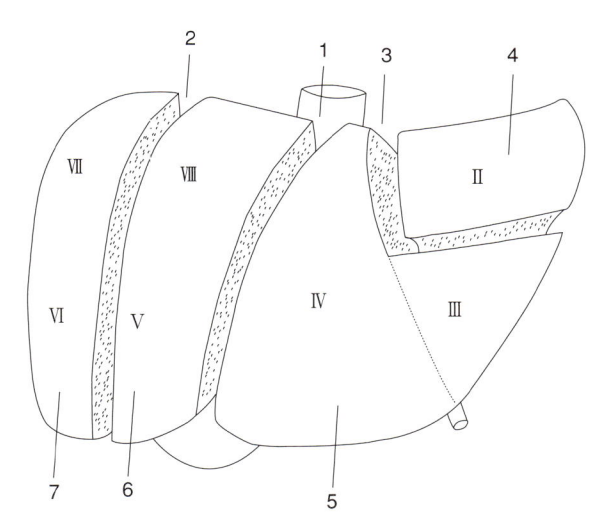

図Ⅱ-5 Couinaud の肝 sector
右肝は right portal fissure により right paramedian sector と right lateral sector に分け，左肝は left portal fissure により left lateral sector と left paramedian sector に分けた。

わち肝は main portal fissure により右肝と左肝に，右肝は right portal fissure により right paramedian sector と right lateral sector に，左肝は left portal fissure により left paramedian sector と left lateral sector に分けた。そして Couinaud は肝をⅠからⅧまでの segment に分けた (図Ⅱ-6)。すなわち，segment Ⅰは dorsal liver, segment Ⅱ は left lateral sector に相当し，segment Ⅲ は left paramedian sector のうち門脈臍部から左方に分岐する門脈枝によって支配される区域，segment Ⅳ は門脈臍部から右方に分岐する門脈によって支配される区域とした。right paramedian sector と right lateral sector は main portal arch (図Ⅱ-7) より頭側か尾側により superior area と inferior area に分け，それぞれ segment Ⅴ, segment Ⅷ と segment Ⅵ, segment Ⅶ に分類している。

日本における肝臓外科の急速な進歩により，特に肝硬変を合併し切除範囲に制約の多い肝細胞癌の臨床において，この Couinaud の肝区域分類は，急速に日本で取り入れられ，標準的となった。

b Couinaud の肝区域と門脈支配

Couinaud の left lateral sector, left paramedian sector, right paramedian sector, right lateral sector の４つの sector は portal segmentation に沿ったものである。すなわち右門脈は right paramedian vein と right lateral vein に分けられ，それぞれの sector を支配する。左門脈はまず left lateral vein が分岐し，その後

II．肝臓解剖の歴史，従来の肝臓の区域分類

肝上面　　　　　　　　　　　　　　　　肝下面

図II-6　Couinaud の segment

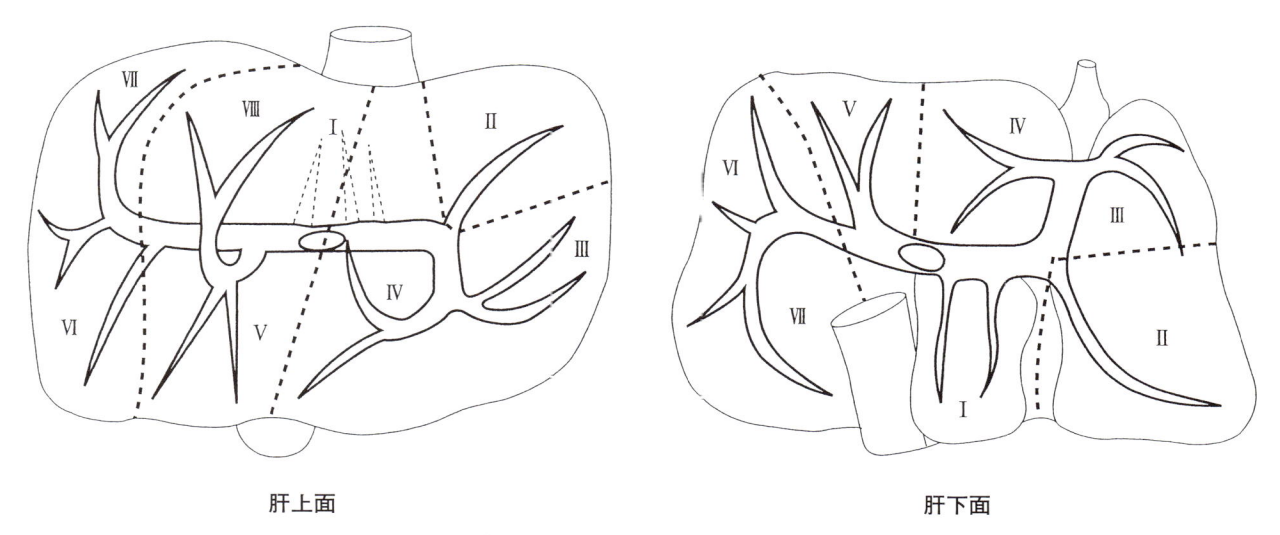

　肝を I から VIII までの segment に分けた。segment I は dorsal liver, segment II は left lateral sector に相当し，segment III は left paramedian sector の左方部分に相当し，segment IV は left paramedian sector の右方部分に相当し，umbilical fossa から右方に分岐する門脈によって還流される。right paramedian sector と right lateral sector は main portal arch (図II-7) より頭側か尾側により superior area と inferior area に分け，それぞれ segment V, segment VIII と segment VI, segment VII に分類した。前区域枝は P5 と P8 に 2 分岐し，後区域枝(right lateral vein)は P6 と P7 に 2 分岐するように描かれている。

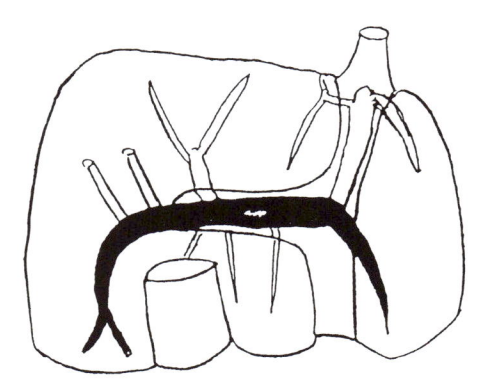

図II-7　Couinaud の main portal arch

umbilical fossa を走行する left paramedian vein になる（図II-6）。

　left paramedian vein は門脈臍部から左に P3 を分岐し，右に P4 を分岐するので門脈 segmentation に沿っている。しかし肝右葉は，Couinaud の図では前区域門脈は P5 と P8 に 2 分岐し，後区域門脈は(right lateral vein)は P6 と P7 に 2 分岐するように描かれている。しかし実際に本文の中では main portal arch (図II-7) より頭側か尾側により S5 と S8, S6 と S7 に分けているのであり，Couinaud の肝右葉の分類は門脈 segmentation に沿っていないのである。

C　Couinaud の肝区域の問題点

―右肝の肝区域分類の矛盾：実は肝区域に沿っていない―

　4つの sector は門脈 segmentation に沿っており，左肝では segment II, III, IV は門脈 segmentetion に沿っている。しかし右肝は Couinaud の 図II-6 では P5 と P8 が 2 分岐しているように描かれており，また right lateral portal vein が P6, P7 に 2 分岐しているように描いてある。しかし実際に本文の中では 2 分岐として表現しているのではなく，main portal arch よりも頭側と尾側で S5 と S8, S6 と S7 に分けているのである。すなわち S5 と S8 および S6 と S7 の境界は，他の境界のような左右および中肝静脈や，鎌状間膜（あるいは UP）のような明らかな構造物としての landmark をもたない。すなわちイメージ上での境界であるため，その範囲は読影者によって異なることになる。

　さらに S5 に関しても，本来門脈 segmentation からみれば右 paramedian vein の尾側支配領域であるべきであるが，「左右肝静脈の間で右門脈本幹より尾側の領域」というような記載もしているため，後区域の枝も S5 に含まれるようになり，Couinaud の定義では S5 を単独の portal unit と考えるのは難しい。

　後区域に関しても P6 と P7 に 2 分岐するよりは，弓状になった後区域本幹から何本かの尾側枝が分岐する症

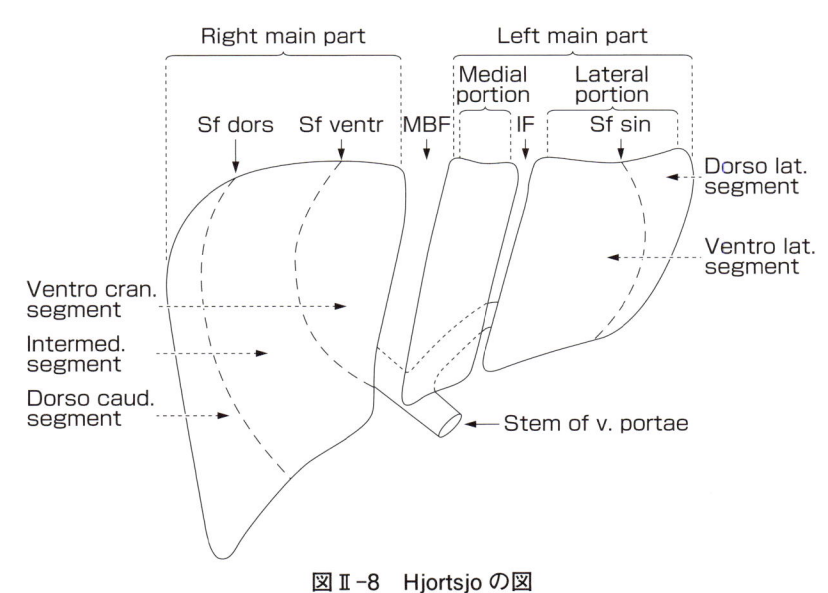

図Ⅱ-8　Hjortsjo の図
1951年，Hjortsjo は右肝が2つの縦に走行する fissure により dorso-caudal, intermediate, ventro-cranial の3 segment に分けられることを報告した。すなわち前区域が vertical fissure により縦に split できることを初めて報告した。

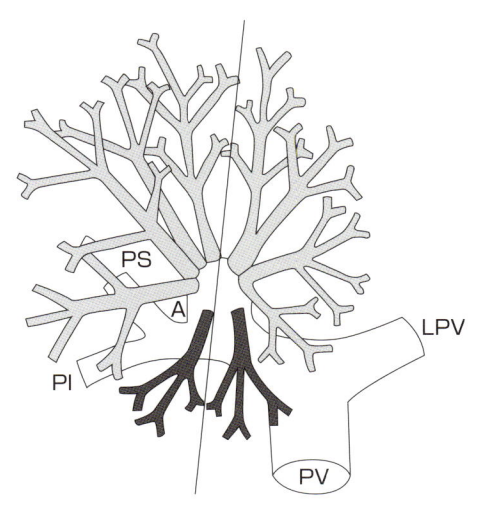

図Ⅱ-9　Kogure の図
2002年，Kogure も前区域が縦に2区域に split できることを報告した。
A：anterior trunk
PS：posterior superior
PI：posterior inferior

例が多いので，S6 と S7 に分けるのは難しい。

3 前区域が縦に split できるという従来の解剖研究

a Hjortsjo の解剖（図Ⅱ-8）

1951年，Hjortsjo は右肝が2つの縦に走行する fissure により dorso-caudal, intermediate, and ventro-cranial の3 segment に分けられることを報告した。右肝静脈が dorsal segment fissure を走行すると記載されていることから dorso-caudal segment は Healey の後区域，Couinaud の right lateral sector に相当するものと考えられる。したがって Hjortsjo は Healey の前区域，Couinaud の right paramedians sector が vertical fissure により2区域に分けられることを提唱していたのである。Hjortsjo の図ではこの vertical fissure が肝臓の尾側まで到達していないので，われわれの提唱する anterior fissure と同一かは判断できないが，この vertical fissure を肝静脈が走行すると記載している。

b Nawar の肝臓領域区分

Nawar[10] も胎児の肝臓をダイセクション法で検討し，右の肝臓は2つの vertical fissure により3つの領域に分けられることを報告している。

c Kanemura の肝静脈支配に基づく領域区分

Kanemura[11] も肝臓をダイセクション法で検討し，前区域は肝静脈支配から腹側領域と背側領域に分けられることを報告している。特に S5 が中肝静脈にドレナージされる領域と右肝静脈にドレナージされる領域に分けられることを報告しており，われわれのコンセプトと同様である。

d Kogure の区域

Kogure[12] は65例の肝臓をダイセクション法で検討し，Hjortsjo の解剖のように前区域が腹側と背側に分けられることを明らかにし，中に肝静脈が走行することを明らかにした（図Ⅱ-9）。

4 右肝における実際の portal ramification

門脈 segmentation とドレナージ静脈からのわれわれの検討では，前区域門脈は P5 と P8 に分岐するのではなく，腹側枝と背側枝に分岐する。したがって前区域は腹側に分岐して中肝静脈にドレナージされる腹側区域

と，背側に分岐して右肝静脈にドレナージされる背側区域に分けることができる．CouinaudのS5に相当する尾側枝は前区域本幹．腹側枝や背側枝から数本分岐し，その支配領域から中肝静脈や右肝静脈にドレナージされる．S5は前区域の尾側領域とすることはできても，門脈支配とドレナージ静脈からすれば1つの亜区域とはなりえない．

すなわち門脈segmentationとドレナージ静脈からみて，右肝は前区域門脈から分岐し中肝静脈にドレナージされる腹側区域と右肝静脈にドレナージされる背側区域，そして後区域門脈で還流され右肝静脈にドレナージされる後区域に分けたほうが合理的と考えている（図Ⅱ-10）．

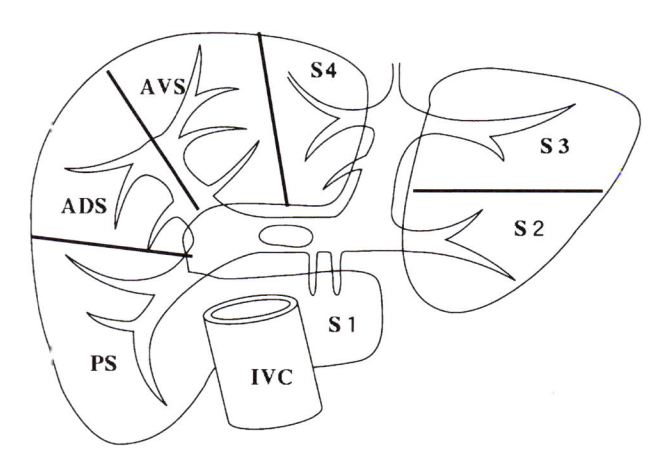

図Ⅱ-10 New liver anatomy

われわれは門脈segmentationと肝のボリュームから肝右葉は，後区域（PS）と前背側区域（ADS），前腹側区域（AVS）に分けている．

参考文献

1) Healey JE, Schroy PC : Anatomy of the biliary ducts within the humam liver. Arch Surg 66 : 599-616, 1953
2) Healey JE : Clinical anatomic aspects of radical hepatic surgery. Internat Coll Surg 22 : 542-550, 1954
3) Elias H, Petty D : Gross anatomy of the blood vessels and ducts within the human liver. Am J Anat 90 : 59-111, 1952
4) Goldsmith NA, Woodburne RT : The surgical anatomy pertaining to liver resection. Surg Gynecol Obstet 105 : 310-318, 1957
5) Rex H : Beitrage zur Morphologie der Saugerleber. Morph Jb 14 : 517-616, 1888
6) Hjortsjo CH : The topography of the intrahepatic duct system. Acta Anat 11 : 599-615, 1951
7) Couinaud C : Lobs et segments hepattiques : Notes sur l'architectune anatomique et chirurgicale du foie. La Presse Medicale 62 : 709-712, 1954
8) Couinaud C : Surgical anatomy of the liver revisted. pp130-132, Acheve Dimprimer Sur Les Presses, Paris, 1989
9) Filipponi F, Romagnoli P, Mosca F, et al : The dorsal sector of human liver : Embryological, anatomical, and clinical relevance. Hepato-gastroenterology 47 : 1726-1731, 2000
10) Nawar NN : Fetal hepatic vessels and subsegmentation with evidence of further subdivision. Acta Anat (Basel) 108 : 389-393, 1980
11) Kanemura E, Togo S, Shizawa R, et al : Subdivision of liver anterior segment into two units according to hepatic venous drainage. Hepatogastroenterology 47 : 1056-1059, 2000
12) Kogure K, Kuwano H, Fujimaki K, et al : Reproporsal of Hjortsjo's segmental anatomy on the anterior segment in human liver. Arch Surg 137 : 1118-1124, 2002
13) Cho A, Okazumi S, Makino H, et al : Anterior fissure of the right liver—the third door of the liver. J Hepatobiliary Pancreat Surg 11 : 390-396, 2004

III 発生からみた肝臓の外科解剖

　人間の肝臓の発生を理解するうえで，比較解剖学の面から分葉した肝臓をもつ哺乳類であるゴールドハムスター goldhamster が最も参考になることを Couinaud[1] は述べている。Couinaud[1] の本に記載されている Nettelblad の研究によるゴールドハムスターの肝の発生を紹介し，さらに Mall[2] の論文から人間の肝の発生について紹介し，発生からみた肝の外科解剖について考察する。

1　ゴールドハムスターの肝の発生

a　hepatic bud とその発育

　hepatic bud は原腸の前面で，中央に胆嚢軸を有して発生する。そして横方向へ発育して左右卵黄腸間膜静脈へ達して middle lobe を形成し，さらにその左右卵黄腸間膜静脈に沿って尾側方向に発育して外側葉を形成する。左右臍静脈は肝臓の頭側で左右卵黄腸間膜静脈にそれぞれ合流して静脈洞から心臓へ入る。

b　Nettelblad の stage 5（図Ⅲ-1）

　中央の胆嚢軸の両側で発育した middle lobe は左右の腹側葉（将来の左右 paramedian sector）を形成する。この頃に左肝臓内で左卵黄腸間膜静脈は消失し，網状の類洞に置き換わっていく。やがて肝へ流入する左卵黄腸間膜静脈も消失し，左の肝臓には左臍静脈からいくつかの分枝が流入するだけになる。
　右肝臓でも網状の類洞が発達していく。肝外で右卵黄腸間膜静脈と原腸の背側の左右卵黄腸間膜静脈交通枝が残存して門脈が形成されるようになり，右の肝臓に流入するようになる。しかし大部分の流入血液は，卵黄臍静脈幹を通じて直接静脈洞にシャントされる。

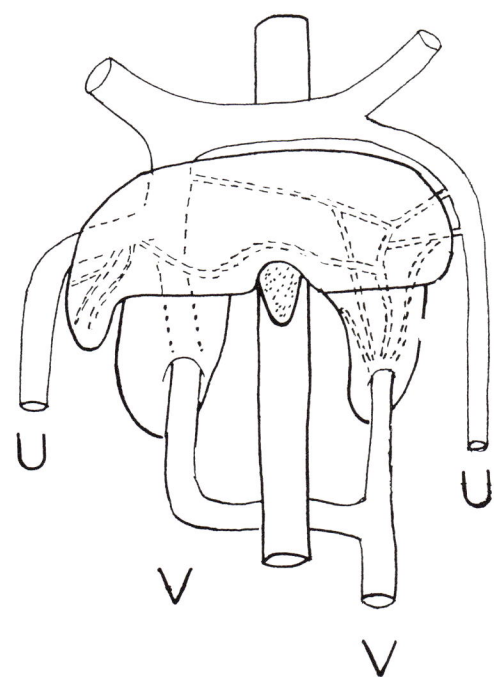

図Ⅲ-1　Nettelblad の stage 5
　中央の胆嚢軸の両側で発育した middle lobe は左右の腹側葉（将来の左右 paramedian sector）を形成する。この頃に左肝臓内で左卵黄腸間膜静脈は消失し，網状の類洞に置き換わっていく。やがて肝へ流入する左卵黄腸間膜静脈も消失し，左の肝臓には左臍静脈からいくつかの分枝が流入するだけになる。
　右肝臓でも網状の類洞が発達していく。肝外で右卵黄腸間膜静脈と原腸の背側の左右卵黄腸間膜静脈交通枝が残存して門脈が形成されるようになり，右の肝臓に流入するようになる。しかし大部分の流入血液は，卵黄臍静脈幹を通じて直接静脈洞にシャントされる。

c　Nettelblad の stage 6

　この時期になると2つの静脈系，すなわち左側は臍静脈，右側は門脈が肝臓に流入するようになる。左は本来の臍静脈からの分枝の1つが新たな臍静脈となって左腹側葉に流入し，血流の大部分は静脈管を通じて静脈洞の中央部分から心臓へシャントされる（図Ⅲ-2）。右では門脈から lateral vein と右 paramedian vein が形成され

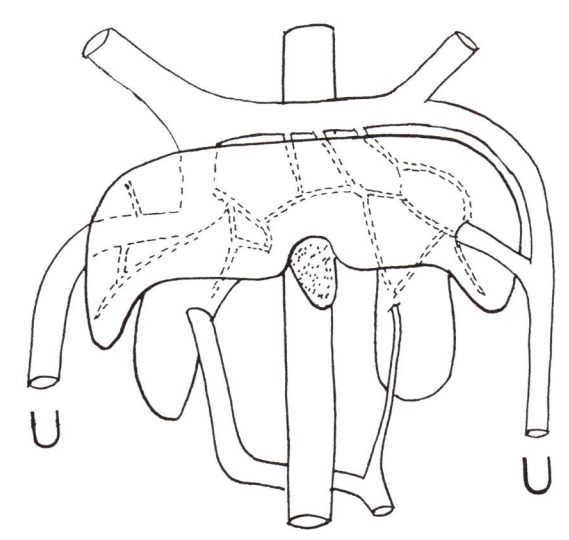

図Ⅲ-2　Nettelblad の stage 6
この時期になると 2 つの静脈系，すなわち左側は臍静脈，右側は門脈が肝臓に流入するようになる。左は本来の臍静脈からの分枝の 1 つが新たな臍静脈となって左腹側葉に流入し，血流の大部分は静脈管を通じて静脈洞の中央部分から心臓へシャントされる。右では門脈から lateral vein と右 paramedian vein が形成されるようになるが，多くの血流は卵黄臍静脈幹から直接静脈洞にシャントされている。

るようになるが，多くの血流は卵黄臍静脈幹から直接静脈洞にシャントされている。

d Nettelblad の stage 8

この時期(図Ⅲ-3)になると左門脈が形成され，門脈と臍静脈を連結するようになる。新たな臍静脈の腹側葉流入部が S3 と S4 の境界となる。そして右門脈経路の卵黄臍静脈幹から心へのシャントは消失し，臍静脈-静脈管のシャントのみが残る。卵黄臍静脈幹が下大静脈の頭側部分となり，同部に流入する右卵黄腸間膜静脈が右肝静脈がとなり，右外側葉のドレナージ静脈となる。左外側葉と腹側葉をドレナージする左肝静脈も形成される。しかしこの時期まだ中肝静脈は形成されていない。

e Nettelblad の stage 9～12 (図Ⅲ-4)

この時期にやっと尾状葉が発達し，門脈本幹もしくは右外側門脈から太い枝が，また左門脈からも尾状葉枝が流入する。下大静脈の尾側部分が右側腹葉の下行枝から形成される。中肝静脈が形成され S4 と右腹側葉の一部のドレナージをするようになる。そして左右の lateral sector と，paramedian sector，尾状葉の 5 つの sector とそれを還流する門脈と静脈の構造が完成する。

2　人間の肝の発生

a 受精 3 週まで

人間では左右の外側葉がそれぞれ左右の卵黄腸間膜静脈に沿って発達するが，それらをつなぐ腹側葉は小さく発達していないのが特徴である。受精 3 週末になると左卵黄腸間膜静脈は肝内で完全に壊れ，肝内は類洞網が形成されていく。そして新たな左臍静脈が進入して肝に血流が提供され，まだ開存している右卵黄腸間膜静脈時に閉じたり開いたりしつつ次第に消失していく。そして左肝で 2 つの永久的な血管，すなわち左肝静脈と後に P2 となる ramus angularis が，recessus umblicalis から形成される。

b 胎生 5 週まで

次のステージ，すなわち胎生 5 週の間には右卵黄腸間膜静脈は消失する。また臍静脈に連なる静脈管(図Ⅲ-5)が形成される。消失した右の卵黄腸間膜静脈の代わりに右肝静脈と右後枝門脈となる ramus arcuatus et descendes of the portal system が形成される(図Ⅲ-5)。そして肝臓は左右の lobe として認識されるようになり，左肝は臍静脈で還流されるので大きく，右肝は yolk sac と機能していない腸管からの血流をうける門脈で還流されるのでまだ小さい。腹側葉はまだ発達していないし，尾状葉はまだ形成されていない。左の ramus angularis で還流されている部は将来 left lateral sector (S2) になり，右の ramus arcuatus で還流されている部は将来 right lateral sector (後区域) になる。

c 胎生 5 週から

胎生第 5 週の終わりになると(図Ⅲ-6)，腹側葉すなわち後の左右 paramedian sector が発達してくる。左の腹側葉では臍静脈の左に向かう P3 と右に向かう P4 が明らかとなる。また右の腹側葉が発達し，門脈から paramedian 枝が明らかとなる。この頃には中肝静脈がみられるようになり，発達した右および中肝静脈の間を right paramedian 枝が上行するようになる。左肝静脈も大きく完成し，この図では臍静脈の直上を走行する fissure vein がみられる。またこの時期に尾状葉が発達

2. 人間の肝の発生

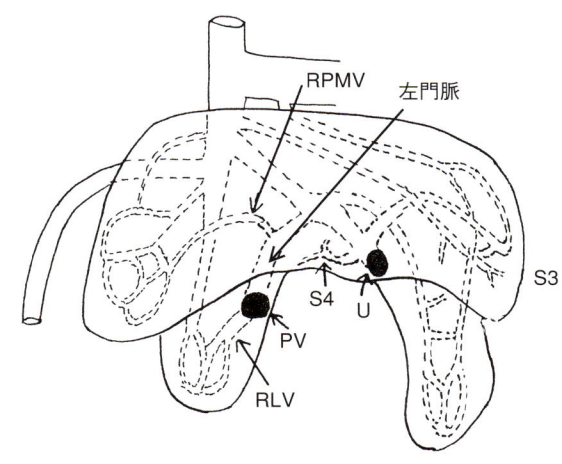

図Ⅲ-3 Nettelblad の stage 8
　この時期になると左門脈が形成され，門脈(PV)と臍静脈(U)を連結するようになる。新たな臍静脈の腹側葉流入部がS3とS4の境界となる。そして右では肝内門脈が発達し，PVからのRLVやRPMVが発達して明瞭になってくる。それに伴い右門脈経路の卵黄臍静脈幹から心へのシャントは消失し，臍静脈－静脈管のシャントのみが残る。卵黄臍静脈幹が下大静脈の頭側部分となり，同部に流入する右卵黄腸間膜静脈が右肝静脈となり，右外側葉のドレナージ静脈となる。左外側葉と腹側葉をドレナージする左肝静脈も形成される。しかしこの時期まだ中肝静脈は形成されていない。

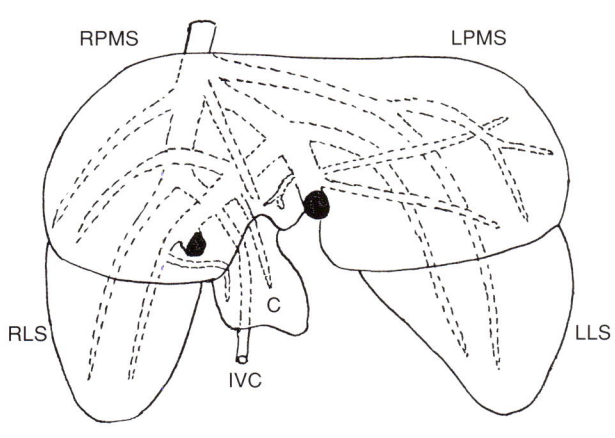

図Ⅲ-4 Nettelblad の stage 9-12
　この時期にやっと尾状葉が発達し，門脈本幹もしくは右外側門脈から太い枝が，また左門脈からも尾状葉枝が流入する。下大静脈の尾側部分が右側腹葉の下行枝から形成される。中肝静脈が形成されS4と右腹側葉の一部のドレナージをするようになる。そして左右のlateral sector (RLS, LLS)と，paramedian sector (RPMS, LPMS)，尾状葉(C)の5つのsectorとそれを還流する門脈と静脈の構造が完成する。

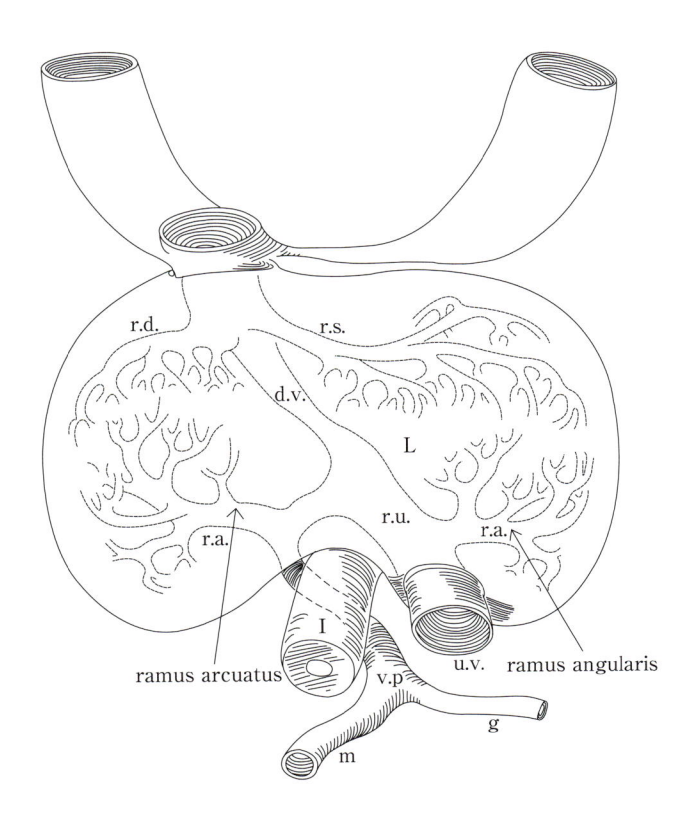

図Ⅲ-5 人間の肝の発生—胎生5週の間
　胎生5週の間には右卵黄腸間膜静脈は消失する。また臍静脈(u.v.)に連なる静脈管(d.v.)が形成される。消失した右の卵黄腸間膜静脈の代わりに右肝静脈と右後枝門脈となる ramus arcuatus et descendes of the portal system が形成される。そして肝臓は左右のlobeとして認識されるようになり，左肝は臍静脈で還流されるので大きく，右肝はyolk sacと機能していない腸管からの血流を受ける門脈(v.p)で還流されるのでまだ小さい。腹側葉はまだ発達していないし，尾状葉はまだ形成されていない。左のramus angularisで還流されている部は将来left lateral sector (S2)になり，右のramus arcuatusで還流されている部は将来right lateral sector (後区域)になる。

し始め，門脈本幹と左門脈から血流を受けるようになる。

d 脈管の完成

24 mm 胎児では，すべての重要な門脈とこれに対応する肝静脈が完成する（図Ⅲ-7）。右肝はかなり大きくなり中肝静脈は左の枝と右の枝に大きく分岐している。

Mall は左門脈についての明らかな記載をしていないが，胎生第5週では連絡路として記載されており，Couinaud（図Ⅲ-8）によればこの左門脈は4週目には細いが，4か月になると太くなり，9か月には臍静脈より太くなるとされる。

3 肝臓の発生からわかる外科解剖の新しい発見

1）肝臓は左右に分けられ，両者の肝内における脈管の交通はない。

胎生初期に右肝臓は右卵黄腸間膜静脈から進化した門脈，左肝臓は新たな臍静脈からと，別々の血流によって支配される。この時期左右肝臓に動脈は認められず，左右肝臓の血流の交通もない。後に左門脈により門脈と左臍静脈が結合されて，成人にみられる門脈血流が形成される。動脈は胎生期に3本の動脈が肝臓に流入する。すなわち左胃動脈からの左肝動脈，腹腔動脈から門脈の前面を走行する中肝動脈，上腸間膜動脈から分岐する右肝

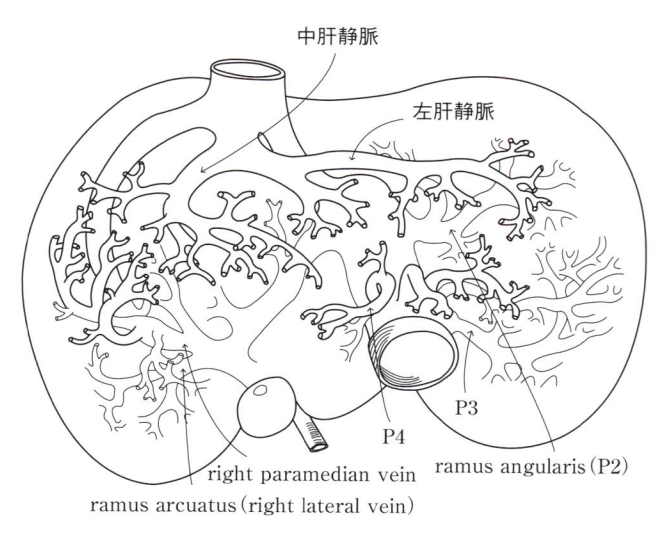

図Ⅲ-6 人間の肝の発生—胎生5週から

胎生第5週の終わりになると腹側葉すなわち後の左右 paramedian sector が発達してくる。左の側腹葉では臍静脈の左に向かう P3 と右に向かう P4 が明らかとなる。また右の側腹葉が発達し，門脈から paramedian 枝が明らかとなる。この頃には中肝静脈がみられるようになり，発達した右および中肝静脈の間を right paramedian 枝が上行するようになる。左肝静脈も大きく完成し，この図では臍静脈の直上を走行する fissure vein がみられる。またこの時期に尾状葉が発達し始め，門脈本幹と左門脈から血流を受けるようになる。

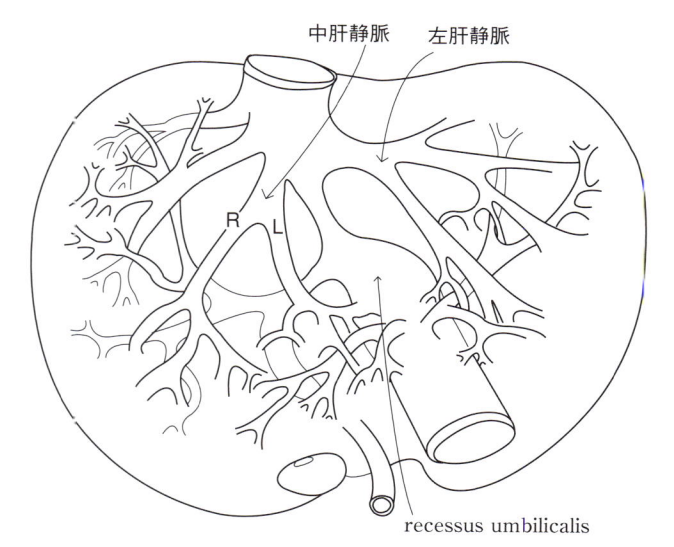

図Ⅲ-7 脈管の完成—24 mm 胎児

すべての重要な門脈とこれに対応する肝静脈が完成する。右肝はかなり大きくなり中肝静脈は左の枝（L）と右の枝（R）に大きく分岐している。

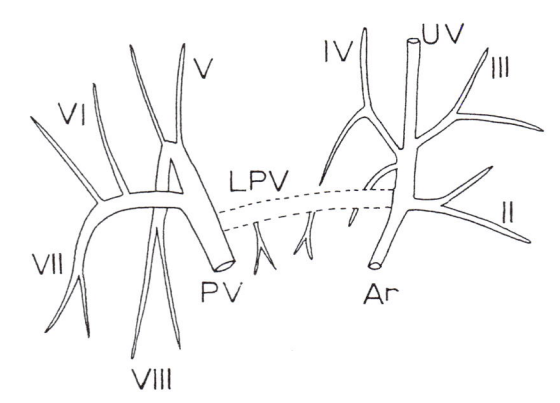

図Ⅲ-8 胎生期左門脈の形成

Couinaud によれば左右肝を連結する左門脈（LPV）は4週目には細いが，4か月になると太くなり，9か月には臍静脈（UV）より太くなる。

動脈である．通常は左肝動脈と右肝動脈が退化して中肝動脈が残る．左右肝臓への動脈血流の供給は肝門板での豊富なネットワークにより可能であるが，発生学的に肝内での左右肝臓の脈管の交通や吻合は存在しないのである．

2) **左右肝臓の境界は main portal fissure（lobular fissure，レックス・カントリー線）である．**

　hepatic bud が胆嚢軸の左右方向に発育して肝臓が形成される．そして左は臍静脈から右は門脈から支配され，後に左門脈によって結合されることから，常に main portal fissure として認められる胆嚢 fossa と下大静脈を結ぶ線が左右肝臓の境界となるのである．

　中肝静脈は右肝と左肝の境界を走行するが，その頭側部分のみが左右肝臓の境界に一致する．前腹側下区域をドレナージする V5v と内側下区域をドレナージする V4a が合流する部分よりも頭側でのみ，中肝静脈が左右の肝臓の境界となるのである．

3) **Couinaud の 5 つの sector 分類，すなわち左 paramedian sector（S3，S4）と左 lateral sector（S2），右 paramedian sector（S5，S8），右 lateral sector（S6，S7），尾状葉（S1）は，発生学的にも門脈 segmentation からも，Healy[3] の 4 区域（外側，内側，前区域，後区域）よりも合理的である．**

4) **胎生期の左門脈と門脈の結合部によって肝門部の門脈分岐様式が決定される（図Ⅲ-9）．**
①門脈茎と左門脈が結合すると通常型となる．
②前区域門脈（paramedian vein）と左門脈が結合すると後区域門脈独立分岐型となる．
③前区域門脈と後区域門脈分岐部で結合すると同時分岐型になる
④臍静脈系，すなわち左側の門脈の変異は少ない．

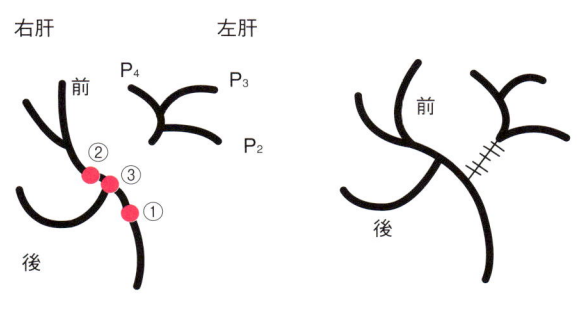

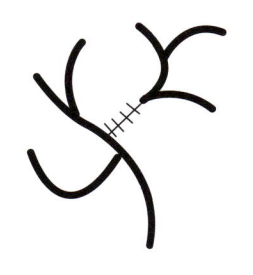

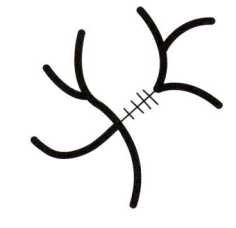

5) **前区域に後区域の枝が流入することはない．**

　人間の肝臓は，まず左では S2 となる left lateral sector に ramus angularis（後の P2）が流入して左肝静脈がドレナージ静脈として形成される．また右の lateral sector に ramus arcuatus（後の後区域枝）が流入してドレナージ静脈として右肝静脈が形成される．

　したがって成人肝臓では後区域門脈の枝はすべて後区域に流入して，右肝静脈（右中，右下肝静脈も含む）から流出する．その後形成される前区域に後区域の枝が流入するとは考えにくい．前区域門脈枝はすべて前区域に流

図Ⅲ-9　胎生期の左門脈の結合部位により，肝門部の門脈分岐様式が決定

入し右肝静脈もしくは中肝静脈に流入するのである．

　Couinaud が前区域を中肝静脈と右肝静脈にはさまれた領域で，主門脈弓（肝門部，図Ⅱ-7；p10）より頭側を S8 とし，尾側を S5 とする領域で分けたために，門脈 segmentation を無視して S5 は後区域からも枝が流入するという間違いが生じたと考えられる．

6) **S3 と S4 の境界は門脈臍部であるが，頭側では S3 と S4 の境界設定は困難である．**

　新たな臍静脈が左 paramedian sector に流入し，この左側が S3，右側が S4 となる．しかしもともと同じ paramedian sector なので，臍部の頭側では S3 か S4 かの境界に迷う症例もでてくるのも当然である．基本的にわれわれは，左肝静脈にドレナージされる領域は S3，中肝静脈にドレナージされる領域を S4 と考えているが，両者を無理に鑑別する意味はあまりないと考える．

7) **S5 と S8，S7 と S6 の分類に発生学的根拠はない？**

　Couinaud[1] は，right lateral sector は ramus arcuatus によって血流を受けて増大し，前枝（特徴的な S6 への angular vein）と後枝が形成されてくると S6 と S7 が識別されるようになると書いている．すなわち最初に S6

の枝が出て後方頭側に枝が伸びるにつれS7になるような記載である。しかしわれわれの検討ではP6とP7に2分岐するのは35％にしか過ぎず，弓状に走行する後区域枝から何本も分枝が分岐する形が多く，両者を分けるのは困難な分岐状態であった。松井[4]もP6P7に2分岐するのは共通管後2分岐19％，P6P7が共通管を形成せずに2分岐するのが15％とわれわれと同様の成績であった。また前区域に関しても，木下ら[5]はP5P8に2分岐するのは27.5％にしか過ぎないと報告し，田岡ら[6]はP5は細い3～6本の門脈枝と2本のP8の枝を認めるとしている。すなわち発生学的にP5とP8に2分岐，P6とP7に常に2分岐することはなく，Couinaudも人間では発生に変異が多いことを述べているので，彼の検討したEmbryoではそのような所見があったことであろう。すなわち右肝のS5, S8, S6, S7は番地のようなもので，門脈segmentationに沿った分類ではないと，われわれは解釈している。

8) 頭側では中肝静脈は右肝臓と左肝臓の境界を走行するが，尾側では区域の境界を走行しない。

中肝静脈は遅れて発生するが，最も顕著なfissureであるmain portal fissureを走行するので頭側においては右と左の肝臓の境界を走行すると考えてよい。中肝静脈は内側区域と前腹側区域（S5も含む）のドレナージ静脈となる。尾側ではV5とV4aが合流して中肝静脈が形成されるので，尾側では左右の境界は門脈阻血域から判断されるべきである。中肝静脈は遅れて発生するので，ときに中肝静脈を切離しても左肝静脈や右肝静脈にドレナージされることもありうるようになった。しかし最も末梢のS4aやS5ではドレナージ静脈が必要なので，中肝静脈の切離により肝壊死や萎縮をきたす可能性が高い。

9) 右肝静脈は頭側では前区域と後区域の境界を走行するが，背側上区域のドレナージ静脈合流部より尾側では，前背側区域と後区域の境界を走行しない。

右肝静脈は，人間では最も早く形成される後区域のドレナージ静脈として，後区域門脈とともに最も早く形成される。その後に前区域がその腹側面に形成されていくので，前区域と後区域の境界を右肝静脈本幹が走行するのは当然である。しかし尾側においては数本の背側区域のドレナージや数本のV6が合流するが，それらはある領域の境界ではあっても前区域と後区域の境界ではない。

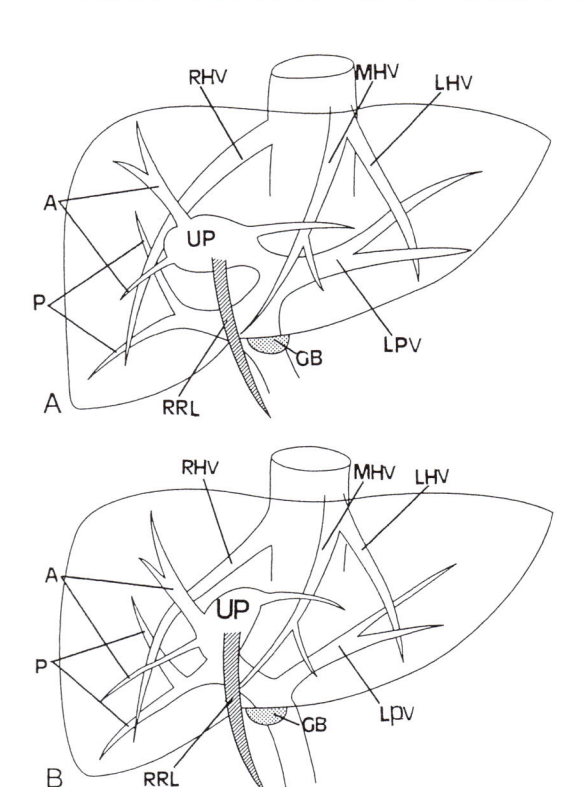

図Ⅲ-10　右側肝円索例（Nagaiによる）

NagaiはUPからの枝が中肝静脈へドレナージされる領域を内側区域とし，右肝静脈にドレナージされる領域を前区域（A）として報告している。この分岐様式は自験例でも一定である。そしてわれわれは中肝静脈へのドレナージ領域は前腹側区域であり，右肝静脈へのドレナージ領域は前背側区域であると解釈している。

通常の左側肝円索例でも前背側と前腹側に例外なく分岐するのは，胎生期に消失した右臍静脈の流入部であり，左肝がP3P4に分岐するのと同じ発生学的根拠である。

10) 尾状葉と背側肝は異なる概念である。segment Ⅸ rは発生学的に後区域であり，尾状葉ではない。

尾状葉は一番遅れて下大静脈前面に形成されるsectorであり，後区域とS2は人間において最も先に形成されるsectorである。つまり後区域が発生して門脈血流も受けた後に一番遅れて，尾状葉が発生するのである。尾状葉形成のときに門脈本幹と左門脈から血流を受けることを，CouinaudもEmbryologyの項で記載している。Couinaudのd-veinは後区域S7からの枝であるというわれわれの研究結果がこれを実証している[7-9]。Couinaudの背側肝のうちsegment Ⅸ rは後区域であり，尾状葉ではない。Segment Ⅸ lのうちd-vein領域も後区域である。発生学的にも先に形成された後区域の末梢の枝が尾状葉に血流を提供することは考えにくい。

11）前区域枝は腹側枝と背側枝に常に分岐し，両者の間を anterior fissure vein が走行する。

　前区域枝は P5 と P8 に 2 分岐するのではなく，必ず背側枝と腹側枝に分岐する[10]。早くから Makuuchi[11] も S8 の枝には腹側と背側の 2 本あることを指摘していた。この解剖学事実は一定であり，発生学的に根拠のあるものでなくてはならない。筆者らはこの腹側枝と背側枝の分岐部に右の臍静脈が流入していたのではないかと推測している。これは自験右側肝円索例で，その頂点から中肝静脈をドレナージ領域（前腹側区域）とする枝と右肝静脈をドレナージ領域（前背側区域）とする枝が分かれていることがその証拠である。Uesaka[12]，Nagai[13] らもその事実を指摘し，中肝静脈へのドレナージ領域を内側区域として報告している（図Ⅲ-10）が，発生学的には内側区域ではなく，前腹側区域と考えるべきである。背側区域と腹側区域の境界には常に anterior fissure vein が走行している。

おわりに

　発生学的観点から考えると大きさこそ異なるが，肝臓は門脈支配とドレナージ静脈からみて左右対称である。すなわち左 lateral sector（S2）は右 lateral sector（後区域）に対応し，左 paramedian sector（S3, S4）は右 paramedian sector（前区域）に対応する。そして左 paramedian sector は門脈臍部左右で S3 と S4 に分けられ境界を umbilical fissure vein が走行し，前区域は腹側区域と背側区域に分けられ，その境界は右側臍静脈流入部に対応し anterior fissure vein が走行しているからである。

参考文献

1) Couinaud C : Surgical anatomy of the liver revisited. pp11-24, Acheve Dimprimer Sur Les Presses, Paris, 1989
2) Mall FP : A studty of the structural unit of the liver. Am J Anat 5 : 18-308, 1906
3) Healey JE, Schroy PC. Anatomy of the biliary ducts within the humam liver. Arch Surg 66 : 599-616, 1953
4) 松井　修，小林　聡，寺山　昇，ほか：血管造影からみる肝区域．消化器画像 3 : 447-453, 2001
5) 木下博明，井上　直，山崎　修，ほか：PTP による肝内門脈枝分岐形態の解析．画像診断 3 : 821-827, 1983
6) 田岡大樹，川原田嘉文，大西久司，ほか：肝の鋳型標本で知る肝区域．消化器画像 3 : 433-439, 2001
7) 谷崎裕志，竜　崇正，趙　明浩，ほか：Segment Ⅸの胆管枝に関する研究．胆道 15 : 381-387, 2001
8) 趙　明浩：尾状葉の門脈．竜　崇正（編）：肝門部の立体外科解剖．pp25-33，医学図書出版，2002
9) 竜　崇正，趙　明浩，谷崎裕志：尾状葉の胆管（胆管造影 CT とその立体画像から）．竜　崇正（編）：肝門部の立体外科解剖．pp35-46，医学図書出版，2002
10) Cho A, Okazumi S, Takayama S, et al : Anatomy of the right anterosuperior area (segment Ⅷ) of the liver : Evaluation with helical CT during arterial portography. Radiology 214 : 491-495, 2000
11) Makuuchi M : Ultrasonic anatomy of the liver : Abdominal intraoperative ultrasonography. pp3-36, Igaku-Shoin, 1987
12) Uesaka K, Yasui K, Morimoto T, et al : Left-side gallbladder with Intrahepatic portal venous anomalies. J Hep Bil Pancr Surg 2 : 425-430, 1995
13) Nagai M, Kubota K, Kawasaki S, et al : Are left-sided Gallbladders really located on the left side? Ann Surg 223 : 274-280, 1997

IV 門脈 segmentation からみた肝区域の外科解剖

1 左肝門脈

Couinaud[1]は左肝を門脈分岐から左外側領域(left lateral sector = S2)と左傍正中領域(left paramedian sector = S3+S4)に分け、Healey[2]やGoldsmith[3]は肝円索(あるいは門脈臍部:UP)を境界として外側区域(S2+S3)と内側区域(S4)に分けているため、多少の用語の混乱があり注意を要する。Brisbane 2000 system によれば、Lateral section (S2+S3) と Medial section (S4)となる[4]。P4はUPの右側から第3次分枝となって肝実質に流入するが、水平部や右前区域から流入する枝、右胃静脈や胆嚢静脈、傍胆管静脈系から直接流入することもある[1,5,6]。

a 門脈左外側枝の分岐形態

門脈左枝の基本分岐形態は周知のとおりP2を分岐した後ほぼ直角に腹側に走行しUPとなりcul-de-sacに至り、左側にP3右側にP4を分枝する。P2は1本のcommon trunkを形成していることが多いが2本分岐していることもある。P3は2本あるか、もしくは2分岐していることが多い[7](図IV-1)。P2とP3の間のUPから外側に分岐する枝は約20%の症例で認められる。門脈左枝がP2とUPに2分岐し、2次分枝のP2に栄養される領域がS2であり、2次分枝のUPに栄養される領域が左傍正中領域で、2次分枝のUPから外側に分岐する3次分枝に栄養されるのがS3なのだから、これらのP2とP3の間の枝はUPから分岐する3次分枝なのでS3に属すると考えるべきだろう。UPの背側から頭側に分岐する2～3本の枝がありP4dorと呼ばれ、S3とS4のどちらに属するか判定困難な枝もあるが、基本的には左傍正中領域に属する領域であり、臨床上特に問題とはならない。まれにUPが極めて短いか、ほとんどなく、P2P3P4が同一部位から分岐していることや、P2が2本あることもある(図IV-2)。

b 内側区域門脈枝の分岐形態

基本的には cul-de-sac から P4a と P4b は分岐するが、その形態は3つの pattern がある[4]。P4a と P4b の共通管が短く肝外で分岐するIa型(図IV-3)、共通管が長く肝内で分岐するIb型(図IV-4)、P4a と P4b が別々に UP から分岐するII型である。さらに cul-de-sac から分岐する P4a は2本で、P4b は1本のことが多い。またIa型の頻度が最も多く、Ib型の頻度が少ないがS4a切除において最も注意を要する pattern であり、肝内で単純に P4a と P4b に2分岐するのではなく、共通管から上下にそれぞれ数本の枝を分岐していることもある。また cul-de-sac より中枢側の UP から右側に分岐する数本の内側門脈枝は P4b であることが多いが、まれに P4a のこともある。さらに UP 背側から数本の P4dor が頭側に分岐し、P3との鑑別が困難な枝もある。S4の背側に門脈右枝あるいは左枝から数本の微小門脈枝が直接分布し、尾状葉枝と鑑別困難な枝も存在する。

参考文献

1) Couinaud C : Surgical anatomy of the liver revisited. Paris, personal publication, 1989
2) Healey JE, Schroy PC : Anatomy of the biliary ducts within the human liver. Arch Surg 66 : 599-616, 1953
3) Goldsmith NA, Woodburne RT : The surgical anatomy pertaining to liver resection. Surg Gynecol Obstet 105 : 310-318, 1957
4) Strasberg SM : Nomenclature of hepatic anatomy and resections : a review of Brisbane 2000 system. J Hepatobiliary Pancreat Surg 12 : 351-355, 2005
5) Matsui O, Kadoya M, Yoshikawa J, et al : Posterior aspect of hepatic segment IV : patterns of portal venule branching at helical CT during arterial portography. Radiology 205 : 159-162, 1997
6) Matsui O, Takahashi S, Kadoya M, et al : Pseudolesions in segment IV of the liver at CT during arterial portography. Radiology 193 : 31-35, 1994
7) Ishibashi Y, Sato TJ, Hirai I, et al : Ramification pattern and topographical relationship between the portal and hepatic veins in the left anatomical lobe of the human liver. Okajimas Folia Anat Jpn 78 : 75-82, 2001

IV. 門脈 segmentation からみた肝区域の外科解剖

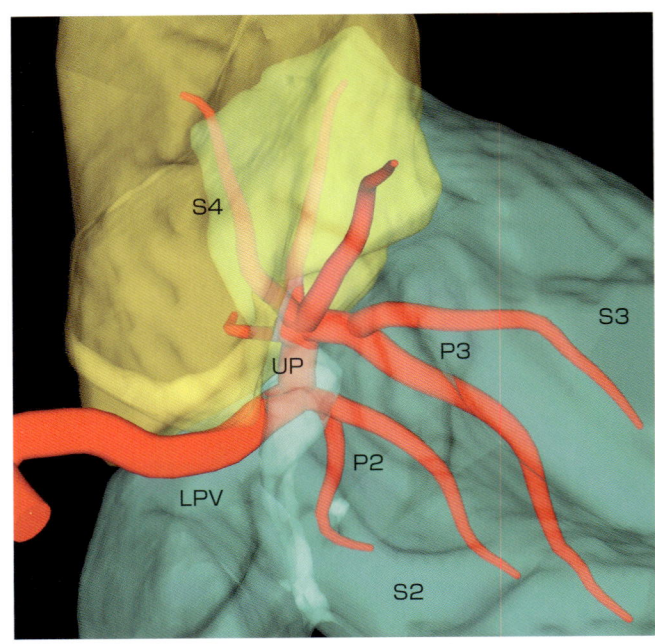

図Ⅳ-1 P2, P3 はそれぞれ2分岐している。

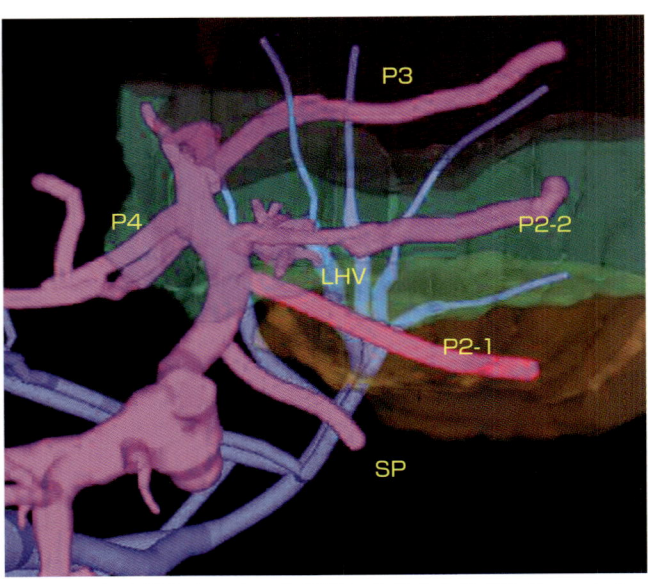

図Ⅳ-2 左門脈から3本の左外側に分岐する枝がある。cul-de-sac のトップから分岐する最頭側の外側枝は左肝静脈の腹側を走行しているので P3, 背側の2本の枝は左肝静脈の背側を走行しているので2本の P2 と判断される。

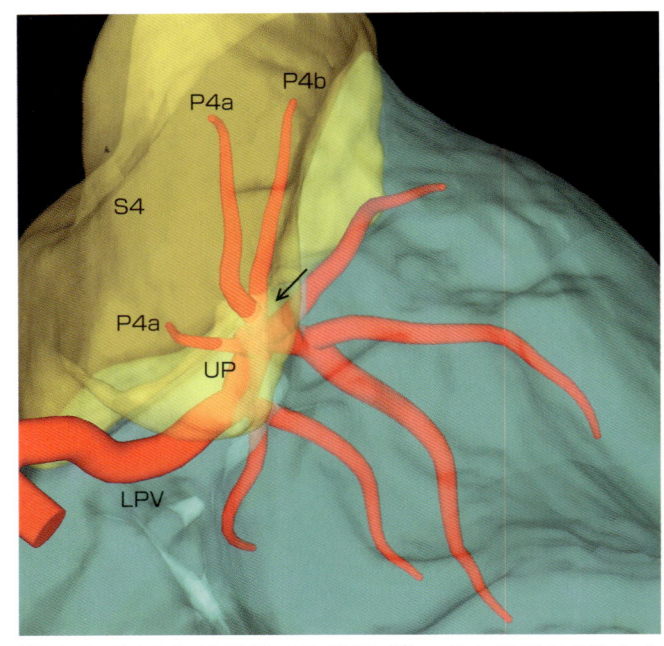

図Ⅳ-3 P4aP4b は肝外で分岐(矢印), それ以外に UP から P4a が分岐している。

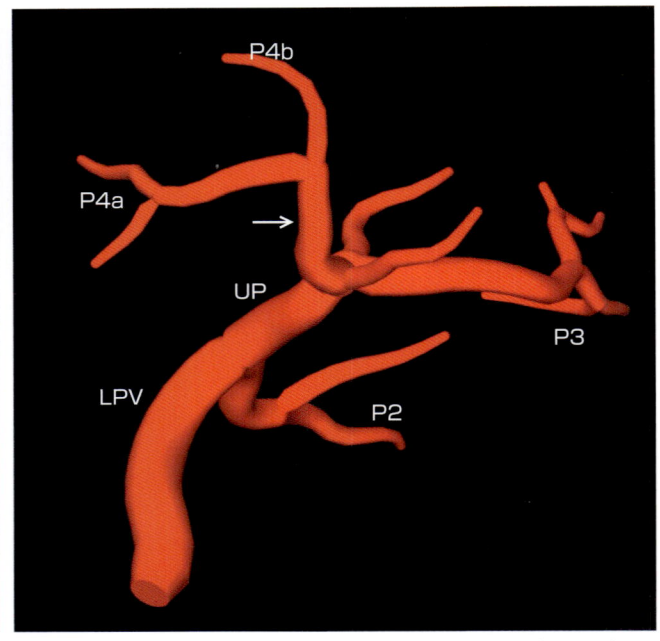

図Ⅳ-4 P4aP4b は長い共通管(矢印)があり, 肝内で分岐。

2 前区域門脈

肝前区域(右傍正中葉 right paramedian sector)の解剖の理解は, この新外科解剖の最も根幹を成すものである。Couinaud はこの領域を main portal arch の上下で S5 と S8 に分けたのである。すなわち左のように門脈 segmentation に沿った分類ではなく, イメージ上の面で分けたのである。Couinaud の描いたシェーマでは前区域門脈が P5 と P8 に2分岐するように描かれていることもあり, 臨床現場ではすっかり P5 と P8 への2分岐説が定着してしまった。また Couinaud は中肝静脈と右肝静脈に挟まれた S5 の領域には後下区域からも枝がくると記載したため, 臨床の現場ではますます, 実際の解剖と合わない事態に遭遇することが多くなり, 筆者も

大いに混乱しながら手術をすることとなった。しかし，造影CTを中心としたイメージアナトミーの立場から，肝前区域の解剖を徹底的に検討し，S5とS8ではなく，腹側区域と背側区域に分けるべきとの結論となった。

a 新しい肝右前区域の概念

前区域には1本だけでなく多数の尾側枝がみられる。また頭側枝は腹側に向かう枝と背側に向かう枝が目立つことに気がついた。たしかに太い尾側枝がみられることは多いが，P5とP8に単純に分岐する枝は極めて少ない。そして前区域門脈は腹側に分岐して中肝静脈にドレナージされる領域と，背側に分岐して右肝静脈にドレナージされる区域に分けられることに気がついた（図Ⅳ-5）。腹側区域枝も背側区域枝も1本ずつではなく数本が分岐し肝門部から順に尾側から腹側に分岐する。腹側区域と背側区域の間の肝臓は手術で縦にsplitでき，常に静脈が走行しているのでanterior fissureと名づけた。このanterior fissureを走行するのがanterior fissure veinであり，左のumbilical fissureを走行するumbilical fissure veinに相当する。

前区域門脈分岐様式（表Ⅳ-1）

1）通常型分岐

図Ⅳ-6aは典型的前区域門脈像である。前区域門脈本幹から数本の細い中肝静脈へドレナージされる腹側下枝が分岐し，比較的太い腹側枝と背側枝に2分岐している。腹側枝からは3本の，背側枝からは2本の尾側枝が分岐している。図Ⅳ-6bはその支配領域であるが，肝尾側では腹側区域が大きく，背側下区域は尾側へ達していない。

2）腹背尾3分岐型

図Ⅳ-7はほぼ同じ場所から腹側と背側枝と2本の尾側枝が分岐している。2本の尾側枝は右肝静脈にドレ

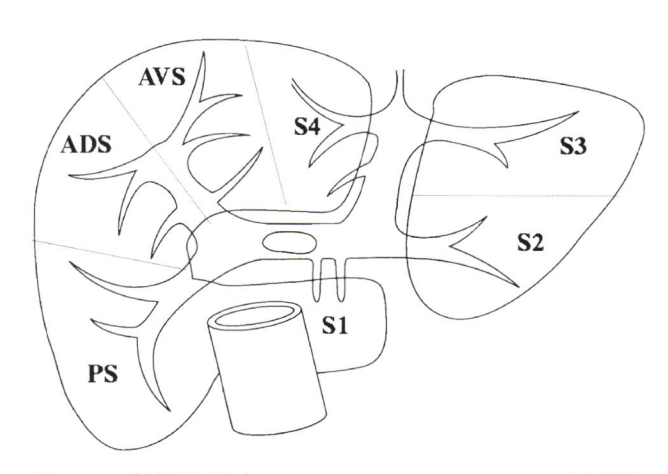

図Ⅳ-5　前腹側区域（antero-ventral segment：AVS）と前背側区域（antero-dorsal segment：ADS）に分けて考えたほうが合理的である。

表Ⅳ-1　前区域門脈の分岐様式

通常型	57（62％）
3分岐（腹背尾）型*	30（33％）
腹背別分岐型	5（5％）

*数例の頭腹分岐を含む

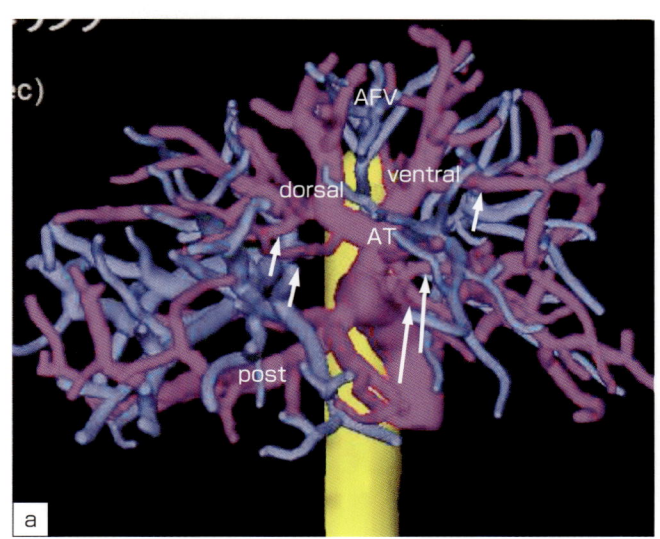

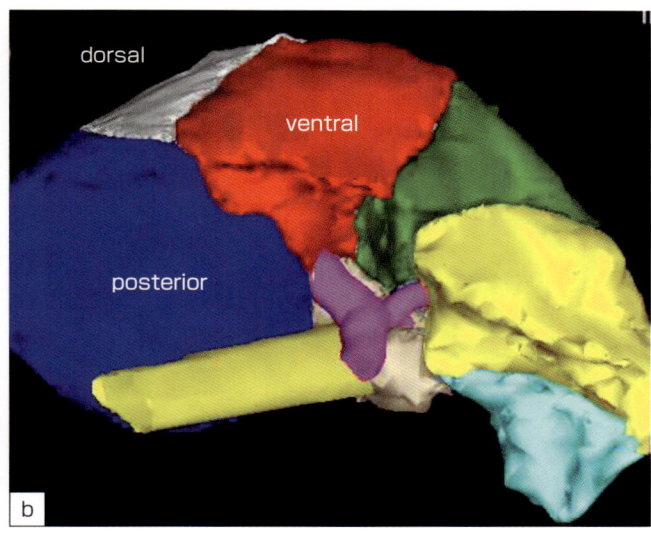

図Ⅳ-6　前区域門脈通常分岐型
a：典型的前区域門脈像である。前区域門脈本幹（AT）から2本の細い中肝静脈へドレナージされる腹側下枝が分岐し（大矢印），比較的太い腹側枝（ventral）と背側枝（dorsal）に2分岐している。腹側枝からは1本の，背側枝からは2本の尾側枝が分岐している（小矢印）。
b：その支配領域である。腹側区域（ventral）が大きく，背側下区域（dorsal）は小さく，また尾側へ達していない。

IV. 門脈segmentationからみた肝区域の外科解剖

ナージされるので，背側下区域枝である。またほぼ同一部位から左側やや斜め下に分岐する枝と，右側に分岐する枝がみられる。左側の枝は中間静脈にドレナージされるので腹側下区域枝であり，右側の枝は背側下区域枝である。本例では2分岐する腹側上区域枝と背側区域枝，同じ部位から1本の腹側下区域枝と，3本の背側区域枝があり，背側下区域が広い。

図IV-8a は腹側背側尾側3分岐の症例である。本例でに尾側枝が目立つからP5P8分岐といえなくもない。尾側枝から短い腹側下区域枝が分岐するが，尾側の本幹は背側下区域に属する。

図IV-8b もほぼ同じ部位で腹背尾に3分岐している。尾側枝は中肝静脈にのみにドレナージされており，腹側下区域の枝である。本例では背側下区域は存在しない。

3. 腹（前区域枝）背側枝別々分岐型

図IV-9a は，腹側枝と背側枝が別々に分岐している症例である。

図IV-9b は背側上区域枝のみが別分岐している症例で，左側は腹側枝と尾側枝に分岐している。尾側枝は背側下区域枝と腹側区域枝に2分岐している。別分岐の背側枝は頭側を還流する背側上区域枝であり，背側下区域血流はこの尾側枝から供給されている。

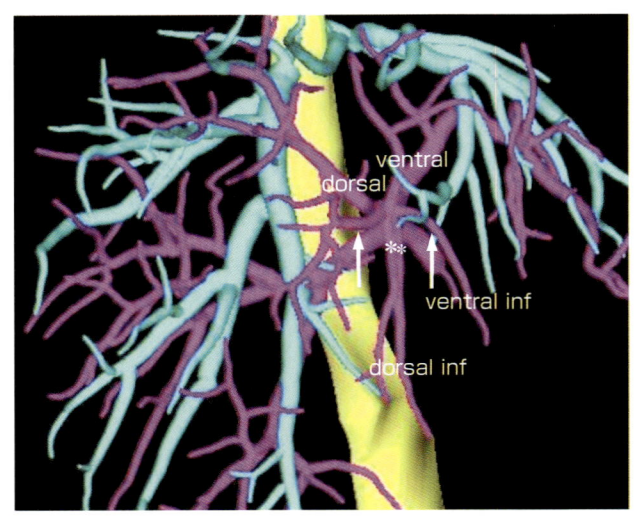

図IV-7　腹背尾3分岐型（背側下区域が広い）
ほぼ同じ場所から腹側枝（ventral）と背側枝（dorsal）と2本の尾側枝（*）が分岐している。この尾側枝は右肝静脈にドレナージされるので背側下区域枝（dorsal inf）である。同じ部位からそれぞれ1本の尾側枝が分岐している。左側が腹側下区域枝（矢印），右側は背側下区域枝（矢印）である。本例は背側下区域枝が3本あり，背側下区域が広い症例である。

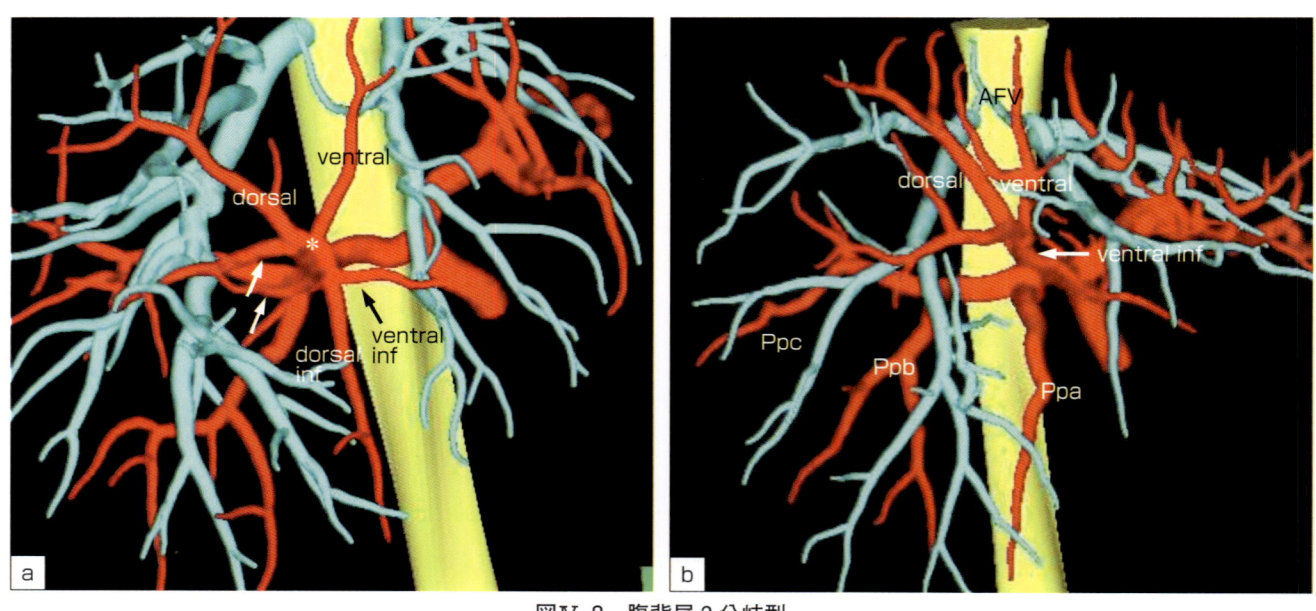

図IV-8　腹背尾3分岐型
a：背側下区域が広い症例。ほぼ同一部位で腹側背側尾側3分岐する（*）症例である。尾側枝から黒矢印で示す部位から短い腹側下区域枝（ventral inf）が左側に分岐するが，尾側本幹は背側下区域に属する。背側枝と尾側枝からそれぞれ1本の白矢印で示す背側下区域枝が分岐している。
b：背側下区域のない症例。ほぼ同じ部位で1本の腹側区域枝と2本の背側区域枝と尾側枝が分岐している。尾側枝は中肝静脈にのみにドレナージされており，腹側下区域枝である。本例では背側下区域は存在せず，後区域が大きく中肝静脈と右肝静脈に挟まれた領域は太い後区域第一尾側枝（Ppa）が広く血流を供給している。

2. 前区域門脈

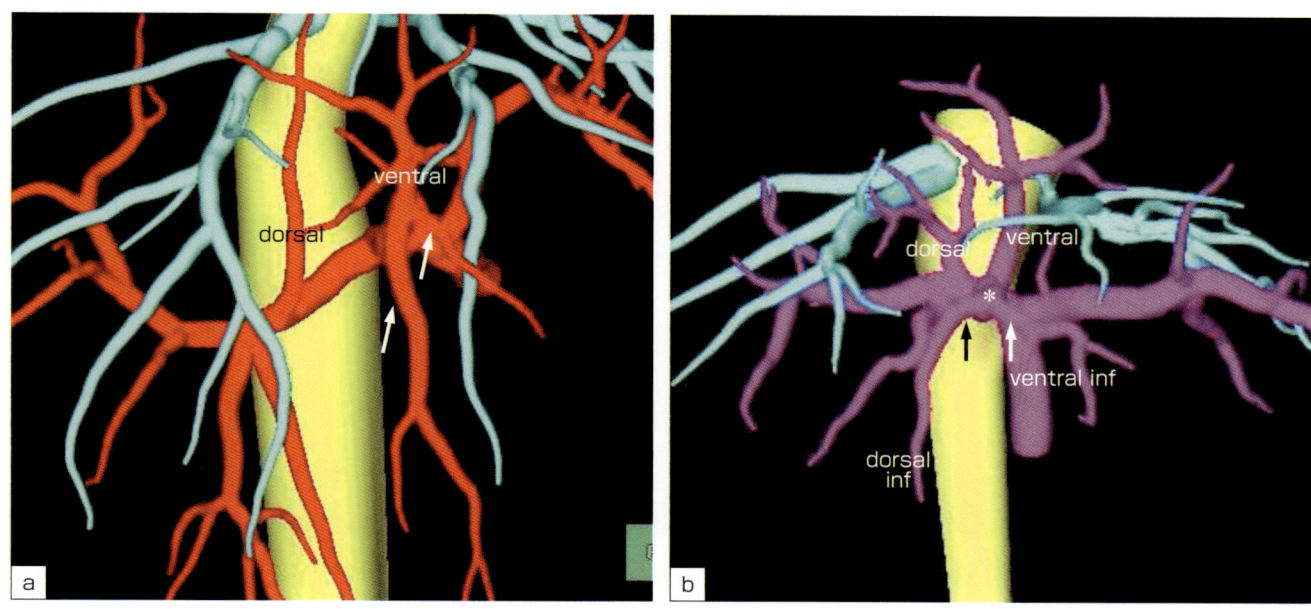

図Ⅳ-9 腹背側枝別々分岐型
a：腹側枝と背側枝が別々に分岐している症例。左側の腹側枝からは 2 本の腹側下区域枝が分岐している（矢印）が，背側区域からは下区域枝はみられない。
b：背側上区域枝のみが別分岐している症例。背側枝は頭側を支配する背側上区域枝である。腹側区域枝根部から太い尾側枝が分岐しすぐに左右に 2 分岐している。白矢印で示す左側枝が腹側下区域（ventral inf）枝であり，黒矢印で示す右側に分岐する枝が背側下区域枝（dorsal inf）である。

b 高安分類との関係

図Ⅳ-10 に高安の S8 の分岐の分類を示す。最も重要なのは P8a と P8c であり，われわれの腹側上区域枝と背側区域枝に相当すると考える P8b と P8d は分類に臨床的意味が少ない，ただの分枝である。P8c は通常右肝静脈の背側まで達しており，右肝静脈に線を引いての領域計算もすべきではなく，あくまでも region growing から門脈支配領域を計算すべきである。

c 従来の Couinaud の右前下区域（S5）との関係

Couinaud は S5 を中肝静脈と右肝静脈に挟まれ，肝門部よりも尾側の領域としたため，いわゆる Couinaud の S5 には後区域からも内側区域からも枝が分岐するような理解となってしまった。portal segmentation の立場に立てば，前区域の枝が還流する尾側部分のみを，いわゆる S5 と考えるべきであろう。S5 には図Ⅳ-6～9 に示すように数本の尾側枝がみられる。症例により，腹側下区域と背側下区域の両者が同等の広さの場合，腹側下区域が大きい場合，背側下区域が大きい場合，前下区域がない場合などがある。図Ⅳ-11a は前区域が小さく，右肝静脈と中肝静脈に挟まれた領域には枝が達していない。

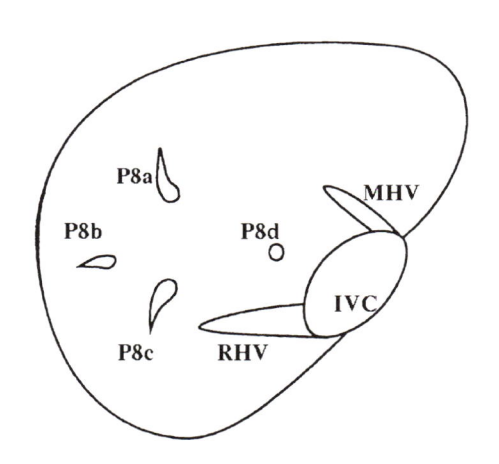

図Ⅳ-10 高安の S8 の分岐の分類
最も重要なのは P8a と P8c であり，われわれの腹側上区域枝と背側区域枝に相当すると考える P8b と P8d は分類に臨床的意味が少ない，ただの分枝である。P8c は通常右肝静脈の背側まで達しており，右肝静脈に線を引いての領域計算もすべきではなく，あくまでも region growing から門脈支配領域を計算すべきである。

門脈後区域の第 1，第 2 尾側枝がこの領域を還流しており，図Ⅳ-11b に示すように，本例ではいわゆる S5 すなわち inferior right paramedian sector は存在しない。

すなわちわれわれの概念では，中肝静脈と右肝静脈に挟まれた領域でも，後区域門脈で支配されていれば，そこは後区域となるのである。

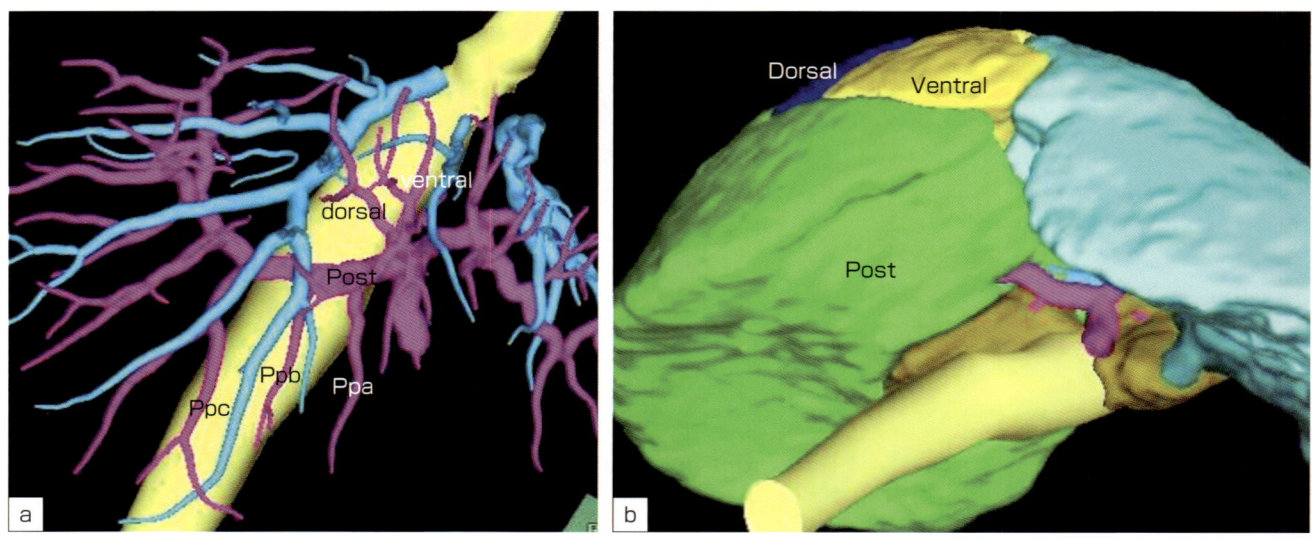

図Ⅳ-11 前区域が小さく，いわゆる S5 のない症例

a：右肝静脈と中肝静脈に挟まれた領域には前区域の枝が達していない。門脈後区域の第1尾側枝(Ppa)，第2尾側枝(Ppb)がこの領域へ血流を供給している。

b：本例では後区域が大きく胆嚢床まで張り出しており，いわゆる S5 すなわち inferior right paramedian sector は存在しない。

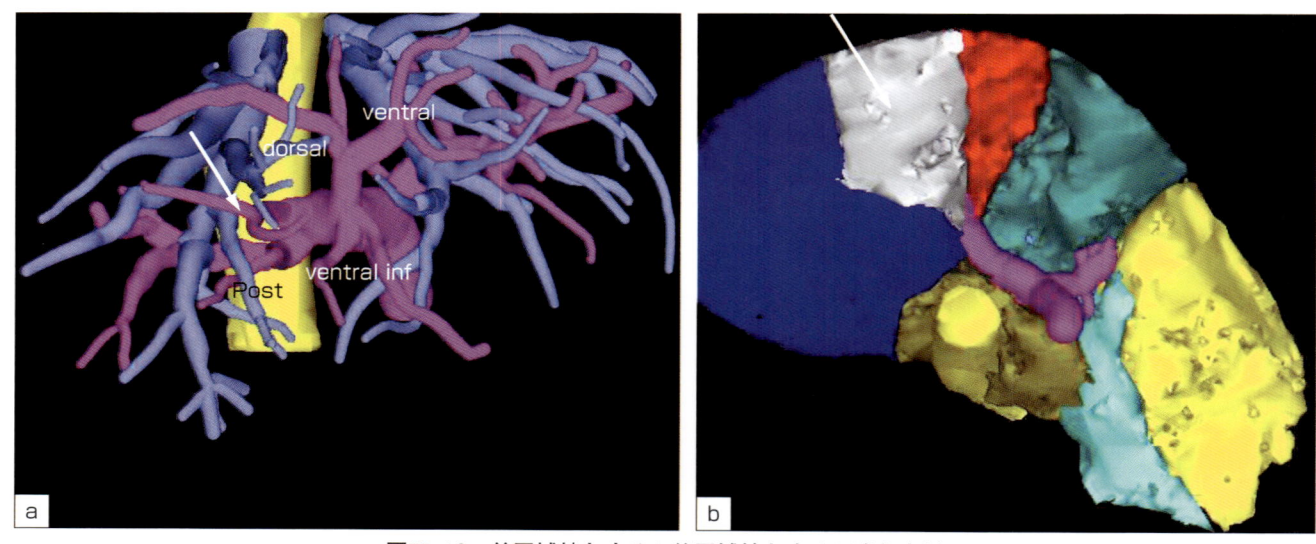

図Ⅳ-12 前区域枝とするか後区域枝とするか迷う症例

a：前区域門脈と後区域門脈の間から右側方向に分岐する枝がみられる(矢印)。この枝が右肝静脈の腹側を走行すれば，背側枝とすべきである。

b：矢印で示した門脈は，白矢印に示す領域が支配域であり，背側下区域である。前区域門脈分岐様式が腹背別々分岐に属すると考える。

d 前区域枝とするか後区域枝とするか迷う症例

図Ⅳ-12a は前区域門脈と後区域門脈の間から右側方向に分岐する枝がみられる症例である。このような場合この枝が右肝静脈の腹側を走行すれば，背側枝とすべきと考えている。本例では図Ⅳ-12b に示すように背側下区域を支配しており，前区域門脈分岐様式が腹背別々分岐で，背側下区域枝のみが別分岐していると解釈している。

3 後区域門脈

後区域は後区域門脈で支配される領域である。後区域門脈は通常右門脈から前区域門脈と後区域門脈に2分岐する場合が多い。しかし，右門脈を形成せずに，肝門部で左，前，後と3分岐する場合，左門脈から分岐する場合，門脈本幹から独立分岐する場合などがある。日本の

規約では，後区域は右肝静脈より右背側の領域とされており，境界を右肝静脈が走行するように考えられている。しかしわれわれは門脈 segmentation の立場から，後区域門脈の血流を受ける領域が後区域と考えている。

a 後区域門脈の分枝本数からのパターン分類（表Ⅳ-2）

尾側枝の分枝本数から，3型に分けられる。タイプAは後区域門脈が尾側と腹側に2分岐するもので，94例中31例（33％）にみられた。これ以外の症例では，基本的には後区域門脈は弓状に走行する主幹を形成して，何本かの尾側枝が次々分岐して頭側枝に連なる。タイプBは尾側枝が2本のもの，タイプCは尾側枝が3本もしくはそれ以上の本数のものとした。タイプBは36例（38％），タイプCは27例（29％）であった。

図Ⅳ-13はタイプAで尾側枝が1本で，頭側と尾側に2分岐している症例である。

図Ⅳ-14はタイプBで尾側枝が2本の症例，図Ⅳ-15はタイプCで尾側枝が3本の症例である。門脈 segmentation の立場から，Couinaud の S6 と S7 に分けられるのはこのタイプAに属する症例のみで，30％程度しかない。

b 第一尾側枝の分岐部位（表Ⅳ-3）

後区域門脈はアーチ型に頭側に走行し，数本の尾側枝を分岐するパターンが通常であり，後区域門脈本幹の途中から第1尾側枝が分岐する幹分岐型が最も多く66％である。ついで前区域門脈根部から分岐する根部分岐型

表Ⅳ-2 後区域尾側枝の本数（94例）

タイプA	1本	31例（33％）
タイプB	2本	36例（38％）
タイプC	3本〜	27例（29％）

表Ⅳ-3 後区域門脈第一尾側枝（Ppa）の分岐部位

分岐部位	本数	頻度
後区域根部	28	（30％）
後区域幹部	62	（66％）
別々	4	（4％）
計	94	（100％）

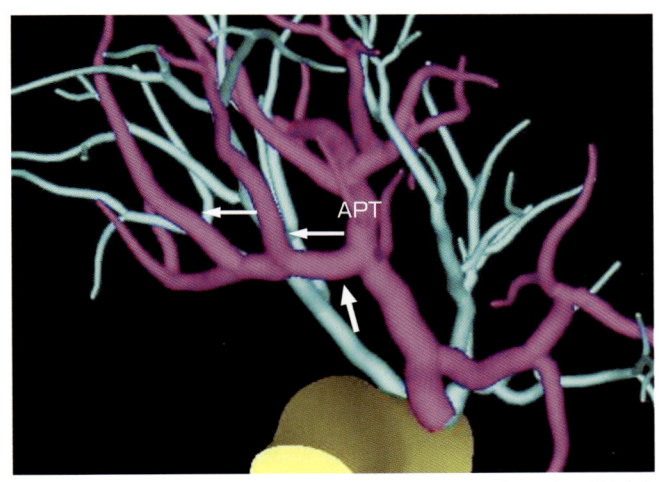

図Ⅳ-14 タイプBで尾側枝が2本の症例。比較的長い後区域門脈主幹（太矢印）から2本の尾側枝（矢印）が分岐している。

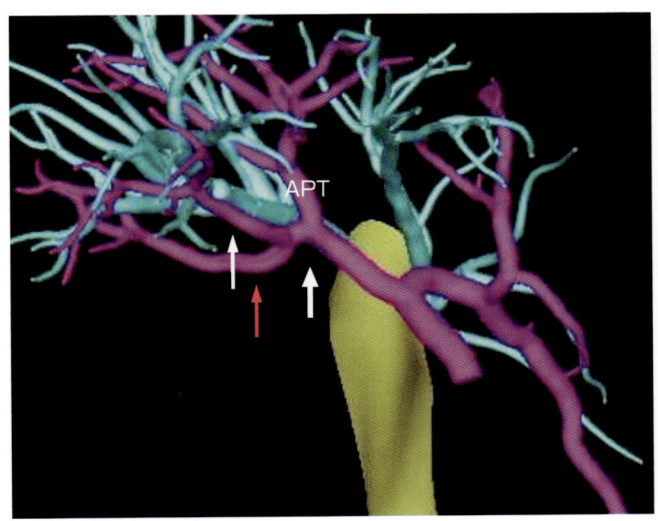

図Ⅳ-13 タイプAで尾側枝が1本の症例。短い後区域門脈主幹（太矢印）から頭側枝（赤矢印）と尾側枝（白矢印）に2分岐している。門脈 segmentation から S6 と S7 に亜区域分けできる症例である。
APT（anterior portal trunk）：前区域門脈

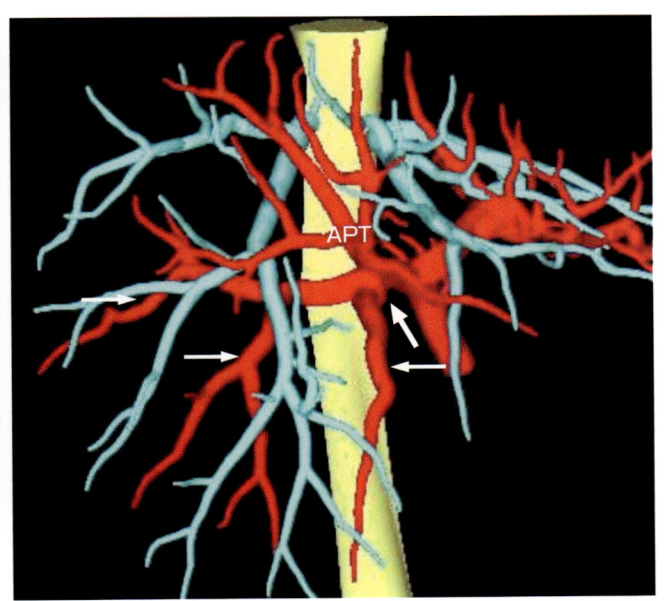

図Ⅳ-15 タイプCで尾側枝が3本の症例。後区域門脈根部（太矢印）から第1尾側枝が分岐し，計3本の尾側枝（矢印）が分岐している。

が 30% である。上枝と下枝が別々に分岐する枝が 5% にみられる。別々分岐型ではときに前区域の枝とするか迷う症例もあるが，前区域本幹との距離や右肝静脈の背側を走行しているかなどで，判断することになる。

図Ⅳ-16 は尾側枝と頭側枝が別々に分岐している症例である。図Ⅳ-17 は後区域主幹の根部から第 1 尾側枝が分岐し，さらに主幹から第 2 尾側枝が分岐している根部分岐型の症例である。図Ⅳ-18 は主幹を形成した後に頭尾側に 2 分岐している幹分岐型の症例である。図Ⅳ-19 は後区域独立分岐型で，長い主幹から 2 本の尾状葉枝と 3 本の尾側枝が次々分岐している幹分岐型の症例である。

図Ⅳ-20 は根部分岐型，図Ⅳ-21 は後区域門脈本幹途中から分岐する通常型，図Ⅳ-22 は別々分岐型である。

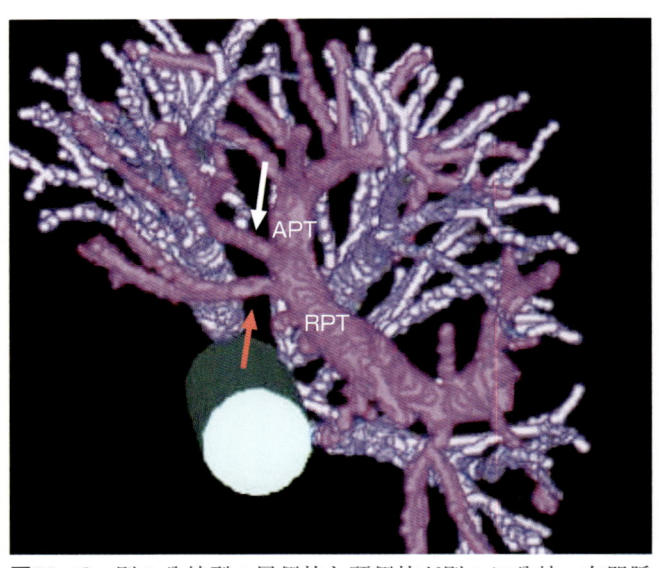

図Ⅳ-16　別々分岐型：尾側枝と頭側枝が別々に分岐。右門脈幹（right portal trunk：RPT）は前区域門脈幹（APT）に連なり，RPT から尾側枝（白矢印），頭側枝（赤矢印）が後区域門脈を形成することなく別々に分岐している。

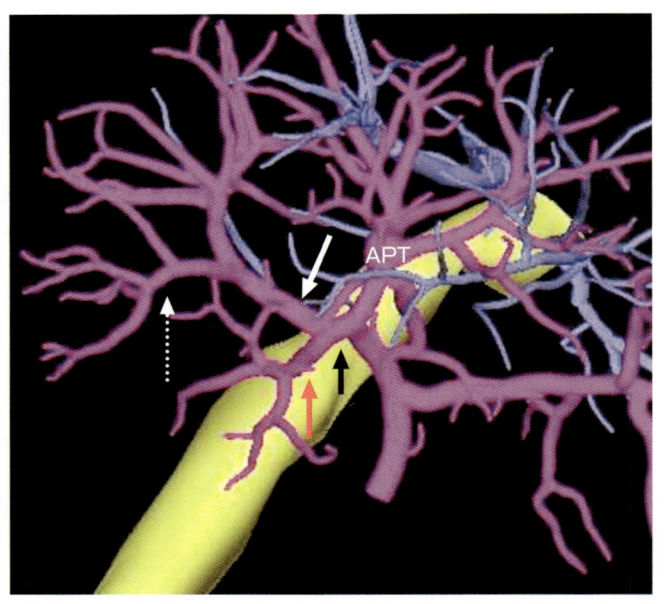

図Ⅳ-17　根部分岐型：後区域根部から第 1 尾側枝が分岐。短い後区域門脈主幹（黒矢印）から尾側枝（白矢印）と尾側枝（赤矢印）が分岐している。本例では尾側枝の支配領域が広く，その分枝である点線矢印の血流支配領域は後区域の外頭側部分である。このような症例では 2 分岐でも，いわゆる B6 と B7 の 2 分岐の範疇には入らない。

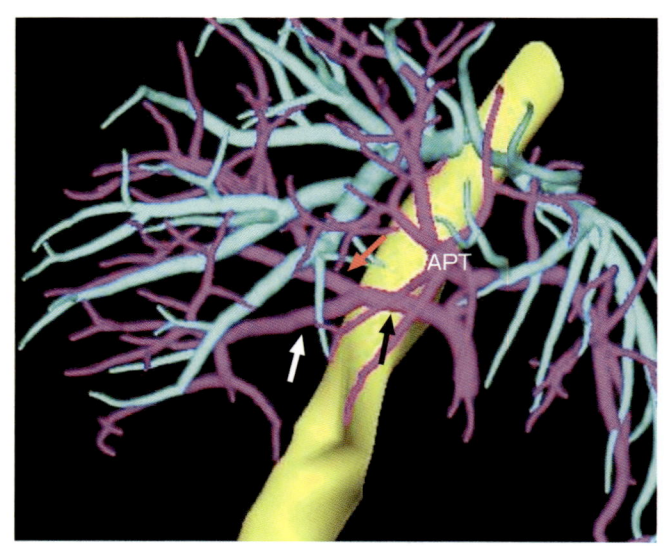

図Ⅳ-18　幹分岐型：短い後区域門脈主幹から頭側（赤矢印）と尾側に 2 分岐している。このような症例では，いわゆる S6 と S7 への門脈 2 分岐と解釈できる症例である。

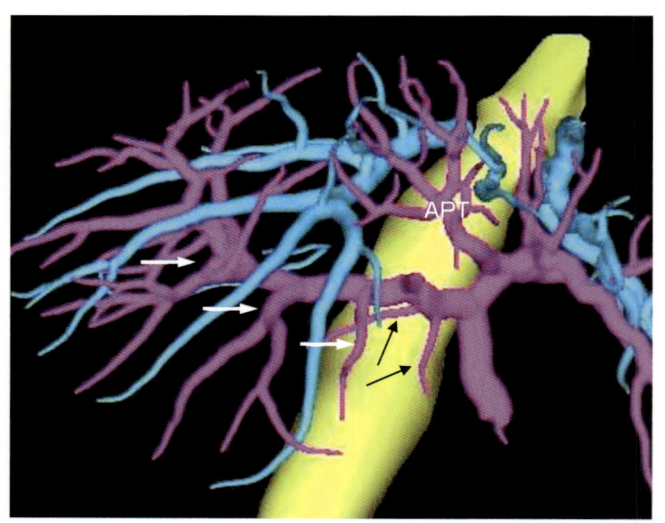

図Ⅳ-19　幹分岐型：後区域門脈独立型で右門脈を形成していない。長い後区域門脈主幹からまず 2 本の尾状葉 paracaval 枝（小矢印）が分岐し，さらに 3 本の尾側枝（矢印）が分岐して頭側枝に連なっている。

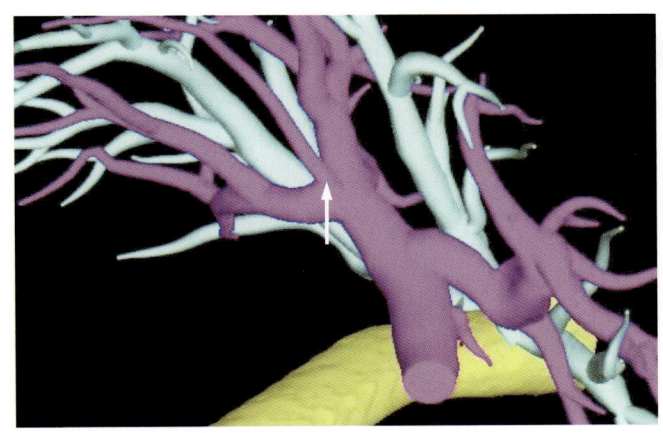

図Ⅳ-20　根部分岐型
後区域門脈本幹根部から第1尾側枝(矢印)が分岐している。

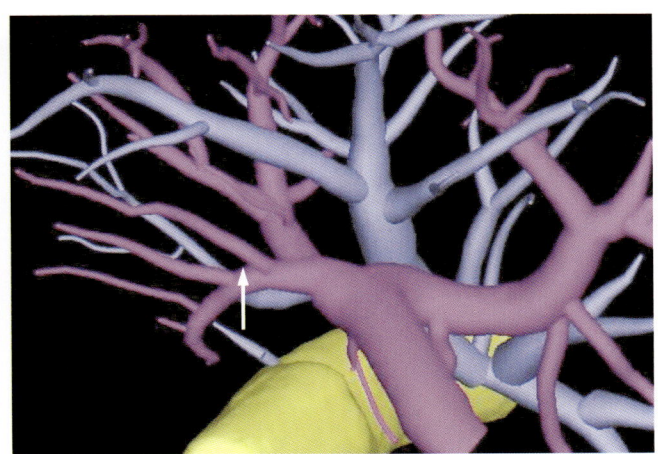

図Ⅳ-21　幹分岐型
後区域門脈本幹の途中から第1尾側枝(矢印が)分岐している。

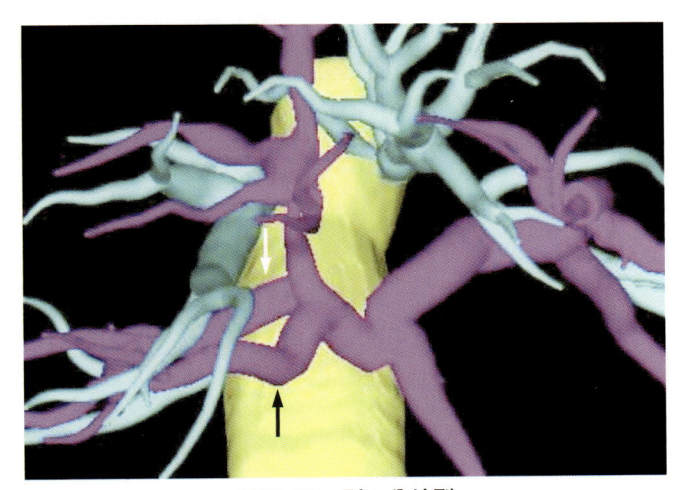

図Ⅳ-22　別々分岐型
後区域の頭側枝(白矢印)と尾側枝(黒矢印)が別々に分岐している。両者とも右肝静脈の背側を走行している。

表Ⅳ-4　後下区域門脈枝が右肝静脈の腹側を走行する頻度

タイプ	総数	腹側走行数(頻度)
タイプA	31	10(32%)
タイプB	36	24(67%)
タイプC	27	18(67%)
計	94	52(55.3%)

C 後区域尾側枝が右肝静脈腹側を走行する頻度(表Ⅳ-4)

　Couinaudは，right portal fissureがright paramedian sectorとlateral sectorの境界であると記載した。右肝静脈はright portal fissureを走行するので，日本においてエコーガイド肝切除が導入された際に，後区域切除や前区域切除の際にはきちんと右肝静脈を露出して行うべきであるとの考えが広まった。しかし本項で明らかにしたように，後区域門脈の尾側枝の55％は右肝静脈の腹側を走行しており，区域の境界を走行しないので注意を要する。下右肝静脈例では多くの後区域尾側枝がその腹側を走行する事実を考えれば理解しやすい。肝門部より頭側でV6,V7などが合流して右肝静脈が形成されるので，この位置はright portal fissureと同一と考えてもよいと考える。しかし，右肝静脈は後区域と背側区域のドレナージ静脈なので，特に尾側においては右肝静脈の露出にはこだわらずに，切除予定の阻血された門脈域を摘出するという考えで肝切除を行うべきであることを強調したい。図Ⅳ-23，24に右肝静脈の腹側をグリソン枝が走行している症例を提示する。

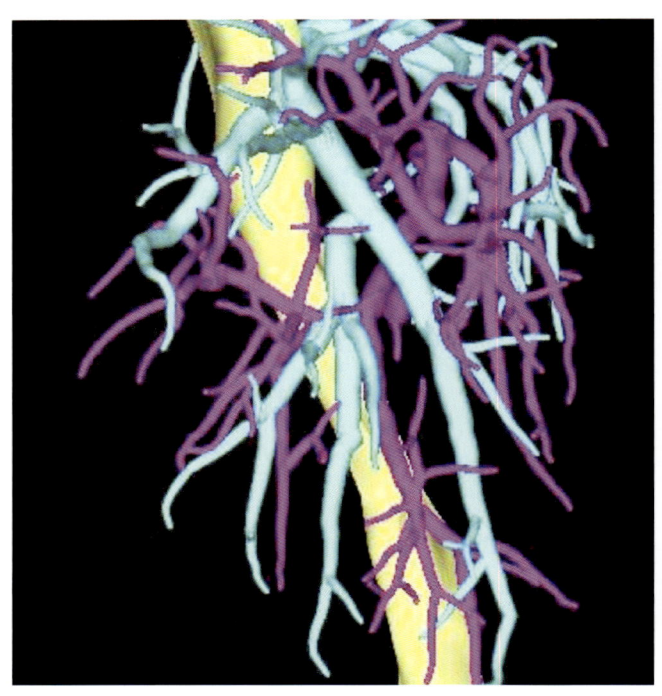

図Ⅳ-23　後区域門脈枝の右肝静脈腹側走行例
2本の尾側枝は一部が右肝静脈の腹側を走行している。

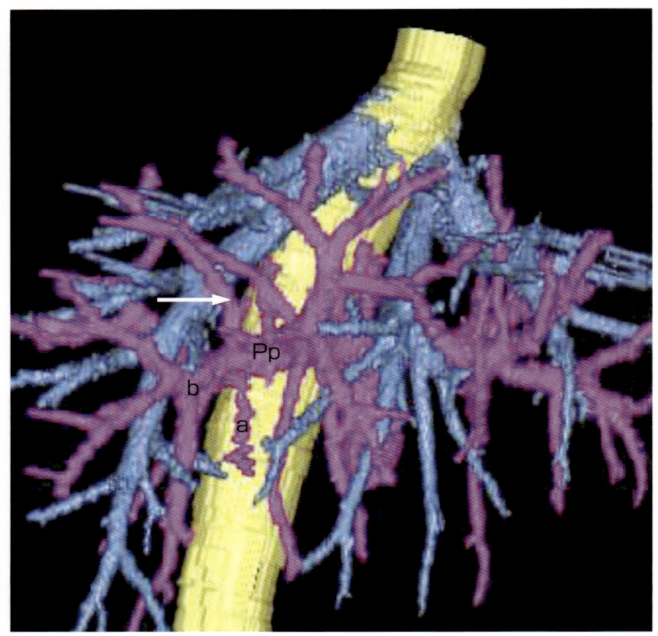

図Ⅳ-24　後区域門脈枝の右肝静脈腹側走行例
後区域門脈本幹（Pp）からa，b 2本の尾側枝が分岐している。bの枝は右肝静脈の腹側を走行している。本例では，根部から下大静脈前面を走行する尾状葉枝が立ち上がっており，そのやや末梢側で右肝静脈腹側を頭側に走行する特殊な後区域門脈枝（矢印）がみられる。

4　尾状葉の門脈を中心とした脈管支配

　尾状葉は肝臓の背側かつ下大静脈の前面を占める領域である。
　1953年Healey[1]は尾状葉をcaudate lobe proper の right portion と left portion，caudate process の3領域に分類した（図Ⅳ-25）。門脈血流に関してHealey[1,2]もGoldsmith[3]も左右の尾状葉の門脈はそれぞれ左右門脈から分岐している図を示している。Goldsmithは左尾状葉胆管が左肝管に，右尾状葉胆管が後区域胆管根部に流入する図を示している（図Ⅳ-26）。Healeyの分類を基礎として，1985年に公文[4]は，尾状葉を門脈本幹および左右一次分枝から分岐する下大静脈前面の領域とし，下大静脈部paracaval portion（PC），左尾状葉spiegel lobe（SP）と尾状突起caudate process（CP）の3領域に分けた（図Ⅳ-27）。日本ではこの公文の分類に従っての尾状葉の理解が一般的となり，早川[5]は左尾状葉（spiegel lobe）胆管をBil，公文[4]のparavaval portionに相当する部分の胆管をB1r，尾状突起の胆管をB1cとして検討している。
　1989年にCouinaud[6]は尾状葉とは別に，肝の背側部分を占め下大静脈の前面で肝門の背側で肝静脈の下面を形成する領域をdorsal liver（dorsal sector, posterior liver）とした（図Ⅳ-28）。「The dorsal livers lies in front of the vena cava, behind the hilum, beneath the main hepatic veins」そして従来のsegment Ⅰに相当する左側部分をIlとし，右側部分をIrとした（図Ⅳ-29）。segment Irの門脈は，右下大静脈前面のb-vein，右縁のc-vein，下大静脈右背側のd-veinと分類した（図Ⅳ-30）。この新たなdorsal liverの概念の登場により，「Irすなわち公文[4]のparacaval portion」と同じとするような誤解が生じることになった。しかし1989年時には下大静脈右背側のd-veinをparacaval branch for segment Ⅶとしていたので，右下大静脈前面のb-vein，右縁のc-veinの領域が公文のparacaval portionに相当すると理解できなくもなかった。
　しかし，1994年にCouinaud[7]はIrをsegment Ⅸとする新たな概念を示した（図Ⅳ-31）。そのため，肝門部胆管癌の治癒切除のためにはsegment Ⅸの全切除が必要との大きな誤解が生じることになった。またさらに2000年にFilipponi, Couinaud[8]はsegment Ⅸの範囲をさらに下大静脈の背側まで広げsegment Ⅸ RとⅨ Lに分けたことにより，さらにsegment Ⅸは右背側に広がってしまうこととなった（図Ⅳ-32）。

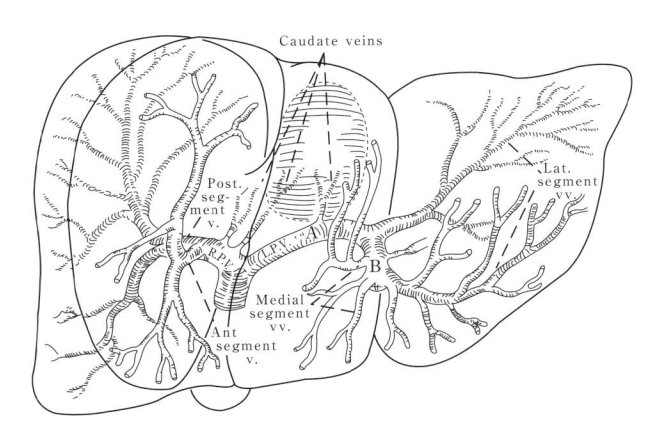

4. 尾状葉の門脈を中心とした脈管支配　31

図Ⅳ-25　Healey の尾状葉分類
左尾状葉枝は左門脈から，右尾状葉枝は右門脈から分岐するように描かれている。

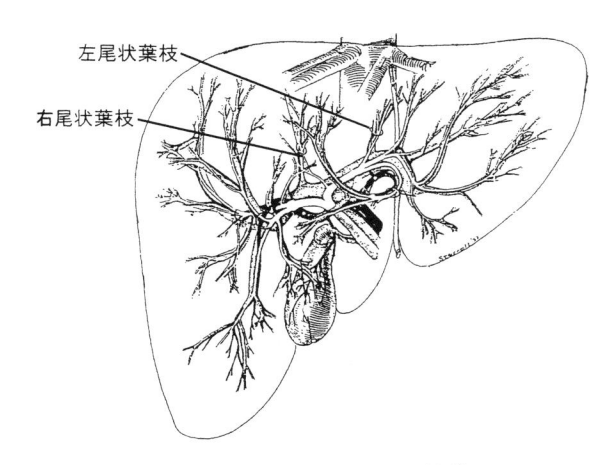

図Ⅳ-26　Goldsmith の尾状葉
右尾状葉胆管が後区域胆管根部に合流している。

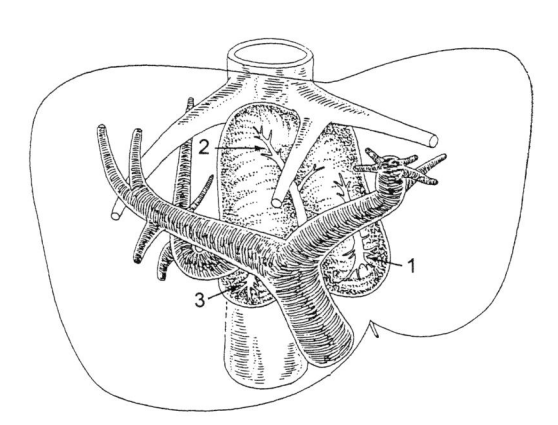

1 : lobe branch
2 : para-caval branch
3 : process branch

図Ⅳ-27　公文の尾状葉分類
下大静脈部 paracaval portion (PC)，左尾状葉 spiegel lobe (SP) と尾状突起 caudate process (CP) の3領域に分けた。

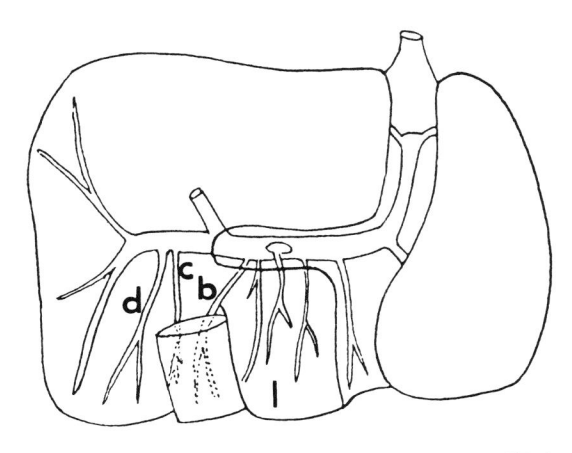

図Ⅳ-28　Couinaud の 1989 年提示の背側肝の門脈
右下大静脈前面に流入する枝を b-vein，右縁に流入する枝を c-vein，下大静脈右背側に流入する枝を d-vein とした。

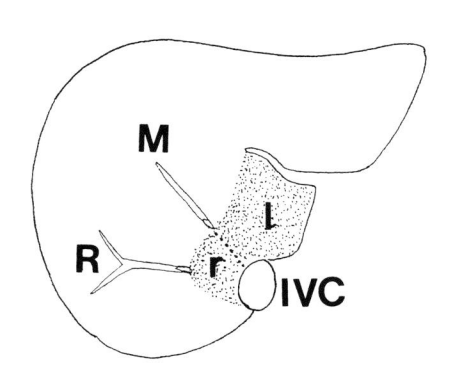

図Ⅳ-29　1989年に Couinaud は尾状葉とは別に，肝の背側部分を占め下大静脈の前面で肝門の背側で肝静脈の下面を形成する領域を dorsal liver (dorsal sector, posterior liver) とした。従来の segment Ⅰ に相当する左側部分を Ⅰl とし，右側部分を Ⅰr とした。

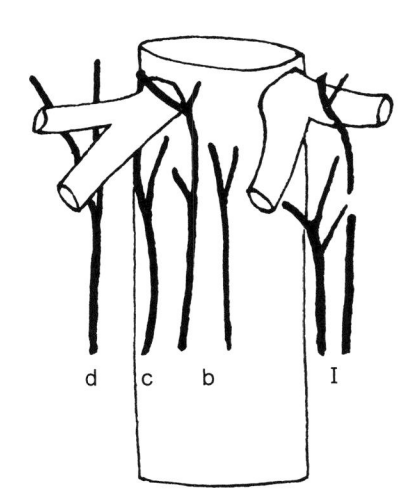

Ⅳ-30　segment Ⅰr の門脈は，右下大静脈前面の b-vein，右縁の c-vein，下大静脈右背側の d-vein に分類した。

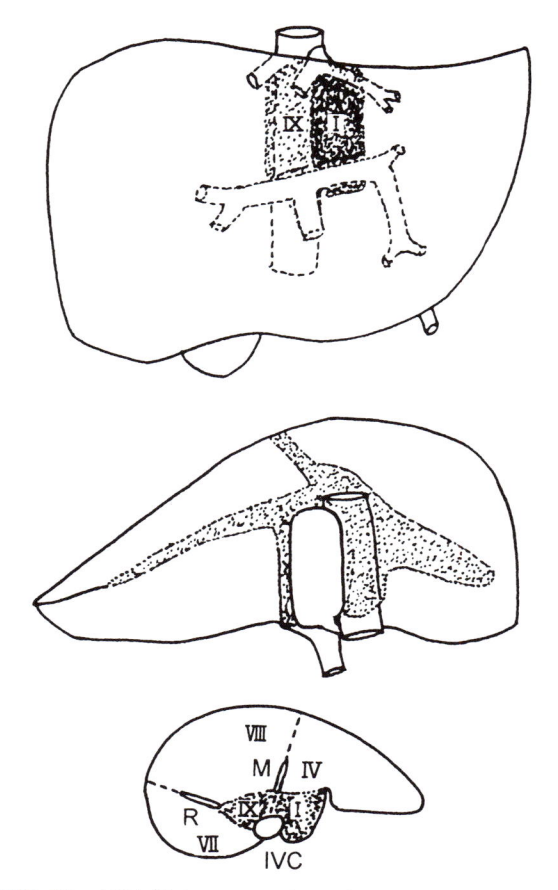

図Ⅳ-31　1994年CouinaudはⅠrをsegment Ⅸとした。

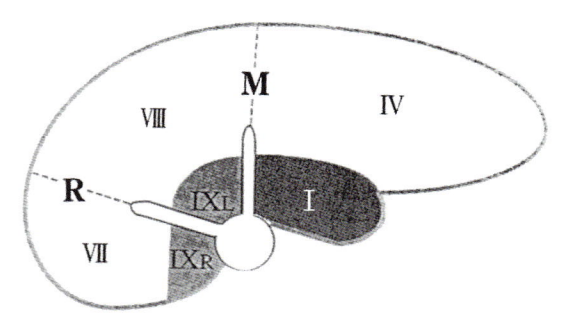

図Ⅳ-32　Couinaudは2000年にsegment Ⅸを下大静脈の背側まで広げsegment Ⅸ RとⅨ Lに分けた。

われわれは2001年にsegment Ⅸの胆管枝の合流部位を検討し，dの胆管枝はすべて後区域第2枝より末梢に流入したこと，またd枝と他のsegment Ⅸの枝との共通管がなかったことから，d枝は尾状葉に含めるべきではないとの結論をえて，報告した[9]。

門脈と胆管は原則的にグリソン鞘に被われて同一に走行するが，尾状葉では肝内を別々に走行する特徴がある。本項ではわれわれのCTAPからの尾状葉門脈枝の検討，および胆管造影CTからの胆管枝の検討と，発生学的見地からみた尾状葉について述べ，segment Ⅸの是非についても考察したい。

a　尾状葉の門脈

53例のCTAPからの尾状葉門脈枝について検討した。われわれの胆管造影CTの検討結果[9]からb-vein，c-veinの領域を下大静脈部paracaval portion(PC)とし，d-vein領域と分けて検討した。

1) 尾状葉(SP, CP, PC)およびd-veinの還流領域に関する検討(表Ⅳ-5)

左尾状葉門脈(SP)は95本(平均1.8本)みられ，PC枝は80本(平均1.5本)，尾状突起枝(CP)は53本(平均1本)，d-veinは30例(57%)にみられた。

2) 尾状葉門脈単独枝の分岐部位(表Ⅳ-6)

SP枝は72本中68本(94%)が左の門脈から分岐し，2本が門脈本幹もしくは左右門脈分岐部から分岐し，2本が右門脈から分岐した。CP枝39本は21本(54%)が右門脈もしくは門脈本幹から分岐し，16本(41%)が後区域枝門脈根部から分岐し，2本が左右分岐部から分岐した。b-veinの23本では15本(65%)が左門脈から，5本(22%)が右門脈から，門脈分岐部からが3本(13%)であった。c-veinは30本にみられ，15本(50%)が右門脈から，5本(17%)が後枝根部，8本(27%)が左門脈から分岐した。これに対しd-veinは30本中28本(93.3%)がP7末梢から分岐し，2本(6.7%)が後枝門脈根部から流入した。

3) 尾状葉門脈の左右共通幹形成頻度(表Ⅳ-7)

SPとPCが共通管になっているのは18例みられ，14例が左門脈から，他は左右分岐部から2例，右門脈から2例分岐した。SPとCPが共通管になっているのは5例，CPとPCが共通管となっているのは8例であった。全体としては53例中23例(44%)が左のSPが右のPCやCPと共通管を形成していた。d-veinがPCやSPと共通管を形成したのは1例もみられなかった。

b　尾状葉門脈症例

【症例1】SP, PC, CP門脈別々分岐例(図Ⅳ-33)

図Ⅳ-33aはCT像である。左門脈からSP1が分岐し，少し尾側の左門脈根部からSP2が分岐し，右門脈から

表IV-5 尾状葉門脈枝とd-veinの1例あたり平均本数（53例）

門脈	平均本数
SP	1.8
CP	1
PC	1.5
d-vein	0.5

表IV-6 尾状葉門脈単独枝の分岐部位（53例，194本）

門脈		本数	分岐門脈				
			P7	後枝根部	右門脈	門脈分岐部本幹	左門脈
SP		72	0	0	2（3%）	2（3%）	68（94%）
CP		39	0	16（41%）	21（54%）	2（5%）	0
PC	b-vein	23	0	0	5（22%）	3（13%）	15（65%）
	c-vein	30	0	5（17%）	15（50%）	2（7%）	8（27%）
d-vein		30	28（93.3%）	2（6.7%）	0	0	0

表IV-7 尾状葉門脈共通管

共通管	本数	分岐門脈			
		後枝根部	右門脈	門脈分岐部本幹	左門脈
SP＋PC	18	0	2	2	14
SP＋CP	5	0	1	2	2
CP＋PC	8	2	6	0	0

PC枝が分岐し，後区域根部からCP枝が分岐している。

図IV-33bは尾側から見上げた3D像であり，左門脈からSP1とSP2が分岐し，右門脈からPC枝，後区域門脈根部からCP枝が分岐している。

【症例2】SP2＋PC例（図IV-34）

図IV-34はやや右尾側から見上げた3D画像であり，SP1が左門脈から，SP2＋b-veinの共通幹が肝門部から，c-veinとCP枝が別々に右門脈から分岐している。

【症例3】b＋C vein共通幹例（図IV-35）

図IV-35は頭側から見下ろした3D像であるが，後区域胆管と前区域胆管分岐部からb＋c veinが分岐し広く尾状葉を還流，後区域胆管根部からCP枝，また総肝管からSP枝が分岐している。

【症例4】SP＋PC門脈共通幹例（図IV-36）

図IV-36では左門脈からSP＋PC枝の共通幹が分岐し，肝門部からCP枝が分岐している。

【症例5】SP＋PC共通幹例（図IV-37）

図IV-37では，左門脈からSP＋PC（b-vein）の共通幹が分岐し，さらにやや肝門から左側にc-veinが分岐している。本例では後区域門脈根部からCP枝が分岐している。

c 発生からみた尾状葉

尾状葉は一番遅れて下大静脈前面に形成される区域であり，後区域とS2は人間において最も先に形成されるsectorである。つまり後区域が発生して門脈血流を受け，右肝静脈が形成される。その後下大静脈前面に形成される尾状葉には，門脈本幹と左門脈から血流が流入して発達すると，Couinaudもembryologyの項で記載している。segment IXのd-veinは後区域S7から流入するというわれわれの研究結果から考えると，d-veinの領域は後区域であって尾状葉ではない。胎生期に先に発達した後区域の末梢門脈枝が，後からできた尾状葉の中に進入して血流を提供するようになるとは考えられないからである。発生の初期に尾状葉に血流を提供している領域がそのまま，成人で尾状葉として形成されるのが自然であろう。

d 尾状葉とsegment IXは異なる！

Healey[1, 2]，公文[4]などの先人の業績から，尾状葉は肝の背側かつ下大静脈の前面で，門脈本幹および左右一次分枝から血流を受ける領域とし，spiegel lobe（SP），paracaval portion（PC），caudate process（CP）の3領域に分類するのが妥当である。Couinaud[6-8]のsegment IXは門脈segmentationに沿った概念ではなく，下大静脈を取り囲む領域をさすものであり，尾状葉とは全く異なった概念の領域である。

尾状葉の右縁に関して小暮[10]は門脈左右枝から垂直に入る門脈枝を尾状葉枝とし，下大静脈と平行に頭側に向かう門脈枝，Couinaudのright dorsal segmentの枝を尾状葉としないとして検討している。そしてSP枝は主として左門脈から，PC枝は主として右門脈から分岐

IV. 門脈 segmentation からみた肝区域の外科解剖

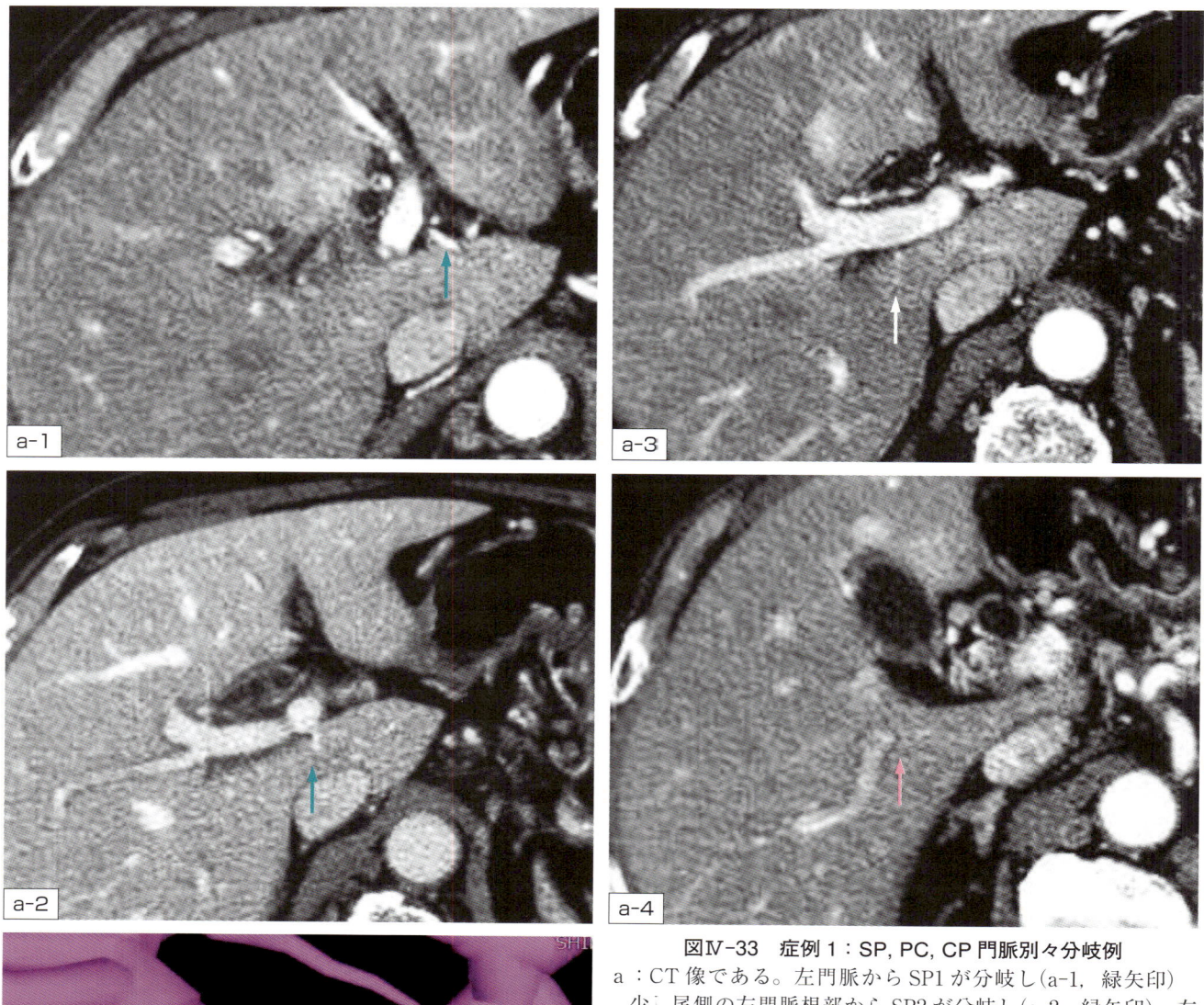

図IV-33 症例1：SP, PC, CP 門脈別々分岐例

a：CT像である。左門脈からSP1が分岐し(a-1，緑矢印)，少し尾側の左門脈根部からSP2が分岐し(a-2，緑矢印)，右門脈からPC枝(a-3，白矢印)が分岐し，後区域根部からCP枝(a-4，ピンク矢印)が分岐している。

b：尾側から見上げた3D像であり，左門脈からSP1とSP2が分岐し(緑矢印)，右門脈からPC枝(白矢印)，後区域門脈根部からCP(ピンク矢印)枝が分岐している。

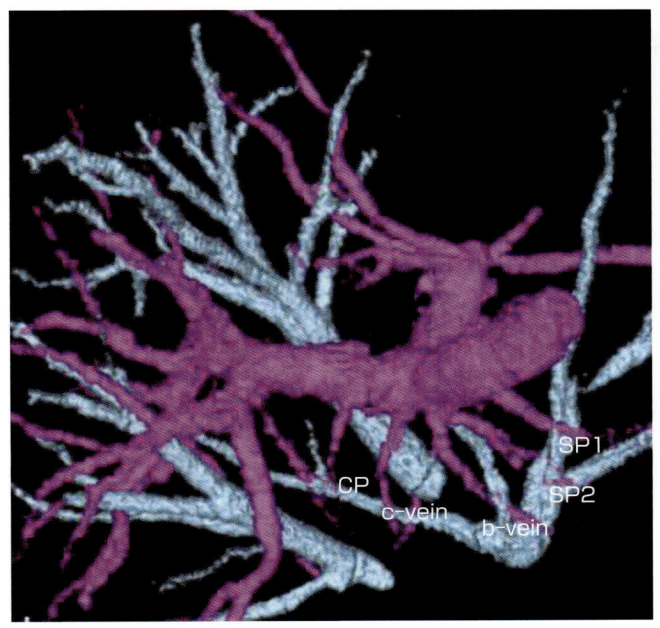

図Ⅳ-34 症例2：SP2＋PC症例
やや右尾側から見上げた3D画像であり SP1が左門脈から，SP2＋b-veinの共通幹が肝門部から，c-veinとCP枝が別々に右門脈から分岐している。

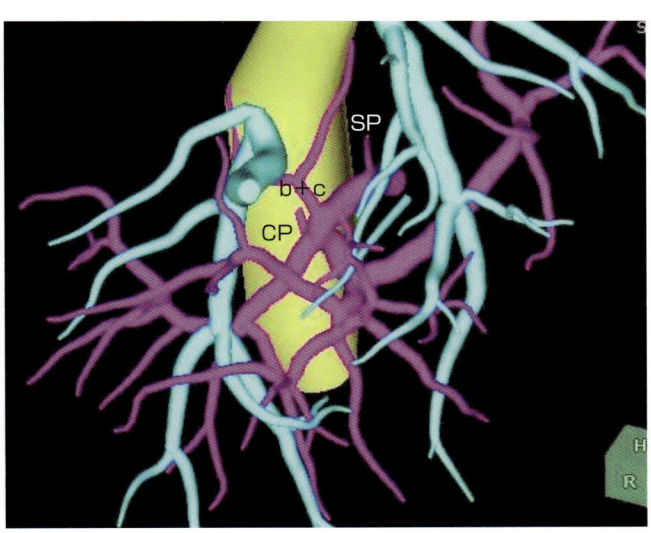

図Ⅳ-35 症例3：b＋C vein共通幹例
頭側から見下ろした3D像であるが，後区域胆管と前区域胆管分岐部からb＋c veinが分岐し，広く尾状葉に血流を供給している。後区域胆管根部からCP枝，また総肝管からSP枝が分岐している。

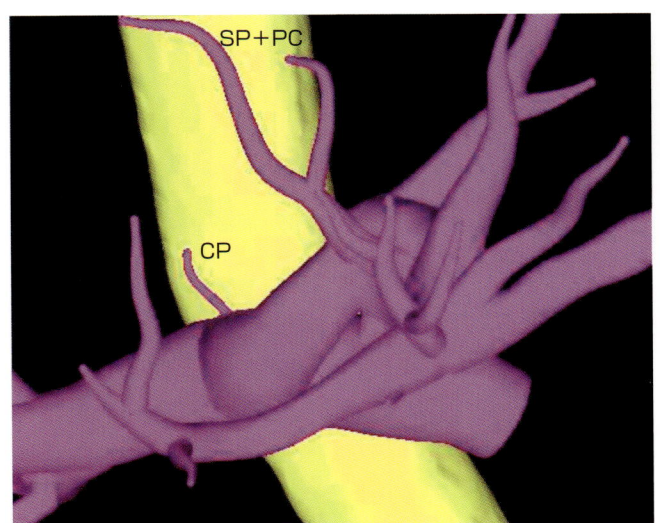

図Ⅳ-36 症例4：SP＋PC門脈共通幹例
左門脈からSP＋PC枝の共通幹が分岐し，肝門部からCP枝が分岐している。

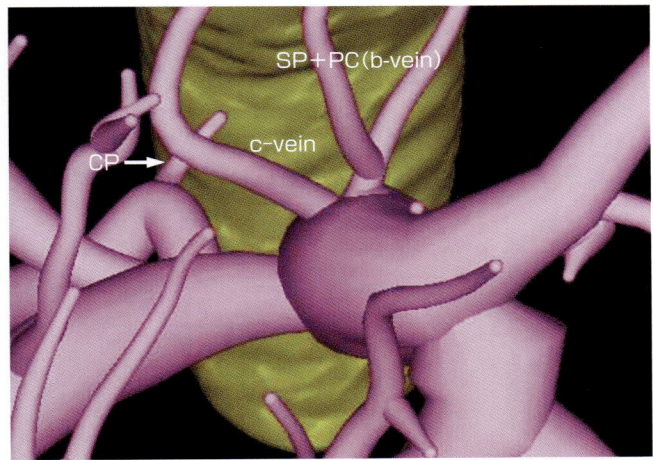

図Ⅳ-37 症例5：SP＋PC(b-vein)門脈共通幹例
左門脈からSP＋PC(b-vein)の共通幹が分岐し，さらにやや肝門から左側にc-veinが分岐している。本例では後区域門脈根部からCP枝が分岐している。

していたことを報告している。公文[4]はPCの門脈枝は左門脈からが14例(73.7%)，右門脈からが5例と報告し，この19例中6例(31%)がSP枝との共通管であったと報告している。われわれの検討でも同様であり[9]，SPとPC枝が共通管を呈している頻度が高いことから，尾状葉を1つの区域として扱う妥当性があると思われる。またわれわれの胆管と門脈の検討でsegment IX d枝が他の尾状枝と共通管を形成しないこと，後区域末梢枝から分岐していることから，尾状葉として考えるべきではないと結論される。

Kitagawa[11]は，右肝静脈の下大静脈流入部と右門脈の前後分岐部と胆嚢床を結ぶ線をright paracaval planeとし，55例中36例(65.4%)がそれを越えず，わずかに越える25.5%を加えると，約91%の症例でこのplaneが右縁になると報告している。このplaneはわれわれの右縁にもほぼ相当すると考えている。

尾状葉と前区域の関係も重要である。PCの頭腹側は前区域であり，PCの範囲は前区域との相互関係による

と考えている。Cho[12]は前上区域のP8d枝がみられる場合，longPC門脈枝がみられないことを報告している。

参考文献

1) Healey JE, Schroy PC : Anatomy of the biliary ducts within the humam liver. Arch Surg 66 : 599-616, 1953
2) Healey JE : Clinical anatomic aspects of radical hepatic surgery. Internat Coll Surg 22 : 542-550, 1954
3) Goldsmith NA, Woodburne RT : The surgical anatomy pertaining to liver resection. Surg Gynecol Obstet 105 : 310-318, 1957
4) 公文正光：肝鋳型標本とその臨床応用—尾状葉の門脈枝と胆管枝．肝臓 26 : 1193-1199, 1985
5) 早川直和，二村雄次：尾状葉胆管枝のX線解剖学的研究．日外会誌 89 : 45-54, 1988
6) Couinaud C : Surgical anatomy of the liver revised. pp130-132, Acheve D'imprimer Sur Les Presses, Paris, 1989
7) Couinaud C : The paracaval segments of the liver. J Hepatobilliary Pancreat Surg 2 : 145-151, 1994
8) Filipponi F, Romagnoli P, Mosca F, et al : The dorsal sector of human liver : Embryological, anatomical, and clinical relevance. Hepato-gastroenterology 47 : 1726-1731, 2000
9) 谷崎裕志，竜　崇正，趙　明浩，ほか：Segment IXの胆管枝に関する研究．胆道 15 : 381-387, 2001
10) 小暮公孝：尾状葉門脈枝の分岐形式の検討，並びにその記載法の工夫．肝臓 3 : 1262-1266, 1990
11) Kitagawa S, Murakami G, Hata F, et al : Configuration of the right of the caudate lobe with special reference to identification of its right margin. Clinical Anatomy 13 : 321-340, 2000
12) Cho A, Okazumi S, Takayama W, et al : Anatomy of the right anterior area (Segment 8) of the liver : Evaluation with helical CT during arterial portography. Radiology 214 : 491-495, 2000

5　肝臓の新しい区域からみたボリューム

a　門脈segmentationに沿った肝右葉解剖

わが国で最も繁用されているCouinauld分類[1]あるいはHealy分類[2]では肝右葉を水平方向に区域分けしているが，門脈segmentationに基づいて分けると，前区域は腹側区域と背側区域に2分できる[3]。さらに，これらの領域はそれぞれ中肝静脈，右肝静脈へドレナージされる領域である。これらの境界は実際の肝表面にはlandmarkとして存在しないが，立体画像上では縦方向に走る境界線が認められ，われわれはanterior fissureと呼んでいる[4]。後区域に関しても，門脈がP6，P7に2分する症例は約1/3であり，肝の左右対称性からみても，肝右葉は前腹側区域，前背側区域，後区域の3つに分けるのが妥当と考えられる。

b　MDCTを用いた3D画像の作成

多列式MDCTの登場により，thin sliceのCT画像が短時間で得られるようになり，ワークステーションの向上も相まって，MDCTを元にした立体画像が容易に得られるようになってきた(図IV-38)。以前は，CT値の差を濃淡表示し手動で修正を細かく加える方法で，angio-CTなどcontrastが非常に良い場合以外は，良い立体画像は得られなかった。また，volumetryの方法もaxial画像上で領域をplotして計算するといったものであり，正確に脈管の還流領域を示しているとは限らなかった。

現在，われわれは富士フイルムメディカル製SYNAPSE VINCENT®をワークステーションとして用いている。通常のprotocolで撮影されたMDCT画像であれば，門脈の立体画像を得るのは容易である。造影剤注入後50秒前後がよいと思われる。肝静脈に関しては，症例によっては描出が不十分である場合があるが，多くの症例では臨床上必要となる解剖の把握には十分である。門脈，肝静脈の立体画像は，region growing法により半自動で比較的容易に5次分枝程度までの脈管像を得ることができる。さらにこれら脈管の還流領域の容積を任意に得ることができ，正確なvolumetryが可能となった(図IV-39)。

c　門脈segmentationに基づいたvolumetry

ワークステーションSYNAPSE VINCENT®を用いて，正常肝92例について，左葉，前区域，後区域，前腹側区域，前背側区域のvolumetryを行った。各区域のボリュームを表IV-8に，各区域の大きさの比を表IV-9に示した。CouinaudやHealyの肝区域分類では，前区域は後区域はほぼ等しい容積の区域のように考えられがちだが，実際には前区域は後区域の約1.5倍あることがわかる。立体画像とaxial画像を比較してみても，肝右葉の頭側は前区域が背側へかなり張り出していることがわかる(図IV-40)。

また，前腹側区域と前背側区域はほぼ同等の容積であり，ボリュームの面からみても前区域を腹側区域，背側区域に分けることは妥当である。

d　新しい肝区域を用いた肝切除

慢性肝炎，肝硬変など肝機能が良好でない症例では

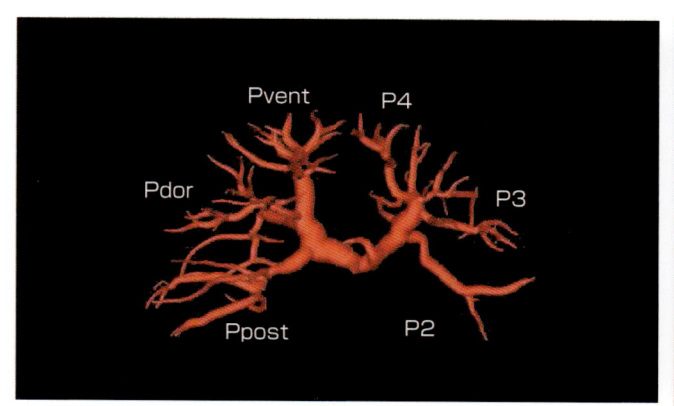

図Ⅳ-38 MDCTを元にVINCENT®を用いて作成した門脈立体画像。尾側より見上げた図。門脈像は左右対称である。

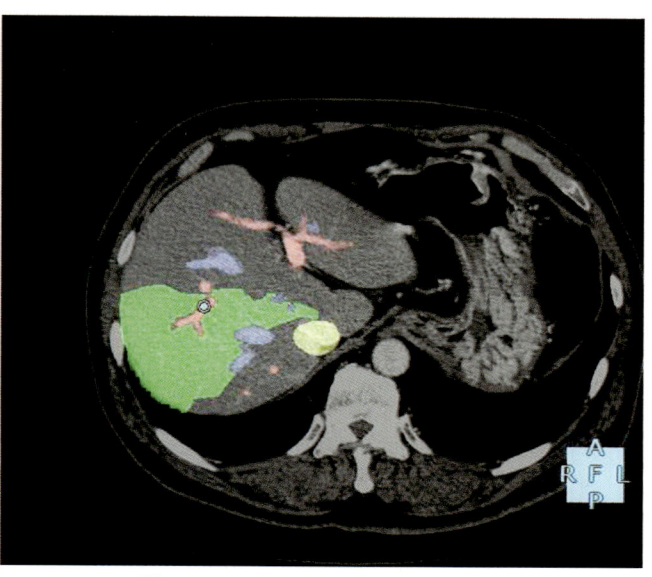

図Ⅳ-39 Volumetry上のaxial画像
◎：門脈前背側枝の根部，緑：◎で示される門脈で還流される領域（前背側区域の一部），赤：門脈，青：肝静脈，黄：下大静脈

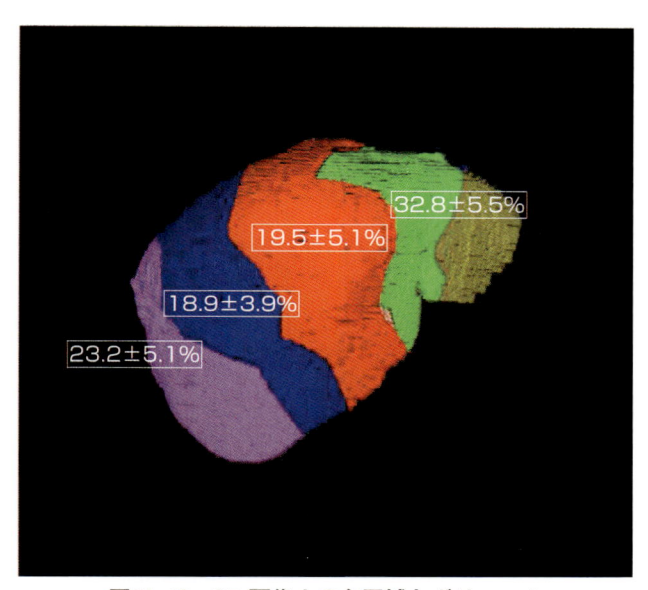

図Ⅳ-40 3D画像上の各区域とボリューム
黄＋緑：左葉，赤：前腹側区域，青：前背側区域，ピンク：後区域

表Ⅳ-8 門脈segmentationに沿った各区域のボリューム

部位	容積(ml)	(％)
全肝	1,108.7 ± 240.9	
左葉	365.7 ± 115.3	32.8 ± 5.5
前区域	414.1 ± 117.0	37.3 ± 6.9
腹側区域	211.6 ± 73.9	19.2 ± 5.2
背側区域	203.3 ± 69.1	18.5 ± 4.8
後区域	295.6 ± 100.9	26.9 ± 7.0

表Ⅳ-9 門脈segmentationに沿った各区域とのボリューム比

	平均値	中央値
前区域/後区域	1.60 ± 0.66	1.42
前区域/左区域	1.20 ± 0.51	1.17
前腹側区域/前背側区域	1.20 ± 0.33	1.00

除容量を制限せざるを得ない場合がある．また，多発肝転移などの症例においても残肝ボリュームを考慮し切除範囲に悩む場面は少なくない．そのような場合に，anterior fissureに沿った肝切除は有用となる．anterior fissureを切離ラインとする肝切除として，後区域＋前背側区域切除（＝右肝静脈領域全切除），内側区域＋前腹側区域切除（＝中肝静脈領域全切除），左葉＋前腹側区域切除（左中肝静脈領域全切除）などが挙げられるが，それぞれ右葉切除，中央2区域切除，左3区域切除と比較すると約18％のボリュームを稼ぐことができ，臨床的に非常に有用である．

参考文献

1) Couinaud C : Surgical anatomy of the live revisited. Paris, personal publication, 1989
2) Healy JE, Schroy PC : Anatomy of he biliary ducts within the human liver. Arch Surg 66 : 599-616, 1953
3) Cho A, Okazumi S, Takayama W, et al : Anatomy of the right anterosuperior area (Segment 8) of the liver : Evaluation with helical CT during arterial portography. Radiology 214 : 491-495, 2000
4) Ryu M, Cho A : New liver anatomy : Portal segmentation and the drainage vein. pp1-5, Springer, 2009

V 肝臓の血管

1 肝静脈の解剖

　肝静脈の還流領域は近年，肝移植の発展とともに改めて注目されている。すなわち，肝切除ならびに肝移植においては肝静脈の切離状況により，残肝ならびにグラフト肝に非還流領域が生じうる。静脈うっ滞はうっ滞領域の機能障害を惹起することや，門脈血の逆流を引き起こすことにより周囲の肝区域にも機能障害を惹起しうることが報告されている。したがって，肝切除ならびに肝移植において温存肝静脈枝の判断のためには，残肝ならびにグラフト肝の主肝静脈のどのレベルにどの区域のドレナージ静脈が流入するかを判定する必要があり，各区域の静脈枝のドレナージパターンを術前画像にて把握しておくことが非常に重要である。

　本項では，肝切除時のメルクマールとなる各主要肝静脈枝の走行と，それに合流する各区域静脈枝のパターンを臨床例126例において検討した。

　肝静脈系は基本的に中肝静脈を軸として，左右対称型を成している。すなわち，左肝静脈，中肝静脈，右肝静脈の3つの主肝静脈，右肝静脈と中肝静脈の間を走行するanterior fissure vein（AFV），中肝静脈と左肝静脈の間を走行するumbilical fissure vein（UFV），さらに右肝静脈，左肝静脈の外側に流入するsuperficial vein（SV）の7枝から成る。同様に門脈系も中肝静脈を軸とした左右対称型としてとらえられる（図V-1）。この基本概念のもとに各門脈域の肝静脈還流枝を評価すると，P2・P3領域はLHVに，P4・AVP領域はMHVに，ADP・Post領域はRHVに還流することがシェーマおよび造影MD-CTの3D再構築画像から理解される（図V-2）。

　以下の各項にて各主肝静脈について考察する。

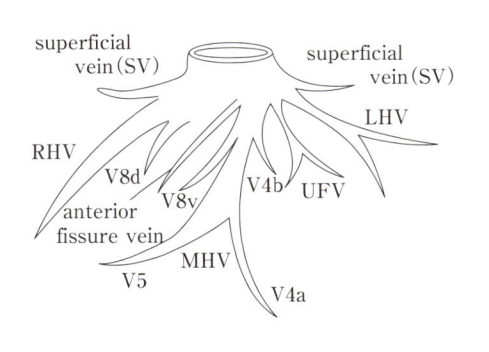

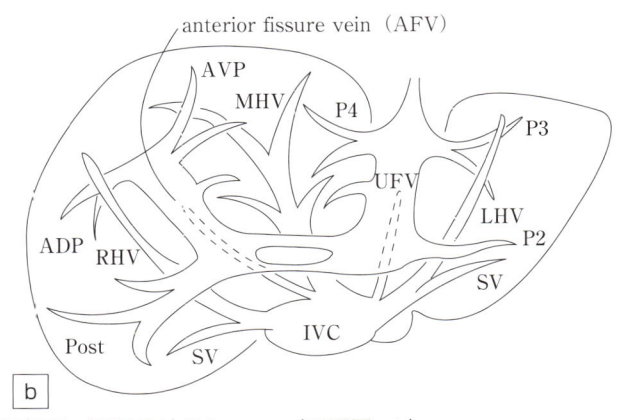

図V-1　肝静脈分岐のシェーマ（正面図，a）と肝静脈・門脈分岐のシェーマ（下面図，b）
肝静脈系は基本的に中肝静脈を軸として，左右対称型を成している。すなわち，左，中，右肝静脈の主肝静脈，右と中肝静脈の間を走行するanterior fissure vein（AFV），中と左肝静脈の間を走行するumbilical fissure vein（UFV），さらに右肝静脈，左肝静脈の外側に流入するsuperficial vein（SV）の7枝から成る。門脈系も中肝静脈を軸とした左右対称型としてとらえられる。

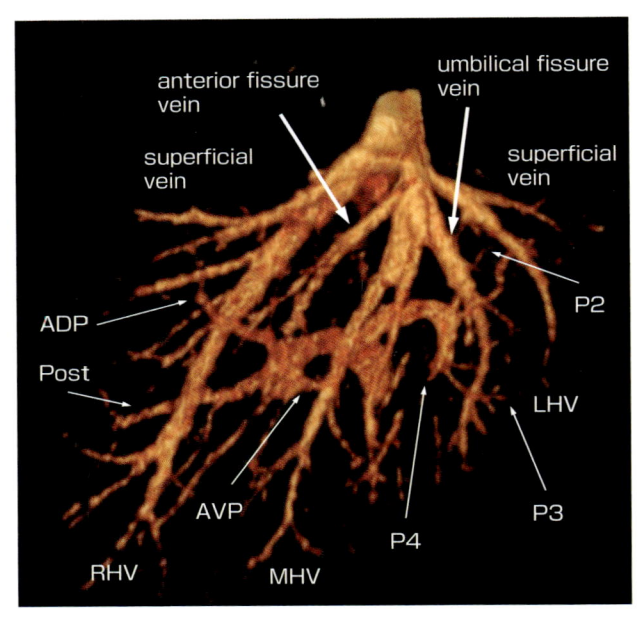

図V-2　3D-CT　hepatic veno-portography
64列造影MD-CT静脈相3D再構築画像による肝静脈と門脈との相互関係を示す．それぞれは中肝静脈を軸とした対称分岐を呈し，umbilical fissure vein はP3 P4分岐部上を，anterior fissure vein は AVP・ADP 分岐部上を通る．

2　左肝静脈

　正常肝126例のMD-CTおよび三次元画像にて，左肝静脈主幹の合流形態，umbilical fissure vein（UFV）の形態，S4bのドレナージ静脈（V4b）について検討した．

1）左肝静脈の基本形態

　基本的には次の3型に分類することができる（図V-3）．V2とV3が合流して本幹を形成するtwo trunks type（41%，図V-4），1本の本幹に多数の小枝が合流する main trunk type（32%，図V-5），本幹が短く，多数の静脈枝が放射状に広がる radial type（18%，図V-6）である．

2）superficial vein（SV）

　S2の頭背側表面を走行する superficial vein（SV）は87%に存在し，多くは左肝静脈本幹に合流するが，独立して下大静脈に達する場合もある（8%）．

3）umbilical fissure vein（UFV）

　UFV（図V-7）はS3とS4の境界を走行する静脈であり，多くの場合，S3とS4bを還流する（57%，図V-8）が，S4bのみを還流する場合（30%），もしくはS3のみを還流する場合（13%）もある．最終的に，左肝静脈と中肝静脈の合流部近傍の左肝静脈に合流する型が44%（図V-9），合流部より1cm以上離れた左肝静脈に合流する型が39%（図V-10）と，ほとんどが左肝静脈に合流するが，左肝静脈と中肝静脈の合流部近くの中肝静脈に合流する型（14%，図V-11），左肝静脈と中肝静脈の合流部に合流する型（3%，図V-12）もみられる．UFVの合流する部位と左肝静脈本幹の形態との間に関連はみられない．

4）V4b（内側上区域のドレナージ静脈）

　はっきりとしたV4b（図V-13）が1本みられるのが63%，2本が34%，3本が3%である．中肝静脈に合流するのが33%（図V-14），左肝静脈に合流するのが23%（図V-15），中・左肝静脈合流部に合流するのが3.3%，UFVに合流するのが37%（図V-8）である．UFVに合流した後，最終的に左肝静脈に達するのが82%，中肝静脈に達するのが18%であり，V4bは最終的に左肝静脈に合流するのが65%，中肝静脈に合流するのが35%である．

2. 左肝静脈

(two trunks type)

23%

(main trunk type)

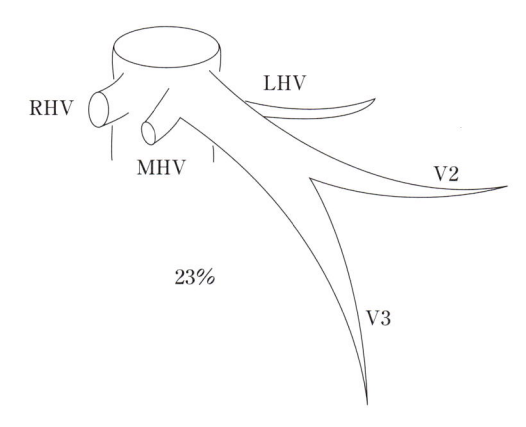

57%

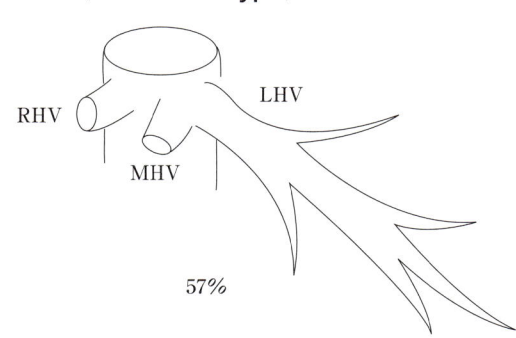

(radial type)

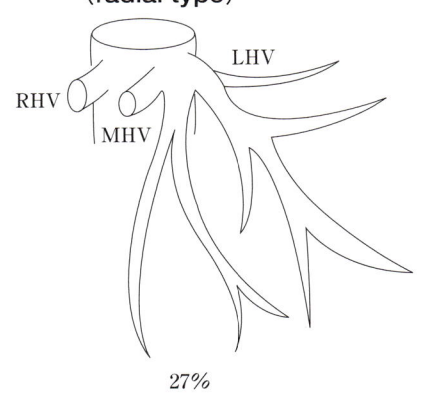

27%

図V-3 左肝静脈合流形態の分類
two trunks type：V2, V3が合流して，本幹を形成する。
main trunk type：1本の本幹に多数の枝が合流する。
radial type：main trunkが短く，静脈枝が放射状に広がる。

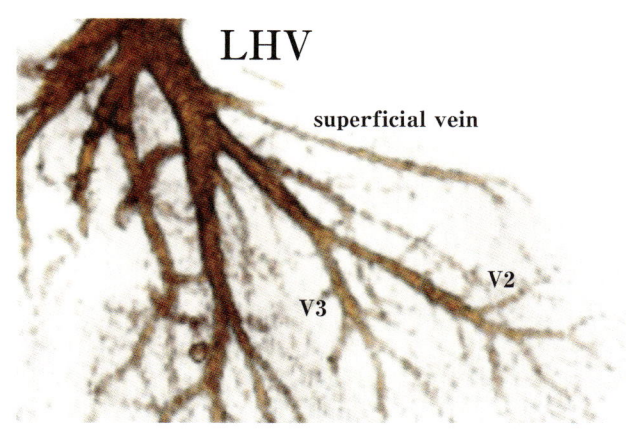

図V-4 two trunks type
V2とV3が合流して本幹を形成している。

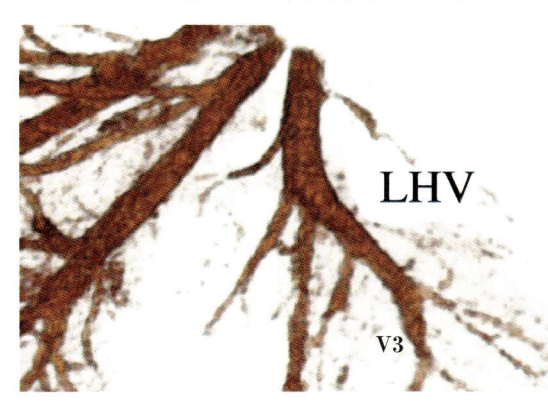

図V-5 main trunk type
V3が本幹を形成し，小静脈枝が合流している。

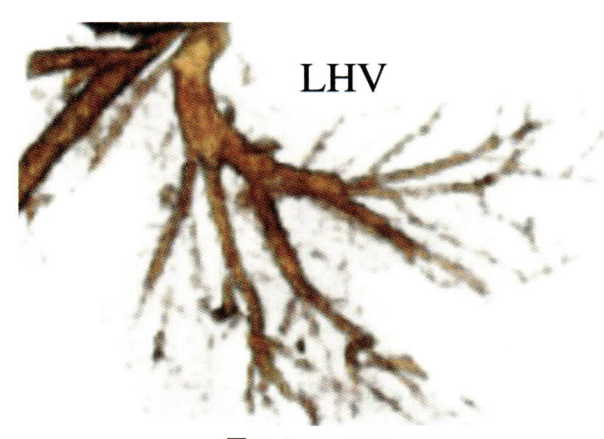

図V-6 radial type
多数の小静脈枝が合流し，短い本幹を形成している。

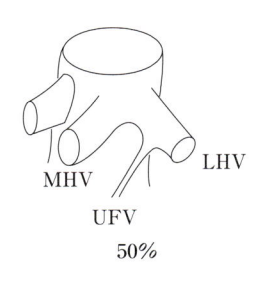

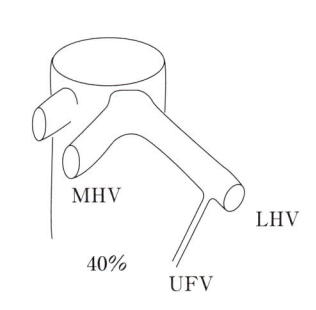

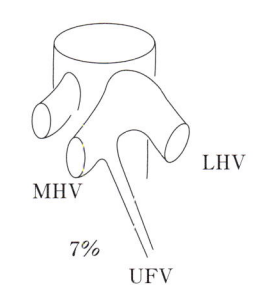

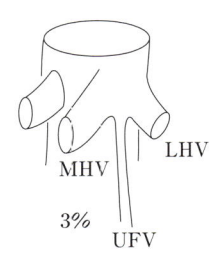

50%　40%　7%　3%

図V-7 UFVは左・中肝静脈近傍の左肝静脈，合流部より離れた部位の左肝静脈，合流部近傍の中肝静脈，左・中肝静脈合流部に合流している。

V. 肝臓の血管

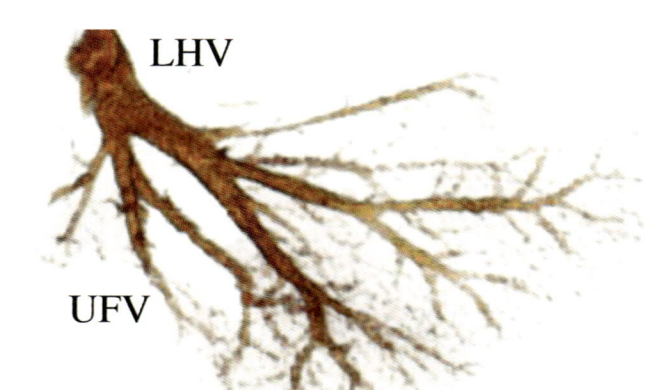

図V-8 UFVはS3, S4bを還流し, 左肝静脈の根部近傍に合流している。

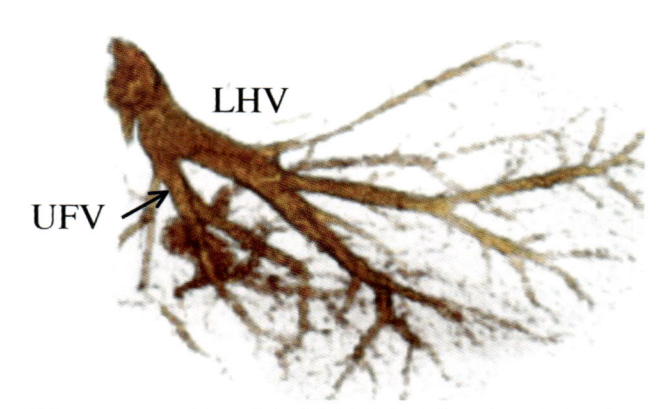

図V-9 UFVは左・中肝静脈合流部近傍の左肝静脈に合流している。

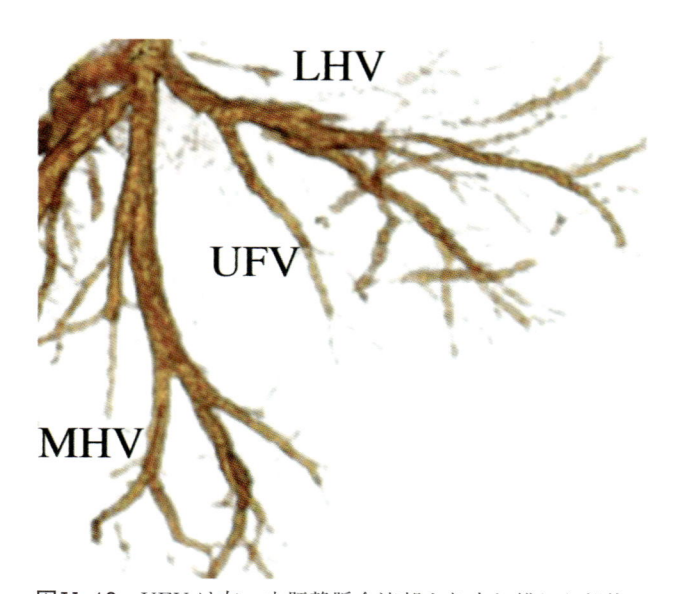

図V-10 UFVは左・中肝静脈合流部より少し離れた部位で左肝静脈に合流している。

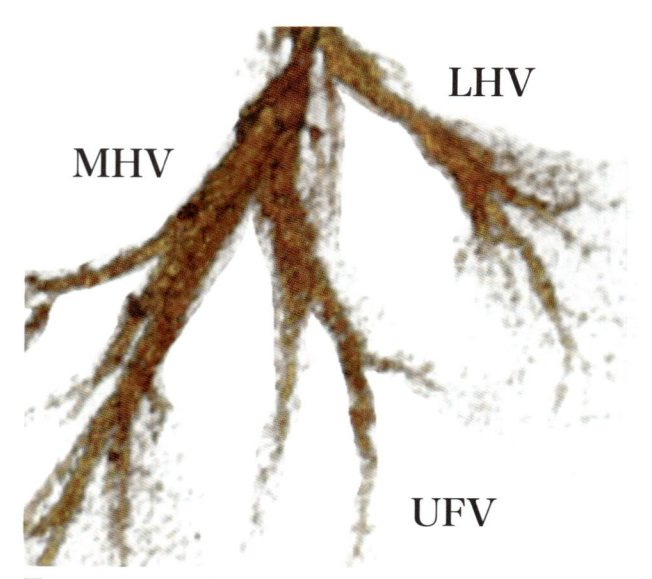

図V-11 UFVは左・中肝静脈合流部近傍の中肝静脈に合流している。

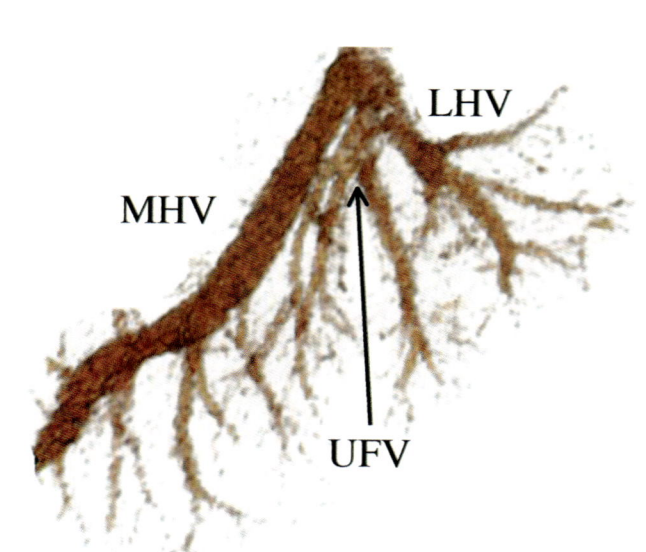

図V-12 UFVは左・中肝静脈合流部に合流している。

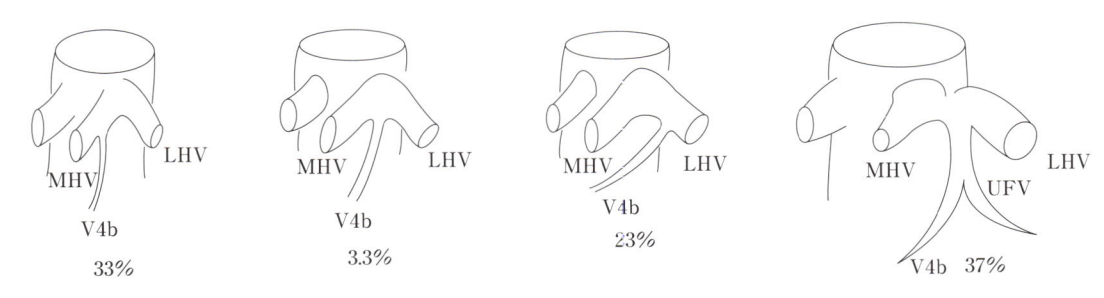

図V-13　V4bは中肝静脈，左・中肝静脈合流部，左肝静脈，UFVに合流する

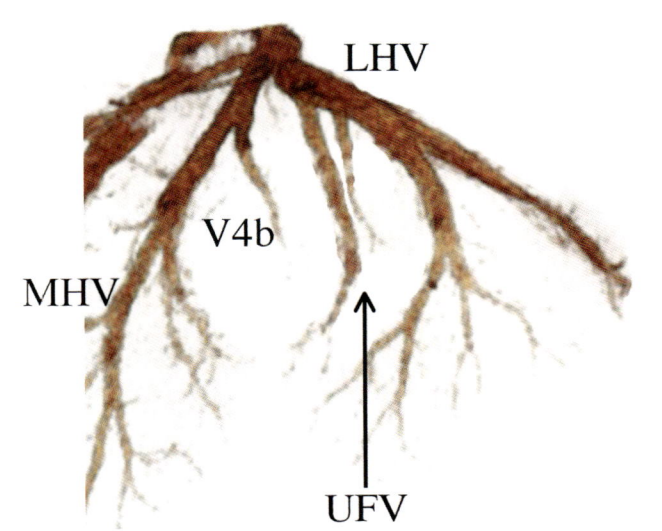

図V-14　V4bは中肝静脈に合流している。

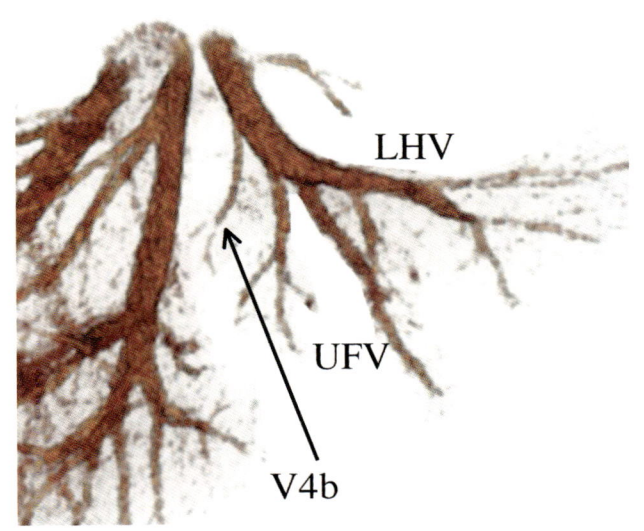

図V-15　V4bは左肝静脈に合流している。

3　中肝静脈

正常肝126例のMD-CTおよび三次元画像にて，中肝静脈本幹の合流形態，内側区域および前腹側区域のドレナージ静脈を検討した。

中肝静脈は左葉と右葉の境界を走行する静脈であり，本幹の基本形態はV4aとV5vが合流してできた「人」の字に，右側よりV8vが，左側よりV4bが合流してできる「人」の字を縦に2つ重ねたような形である(図V-16)。

1) S4のドレナージ静脈

内側上区域(S4b)のドレナージ静脈(V4b)は，中肝静脈に合流するのが24%(図V-17)，左肝静脈に合流するのが14%(図V-18)，中・左肝静脈合流部に合流するのが0.6%，UFVに合流するのが62%(図V-19)である。UFVに合流した後，最終的に左肝静脈に達するのが82%，中肝静脈に達するのが18%であり，V4bは最終的に左肝静脈に合流するのが65%，中肝静脈に合流するのが35%である。

内側下区域(S4a)のドレナージ静脈(V4a)はV5vと合流する部分で「人」の字型となって中肝静脈に合流する(図V-16)。

2) 前区域のドレナージ静脈

前区域は，前腹側区域をドレナージするV8vとV5v，前腹側区域と前背側区域の境界を走行するanterior fissure vein(AFV)，前背側区域をドレナージするV8dとV5dによりドレナージされる。そのうち，中肝静脈に流入するのはV8v，V5v，AFVである。

大部分のAFVは中肝静脈に合流(95%)し，起始部近傍に合流することが多い。まれに右肝静脈に合流する場合(3.3%)(図V-20)，下大静脈に合流する場合(1.7%)もある。

3) V8vとAFVの関係(図V-21)

中肝静脈に合流するAFVとV8vの合流形態は次の3型に分類することができる。V8vとAFVが別々に中肝

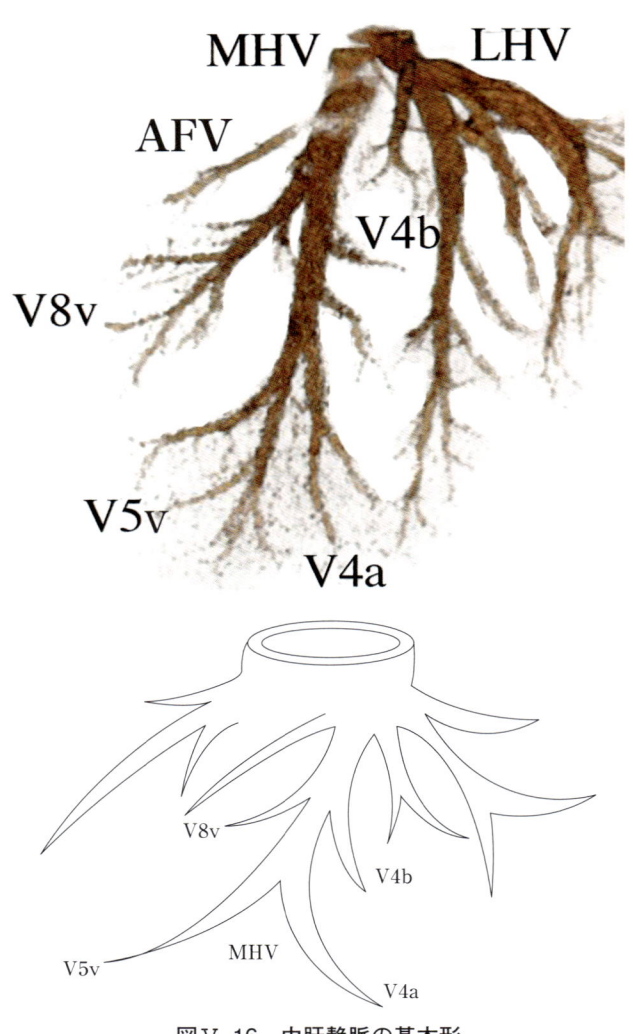

図V-16　中肝静脈の基本形
V4aとV5vが合流してできた「人」の字に、右側よりV8vが、左側よりV4bが合流してできる「人」の字を縦に2つ重ねたような形。

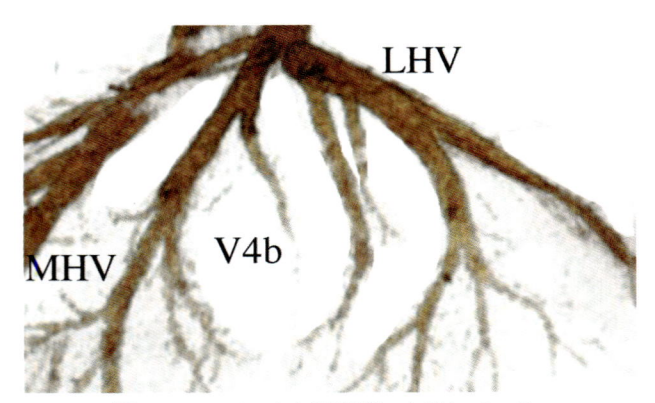

図V-17　V4bは中肝静脈に合流している。

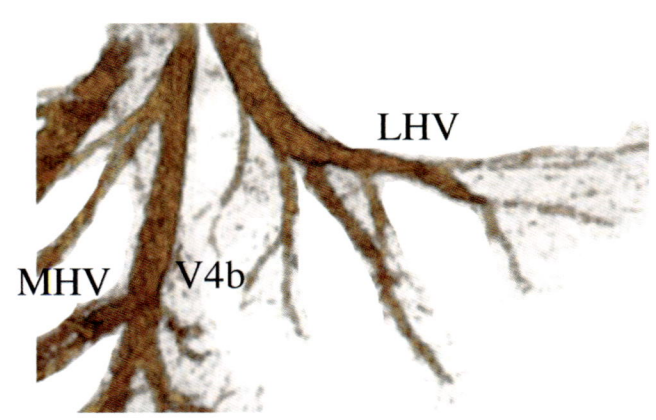

図V-18　V4bは左肝静脈に合流している。

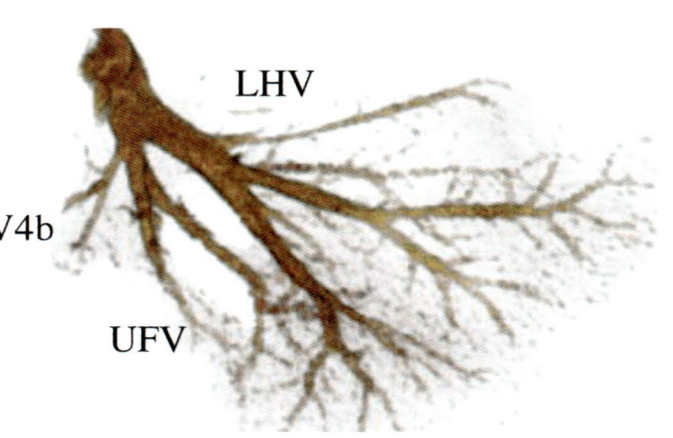

図V-19　V4bはUFVに合流している。

静脈に合流しており、AFVがV8vより起始部近傍に合流するtype 1（47％、図V-22）、V8vがAFVより起始部近傍に合流するtype 2（23％、図V-23）、V8vとAFVが合流し、共通幹を形成して中肝静脈に合流するtype 3（30％、図V-24）である。

4）中肝静脈が後下区域をドレナージする頻度

中肝静脈は原則として、左内側区域と右前腹側区域を還流するが、まれにV6が中肝静脈本幹へ移行する例がみられる（図V-25）。Couinaudはこの頻度を20％（21例）と報告しているが、われわれの検討では12％であった。

図V-26の症例も中肝静脈が後下区域のドレナージ静脈となっているが、他に上右肝静脈、下右肝静脈があり、本例では中右肝静脈も独立して後下区域の一部をドレナージしている。

3. 中肝静脈　45

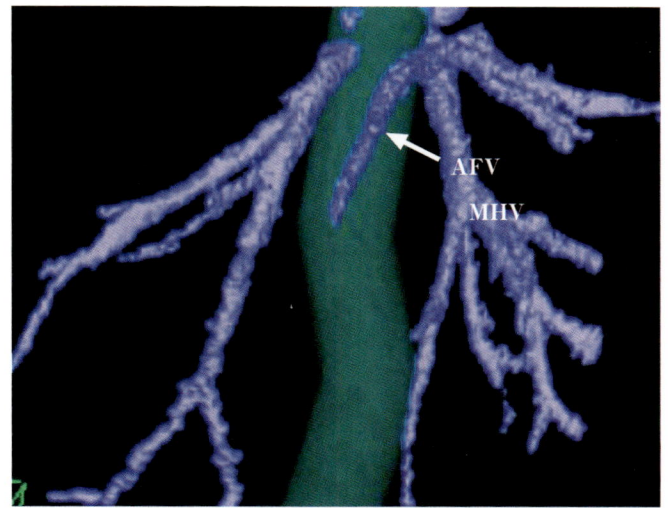

図V-20a　AFVは中肝静脈根部に流入する（矢印）。

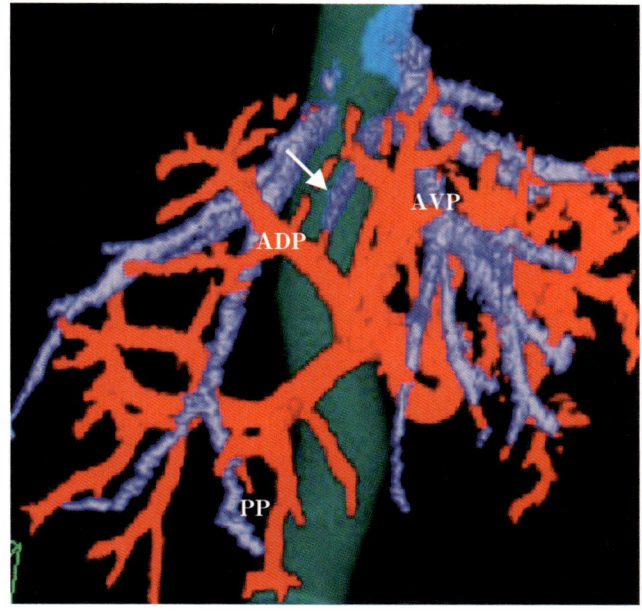

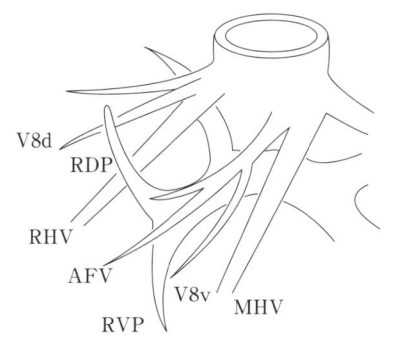

type 1：AFVが中肝静脈根部に流入

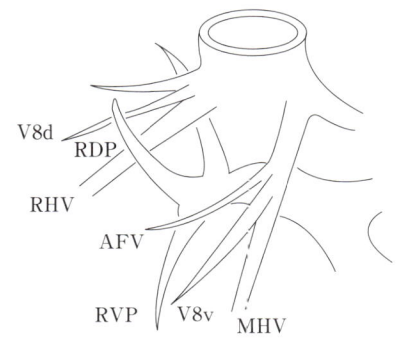

type 2：AFVが中肝静脈に流入

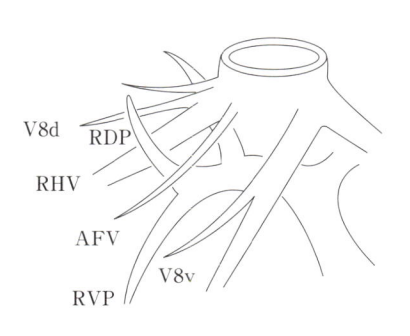

type 3：AFVが下大静脈の右肝静脈起始部に流入

図V-20b　anterior fissure vein（AFV）の合流部位

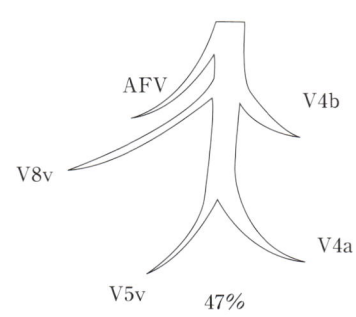

type 1：V8vとAFVが別々に中肝静脈に合流し，AFVがV8vの中枢に位置する。 47%

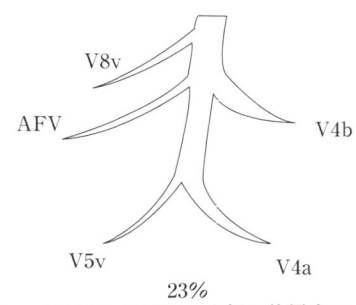

type 2：V8vがAFVの中枢に位置する。 23%

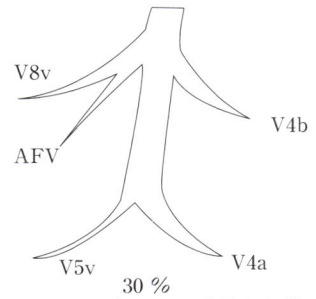

type 3：V8vとAFVが合流した後，中肝静脈に合流する。 30%

図V-21　V8vとanterior fissure vein（AFV）の関係

V. 肝臓の血管

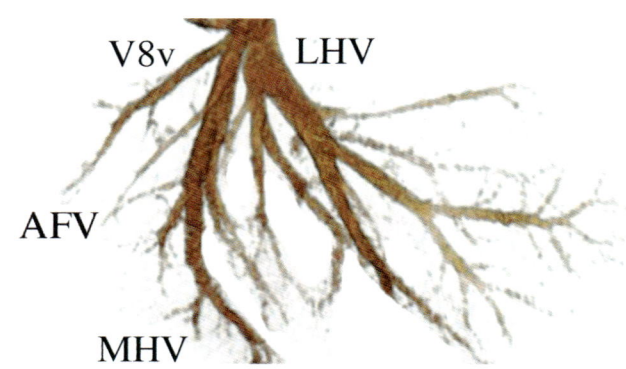

図V-22 type 1：anterior fissure vein が V8v より尾側で中肝静脈本幹に合流している。

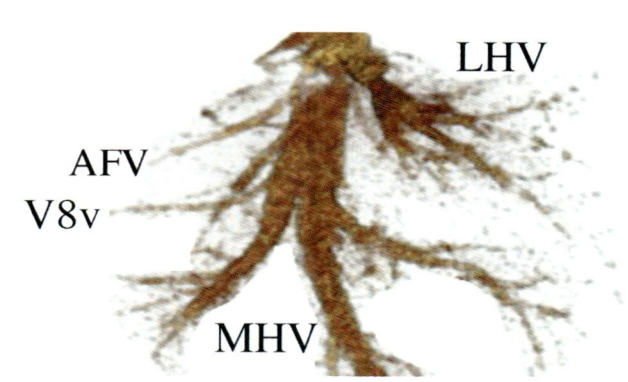

図V-23 type 2：V8v が anterior fissure vein より尾側で中肝静脈本幹に合流している。

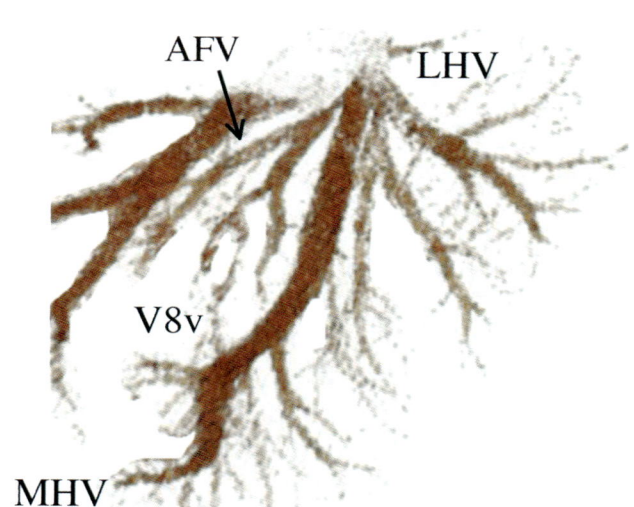

図V-24 type 3：V8v と anterior fissure vein が共通幹を形成し，中肝静脈本幹に合流している。

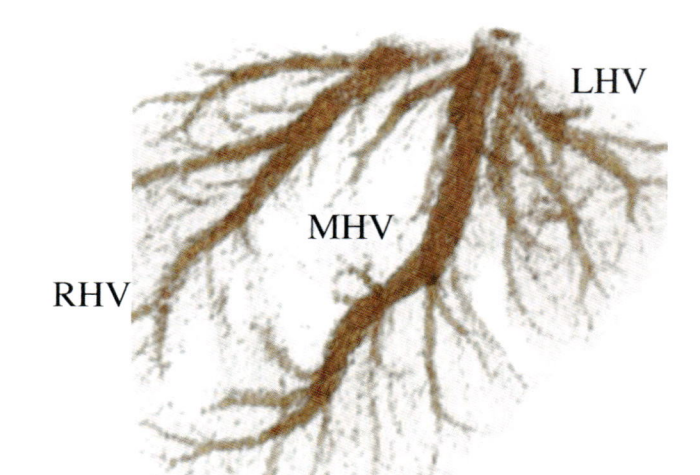

図V-25 中肝静脈が後下区域をドレナージしている。

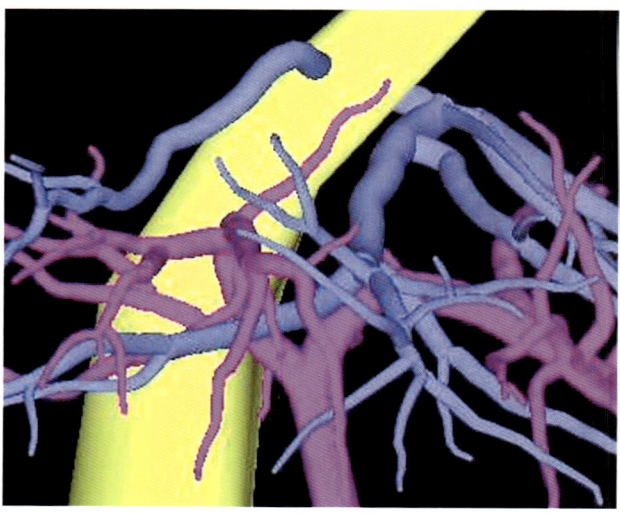

図V-26 中肝静脈と右肝静脈が後下区域をドレナージしている。

4 右肝静脈

a 右肝静脈の合流様式

右肝静脈は後区域と背側区域のドレナージ静脈であり，後区域門脈と背側区域門脈流入様式と還流領域の広さから規定される。基本的には以下の3型に分類される。

1) 基本型式
① 通常型：1本の右肝静脈系で成り立つもの54例（73%）。
② 中・下右肝静脈形成型：など数本の右肝静脈のものは16例（27%）。

2) 通常型の合流様式
① 主幹型：23例（43%）
　いわゆる1本のV6から下大静脈流入部まで右肝静がやや右側に弧を描いて主幹を形成するタイプであり，主幹右肝静脈に細い肝静脈が何本も流入する。図V-27は主幹型であり，1本の太い右肝静脈に細い分枝が何本も流入している。門脈と重ねると頭尾側に2分岐した尾側門脈に沿って右肝静脈が走行している。

② 2本型：26例（48%）
　右側と左側の同等の太い静脈が合流して主右肝静脈を形成して下大静脈流入部に至るものである。左側は背側下からのドレナージ静脈であるV5dで，右側は後下区域のドレナージ静脈であるV6からなる場合が多いが，背側下区域が小さい場合は左右ともV6である場合もあり，正しくは門脈像との双方からの判断が必要になる。図V-28は2本型の症例。太い2本のV6が合流して右肝静脈本幹を形成し，その頭側にV7やV8dが合流している。門脈と重ねると2本の太い尾側門脈に沿って，これに対応する2本のV6が走行しているのが理解される。

③ 3本型：5例（9%）
　割合は少ないが3本の尾側肝静脈が合流して主幹を形成するものである。通常，左側は背側区域のドレナージ静脈であるV5d，真ん中や右側は後下区域のドレナージ静脈であるV6によりなる。図V-29は3本型の症例である。V5dとV6a, V6bが合流して，短い右肝静脈主幹を形成しその頭側でV7が合流している。

3) 下(中)右肝静脈形成型
94例中27例に認められた。すべて後区域の尾側のドレナージ静脈であり，数本のV6から形成される。図V-30は下右肝静脈症例であり，図V-30aは下右肝静脈がドレナージしているS6の範囲が広い症例，図V-30bは下右肝静脈がドレナージしている範囲が狭い症例である。

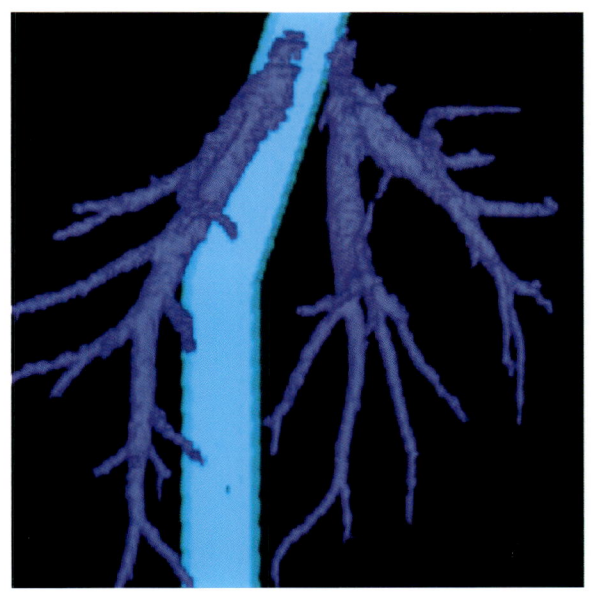

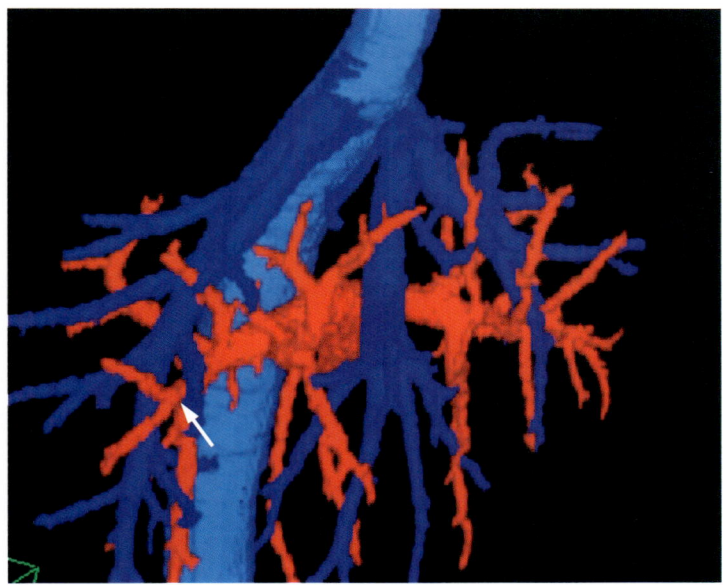

図V-27　主幹型：1本の太い尾側静脈に細い静脈が何本も流入する型
後区域門脈がP6, P7に2分岐し，P6は1本の太い右肝静脈に沿って走行し，その分岐は主尾側右肝静脈の腹側を走行している（矢印）。

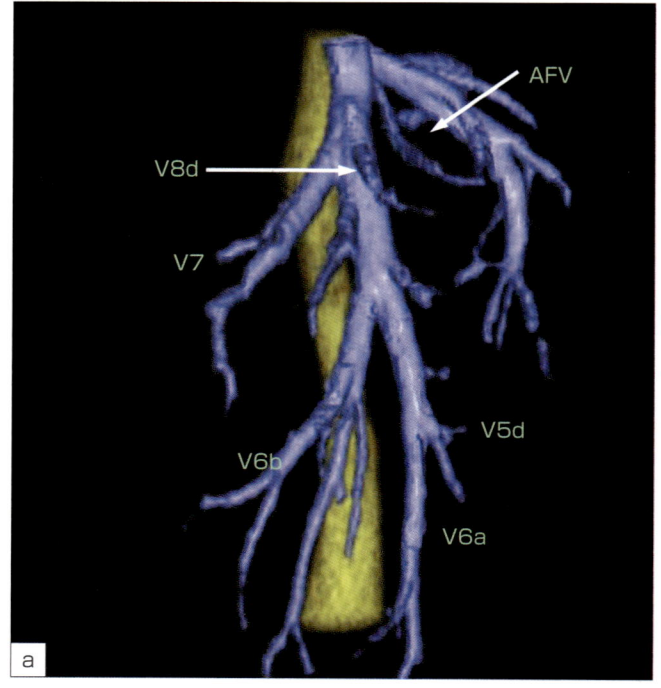

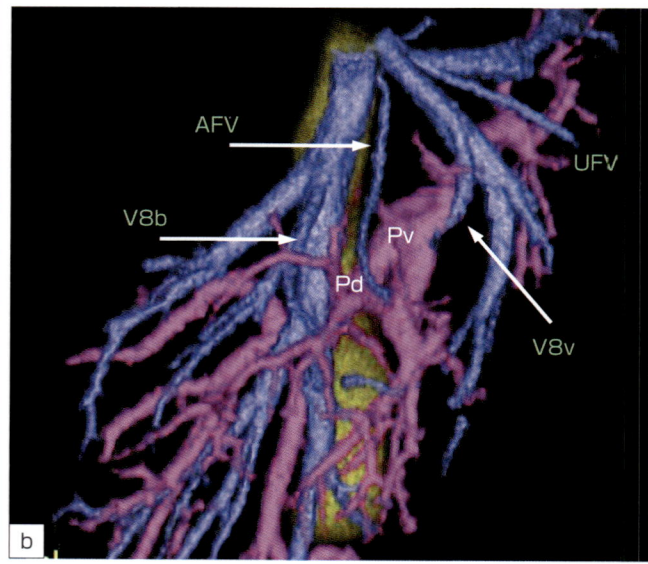

図Ⅴ-28　2本型右肝静脈

a：左側は背側下からのドレナージ静脈であるV5dと後下区域のドレナージ静脈であるV6a，右側はもう1本の後下区域のドレナージ静脈であるV6bが合流して右肝静脈本幹を形成し，その頭側にV7やV8dが合流している。AFVが右肝静脈根部に流入している。

b：門脈と重ねると2本の太い尾側門脈に沿って，これに対応する2本のV6が走行している。また門脈尾側枝がV6の腹側を走行している。

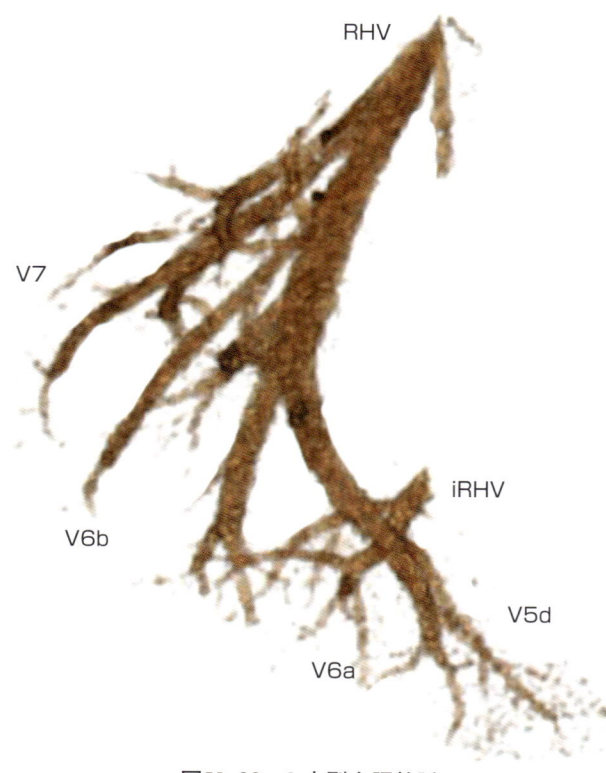

図Ⅴ-29　3本型右肝静脈

V5dとV6a,V6bが合流して短い右肝静脈主幹を形成し，その頭側でV7が合流している。

b 背側区域のドレナージ静脈

背側下区域のドレナージ静脈はV5d，背側上区域のドレナージ静脈はV8dである。V5dは細い肝静脈として主肝静脈に流入する場合が多いが，2本型右肝静脈型では左側の太い尾側肝静脈がV5dであることが多い。これに対しV8dは比較的太く，右肝静脈の根部近くに流入する場合が84％と圧倒的に多い。図Ⅴ-31aはV8dが右肝静脈V7流入部よりやや頭側に流入している症例である。V8dの支配領域を緑色で示している。図Ⅴ-31bはそのCT断層像である。

c 後区域のドレナージ静脈

後区域のドレナージ静脈はV6とV7である。2本型，3本型では比較的太い分枝肝静脈として両者を別々に認識できるが，主幹型では厳密な区別は困難であり，またその必要もない。

右肝静脈分枝の合流様式は，後区域門脈と背側区域門脈の分岐様式や還流領域により決定されるので，門脈像と合わせての詳細シミュレーションが右側の小系統的切除には不可欠である。

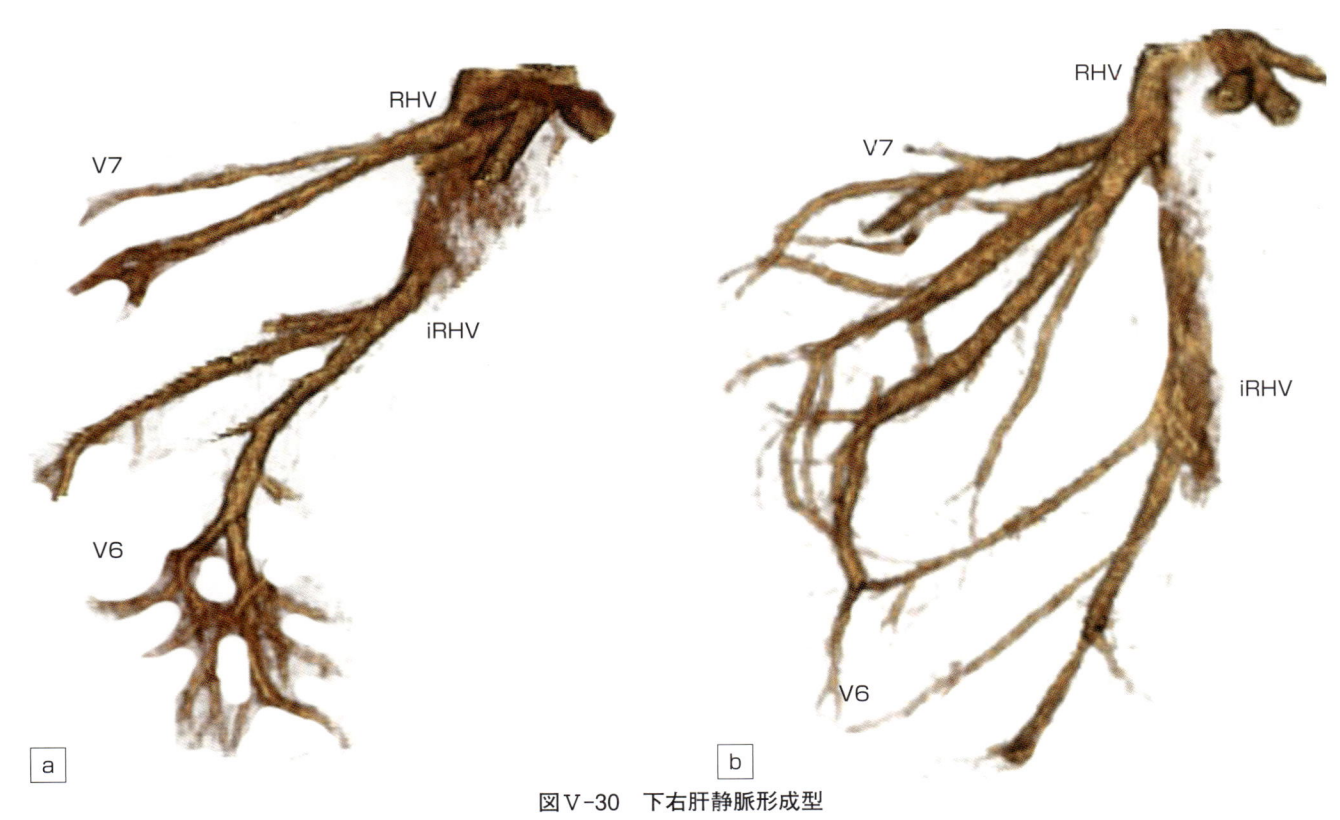

図V-30　下右肝静脈形成型
a：下右肝静脈がドレナージしている S6 の範囲が広い症例。
b：下右肝静脈がドレナージしている範囲が狭い症例である。

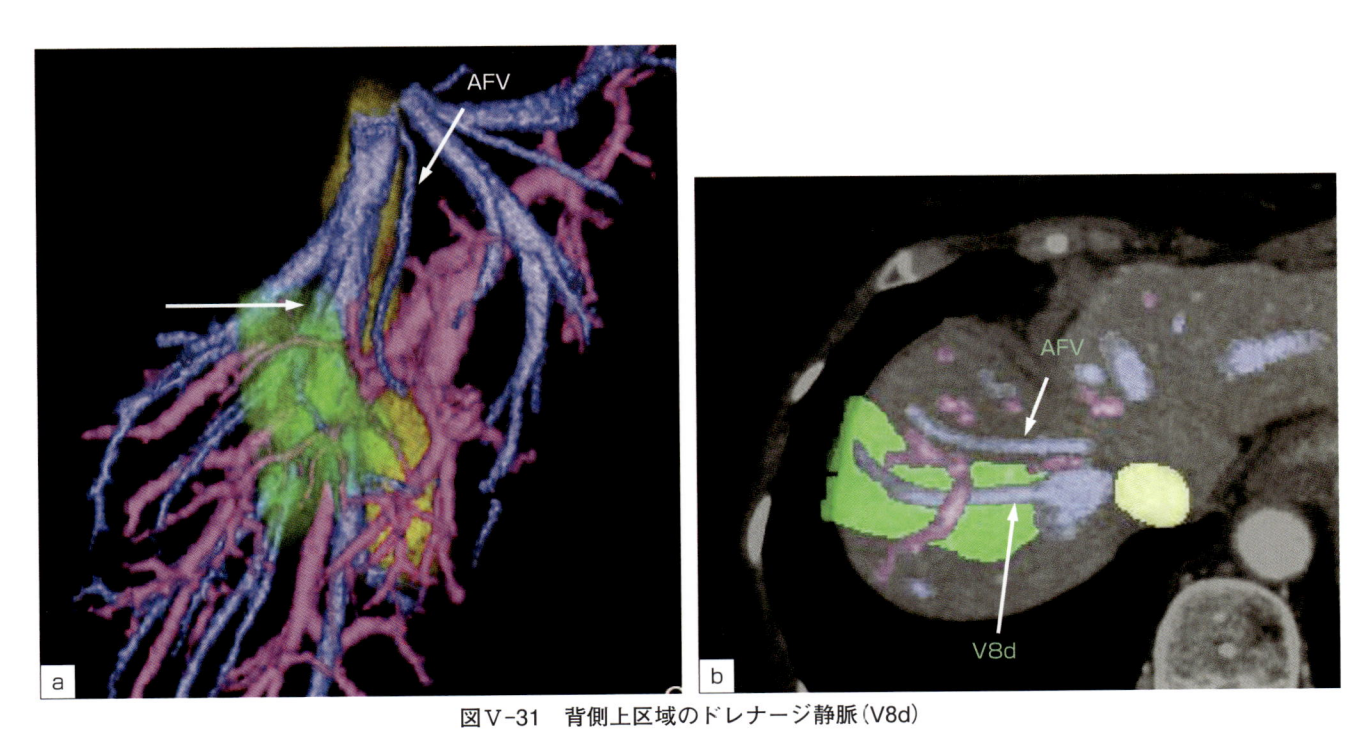

図V-31　背側上区域のドレナージ静脈（V8d）
a：V8d が右肝静脈 V7 流入部よりやや頭側に流入している症例である。V8d の支配領域を緑色で示している。
b：V8d 支配領域を示す CT 断層像である。

d 後区域尾側門脈との関係

後区域尾側門脈枝が右肝静脈 V6 の腹側を走行する例が 55% にみられた。右肝静脈へ流入する太い V6 などを後区域と前区域の境界としてエコーガイド肝切除をすると，残肝側に血流のない後区域の一部が残る可能性があり，注意を要する。図V-32 は 2 本型の右肝静脈症例であるが，後区域尾側門脈枝が V6a と V6b の腹側を走行している。

5 短肝静脈—特に hanging maneuver の解剖学的検討

肝右葉切除術や Spiegel 葉を合併して左葉切除術を行うときには下大静脈から短肝静脈を結紮切離して授動する必要がある。よって下大静脈のどの場所に短肝静脈が開口しているかを肝臓外科医は知っておく必要がある。

また Belghiti らは巨大な肝細胞癌に対して，尾状葉を左側に温存して右葉切除を行う革命的な hanging maneuver を報告した[1, 2]。Hanging maneuver では肝部下大静脈(IVC)と肝実質の間に，中・右肝静脈(MHV，RHV)の間のポケットのようなスペースに指をガイドとするだけで，鉗子を通してテーピングする(図V-33)。この方法は特に肝硬変で肝が硬くなっている場合，脱転せずに前方から肝切除アプローチができる利点がある。

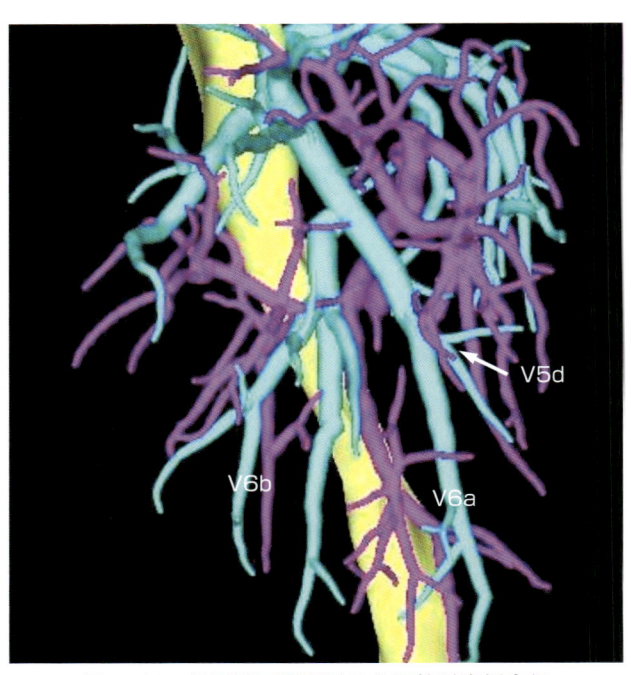

図V-32 後区域尾側門脈の右肝静脈腹側走行
V6a と V6b が合流する 2 本型右肝静脈症例である。後区域尾側門脈枝が V6a と V6b の腹側を走行している。V5d が矢印の部で V6a に流入している。

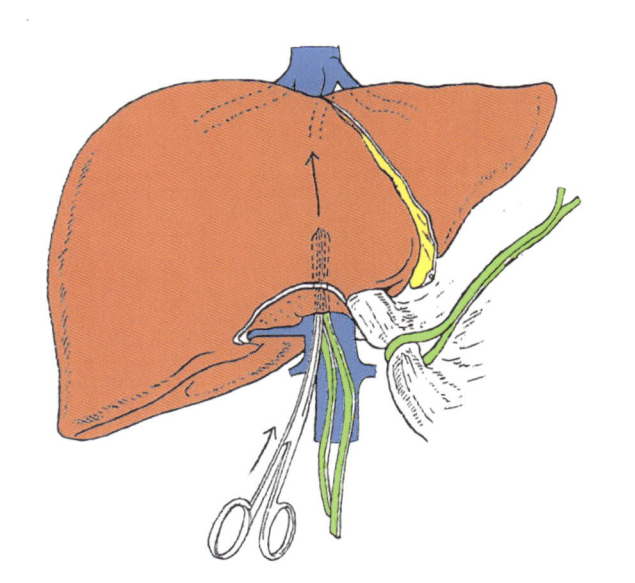

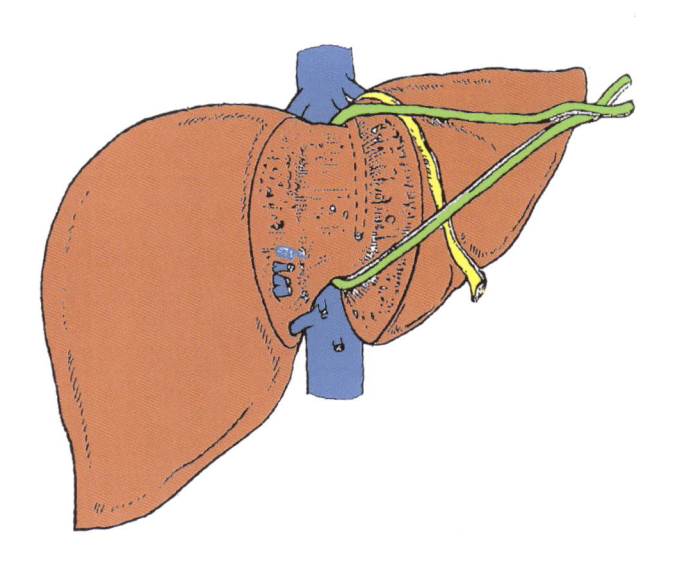

図V-33 Belghiti の hanging maneuver シェーマ
(Belghiti J, Guevara OA, Noun R, et al : Liver hanging maneuver : A safe approach to right hepatectomy without liver mobilization. J Am Coll Surg : 109-111, 2001)

またテープを用い，肝を挙上することによって深部の離断面の出血がコントロールしやすく，また肝切離方向を把握しやすくなる。Hanging maneuverではIVCへの静脈開口部は縦方向の"血管のない面"があり，鉗子を盲目的に通すことができるという前提で行われている。しかし以前の解剖学的研究では静脈開口部の分布はdiffuseである[3, 4]。最近いくつかのhanging maneuverについての解剖学的に検討した報告が出てきている[5]。さらに生体肝移植の拡大左葉グラフトではBelghiti法が使用されており，重要な手術手技となっている。

　最も基本的な疑問として，鉗子を盲目的に通すことができる肝静脈開口部がない領域はあるのであろうか？現在，MDCTが発達しているが，それでも細い短肝静脈は描出できない。以上より，①静脈開口部の分布の再検討と臨床的根拠の形態的評価，②Belghiti法による鉗子を通す方向の検討，③切離面でどの血管が損傷されるか，について解剖学的検討を行った。

a Hanging maneuverの対象と方法

　176体の肝のIVCを背側から縦方向に切開し，肝静脈開口部をスケッチした(図V-34)。開口部の直径と主要な肝静脈開口部との距離を測定した。静脈開口部は透明なプラスティックシートに写した。データはPhotoshop®を用いて取り込んで，"標準化した"IVCの上に重ね書きしていった。それぞれの個体でIVCの形と大きさは異なるために次の3つの位置で標準化した。左・中肝静脈開口部，右肝静脈開口部，Spiegel葉の尾側末端である。

　第2番目にはどのように鉗子を通すかについて実験した。われわれは鉗子を通す方向あるいはコースを右側，中間，左側の3つに分類した。この3つのコースを定義するために，2つのガイドポイントを用いた。1つは共通のポイントで(右肝静脈と左・中肝静脈の間のポケッ

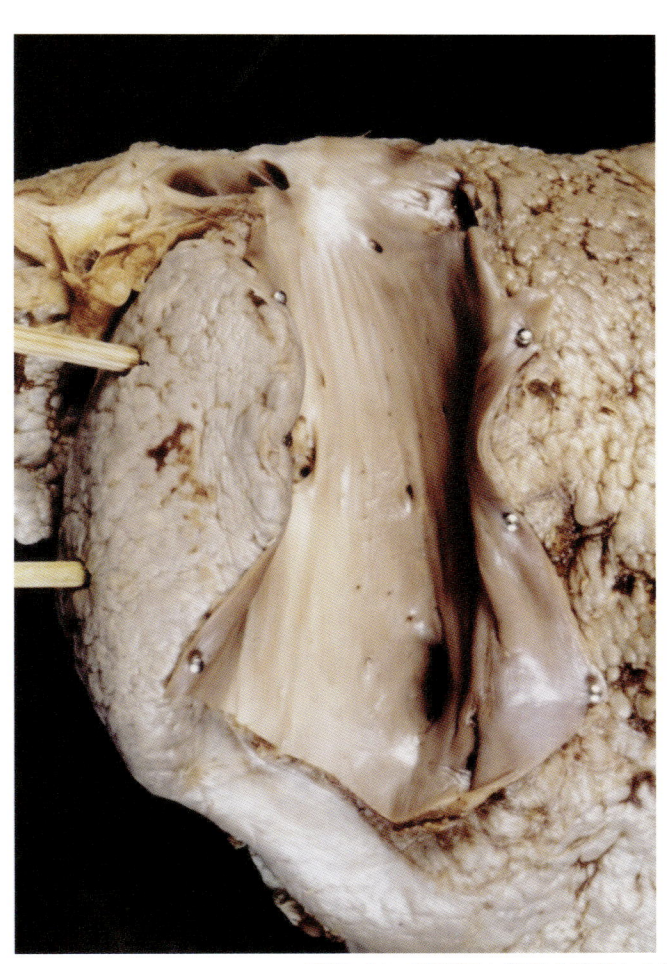

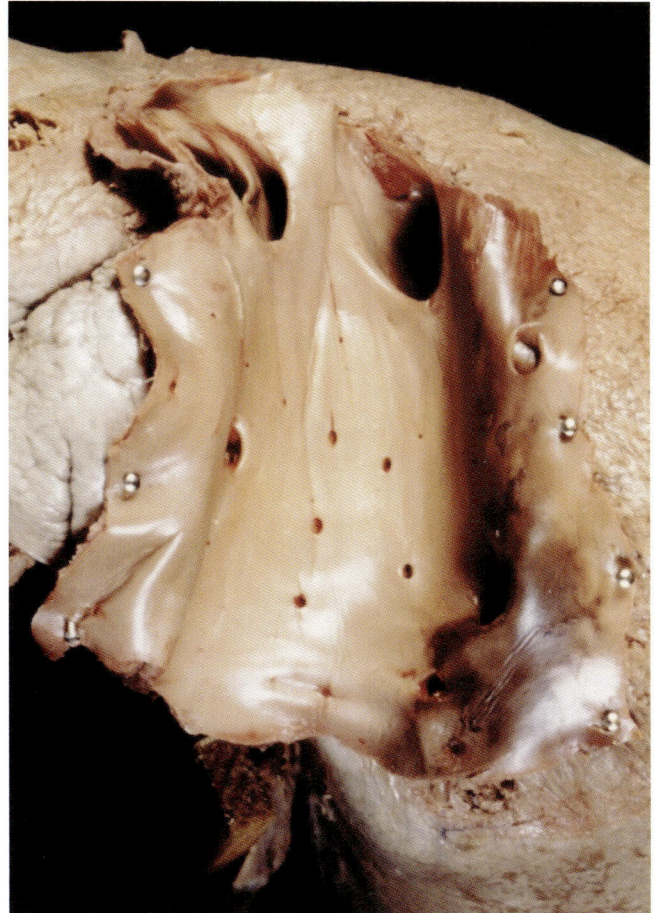

図V-34　肝部下大静脈を背側から開いて，短肝静脈開口部を見た写真
　症例によってSpiegel葉がIVCを取り囲む量が異なる。またCaudate veinとIRHVの距離も異なるし，S9 veinの分布は個人差があり，hanging maneuverでは細いS9 veinには鉗子が当たるであろう。この場合，ガーゼを挿入して圧迫止血をすればよい。

Caudate vein　　　　　　　　　　　IRHV　　　　　　　　　　　S9 vein, MRHV

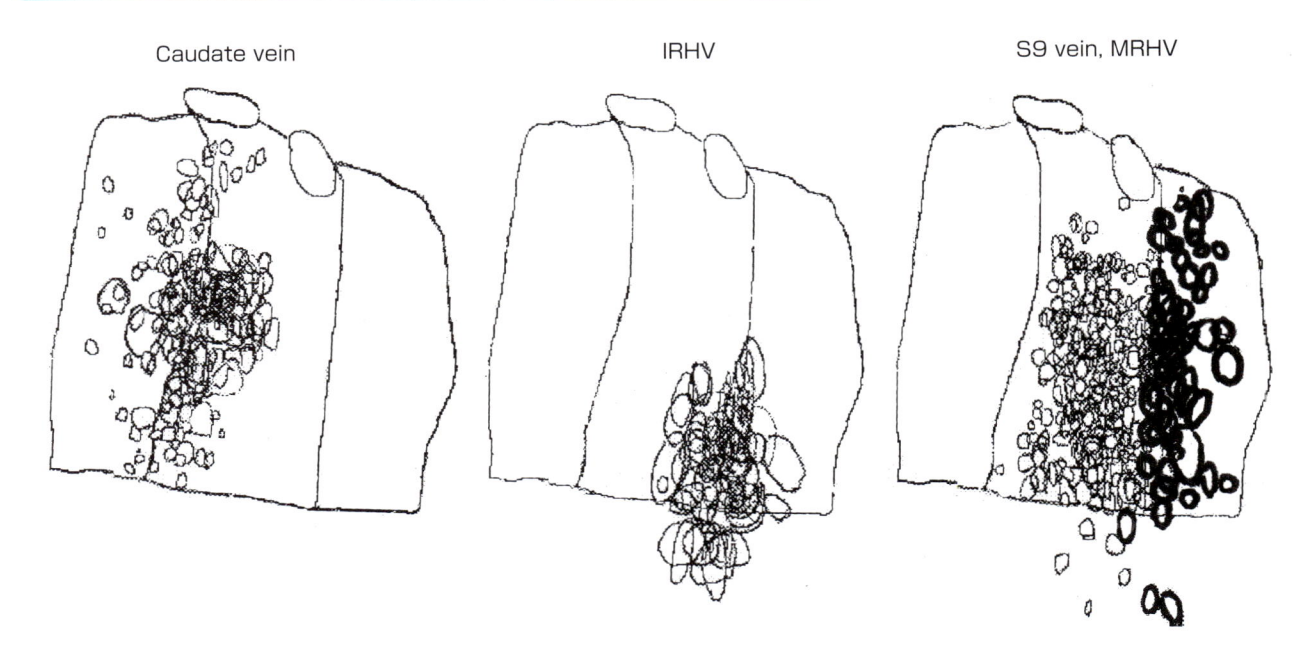

図V-35　176例でのIVC内腔の静脈開口部の分布

IVCを背側から開けた所見である。Caudate vein, IRHV, S9 vein, MRHVの開口部の位置を重ね書きしたものである。
(Hirai I, Murakami G, Kimura W, et al : How should we treat short hepatic veins and paracaval branches in anterior hepatectomy using the hanging maneuver without mobilization of the liver? Clin Anat 16 : 224-232, 2003)

トのような場所であり、われわれはMHV-RHV pocketと名づけた)。もう1つは肝表面のもので、右尾状葉の隆起あるいはS6a角で右側コースとした。胆嚢窩の最も深い場所とMHV-RHV pocketを結ぶラインを左側経路とした。これらの中点を結ぶラインを中間経路とした。

次に肝を背側から剖出し、どの枝が損傷され、温存されるかについて実際に前方切除によって切離される面を想定した。尾状葉の門脈枝は起始部によって次の3つに分類した。肝門部分岐部origin (HB caudate)、左門脈origin、右門脈originである。

b　Hanging maneuverの結果

1) IVCへのSHV開口部の分布(176体)

176体でIVC内腔に計1,291本の静脈開口部がみられた(図V-35b)[6]。しばしばcaudate veinはIVCのSpiegel葉に沿った真中1/3で、IVCに流入した(176体で73.3%)。他の症例では、caudate veinのIVC流入部がIVCの頭側1/3にあるものが12.2%、尾側1/3にあるものが14.5%であった。Caudate veinが2本あるときは太いほうはSpiegel葉に沿って尾側の1/3に開口し、2番目の細いほうの開口部はLHV-MHV開口部の近くに存在した。

Caudate veinとIRHVの水平距離が10 mm以上のものは(84.3%)、5〜10 mmのものは(8.8%)、5 mm以下のものは(6.9%)であった。最も近いcaudate veinとIRHVを結ぶラインはたいてい斜めであった(88.2%)。特記すべきはIVCの正中線は垂直ではなく、頭側に向かってやや左側に傾いていることである(図V-36)。

IRHVを有する肝臓の15.7%(16例：7例はfree areaが5 mm以下で、9例は5〜10 mmである)はcaudate veinとIRHVの間の静脈のない領域に鉗子を通過させるのは困難であると考えられた(図V-36c)。

2) 鉗子を通す3つのコースとSHVがその左側、右側、真上のどこを通るかの実験(59症例)

59体を用いて金属ワイヤーを用いて実験した(図V-37)。まとめると右側コースではcaudate veinは挿入コースのつねに左側に位置していたが、IRHVはしばしば右側コース上に存在した。すなわちIRHVは鉗子によって損傷されることを意味している。中間コースで通した場合は、caudate veinは5例(66本中の7.6%)、左側コースでは18本(66本中の27.3%)が損傷されることになった。

3) Caudate veinとIRHVの間の静脈のない領域とMHVで形成される面で実際に剖出した面(85体)

Caudate veinとIRHVの間の距離が10 mm以上ある比較的広いfree zoneを有する85症例を選んで剖出し

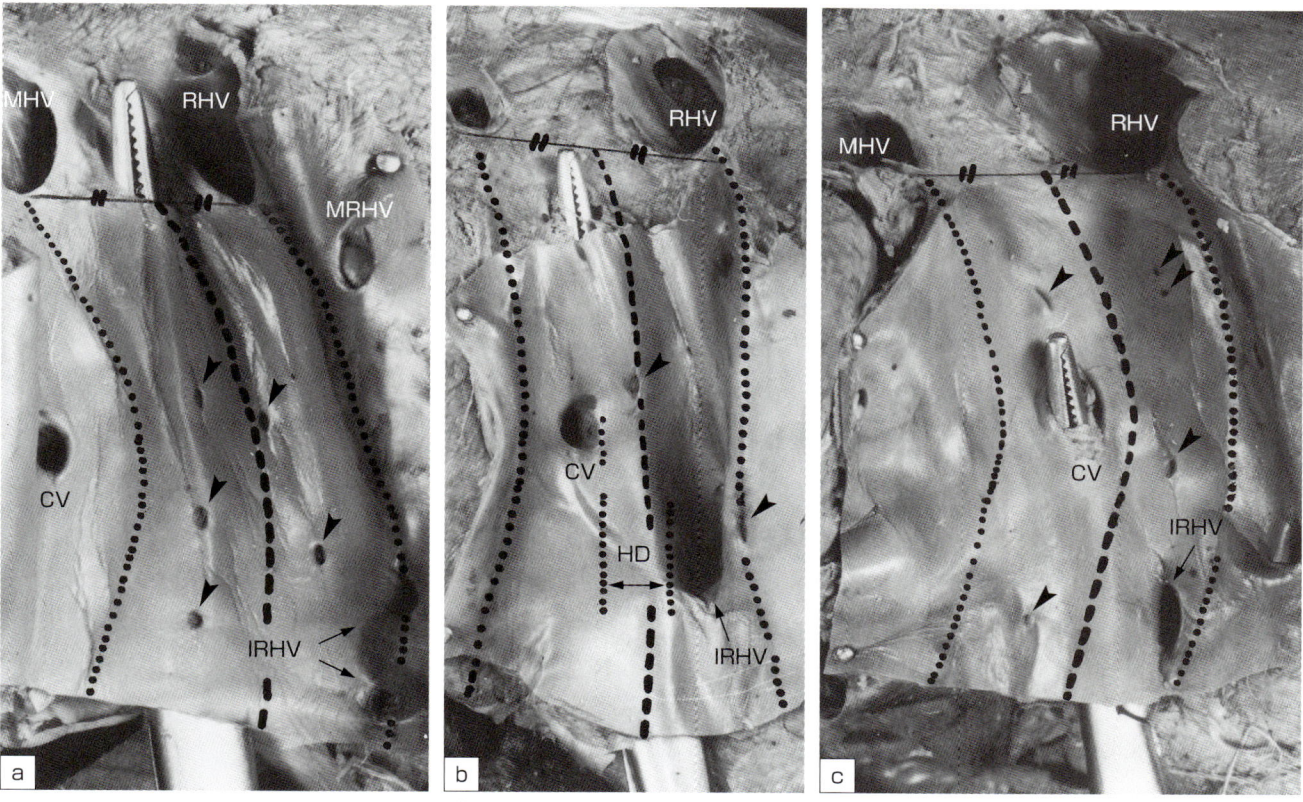

図V-36 IVC内腔の解剖学的所見とIVCの腹側に鉗子を通した所見

IVC背側の壁を開けた所見。a, b, cは別の症例である。IVCの左と右の境界は点線で示している。この境界は頭側に向けて左側へ曲がっている。破線は左右の境界の中心，すなわちIVCの正中を示す。

aでは比較的広いcaudate veinとIRHV間の領域があり，容易に鉗子を通すことができるが，いくつかのS9 veinは損傷される。一方，cでは鉗子を通すには狭すぎ，caudate veinも損傷される。

(Hirai I, Murakami G, Kimura W, et al : How should we treat short hepatic veins and paracaval branches in anterior hepatectomy using the hanging maneuver without mobilization of the liver? Clin Anat 16 : 224-232, 2003)

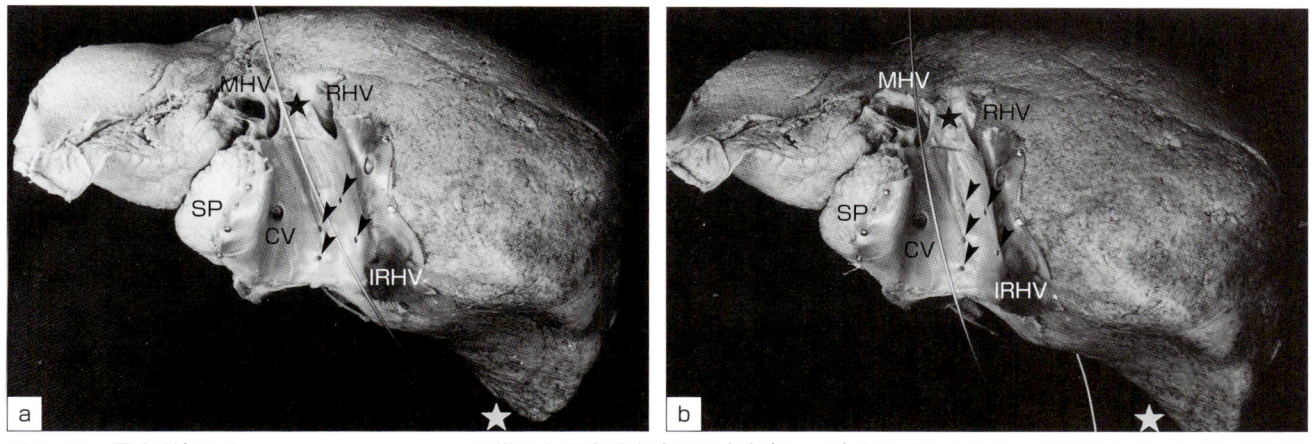

図V-37 肝を脱転しないhanging maneuverで鉗子を通す最も適切な方向(コース)を調べるために，金属ワイヤーを用いた実験

aとbは同一症例であるが，aは右側コースを示し，bは左側コースを示している。矢頭はS9 veinの開口部，CVはcaudate veinの開口部を示す。

(Hirai I, Murakami G, Kimura W, et al : How should we treat short hepatic veins and paracaval branches in anterior hepatectomy using the hanging maneuver without mobilization of the liver? Clin Anat 16 : 224-232, 2003)

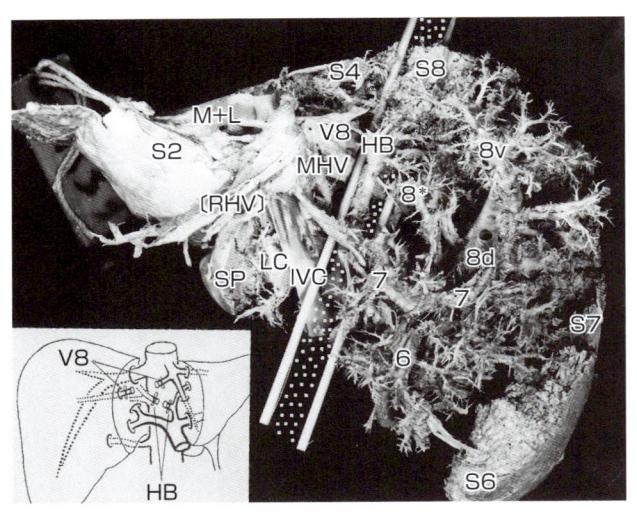

図V-38 実際にhanging maneuverで切離される肝切離面をみるために，深く剖出した所見

写真は背側から見たもので，左下のシェーマは前から見た図である。実際に切離される切離面は白のドットで示している。

太い尾状葉門脈枝，肝門部分岐部(HB)がこの切離面を貫いている(すなわちこの面で切離される)。主な剖出写真の所見をシェーマで示した。

(Hirai I, Murakami G, Kimura W, et al : How should we treat short hepatic veins and paracaval branches in anterior hepatectomy using the hanging maneuver without mobilization of the liver? Clin Anat 16 : 224-232, 2003)

て，hanging maneuverで切離される門脈枝を数えた(図V-38)。結果をまとめると肝門の左右分岐部の尾状葉門脈枝が最も高頻度に切離面に存在した(表V-1)。次に多かったのは，右門脈originの尾状葉の枝であった。これら2つは太く，中心に近い部分で切離された。dlPCPやPV8cは尾状葉の門脈枝の近くを走行しているものの，S7，S8の亜区域枝や末梢の枝もしばしば切離された(図V-38)。

C 短肝静脈の開口部の分布とhanging maneuverとの関連について

短肝静脈のうち太くて臨床的に重要なものはcaudate vein，IRHV，MRHVである。IRHVはS6領域をドレナージする静脈であり，幕内らはIRHVを温存することにより上右肝静脈を切離することができ，新しい肝切除術式を報告した[7]。S9はびまん性にIVCに開口しているため，どこが無血管領域ということはいえないと思われる。OgataらはIVCの10時方向に無血管領域があるとしている[2]。

今回の検討で右側コースで鉗子を通した場合，caudate veinはよく温存されたが，IRHVは損傷率が高かった(48.1%)。一方，左側コースでは反対の損傷率となった(caudate veinは27.3%，IRHVは3.7%損傷)。したがって，もし術前，術中にIRHVがないときにはhanging maneuverするときには右側コースが推奨される。

静脈開口部のない領域は通常狭く，Spiegel葉の尾側1/3での平均は16.2 mmであり，鉗子の幅の11.1 mmと比較すると狭いように思われる。静脈の間(venous gap)は通常caudate veinとIRHVによって形成される。反対にMRHVはあまり関係がない。なぜならMRHVはIRHVの右側に位置することが多いからである。S9 veinはどの方向で鉗子を挿入しても10〜20%の症例で損傷される。尾状葉ドレナージのS9 veinの役割はあまりないと考えられるが，2 mm以上の比較的太いS9 veinが45.0%の肝にみられた(1肝あたり1〜2本)。OgataとBelghitiらは242例中2%ではBelghiti法で出血したと報告しているが，マイナーな出血であり，自然に止血されたと報告している[2]。Trotovsekらは短肝静脈の出血のリスクは7%と報告している[5]。

右葉切除ではIRHVは手術中にいつかは切離されるため，先に肝の尾側からめくり上げてIRHVを血管鉗子を用いて切離し連続縫合するとよい。別の方法としては，挿入方向を変えることである。すなわち，まず左側コースから鉗子を尾側から挿入し，次に途中で頭側に向かって右側に変更する。この方法は難しいように思われるかもしれないが，IVCがやや曲がっているために鉗子の方向を左側から右側に変えることは容易と思われる。今回の検討でIVCが肝背側で尾側から頭側に向かってやや左側に傾いていることがわかった(図V-36)。Chang，Camargoも肝部下大静脈は真っ直ぐかカーブして左側に傾いていることが多いとしている(92%，90%)[4,8]。肝を脱転しないhanging maneuverでは，よって下方から頭側に鉗子を挿入するのであれば，肝臓外科医はIVCに沿って，少し腕を回外させる(i.e supination)とよいと思われる。Kokudoらは術中超音波検査を用いながらhanging maneuverを行うと安全であると報告している[9]。一方，最近のBelghitiらは国際学会でNaso-Gastric Tubeを肝上部から下方に向かってPushすると通しやすいと発表している。

表V-1 Hanging maneuverで切離した場合，どのグリソンが切離させるか？

	左尾状葉	境界部	右尾状葉	S7	S8
3 mm以上	3	37	26	1	6
1〜2 mm	10	10	14	19	6
計	13	47	40	20	12

d Hanging manever で切離される門脈枝について

Belghitiらの報告した肝を脱転しないhanging maneuverでは，今回の実際の切離の剖出実験からは，前方からの肝切離では肝門部領域の門脈枝が最も損傷され，直径3mm以上の枝が37/87例で損傷された（42.5％）。さらに門脈分岐部の領域はSpiegel葉の大きな場所を占めるので[3-5]，できるだけ尾状葉の枝を損傷しないようにするべきである。

一方，左門脈originの尾状葉枝は今回の実際の切離面の検討ではめったに損傷されなかった。以上よりBelghiti法の後の前方切除はBelghitiが最初に報告したように，肝細胞癌，肝転移，良性肝腫瘍，肝外傷ばかりでなく生体肝移植の尾状葉付き左葉グラフトなどのドナー手術でも大変有用であると考えられる。

まとめ

もし外科医は手術中にIRHVがない場合は，われわれが実験した3つのコースのうち，右側コースが最もよい鉗子を通す方向と考えられた。Caudate veinとIRHVが両方存在し，これを温存する場合は，IRHVを先行切離するか鉗子の方向を途中で変更することが勧められる。肝門部のグリソンは離断されるものの，肝を脱転しないhanging maneuverは通常の肝右葉，左葉切除ばかりでなく生体肝移植のドナー手術においても大変有用であると考えられた。

参考文献

1) Belghiti J, Guevara OA, Noun R, et al : Liver hanging maneuver : A safe approach to right hepatectomy without liver mobilization. J Am Coll Surg : 109-111, 2001
2) Ogata S, Belghiti J, Varma D, et al : Two hundred liver hanging maneuvers for major hepatectomy–A single-center experience. Ann Surg 245 : 31-35, 2007
3) Hellerer O, Buchner G : The topography of the hepatic vein orifices (author's transl). ROFO Fortschr Gab Rontgenstr Nuklearmed 125 : 243-246, 1976
4) Chang RW, Shan-Quan S, Yen WW et al : An applied anatomical study of the ostia venae hepaticae and the retrohepatic segment of the inferior vena cava. J Anat 164 : 41-47, 1989
5) Trotovsek B, Gadzijev EM, Ravnik D, et al : Liver hanging maneuver for right hemiliver in situ donation–anatomical considerations. HPB 8 : 35-37, 2006
6) Hirai I, Murakami G, Kimura W, et al : How should we treat short hepatic veins and paracaval branches in anterior hepatectomy using the hanging maneuver without mobilization of the liver? Clin Anat 16 : 224-232, 2003
7) Makuuchi M, Hasegawa H, Yamazaki S, et al : Four new hepatectomy procedures for resection of the right hepatic vein and preservation of the inferior right hepatic vein. Surg Gynecol Obstet 64 : 68-72, 1987
8) Camargo AM, Teixeira GG, Ortale JR, et al : Anatomy of the ostia venae hepaticae and retrohepatic segment of the inferior vena cava. J Anat 188 : 59-64, 1996
9) Kokudo N, Imamura H, Sano K, et al : Ultrasonically assisted retrohepatic dissection for a liver hanging maneuver. Ann Surg 242 : 651-654, 2005

6 下大静脈靱帯

下大静脈の両脇には肝静脈基部を保護するように，線維性結合織である下大静脈靱帯が存在する。しかし下大静脈靱帯についての報告は少ない[1]。Kuneは多くの症例で右肝静脈が下大静脈に流入する場所に線維組織があり，これが肝被膜からつながっていることを報告している[2]。

幕内らは安全に肝切除するために下大静脈靱帯が重要であることを報告した[3]。以前には肝静脈は肝内で切離，処理していたが，下大静脈靱帯を切離すると89％の症例で肝外で肝静脈が切離できると報告した。

しかし下大静脈靱帯の広がりや，肝との付着の状態についての報告は少ない。さらに下大静脈靱帯にある血管やリンパ管の数がどのくらいあるか明らかではない。つまり下大静脈靱帯を結紮切離したほうがよいのか，結紮は不要であるのかは明らかでない。

今回，解剖体で下大静脈靱帯の分布，組織学的な肝との付着様式，含まれる血管数などについて検討した。

a 検索対象と方法

肝右葉を脱転し，下大静脈右側からスケッチ，写真撮影，標本摘出を行った。さらに左側は小網を切開し，Spiegel葉を右方へ脱転した後に左側の下大静脈靱帯をスケッチ，写真撮影，標本摘出した。そのうち11体では肝を下大静脈および下大静脈靱帯ごと摘出した。これらの症例での下大静脈右縁とSpiegel葉の間の下大静脈靱帯を写真撮影，標本摘出した。

組織学的切片はHE染色，CD 31 monoclonal抗体免疫組織染色を行った。下大静脈靱帯の長軸に沿った切片を作成し，このspecimenを立ててパラフィン封入し，プレパラートは靱帯の割面が観察されるようにした。この下大静脈靱帯中の静脈，動脈およびリンパ管数を計測した。さらに1mm以上の脈管は，それぞれ径を測定した。なお，CD 31免疫染色はhuman endothelial cellに反応する抗体であり，組織中の血管数を計測するのに適

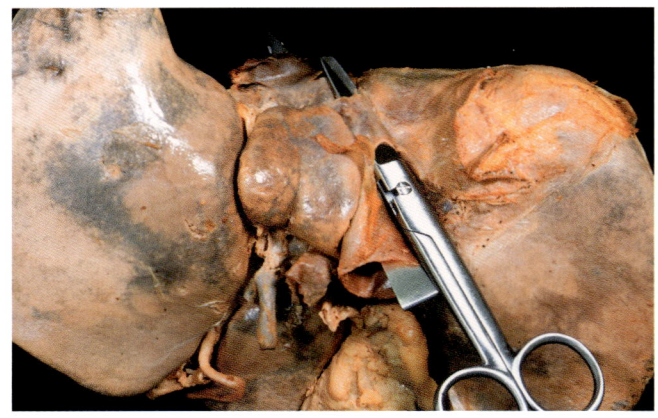

図V-39 下大静脈靭帯を背側からみた図

下大静脈靭帯は下大静脈の背側にあり，はさみを下大静脈と下大静脈靭帯の間に通してある。左はSpiegel葉に，右はS7肝被膜に付着している。

（Hirai I, Kimura W, Murakami G, et al：Surgical anatomy of the inferior vena cava ligament. Hepatogastroenterology 50：983-987, 2003）

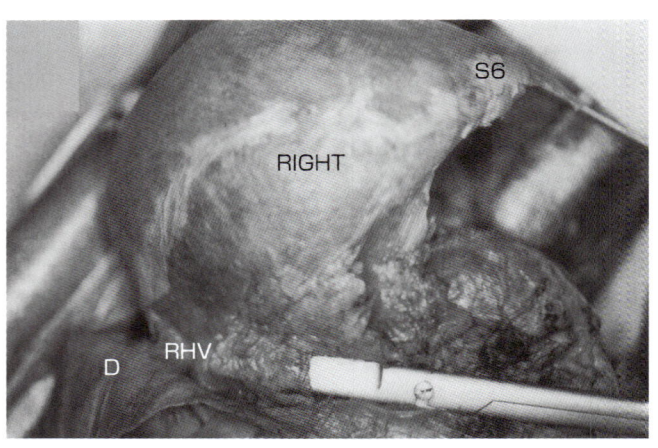

図V-40 下大静脈靭帯を右側からみた図

右葉を脱転して右側から下大静脈靭帯を観察した。右下大静脈靭帯の頭側に右肝静脈（RHV）が存在する。
RIGHT：右葉，D：横隔膜

（Hirai I, Kimura W, Murakami G, et al：Surgical anatomy of the inferior vena cava ligament. Hepatogastroenterology 50：983-987, 2003）

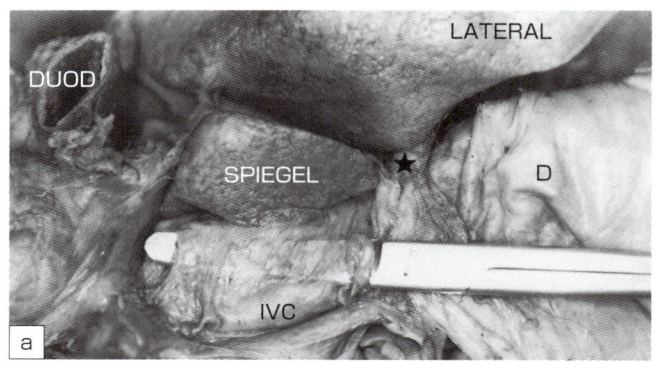

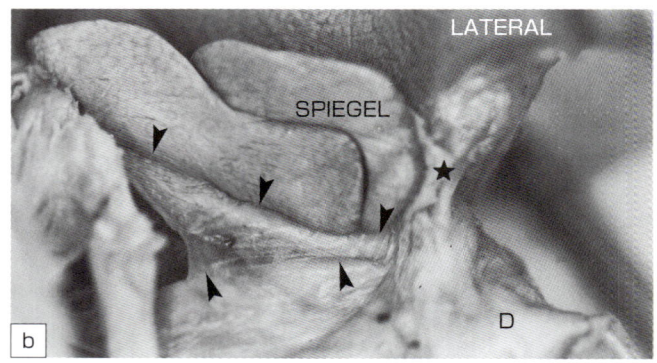

図V-41 下大静脈靭帯を左側からみた図

a：Spiegel葉と外側区域（LATERAL）を授動して左下大静脈靭帯を観察した。左下大静脈靭帯はSpiegel葉と下大静脈（IVC）の間に認められる。星印（★）は左肝静脈を示している。D：横隔膜，DUOD：十二指腸

b：別の症例。左下大静脈靭帯（矢頭）も頭側は細く，尾側は広い。

（Hirai I, Kimura W, Murakami G, et al：Surgical anatomy of the inferior vena cava ligament. Hepatogastroenterology 50：983-987, 2003）

しており，HE染色に加えて血管数の計測の助けとした。

b 結果

1）下大静脈靭帯の解剖学的位置

下大静脈靭帯の頭側は横隔膜を覆うtransverse abdominal fascia[4]であると考えられる。また下大静脈靭帯は下大静脈の背側に存在するが，左側はSpiegel葉に，右側は肝右葉のsegment 7に付着していた（図V-39）。

下大静脈靭帯は肝部下大静脈のうち，尾側（足側）は頭側よりも厚さが薄くなっていた。左右肝静脈の根部の露出に重要なのは，頭側の厚い部分であると考えられる。

肝右葉を脱転して右側から下大静脈靭帯を観察した。右肝静脈の頭側まで下大静脈靭帯が付着している（図V-40）。症例によっては，肉眼的にも径1mm程度のリンパ管が4～5本確認できた症例も存在した。右下大静脈靭帯は右肝静脈から右副腎まで達している症例もあった。

肝左葉を右側に脱転して左下大静脈靭帯を観察した（図V-41a）。左下大静脈靭帯はSpiegel葉と下大静脈の間に存在し，左肝静脈頭側に達していた（図V-41b）。左下大静脈靭帯はSpiegel葉の尾側までは存在してい

2）下大静脈靱帯の大きさ

ホルマリン固定により，組織片は約90％に縮むが，右下大静脈靱帯の大きさは平均 37.0 ± 11.1 mm（range 22.0〜60.0）であった。短径は平均 15.6 ± 4.0 mm（range 11.0〜24.0）であった。

左下大静脈靱帯の大きさは平均 39.2 ± 7.5 mm（range 25.0〜47.0）であった。短径は平均 13.4 ± 1.3 mm（range 11.0〜15.0）であった。

左右下大静脈靱帯の頭側は幅が狭く，尾側は幅が広くなっていた（図V-40, 41b）。マイクロメーターを用いて下大静脈靱帯の厚さを測定した。下大静脈靱帯の厚さは平均で薄いところは 0.8 mm，厚いところは 2.5 mm であった。

3）下大静脈靱帯の肝付着部の観察

下大静脈靱帯の頭側の下大静脈との付着は，HE染色で観察すると，ゆるやかに接着している症例と，一方，ルーズな症例の両方がみられた．

下大静脈の長軸に対し，Spiegel葉および後区域を含む，横断面の切片を切りだし，HE染色で観察した。下大静脈靱帯は下大静脈にルーズに接着しており，Spiegel葉および後区域の肝被膜に連続的に移行していた（図V-42）。

4）下大静脈靱帯中の血管およびリンパ管数

H-E染色，CD 31 monoclonal抗体で免疫染色を行い，下大静脈靱帯中の脈管数を数えた。下大静脈靱帯を組織学的に観察すると，さまざまな構造物が観察された。主なものは静脈，動脈（図V-43a），リンパ管（図V-43b）であった。その他に細い神経束も観察された。

①下大静脈靱帯中の静脈数は平均 1.0 ± 2.0 個であり，1 mm以上の静脈径は平均 1.4 ± 0.4 mm であった（表V-2）。

②下大静脈靱帯中の動脈数は平均 0.2 ± 0.6 個と少なめであったが，1 mm以上の動脈径は平均 2.4 ± 0.5 mm と太かった。

③下大静脈靱帯中のリンパ管数は平均 2.8 ± 3.6 個と多かった。また 1 mm以上のリンパ管径は平均 1.7 ± 0.7 mm であった。

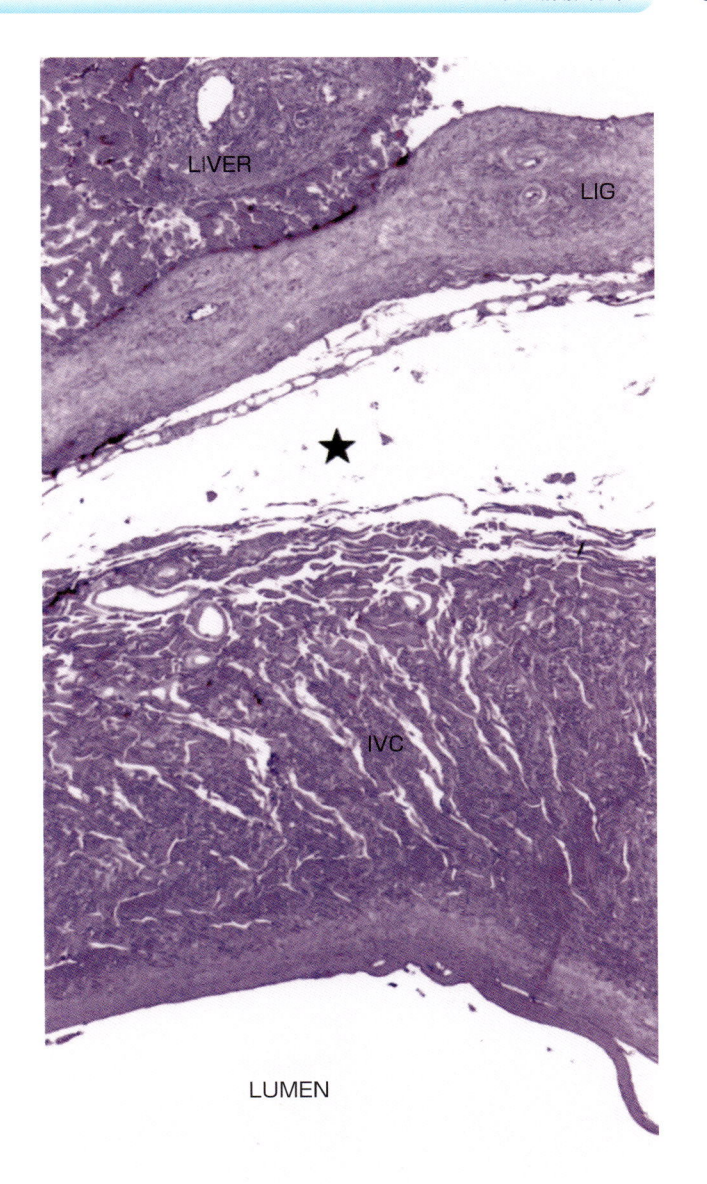

図V-42　下大静脈と下大静脈靱帯の組織所見（HE染色，×15）

下大静脈靱帯（LIG）は強固に肝（LIVER）被膜に癒合しているが，下大静脈（IVC）壁とはルーズに癒着している（★）。
LUMEN：下大静脈内腔
（Hirai I, Kimura W, Murakami G, et al：Surgical anatomy of the inferior vena cava ligament. Hepatogastroenterology 50：983-987, 2003）

C　肝切除における下大静脈靱帯の処理の意味と重要性

肝右葉切除術や尾状葉合併の左葉切除では，葉切除の際は肝部下大静脈から肝実質の剝離が必要である。例えば，肝右葉切除では右葉を脱転し，右肝静脈，中右肝静脈，下右肝静脈を剝離し，さらに短肝静脈を結紮切離しなければ肝切除することができない。また肝門部胆管癌や生体肝移植術のドナー手術などで，左葉および

V. 肝臓の血管

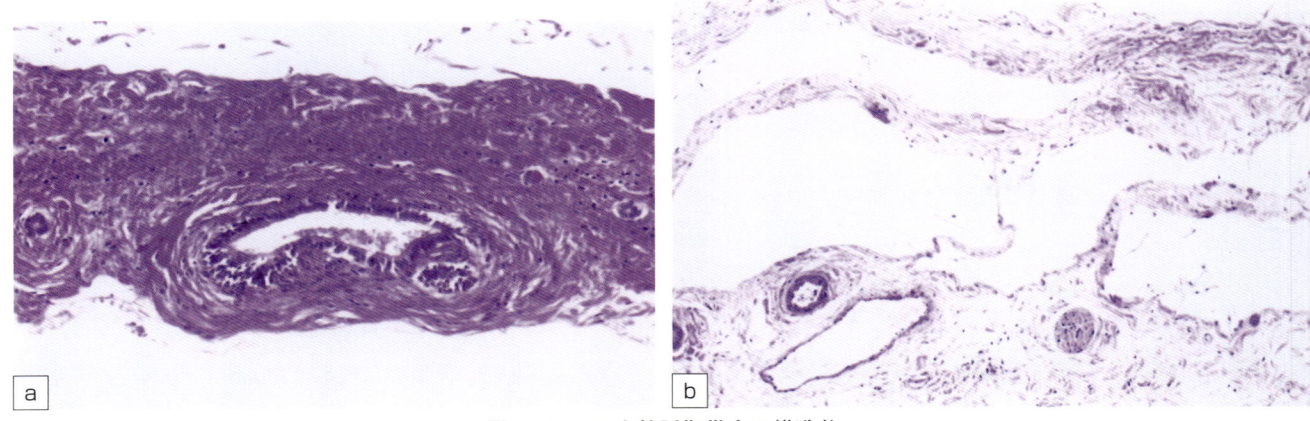

図V-43 下大静脈靱帯中の構造物
a：下大静脈靱帯は動脈や神経を含んでいる（HE染色，×25）。動脈は数は少ないが，口径が太いため結紮切離すべきである。
b：多くのリンパ管も認められ，肝硬変症例では結紮しないと術後リンパ漏になるであろう（HE染色，×25）。
（Hirai I, Kimura W, Murakami G, et al：Surgical anatomy of the inferior vena cava ligament. Hepatogastroenterology 50：983-987, 2003）

表V-2 下大静脈靱帯中の血管の本数と口径（1 mm以上）

	静脈	動脈	リンパ管
本数 (range)	1.0 ± 2.0 (0～7)	0.2 ± 0.6 (0～2)	2.8 ± 3.6 (0～11)
経口(mm) (range)	1.4 ± 0.4 (1.0～2.5)	2.4 ± 0.5 (1.9～2.8)	1.7 ± 0.7 (1.0～4.3)

Spiegel葉の合併切除を行う場合，Spiegel葉の頭側にある左・中肝静脈共通管を剝離し，テーピングする必要がある。幕内らが下大静脈靱帯の重要性を報告したが[3]，その後下大静脈靱帯に関する報告はなく，特に組織学的にどのように肝に下大静脈靱帯が付着しているのか，あるいは下大静脈靱帯中に何本の静脈，動脈，リンパ管が存在するかという検討はなされていなかった。

下大静脈靱帯の解剖学的位置については，長谷川らは肝のbare areaからおそらく連続する膜であろうと報告している[6]。一方，下大静脈靱帯は内部に胆管や異所性肝組織が存在するために，肝組織が変性したものという報告もある[7]。

右下大静脈靱帯は右肝静脈を頭側で取り囲んでおり，Makuuchiらが報告しているように，これを切離することによって右肝静脈を肝外でテーピングおよび切離することが可能となる[3,8]。さらに左下大静脈靱帯は左・中肝静脈共通管を頭側で囲んでおり，この靱帯およびArantius管を切離すれば，容易に左・中肝静脈共通管をテーピングおよび切離することが可能となる。

下大静脈靱帯の大きさについては，左右の下大静脈靱帯の大きさには差はなく，長軸に約38 mmを切離すればよい。下大静脈靱帯の幅も左右差はなかったが，尾側のほうが頭側より広いので，尾側から鉗子を通したほうが容易である。また肝静脈を損傷しないためにも，より離れた尾側から鉗子を通すべきであると思われる。下大静脈靱帯の厚さは平均0.8～2.5 mmと比較的薄いものであった。線維成分が多くタイトで薄い症例と線維がまばらな症例が存在した。

下大静脈靱帯の肝付着部の観察についてはタイトに付着する症例とルーズに付着する症例が存在した。一方，下大静脈靱帯と下大静脈との付着はどの症例もルーズであり，容易に鉗子を間に通すことができた。また，この間隙は組織学的にもルーズであった（図V-42）。したがって肝臓外科医は下大静脈靱帯の処理は容易に行い得るので，この靱帯をまず切離してから主要な肝静脈の操作をすべきである。

下大静脈靱帯中の血管およびリンパ管数（表V-2）については，静脈は個数および口径も小さい傾向にあった。一方，動脈の数は平均0.2本と少ないものの，口径は平均2.4 mmと太い傾向にあった。リンパ管は本数も多く口径も太いため，特に肝硬変症例に対する肝切除術や肝移植では，術後リンパ瘻を予防するために結紮してから切離したほうがよいと考えられた。

まとめ

1. 下大静脈靱帯は右側では右肝静脈，左側では左肝静脈を頭側で取り囲んでいる。
2. 左右下大静脈靱帯は尾側のほうが頭側より広く，薄いため，切離にあたっては尾側から鉗子を通したほうが容易である。
3. 下大静脈靱帯内の動脈については，本数は少ないが

口径が太い。またリンパ管は本数も多く口径も比較的太いため，特に肝硬変症例に対する肝切除術や肝移植では，術後リンパ瘻を予防するために下大静脈靭帯は結紮してから切離したほうがよいと考えられた。

参考文献

1) Anson BJ, Maddock WG : Callender's surgical anatomy 4th ed. p443, Saunders, Philadelphia, 1958
2) Kune GA : The anatomical basis of liver surgery. Aust NZ J Surg 39 : 117-126, 1969
3) Makuuchi M, Yamamoto J, Takayama T, et al. Extrahepatic division of the right hepatic vein in hepatectomy. Hepato—Gastroenterol 38 : 176-179, 1991
4) Nakajima F, Murakami G, Ohyama S, et al : Potential fascial dome made by the upper leaf of the phreno-esophageal membrane. Okajimas Folia Anat Jpn 77 : 201-210, 2001
5) Hirai I, Kimura W, Murakami G, et al : Surgical anatomy of the inferior vena cava ligament. Hepatogastroenterology 50 : 983-987, 2003
6) 長谷川博：肝切除のテクニックと患者管理．p115, 医学書院, 1985
7) Kogure K, Ishizaki M, Nemoto M, et al : Close relation between the inferior vena cava ligament and the caudate lobe in the human liver. J Hepatobiliary Pancreat Surg 14 : 297-301, 2007
8) Morjane A, Dahmane R, Ravnik D, et al : Anatomy and surgical relevance of the hepatocaval ligament. Cells Tissues Organs 187 : 243-246, 2008

7 胆嚢静脈

胆嚢静脈は，その名の通り，胆嚢の導出静脈であり，胆嚢癌の肝転移の重要な経路の1つであるとの報告もある[1]が，解剖学的には胆嚢動脈とは必ずしも伴走しておらず，その肝内流入経路および領域については十分に理解されていない。

ここでは，胆嚢静脈の肝内流入経路およびその肝内流入領域を中心に述べ，臨床上重要な胆嚢癌との関連，およびCTAPでみられる肝内pseudolesionとの関連について述べる。

a 胆嚢静脈の流出部位および肝内流入経路

胆嚢壁内では静脈は胆嚢漿膜下層でplexusを形成している。これらplexusは合流して胆嚢静脈となり壁外へ流出する[2]。解剖検体を用いたKarlmark[3]，Sappey[4]，Kreider[2]，そして佐藤[5]の検討によると，胆嚢静脈は大きく2つに分類される（図Ⅴ-44）。

① Type 1：遊離腹腔側より胆嚢頸部を通りCalot三角部へ至る経路

② Type 2：肝床側より流出し直接肝内へ流入する経路

遊離腹腔側より流出する血管は1～2本，肝床側より流出する血管は2～25本あるとされている。

一方，angio-CTを用いたわれわれの検討[6-8]では，同定された胆嚢静脈は，胆嚢頸部よりCalot三角を通り肝内へ流入する血管が1～2本（Type 1に相当），体底部より肝床を通り肝内へ流入する血管（Type 2に相当）が1～5本で，症例別の総本数は1～5本（平均2.57本）であった。

b 肝内流入領域

1) 解剖検体を用いた検討

a) Karlmarkの検討（図Ⅴ-45）

Karlmark[3]は肝臓に病変のみられない剖検肝を用いて，上腸間膜静脈より着色したゼラチンを注入することにより，胆嚢静脈の走行形態について検討している。彼は，肝内流入経路について以下のように述べている。

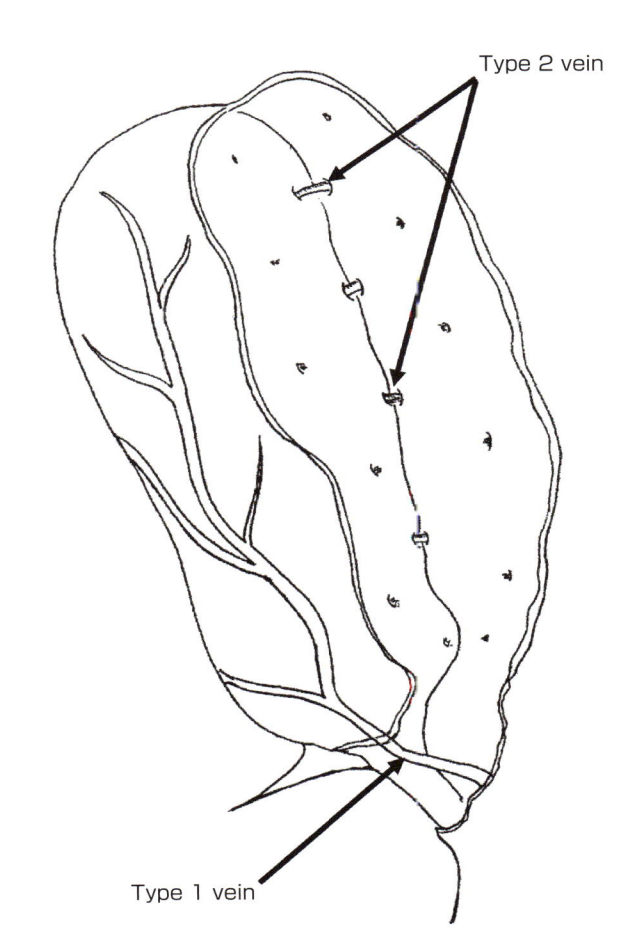

図Ⅴ-44 胆嚢静脈の走行形態
胆嚢静脈には，腹腔側を底部より頸部へ向かった後，Calot三角部へ至る静脈（Type 1）と，肝床側より直接肝内へ流入する静脈（Type 2）がある。

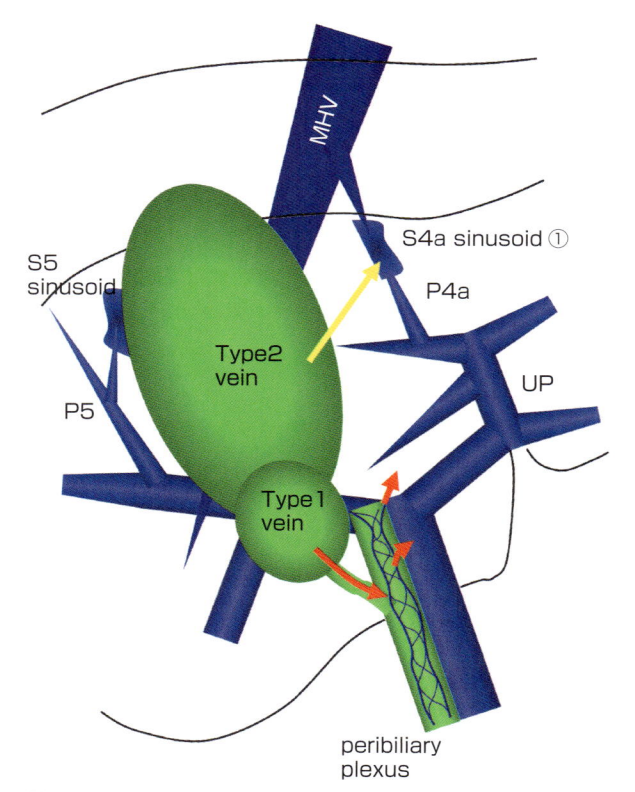

図 V-45　Karlmark の検討による胆嚢静脈の肝内走行経路

肝床から S4a に流入した胆嚢静脈（Type 2 vein，黄矢印）は，肝内で毛細血管に枝分かれした後，肝静脈に流入する。（肝内に sinusoid と独立した毛細血管網はなく，これはまさに S4a sinusoid と考えられる。つまり，胆嚢静脈は S4a sinusoid または手前の P4a に流入し，その導出静脈である肝静脈が描出されたものと思われる）。一方，Type 1 vein（赤矢印）は頸部より胆管周囲の静脈へ合流し，一部は直接肝外門脈に，大部分は肝方形葉に流入する。

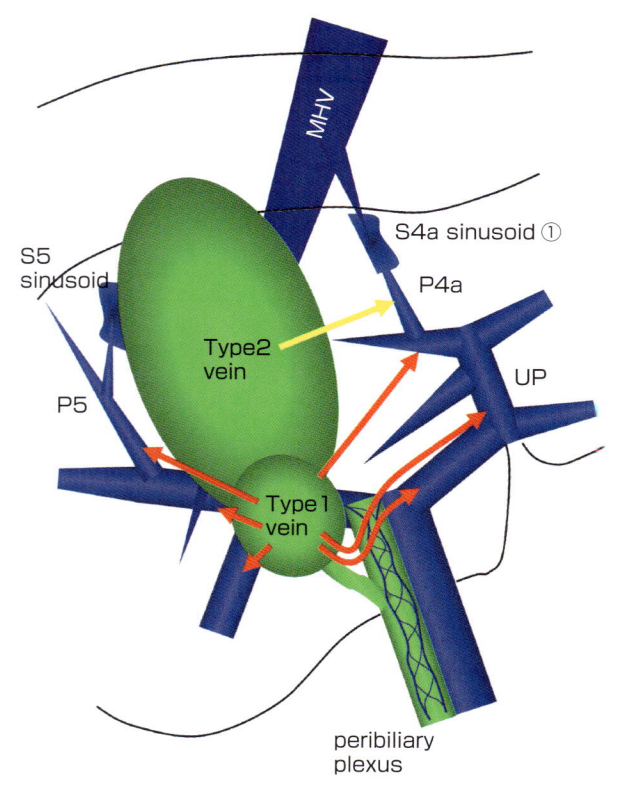

図 V-46　佐藤の検討による胆嚢静脈の肝内走行経路

肝床から S4a に流入した胆嚢静脈（Type 2 vein，黄矢印）は P4a に流入し，その末梢で sinusoidal filling を形成，引き続いて中肝静脈に流入する。Type 2 vein → P4a → S4a sinusoid ① → MHV の流れは，図 V-45 で示した Karlmark の検討結果の流れと同様である。

一方，Type 1 vein（赤矢印）はより中枢側の門脈枝を中心に，種々の部位に流入する。

① Type 1 ＝胆嚢底部から頸部に向かって走行した後胆管周囲の静脈と合流し，一部は直接肝外門脈に，大部分は肝方形葉に流入。
② Type 2 ＝直接肝実質内に流入。

さらに肝内流入後の走行について，胆嚢静脈よりワックスを注入して立体的 X 線撮影を行い観察したところ，一部は肝内門脈に流入するが，その他多くは毛細血管に枝分かれした後，肝静脈系に流入すると述べている。

b）佐藤の検討（図 V-46）

一方，佐藤[4]は門脈，肝動脈，および肝静脈に着色したシリコンゴムを注入して肝鋳型標本を作成し，それにより胆嚢静脈の肝内流入血管を詳細に検討している。その結果肝内流入血管はすべて肝内門脈枝であったと述べている。

① Type 1 ＝右前区域枝に最も多く流入（34.2％）し，その他，右後区域枝（5.2％），門脈臍部（5.2％），左本幹（5.2％），P4a（10.5％），P5（13.8％），P6（15.8％）などと多彩。
② Type 2 ＝すべて P4a もしくは P5 に流入。

Type 2 静脈が S4a, S5 に流入するというこの結果に，S4a ＋ S5 切除を SS 胆嚢癌の標準術式とする根拠として諸家に取り上げられている。

図 V-45 と図 V-46 を比較すると，Karlmark および佐藤の両者が述べた肝内流入後の経路は類似していることがわかる。解剖学的には，門脈と肝静脈は肝 sinusoid（類洞）を通じて交通があり，門脈血は最終的には肝静脈へ流れる。つまり，Karlmark は胆嚢静脈が門脈末梢に流入した後のドレナージの様子をとらえていた可能性が高いと考えられる。Sappey[4] や Kreider[2] も胆嚢静脈の肝内流入血管は門脈であると結論づけており，これら解剖学的検討における結論の相違は，鋳型作成物質の圧入により解剖学的な血管の連続をみる，という手法に起因するものであると考えられる。

2）生体内での検討

われわれは，生体内での胆囊静脈の血流を観察するために，胆囊動脈造影下 CT により胆囊静脈を同定し，その肝内流入経路および肝内流入血管を検討し，これまで報告してきた[6-8]。方法の詳細はこれまでの報告と同様である[6,7]。胆囊動脈に超選択的にカテーテルを挿入した後，angio-CT を撮影し，胆囊静脈を同定，その肝内流入経路および肝内流入領域を検討した。胆囊静脈に引き続く肝内流入血管が同定されず，造影剤の肝 sinusoid への貯留停滞によって生じる sinusoidal filling へ胆囊静脈が直接連続しているときは，その静脈は肝 sinusoid へ直接流入していると判定した。

これにより同定した肝内流入血管を模式的に表すと，図 V-47 のようになる。同定された流入血管はすべて肝内門脈枝であった。

① Type 1 = 前区域枝(19.1％)，門脈臍部(14.3％)，右門脈本幹(9.5％)といった，門脈亜区域枝より中枢側の門脈枝に流入するものが約半数を占め，S4a の門脈枝あるいは sinusoid が次いで多い（表 V-3，図 V-48）。

② Type 2 = 大部分が S4a，S5 の門脈枝あるいは sinusoid に流入（表 V-4，図 V-49）[7,8]。Type 2 のうち，胆囊頸部から隣接する肝実質に直接流入する静脈の肝内流入血管として，門脈前区域枝あるいは門脈臍部がある（図 V-50，51）。

この結果は佐藤の解剖検体を用いた結果と類似している。すなわち，Type 1 静脈の約半数が門脈亜区域枝より中枢側の門脈枝に流入し，Type 2 静脈のほとんどすべてが S4a あるいは S5 に流入している。佐藤の結果との相違は，直接肝 sinusoid へ流入していると判定した静脈が存在することである（図 V-47 の sinusoid ②）。肝 sinusoid は門脈分岐最末梢部と考えられ，門脈最末梢部分に流入している静脈は画像上は直接肝 sinusoid へ流入していると判定されたと考えられる。

症例ごとで，各 type の静脈の肝内流入部位をまとめてみると，

① Type 1 = 種々の部位に流入（表 V-5）。右葉あるいは左葉といった，流入部位が広汎な症例が 53％。

② Type 2 = S4a，S5，あるいは S4a ＋ S5 へ流入している症例が大部分（表 V-6）。

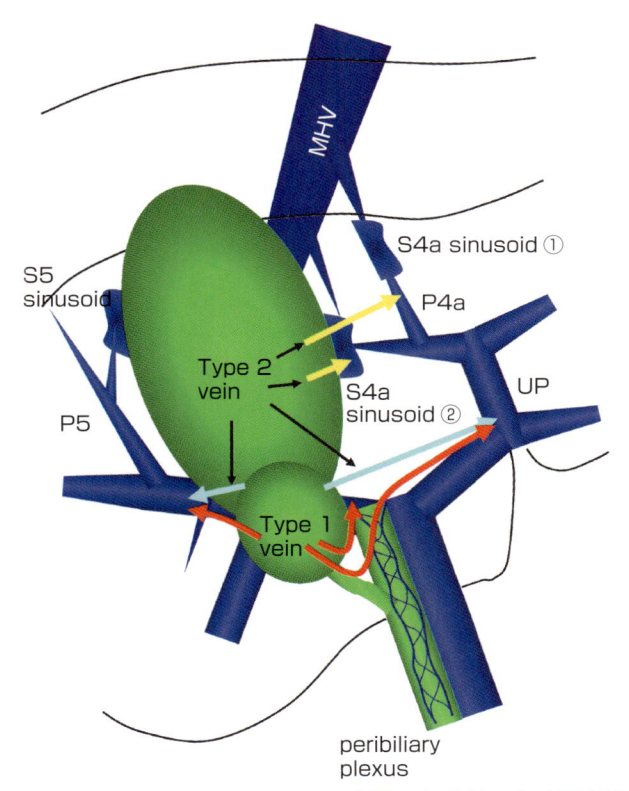

図 V-47　われわれの angio-CT を用いた検討による胆囊静脈の肝内走行経路

胆囊体部，底部では，肝床から S4a に流入した Type 2 胆囊静脈（黄矢印）は，P4a に流入して末梢で sinusoidal filling を形成（sinusoid ①），あるいは直接 sinusoid ②に流入，引き続いて中肝静脈に流入する。頸部では Type 2 胆囊静脈（水色矢印）は右前区域枝や門脈臍部などの本幹に近い領域に流入する。一方，Type 1 vein（赤矢印）はより中枢側の門脈枝を中心に，種々の部位に流入する。

表 V-3　Type 1 胆囊静脈の肝内流入血管

肝内流入血管		流入本数(本)
sinusoid	S1 sinusoid	1
	S4a sinusoid	1
門脈亜区域枝	P4a	7
	P5	2
	P1	1
門脈中枢側	前区域枝	4
	右門脈本幹	2
	門脈臍部	3

表 V-4　Type 2 胆囊静脈の肝内流入血管

肝内流入血管		流入本数(本)
sinusoid	S4a sinusoid	18
	S5 sinusoid	8
	S4a ＋ S5 sinuoid	1
門脈亜区域枝	P4a	6
	P5	13
	P6	1
門脈中枢側	前区域枝	2
	門脈臍部	2

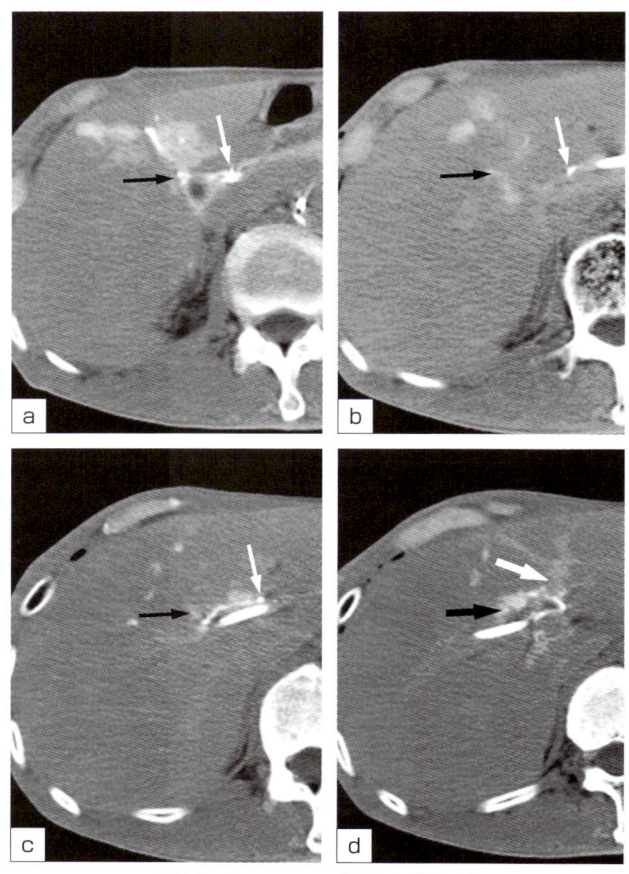

図V-48 Type 1 静脈の描出例

aに示す，胆嚢頸部より流出した2本の静脈のうち，白矢印で示す1本はb→cのごとくhilar plate内を走行し，門脈臍部(d，太白矢印)へ流出している。一方，黒矢印で示す静脈は上行してhilar plateのすぐ頭側に存在するS4a sinusoid(d，太黒矢印)に流入している。

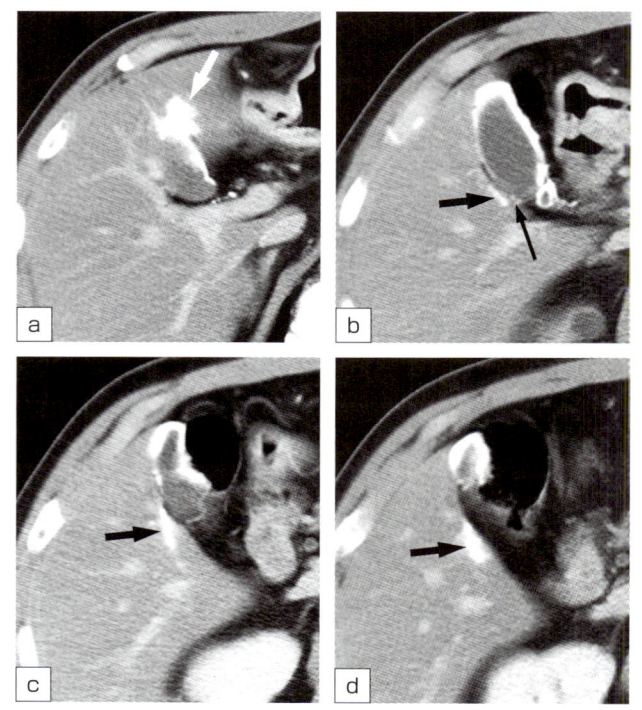

図V-49 体部より流出するType 2 静脈の描出例

胆嚢体部より流出した胆嚢静脈(b，黒細矢印)はすぐ脇を走行するP5(b→c，黒太矢印)に流入し，その末梢でsinusoid fillingを形成している。一方，胆嚢底部に接してS4aにsinusoid fillingが描出(a，白矢印)されている。胆嚢静脈は同定できないが，これも胆嚢よりの還流領域と考えられる。

Type 2のうち流入部位が広汎な症例は，胆嚢頸部からの静脈が亜区域枝より中枢側の門脈枝に流入していた症例。したがって，体底部に限ると，Type 2静脈のほぼすべてがS4a + S5に流入していた。

Yoshimitsuら[9]もわれわれと同様の方法で胆嚢静脈の肝内流入領域を検討し，大部分の症例でS4aおよびS5へ流入していたと述べている。

Kaiら[10]は胆嚢動脈の超選択的カテーテル挿入後にICG蛍光血管造影を用いて胆嚢静脈の肝内流入領域を同定している。これによると，胆嚢に近接したS4aまたはS5の肝実質に直接流入するタイプと胆嚢から離れた種々の肝内領域に流入するタイプの2種類があったと述べている。前者がType 2，後者がType 1に相当すると考えられる。

表V-5 症例ごとのType 1 静脈の肝内流入領域

流入領域	流入数(例)
右葉	1
左葉	3
右葉 + S4a	1
前区域	2
前区域 + S4a	2
S4a	4
S5	1
S4a + S5	1
S1	2

表V-6 症例ごとのType 2 静脈の肝内流入領域

流入領域	流入数(例)
左葉 + S5	2
前区域 + S4a	1
S4a	2
S5	4
S4a + S5	15
S4a + S5 + S6	1

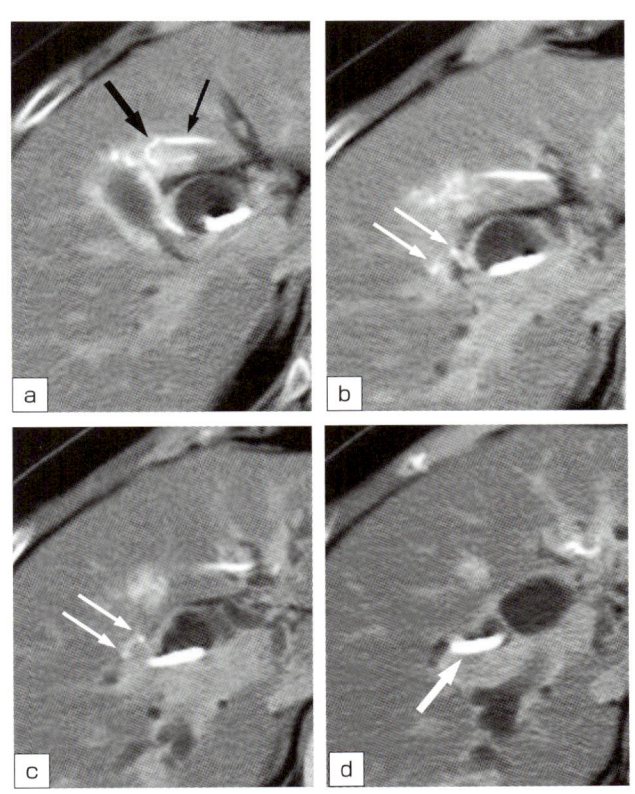

図V-50　底部および頸部肝床側より流出する Type 2 静脈の描出例

底部より流出した静脈(a，黒太矢印)は，P4a(黒細矢印)に流入している。一方，頸部より流出した静脈(b，白細矢印)は cystic plate 内を上行し(c)，門脈前区域枝に流入している(d)。

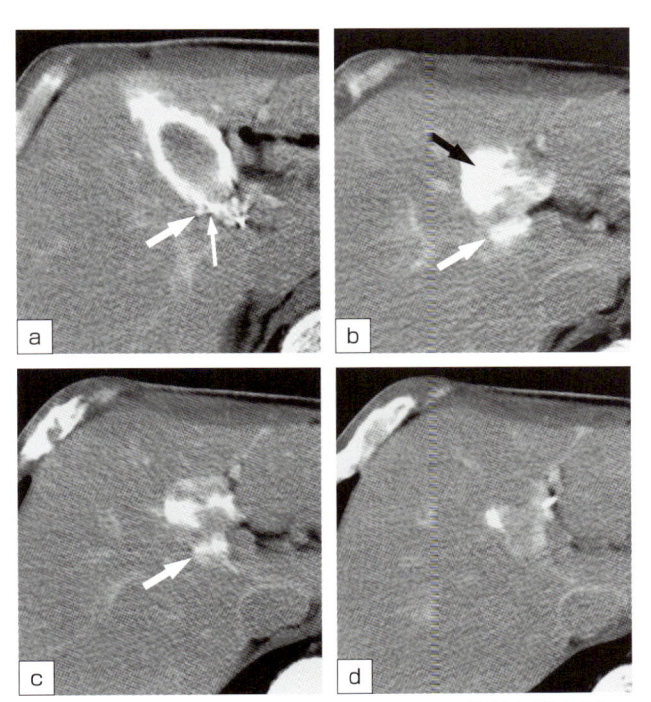

図V-51　胆嚢頸部より流出する Type 2 静脈の描出例

白細矢印で示す胆嚢静脈(a)は，胆嚢頸部より接近する hilar plate 内へ直接流出し，P5(a，白太矢印)へ流入している。また，体底部に接して sinusoidal filling が描出され，還流領域と考えられる(b, c, d)。

3) 肝内流入部位のまとめ

以上の解剖検体および生体内での検討結果，および胆嚢，肝門部 plate system(肝門板)と肝内門脈枝との解剖学的関係からみた胆嚢静脈の肝内流入経路を図示すると図V-52のごとくになる。

① Type 1

腹腔側の静脈は，胆嚢底部から体部，頸部へ向かう。そして Calot の三角部を通って傍胆管静脈に合流して，または単独で肝十二指腸間膜内を上行し，肝門部 plate system 内の右門脈，前区域枝，門脈臍部，あるいはさらに末梢の門脈枝に流入する。

② Type 2(頸部)

胆嚢頸部の肝床側に存在する静脈は，近接する plate system 内で門脈前区域枝に流入する，あるいは cystic plate を貫いて P5 に流入する。

③ Type 2(体底部)

胆嚢体底部の肝床側に存在する静脈は，cystic plate を貫いて近接する肝実質内(S4a, S5，一部では S6 も)に直接流入し，その領域を支配する門脈枝あるいはその最末梢の分枝である sinusoid に流入する。

C　胆嚢静脈と胆嚢癌肝内転移との関係

胆嚢静脈が胆嚢癌の肝転移経路であることについては，議論のあるところである。

Yoshimitsu ら[11]は胆嚢癌術前症例に angio-CT を用いた胆嚢静脈の肝内流入領域の検討を適用することで，静脈の肝内流入領域と肝転移再発部位との関係を検討している。それによると，特に同時性の肝転移および術後6か月以内の早期肝再発巣の存在部位は，angio-CT で同定された胆嚢静脈の肝内流入領域とよく相関しており，潜在的な肝転移部位の有用な指標であったと述べている。また萱原ら[12]は，胆嚢静脈の肝内流入領域(S4a)への限局性肝転移が画像的にとらえられた症例を報告している。

これらのことは，胆嚢静脈が肝転移の重要な経路であることを示唆しており，胆嚢静脈の肝内流入領域を考慮に入れた肝切除術式を選択することにより術後肝転移再発を予防することが期待される。

その一方で，肝転移の最も重要な経路が胆嚢近傍の肝

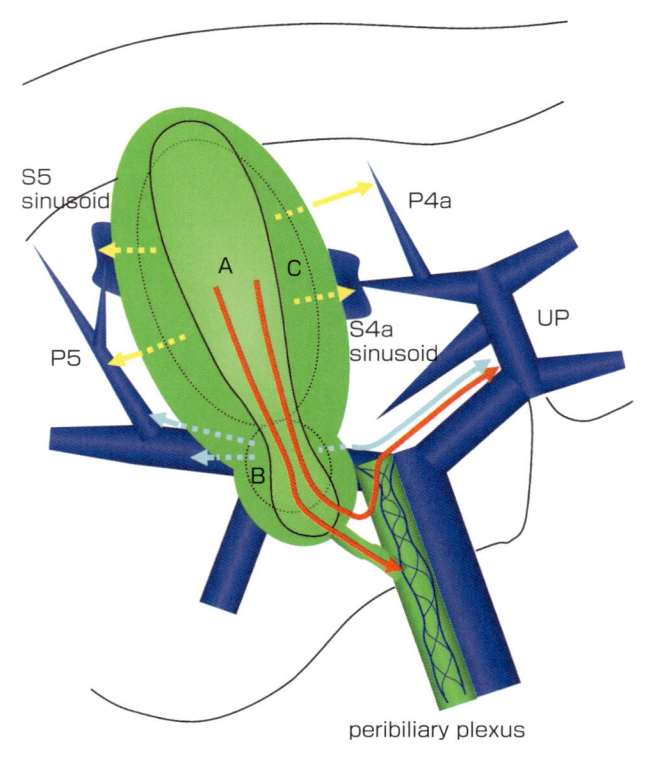

図V-52 胆嚢静脈の肝内流入経路の模式図

赤矢印：胆嚢遊離腹腔側よりCalotの三角を通り，peribiliary plexusに合流して，あるいは単独で肝門部から肝内に入り，門脈へ流入する経路。
水色矢印：胆嚢頸部肝床側よりcystic plateを貫いて，あるいはhilar plate内で肝内門脈枝に流入する経路。
黄矢印：胆嚢体底部よりcysitc plateを貫いて近接する肝内の門脈亜区域枝に流入する経路。

内門脈枝への直接浸潤であるとし，肝転移発生経路としての胆嚢静脈に否定的な意見もあり[13]，また，多施設へのアンケート集計によりS4a＋S5切除例と肝床部切除例を比較したところ，予後に差がなかったといった，胆嚢静脈の主な肝内流入領域であるS4a＋S5を切除することの意義を否定する報告もある[14]。

これまで述べてきた胆嚢静脈の肝内流入領域からみても，肝S4a＋S5切除による肝転移再発の予防が期待できるのは，胆嚢底部，体部の肝床側に腫瘍が限局する例と考えられる。その他の部位に腫瘍が存在する場合，胆嚢静脈を介しての肝転移はより広汎に起こりうる。さらに，体底部の肝床側に腫瘍が存在した場合でも，癌浸潤により静脈が閉塞した場合，頸部，あるいは遊離腹腔側の静脈を通って肝内へ流入すると考えられ，肝転移発生の危険部位はより複雑かつ広汎になる。潜在的肝転移の危険性の除去のためのみに胆嚢静脈肝内流入領域から肝切除範囲を設定すると，腫瘍の進行度に対して肝切除範囲が非常に大きくなる例もあり，その意義は慎重に検討

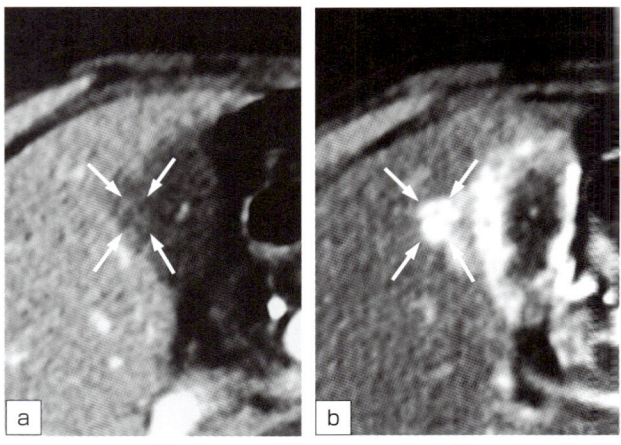

図V-53 pseudolesionの1例
CTAP（a）で胆嚢に近接して肝床部S5に認められる矢印で囲まれたperfusion defectは，胆嚢動脈造影CT（b）でみると造影されている。すなわち，同部位は胆嚢静脈の肝内流入領域である。

すべきと思われる。

d 胆嚢静脈と肝内 pseudolesion

CTAPでfilling defectとして同定され腫瘍の存在が疑われるものの，実際には腫瘍が存在しない領域が，特に肝床部を中心として認められることは以前より知られており，pseudolesionとして報告されている[15]。図V-53はその1例である。この領域は，胆嚢よりの流入血により形成されることが以前より推測されてきた。このことは，胆嚢動脈造影下CTとCTAPを比較することで明らかとなる。

これを利用し，Suzukiら[16]は，pseudolesionを胆嚢静脈の直接還流する領域と考え，CTAPの画像を検討している。filling defectは，大きく①胆嚢床周囲，②肝門部，③肝鎌状靱帯周囲，④S2背側部，⑤肝被膜直下，の5つの領域に分けられ（図V-54），それらのうち，胆嚢静脈に関連のあったものは①，②の2つである。pseudolesionの存在領域はS4aおよびS5で96.7%を占め，S6および中肝静脈の症例が少数認められたと述べている。

胆嚢床や門脈臍部周囲にCTAPでfilling defectが認められた場合は，このpseudolesionの存在を念頭に置き，他のmodalityを併用して病変の有無を慎重に検討する必要がある。

おわりに

以上，胆嚢静脈の肝内流入領域，およびその臨床的意義について述べた。胆嚢癌の肝内転移経路として，胆嚢

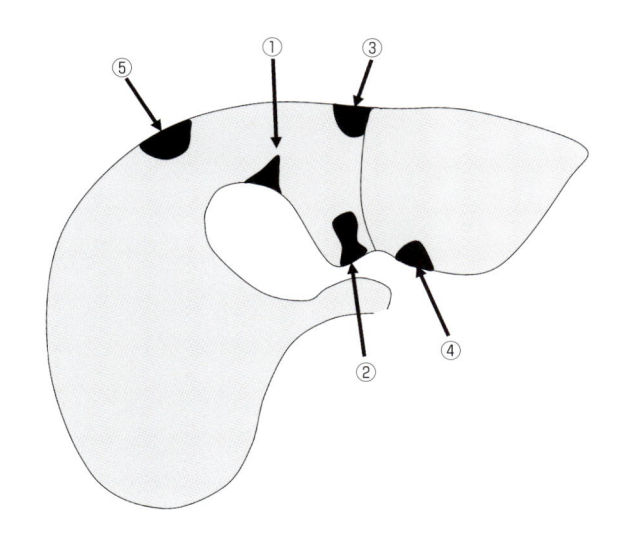

図V-54 pseudolesion の存在部位（文献13より改変）
存在部位は，大きく①胆嚢床周囲，②肝門部，③肝鎌状靭帯周囲，④S2背側部，⑤肝被膜直下，の5つの領域に分けられ，それらのうち，胆嚢静脈に関連のあるものは①②の2つである。

静脈は重要な経路の1つである。今後，胆嚢癌の術式決定に際し，胆嚢静脈の肝内流入領域を理解しておくことは，術後肝再発の危険性を減少させ，予後の改善を図るために重要と考えられる。

参考文献

1) 山内英生，宮川菊雄，佐藤寿雄：胆嚢静脈の走行―胆嚢癌の進展経路としての意義について．胆と膵 5：341-347, 1984
2) Kreider PG : The anatomy of the veins of the gallbladder. Surg Gynecol Obstet 57 : 475-482, 1933
3) Karlmark E : Die Localisationsten denz bei Venen in die Lever. Acta Path et microbiol Scandinav Suppl 13 : 100-119, 1932
4) Sappey M : Traite 'D' Anatomic Descriptive. pp 358-359, 1879
5) 佐藤智丈：ヒト肝鋳型標本よりみた胆嚢静脈の解剖学的研究．胆道 3：227-233, 1989
6) 杉田光隆，竜 崇正，佐竹光男，ほか：Angio-CTを用いた胆嚢静脈の肝内流入領域に関する検討．胆道 11：341-348, 1997
7) Sugita M, Ryu M, Satake M, et al : Intrahepatic inflow areas of the drainage vein of the gallbladder : Analysis by angio-CT. Surgery 128 : 417-421, 2000
8) 杉田光隆，遠藤 格，増成秀樹，ほか：胆嚢静脈の還流領域．胆と膵 24：105-110, 2003
9) Yoshimitsu K, Honda H, Kaneko K, et al : Anatomy and clinical importance of cholecystic venous drainage : helical CT observation of contrast medium into the cholecystic artery. Am J Radiol 169 : 505-510, 1997
10) Kai K, Satoh S, Watanabe T, et al : Evaluation of cholecystic venous flow using indocyanine green fluorescence angiography. J Hepatobiliary Pancreat Sci 17 : 147-151, 2010
11) Yoshimitu K, Honda H, Kuroiwa K, et al : Liver metastasis from gallbladder carcinoma : anatomic correlation with cholecystic venous drainage demonstrated by helical computed tomography during injection of contrast medium in the cholecystic artery. Cancer 92 : 340-348, 2001
12) 萱原隆久，菊山正隆，北中秀法，ほか：胆嚢動脈造影下CTで胆嚢静脈灌流域の限局性肝転移が原因と考えられた胆嚢癌の1例．日消誌 96：680-684, 1999
13) Ohtsuka M, Miyazaki M, Itoh H, et al : Route of Hepatic Metastasis of Gallbladder Carcinoma. Am J Clin Pathol 109 : 62-68, 1988.
14) Araida T, Higuchi R, Hamano M, et al : Hepatic resection in 485 R0 pT2 and pT3 cases of advanced carcinoma of the gallbladder : results of a Japanese Society of Biliary Surgery survey - a multicenter study. J Hepatobiliary Pancreat Surg 16 : 204-215, 2009
15) Matsui O, Takashima S, Kadoya M, et al : Pseudolesion in the segment IV of the liver at CT during arterial portography : correlation with aberrant gastric venous drainage. Radiology 193 : 31-35, 1994
16) Suzuki M, Yamamoto K, Unno M, et al : Detection of perfusion area of the gallbladder vein on computed tomography during arterial portography (CTAP) - the background for dual S4a. S5 hepatic subsegmentectomy in advanced gallbladder carcinoma. Hepatogastroenterol 47 : 631-635, 2000

8 肝動脈―CTAPとCTAによるFusion画像に基づく肝内動脈枝の解剖

肝動脈と腹腔動脈・上腸間膜動脈との関係については Michels[1]や足立[2]によって分類がなされている。本項では肝門部から肝内にかけての肝動脈の変異について門脈枝との関係について概説する。さて肝内では肝動脈と門脈が伴走していると考えがちであるが，Healey[3]らは右葉前区域動脈枝が後区域枝から分岐したり，後区域動脈枝が前区域枝から分岐したりする例があると記載している。しかしながら具体的にはどのようなものであろうか？ これを理解するには右葉前区域と後区域の定義をまずしなければならない。そこで本項では門脈右前区域・後区域枝が分布する領域をそれぞれ右前区域・後区域と定義したうえで肝動脈の変異について考察する。また各症例の画像の多くはCT during arterial portography（CTAP）とCT arteriography（CTA）から得られた門脈・肝動脈の画像をワークステーション上でfusionしたものである。

a 右葉門脈枝と動脈の関係
（図V-55, 56）

右葉門脈枝が前区域枝と後区域枝に分かれる際にできるスペースで肝動脈が走行する場所は次の3つである。すなわち前区域門脈の上方（S），前後区域門脈枝の間（M），後区域門脈枝の下方（I）の3スペースであるが，通常2者が主となる。また便宜上前区域動脈枝を（A）として，後区域動脈枝は（P）とする。

V．肝臓の血管

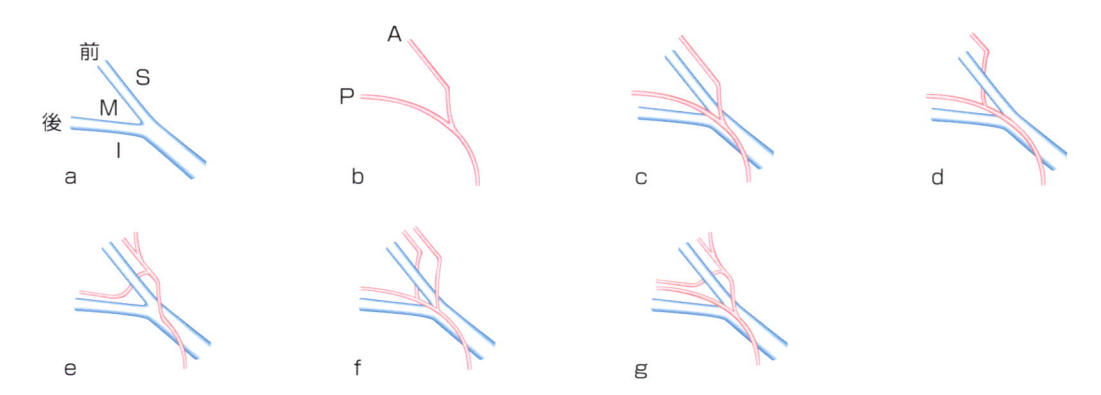

図 V-55　右肝動脈と右門脈枝との位置関係の模式図

a：右肝動脈前後区域枝が通過するスペースとして，前区域門脈枝の上(S)・前後門脈枝の間(M)・後区域枝の下(I)の3つがある。
b：右肝動脈は前区域動脈枝(A)と後区域動脈枝(P)と表記する。
c：通常型。前区域動脈枝は前区域門脈枝の上を通り，後区域動脈枝は前後門脈枝の間を走行する。
d：置換前区域枝型。本来みられる前区域門脈枝の上には前区域動脈枝はみられない。前区域動脈枝は後区域動脈枝と共通幹をなして前後門脈枝の間を走行した後で上行し，前区域門脈枝に沿って走行する。
e：置換後区域枝型。本来みられる前後門脈枝の間には後区域動脈枝はみられない。後区域動脈枝は前区域動脈枝と共通幹をなして前区域門脈枝の上を走行した後で下行して，後区域門脈枝に沿って走行する。
f：副前区域枝型。本来みられる前区域動脈枝の他に，後区域動脈枝と共通幹をなして前後門脈枝の間を走行した後で上行する前区域動脈枝がみられる。多くは前者が前区域腹側門脈枝に後者が前区域背側門脈枝に沿って分布するが，必ずしも一致はしない。
g：副後区域枝型。本来みられる後区域動脈枝の他に，前区域動脈枝と共通幹をなして前区域門脈枝の上を走行した後で下行する後区域動脈枝がみられる。

1）通常型：標準的な肝動脈と門脈の関係（図V-55c, 56a）

約半数にみられる肝動脈と門脈の関係は図V-55c に示すごとく，前区域肝動脈(A)は門脈前区域の上方(S)を走行し，後区域肝動脈枝(P)は前後区域門脈枝の間(M)を走行する。ところで前区域動脈枝は門脈前区域枝の左側面に通常位置し，後区域動脈枝は門脈後区域枝の頭側面に分布している。

2）変異型

通常みられる血管のすべてが別な血管から分岐している場合を Replaced（置換）と表記し，一部の血管のみが別な血管から分岐している場合を Accessory（副）と表記する。

❶ Replaced type
（1）置換前区域枝型（図V-55d, 56b）

前区域動脈枝(A)が後区域動脈枝(P)と共通幹をなして前後区域門脈枝の間(M)を走行する。したがって本来前区域動脈枝が走行する門脈前区域枝の上方(S)には肝動脈はみられない。後区域動脈枝から分岐した前区域動脈枝が前区域門脈枝の背側から回り込むようにして前区域門脈枝の左側面に転回したのち伴走する。しかし前区域腹側・背側門脈枝の間を乗り越えるタイプもある。約7％。

（2）置換後区域枝型（図V-55e, 56c）

後区域動脈枝(P)が前区域動脈枝(A)と共通幹をなして門脈前区域の上方(S)を走行する。こちらの場合も，本来後区域動脈枝が走行する前後区域門脈枝の間(M)には肝動脈はみられない。前区域動脈枝から分岐した後区域動脈枝は門脈前区域の背側を回りこんで下方に向かい門脈後区域に伴走する。約10％。

❷ Accessory type
（1）副前区域枝型（図V-55f, 56d）

本来の走行をする前区域肝動脈枝の他に，後区域動脈枝と共通幹をなして門脈前区域枝の背側から回り込む前区域枝が存在する。多くの場合前者は門脈前区域腹側亜区域枝に伴行し，後者は背側亜区域枝に伴行する。約15％。

（2）副後区域枝型（図V-55g, 56e）

本来の走行をする後区域肝動脈枝の他に，前区域動脈枝と共通幹をなして門脈前区域枝の背側から回り込む後区域枝が存在する。前者は門脈後区域枝の末梢側に，後者は中枢側の枝に伴行する。約7％。

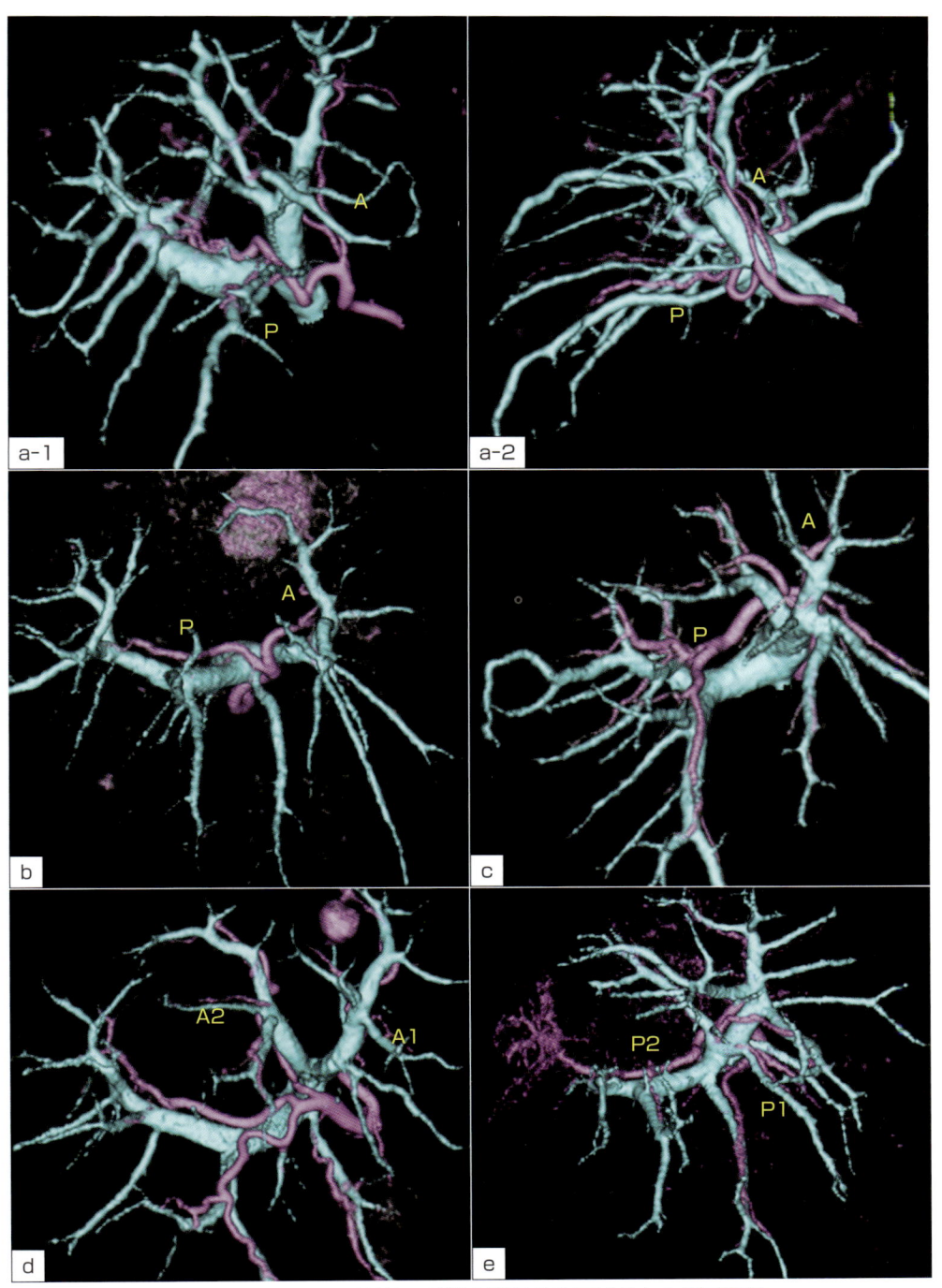

図V-56　右肝動脈前後区域枝と門脈前後区域枝との相互関係

a：通常型。右側面像(a-1)と正面像(a-2)を示す。前区域動脈枝(A)は前区域門脈枝の上を通り，後区域動脈枝(P)は前後門脈枝の間を走行する。

b：置換前区域枝型。前区域動脈枝(A)が後区域動脈枝(P)とともに前後門脈枝の間を走行している。

c：置換後区域枝型。後区域動脈枝(P)が前区域動脈枝(A)とともに前区域門脈枝の上を走行している。

d：副前区域枝型。本来の前区域枝(A1)を分岐後に前後区域門脈の間を走行した肝動脈は後区域枝と副前区域枝(A2)に分岐している。A1は門脈前区域腹側枝に伴行し，A2は背側枝に伴行することに注意。

e：副後区域枝型。上後区域動脈枝すなわち副後区域枝(P2)は前区域動脈枝と共通幹をなしていることがわかる。下後区域動脈枝(P1)は前区域動脈枝が分岐する前に分岐している。

b 右葉前区域における門脈と動脈
(図V-57, 58)

　従来肝動脈または胆管から分類したHealey[3]らの報告や，Couinaud[4]が提示してきた門脈の分類では，右葉前区域は上下の2亜区域に分類されている．しかしこれらの分類では上下の境界の定義が明らかには示されていない．一方では，Hjortsjo[5]は前区域を背側・腹側に分類し，またKogure[6]，Cho[7]らも同じように分類している．実際に，門脈前区域枝は前後すなわち腹側・背側に分かれ，その末梢で上下に分岐するのが大半である．ところが通常の動脈造影では，背側・腹側枝は前後の重なりのために識別されず，上下の枝は容易に分離可能であるためにあたかも上下2亜区域があるようにみえる．このためにS8・S5という区域分類に何ら疑問が浮かばなかった．しかし本項で示すように門脈・肝動脈を3次元で観察すると，前区域脈管は最初に背腹に分岐することに気づく．そこでCTから再構成した立体画像を観察して，形態的に簡単に下記のごとく門脈を分類したうえで動脈も同じように分類する．

1) 腹・背側幹型 (DV type) (図V-57a, 58a)
　前区域枝が背・腹側幹に2分岐するタイプで，それぞれ分岐した後で下枝がみられることもある．

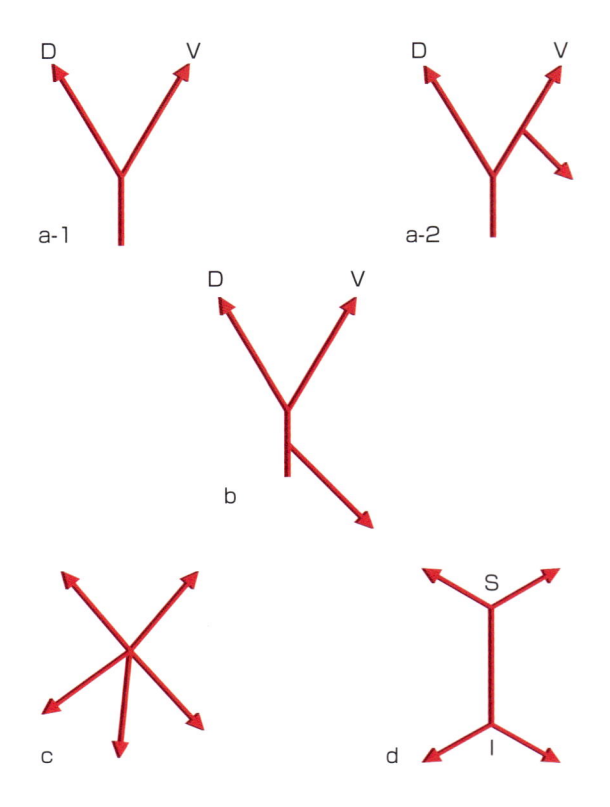

2) 腹・背側幹＋下枝型 (DV＋I type) (図V-57b, 58b)
　前区域枝が上記の背・腹側幹と別にさらに下枝が前区域の本幹から分岐しているタイプ．

3) 多分岐型 (Multiple type) (図V-57c, 58c)
　前区域枝から分岐する枝が多数あり，背腹・上下とも明らかには分類できない．

4) 上下2分岐型 (SI type) (図V-57d, 58d)
　2)との異同が問題になるが，ここでは上下2分枝の太さがほぼ同じであるものとする．実際には上下に分かれた後に背側・腹側に分岐するタイプが多い．

　必ずしも門脈の分岐形式が動脈と一致することはなく，門脈多分岐でも動脈からみると背側・腹側に分かれる場合が多くみられる．ところで多分岐型や上下2分岐型，また腹・背側幹＋下枝型の下枝は背側・腹側に分類できないのであろうか？　ここで導出静脈が何か(中肝静脈か右肝静脈か)ということを考慮に入れて，中肝静脈ならば「腹側亜区域」，右肝静脈ならば「背側亜区域」であると定義をすれば，これらの分岐形式でも背側・腹側亜区域というものを決定できる．これに基づいて肝動脈も定義すればよい．

図V-57　肝右葉前区域動脈枝分類の模式図
a：DV型．前区域動脈枝が腹側幹(V)と背側幹(D)に分岐するタイプ(a-1)．どちらからも尾側に向かう枝が少なからずみられるが，特にどちらかの下枝が明らかに優位な場合もある(a-2)．
b：DV＋I型．前区域動脈枝が腹側幹(V)と背側幹(D)に分岐するのに加えて，前区域動脈本幹から尾側に向かう枝がみられるタイプ．
c：Multiple型．腹側背側とも上下とも分類できない．
d：SI型．上下幹に分岐するタイプ．

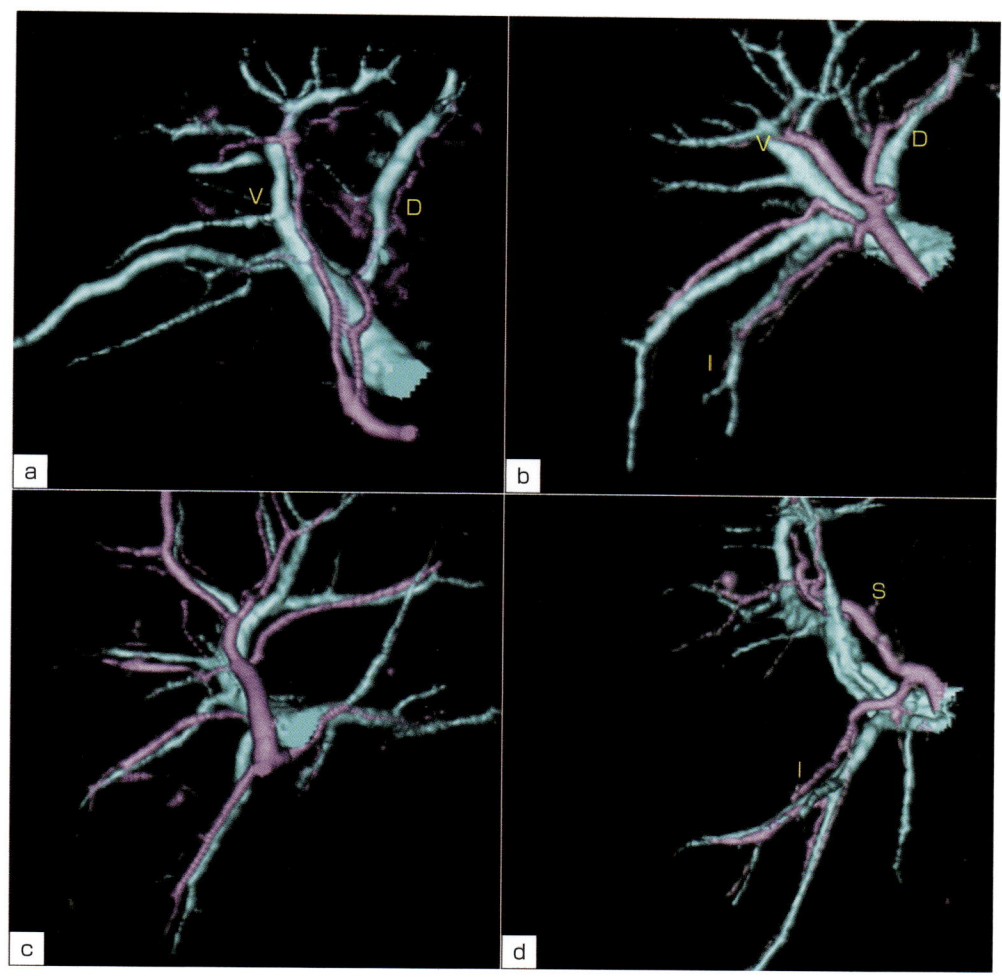

図V-58　肝右葉前区域動脈枝の分類

a：DV型。前区域動脈枝が腹側幹(V)と背側幹(D)に分岐する。
b：DV＋I型。前区域動脈枝が腹側幹(V)と背側幹(D)に分岐するのに加えて、前区域動脈本幹から腹側尾側に向かう枝(I)がみられる。一方、門脈は前区域腹側枝から下枝が分岐している。このように門脈と動脈の分岐は必ずしも一致はしない。
c：Multiple型。動脈・門脈ともに腹側背側とも上下とも分類できない。
d：SI型。動脈・門脈ともに上下幹に分岐する。

c 右葉後区域における門脈と動脈
（図V-59）

門脈分岐と動脈による分類：ここでは形態的に門脈が2分岐するか否かと、動脈分岐との組み合わせで分類する。

1) 門脈後区域枝2分岐・動脈2分岐型（図V-59a）
後区域の門脈も動脈もほぼ同じ太さの2本の枝に近位部で分岐している。約30％程度にみられ、両者ともにCouinaudのS6とS7に2分できる。

2) 門脈後区域枝多分岐・動脈2分岐型（図V-59b）
門脈後区域枝の主幹が弓なりに背側上方に向かいながら枝を分岐するのに対して、後区域動脈は近位部でほぼ同じ太さ2本の動脈に分岐する。約10％前後にみられる。

3) 門脈後区域枝多分岐・動脈多分岐型（図V-59c）
後区域動脈も門脈も弓なりに背側上方に向かいながら枝を分岐する。約60％程度にみられる。

d 左葉における門脈と動脈
（図V-60, 61）

一般的には中肝動脈は肝左葉内側区域の栄養血管であるのに対して、左肝動脈は肝左葉外側区域の栄養血管として用いる場合や左葉全体の栄養血管という意味で用いられることもあり、やや曖昧な使い方になっている。そこで本項では門脈左枝との位置関係から下記のごとく中

V. 肝臓の血管

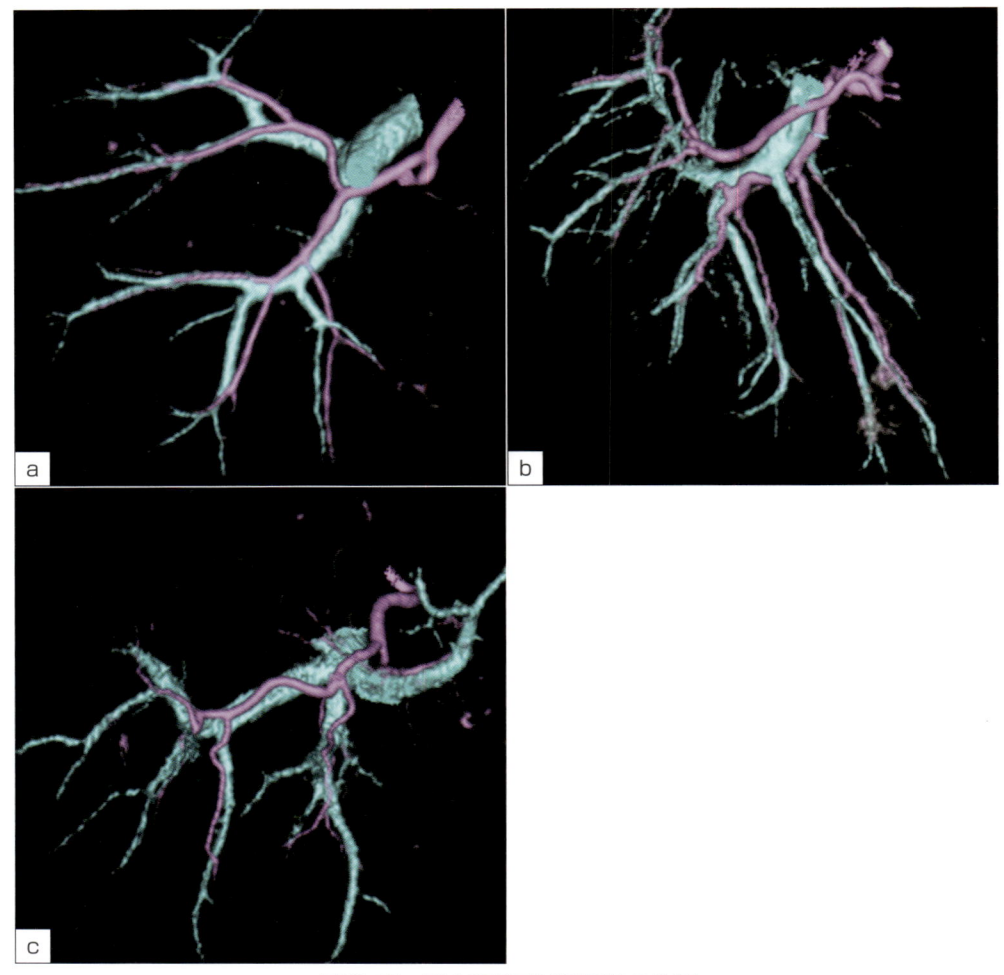

図V-59 肝右葉後区域動脈枝の分類
a：門脈・動脈ともに後区域枝が2分するタイプ。いわゆるS6とS7に分離可能なタイプ。
b：門脈は後区域本幹から枝を出しながら背上方へ向かうのに対して，後区域動脈は近位部で2分岐する。
c：動脈も門脈も後区域本幹から枝を出しながら末梢に向かう。

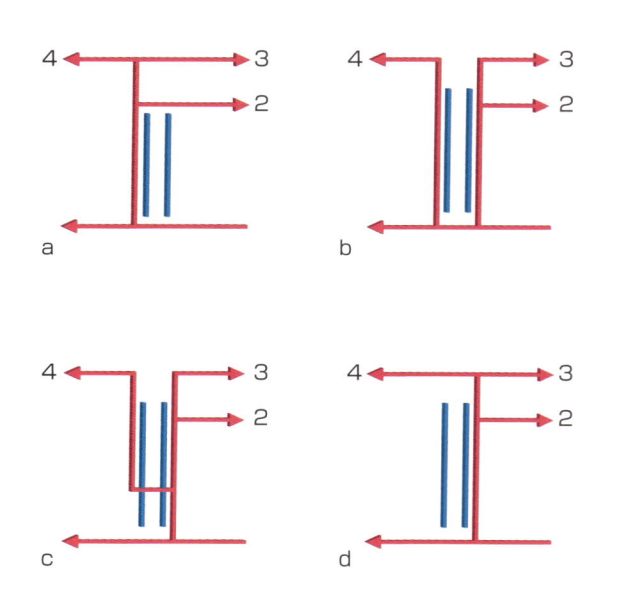

図V-60 左(中)肝動脈と左門脈枝本幹との位置関係の模式図
a：中肝動脈単独分岐型。門脈左枝本幹右側に位置する1本の動脈から左葉内側・外側区域が栄養される。
b：中・左肝動脈独立分岐型。門脈左枝本幹右側の動脈(中肝動脈)と左側の動脈(左肝動脈)の2本が存在し，それぞれ主として内側区域と外側区域を栄養する。
c：中・左肝動脈共通幹型。左肝動脈から中肝動脈が途中で分岐し，通常門脈左枝の腹側を横切って左葉内側区域に達する。
d：左肝動脈単独分岐型。門脈左枝本幹左側の1本の動脈から左葉内側・外側区域が栄養される。

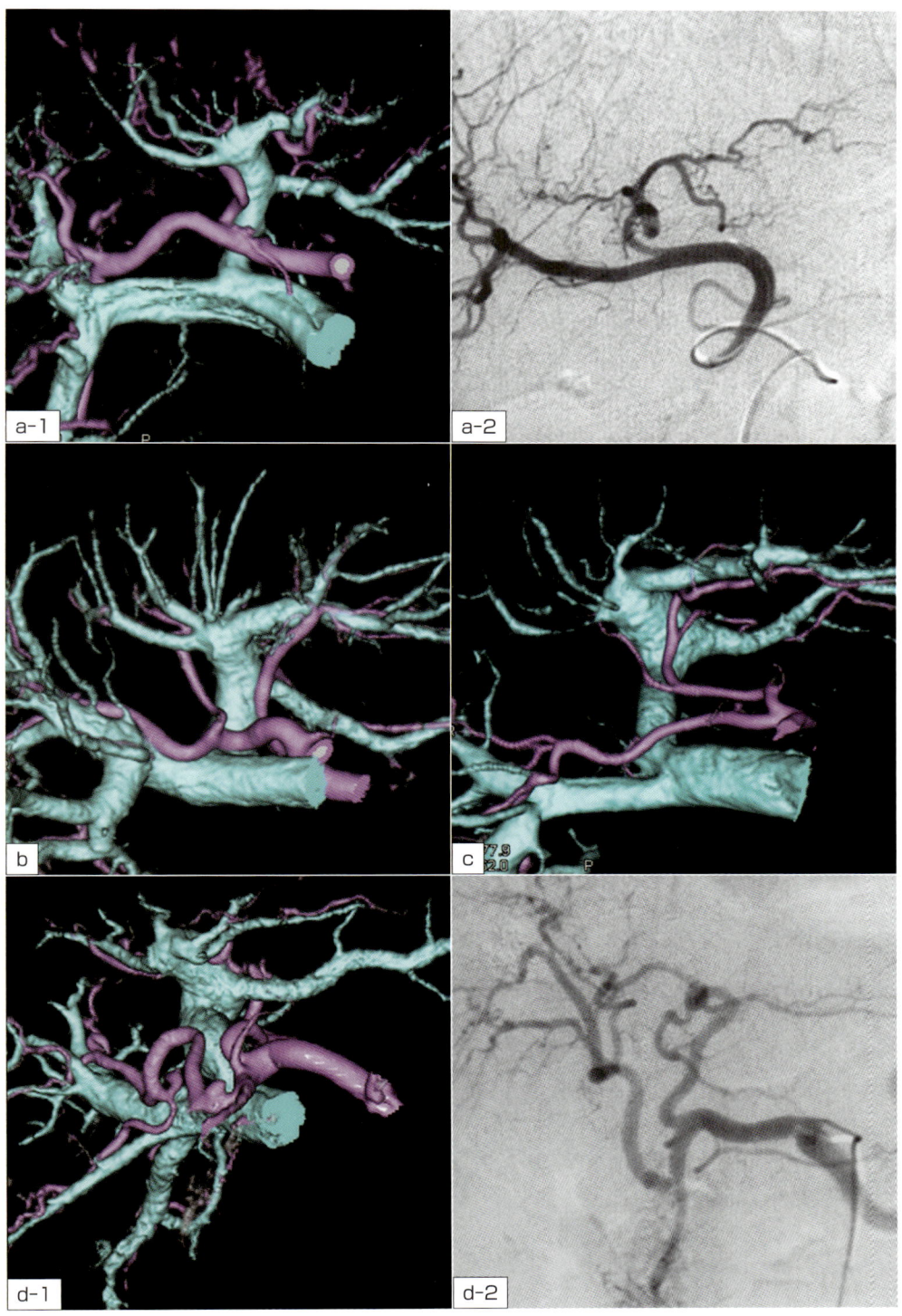

図Ⅴ-61 左(中)肝動脈と左門脈枝本幹との相互関係

a：動脈・門脈 Fusion 画像下面像(a-1)と血管造影正面像(a-2)を示す。
b：動脈・門脈 Fusion 画像下面像を示す。中肝動脈と左肝動脈は別々に分岐している。
c：動脈・門脈 Fusion 画像下面像を示す。内側区域を栄養する中肝動脈は門脈左枝本幹の腹側を横切って内側へ向かう。
d：動脈・門脈 Fusion 画像下面像(d-1)と血管造影正面像(d-2)を示す。

肝動脈と左肝動脈を定義する。つまり，門脈左枝に対して右側にある血管を中肝動脈，左側にある血管を左肝動脈とする。

1）中肝動脈単独分岐型(図V-60a, 61a)：1〜2%程度
中肝動脈のみが門脈左枝の右側に存在し，そのまま上行して左葉内側・外側区域枝に分岐。

2）中・左肝動脈独立分岐型(図V-60b, 61b)：約40%
中肝動脈が門脈左枝の右側，左肝動脈が門脈左枝の左側を別々に走行する。中肝動脈はS4，左肝動脈はS2＋3を還流するものが多いが，左肝動脈がS4の一部も栄養する場合もある。

3）中・左肝動脈共通幹型(図V-60c, 61c)：約30%
左肝動脈のみが門脈左枝の左側に存在し途中で門脈左枝の腹側面を走行するA4を分岐。中肝動脈はS4，左肝動脈はS2＋3を還流するものが多いが，左肝動脈がS4の一部も栄養する場合や中肝動脈がS3も栄養する場合もある。

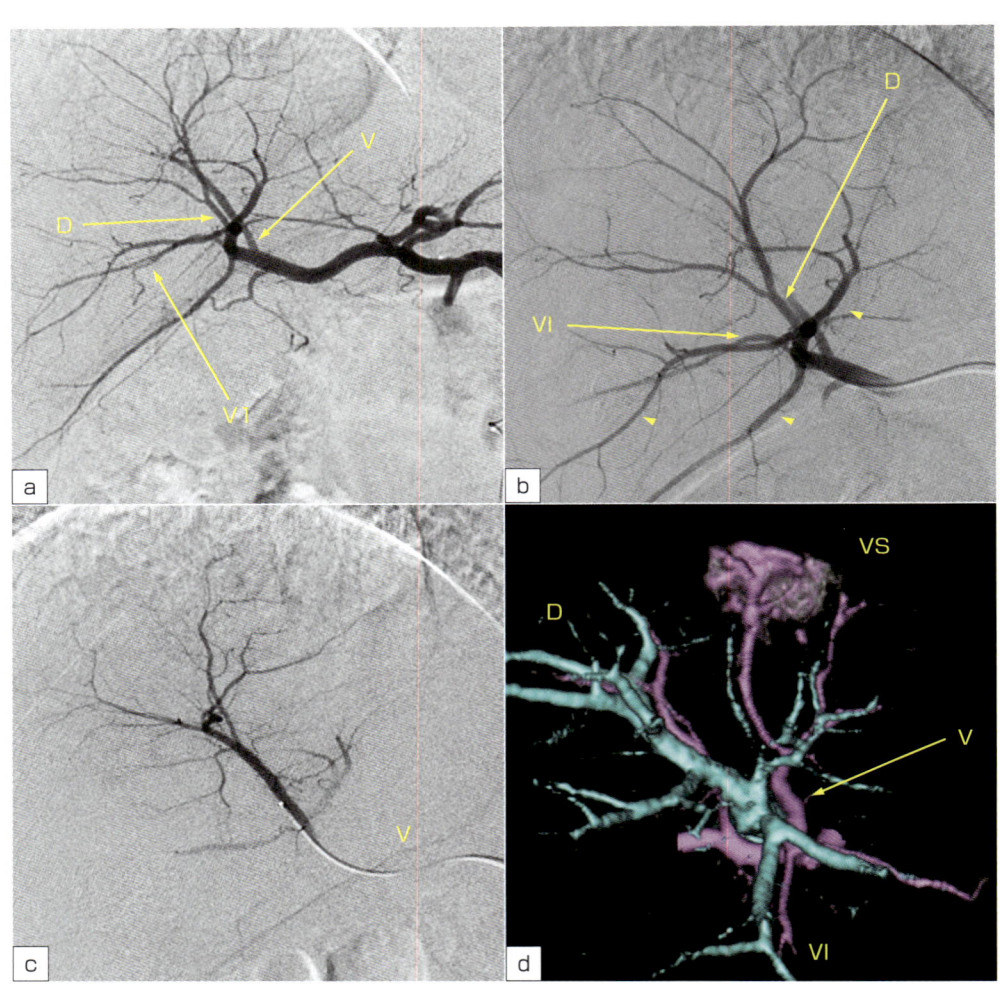

図V-62　肝細胞癌が前区域腹側上枝から栄養されている症例（副前区域枝型）

a：固有肝動脈造影：腹腔動脈が狭窄しているので上腸間膜動脈から膵頭部アーケード経由でカテーテルを進めている。正面像では前区域背側枝(D)と腹側枝(V)の前後関係はわからない。Vを前区域枝として，Dを後区域枝として誤認する可能性がある。

b：前区域背側枝選択造影。造影剤が後区域枝(矢頭)にも流れているのがわかる。また腹側枝を分岐後に単独で分岐している腹側下枝(VI)も一部みえる。

c：前区域腹側枝選択造影。背側・腹側どちらの血管も肝右葉の上半分に血管が分布している。斜位撮影で前後関係を明らかにすることも可能だが，実際には下記のごとく右側面像でも撮影しないとわかりにくい。

d：CTA・CTAPのFusion画像（右側面像）。前区域背側枝(D)は後区域と共通幹をなしていることがわかる。腫瘍が前区域腹側上枝(VS)から栄養されている。

8. 肝動脈—CTAP と CTA による Fusion 画像に基づく肝内動脈枝の解剖

4）左肝動脈単独分岐型（図V-60d, 61d）：約20％

左肝動脈のみが門脈左枝の左側に存在し，そのまま上行して左葉内側・外側区域枝に分岐。

e 右葉前区域動脈解剖と血管造影像・肝動脈塞栓術

1）前区域動脈血管造影像（図V-62）

通常血管造影は正面像で撮影するので前区域腹側・背側枝は重なり合った状態で描出されている。本例のようにCTAが撮影されていればワークステーション上で3次元画像を自由に回転させて血管の位置関係がわかる。さらにCTAPも撮影されていれば門脈と関係がわかり動脈の区域診断が完全に可能となる。昨今，血管造影時にフラットパネルによる3次元血管撮影が容易になり，その場ですぐに3次元画像を作成することが可能になったが，門脈解剖を考慮しないと区域診断は正確にはできない。いずれの方法にせよ背側・腹側枝は右側面像で一番はっきりと分離できる。

2）前腹側亜区域動脈塞栓術（図V-63）

正面像からは前区域腹側枝と背側枝を区別することは

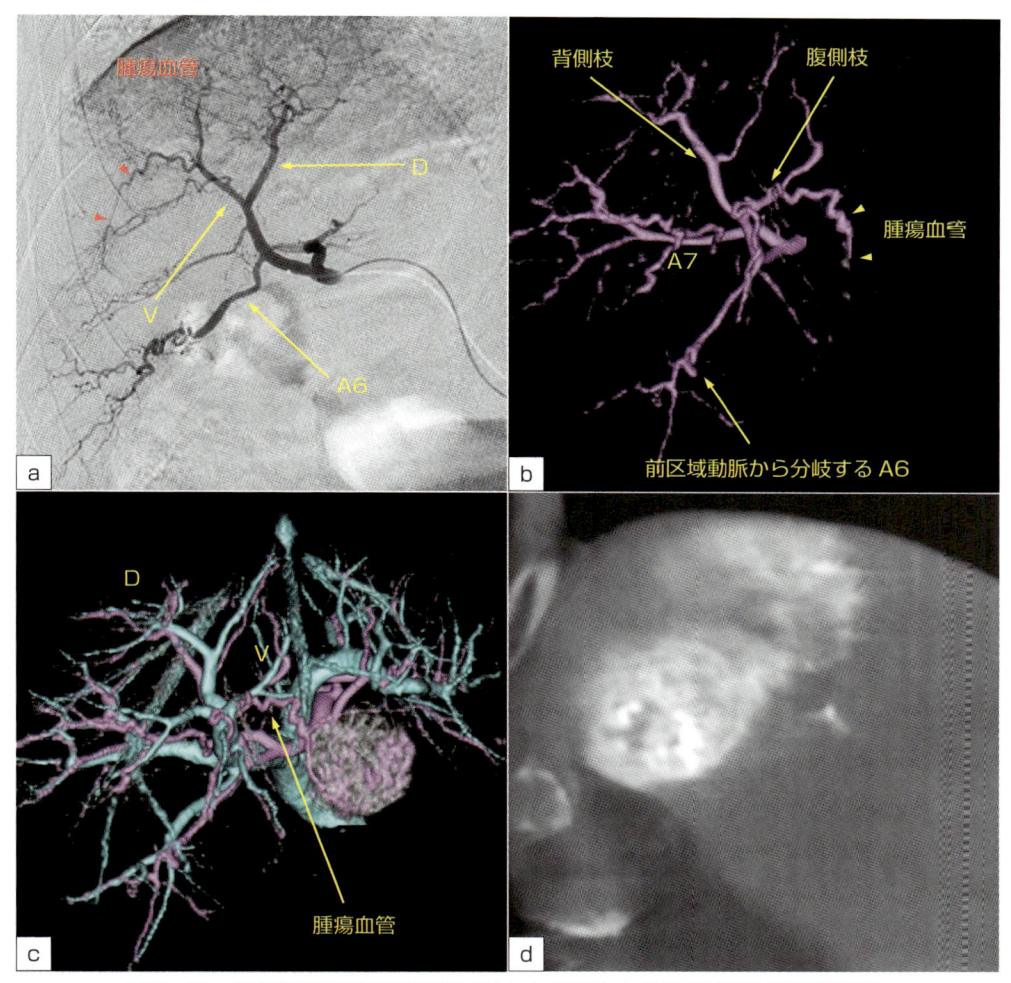

図V-63　肝細胞癌が前区域腹側下枝から栄養される症例（副後区域型亜型）

a：右肝動脈造影正面像。本症例では前区域腹側枝と背側枝の存在が正面像でもわかるが，腹側・背側の区別がつくわけではない。このような概念がなければ本症例の後下亜区域動脈枝（A6）はいわゆるA5に，上記の背側・腹側枝の共通幹をA8と解釈してしまう。

b：CTA-3D画像右側面像。右肝動脈から（門脈前区域枝の上方を走行）後上亜区域枝を分枝した後，前区域枝と後下亜区域枝に分かれている。前区域動脈は腹側・背側枝の2本に分かれた後，腹側枝から腫瘍血管（腹側下枝）が蛇行しながら下方に向かっている。

c：CTA・CTAPのFusion画像右側面像。腫瘍血管が前区域腹側枝から認められ，かつこの領域の還流静脈が中肝静脈であることがわかる。

d：動注化学塞栓療法直後のフラットパネルCT（矢状断像）。塞栓療法に用いたリピオドールが腫瘍内とともに腹側亜区域に分布しているのが認められる。

困難である。3次元画像をみると門脈前区域に分布する血管は、われわれの分類表記法でいうと副前区域枝分岐型となる。可能な限りカテーテルを栄養血管に近づけたところで（本例の場合は前区域腹側下枝）動注化学塞栓療法を行えば効率の良い効果が得られる。

3）前背側亜区域動脈塞栓術（図V-64）

経静脈性造影CTの動脈ならびに門脈優位相の画像から3次元画像を作成し動注化学塞栓療法を行った。あらかじめ腫瘍血管を同定しそれに基づいてカテーテルをすすめることによって、効率の良い検査を行うことが可能になる。

参考文献

1) Michels NA : Blood supply and anatomy of the upper abdominal organs with a descriptive atlas. JB Lippincott, Philadelphia, 1955
2) Adachi B : Das Arteriensystem der Japaner. Band II. Kyoto Maruzen, 1928
3) Healey JE Jr, Schroy PC, Sorensen RJ, et al : The intrahepatic distribution of the hepatic artery in man. J Int Coll Surg 20 : 133-148, 1953

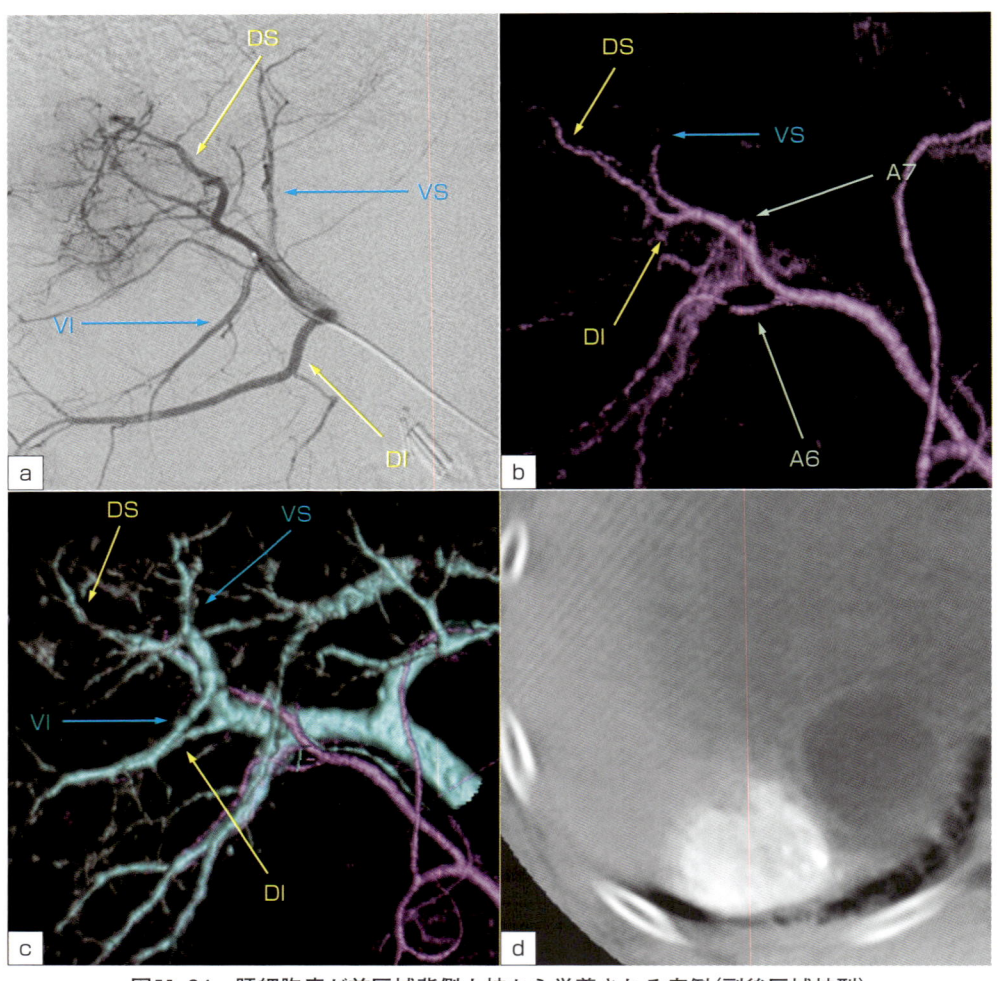

図V-64 肝細胞癌が前区域背側上枝から栄養される症例（副後区域枝型）

a：右肝動脈前区域背側上枝選択的造影正面像。背側上枝（DS）・背側下枝（DI）・腹側上枝（VS）・腹側下枝（VI）がそれぞれ分離できているが、これは下記のFusion画像を元に同定した。

b：造影CT動脈相の3D画像正面像。血管の区域診断はcの門脈とのFusion画像を用いて行った。腫瘍はまったく後区域動脈枝は関与していない。

c：造影CT動脈相・門脈相のFusion画像正面像。実際にはワークステーション上でまずは門脈の前後区域枝を同定し、次に（できれば肝静脈への灌流領域を考慮に入れて）腹側背側枝を同定して肝動脈枝の区域分類を決定していく。動脈相がうまく撮影されていればCTA・CTAPのFusion画像に近い画像を得ることができる。この症例では総肝動脈が上腸間膜動脈から分岐し、左肝動脈が胃十二指腸動脈から分岐している。

d：動注化学塞栓療法直後のフラットパネルCT。塞栓療法に用いたリピオドールが腫瘍内に分布しているのが認められる。このAxial画像だけでは右葉後区域の腫瘍と解釈されるかもしれない。

4) Couinaud C : Lobes et segments hepatiques : Notes sur l' architecture anatomique etchirurgicale du foie. Presse Med 62 : 709-712, 1954
5) Hjortsjo CH : The topography of the intrahepatic duct systems. Acta Anat(Basel)11 : 599-615, 1951
6) Kogure K, Kuwano H, Fujimaki N, et al : Reproposal for Hjortsjo's segmental anatomy on the anterior segment in human liver. Arch Surg 137 : 1118-1124, 2002
7) Cho A, Asano T, Yamamoto H, Ryu M, et al : Relationship between right portal and biliary systems based on reclassification of the liver. Am J Surg 193 : 1-4, 2007

9 尾状葉の動脈

これまで尾状葉の動脈について，屍体肝，肝鋳型標本での詳細な検討や[1-3]，生体肝における各種画像診断による検討の報告[4-6]は少ない。特にX線解剖での検討では，尾状葉動脈は造影CT検査や血管造影検査では認識される確率が低く同定することが困難であったためと考えられる。しかし，最近のmulti-detector-row CT (MDCT)の進歩により短時間でthin slice撮影が可能となった。加えて画質の向上により動脈造影下CTであれば微細な尾状葉動脈の走行を同定可能となった。3次元画像構築システムによる尾状葉動脈の描出も容易となり，動脈と諸臓器の立体的位置関係を把握することに多いに寄与している。本項では，主に肝細胞癌に対し診断治療目的に施行した動脈造影下CTのうち，肝門部に病変がなく十分に左右肝動脈が描出された26症例を対象とし，いまだほとんど解明されていない尾状葉動脈について検討した。さらに肝動脈交通枝，肝門部胆管との関係にも言及する。

a 検索方法

肝疾患（主に肝細胞癌）の診断治療目的に行った動脈造影下CTにて，カテーテル先端を総肝動脈または固有肝動脈まで挿入し，非イオン性造影剤イオパミドール150 (150 mgI/ml) 35 ml を注入速度1.5 ml/secで注入した。開始20秒後に撮影を頭側から開始した。CT装置は64列のMDCT (Sensation cardiac : Siemens) で行い，1 mmスライス厚，1 mm間隔で画像再構成を行った。そしてその原画像の読影と，3次元画像解析システム「SYNAPSE VINCENT®」（富士フイルムメディカル）を用いて，動脈相のCT axial像にて動脈を同定し，自動および手動追跡し3次元構築を行い解析，検討した。

b 左右尾状葉動脈枝と肝動脈交通枝 communicating artery (CA) の定義

公文[7]の尾状葉分類に従い，下大静脈部 paracaval portion (PC) と尾状突起 caudate process (CP) に分布する動脈を右尾状葉動脈枝 (rt枝)，左尾葉 spiegel lobe (SP) に分布する動脈を左尾状葉動脈枝 (lt枝) とした。肝動脈交通枝 (CA) は左右または区域肝動脈間を連絡している動脈とした。

c 尾状葉動脈の分岐パターン (図V-65)

尾状葉動脈の分岐は3つのパターンに分かれた。尾状葉動脈が肝動脈から単独分岐するもの（単独枝型），左右の尾状葉動脈枝が共通幹を形成し肝動脈から分岐するもの（共通幹型），左右または区域肝動脈間を連絡している CA から尾状葉動脈が分岐するもの（交通枝型）の3つである。

d 肝動脈交通枝 (CA) 型のパターン (図V-66)

CAのパターンは，右肝動脈と左肝動脈の交通，右肝動脈後枝と右肝動脈と左肝動脈の交通，右肝動脈後枝と左肝動脈の交通，その他の交通の4パターンに分かれた。

e 尾状葉の動脈支配

1) 尾状葉の還流領域に関する検討 (表V-7)

右尾状葉動脈枝 (rt枝) は平均1.3本みられ，左尾状葉動脈枝 (lt枝) は1.7本みられた。

2) 尾状葉動脈単独枝と共通幹の分岐部位 (表V-8)

尾状葉動脈単独枝と共通幹がみられた症例は18例であった。その内訳は，単独枝型が6例，共通幹型が3例，単独枝型＋共通幹型が3例，単独枝型＋交通枝型が6例である。単独枝は25本中10本（40％）が右肝動脈後枝から分岐し，8本（32％）が左肝動脈から分岐し，3本が右肝動脈前枝から，2本が右肝動脈から，2本が中肝動脈から分岐した。共通幹は6本中3本（50％）が左肝動脈から分岐し，1本が右肝動脈後枝から，1本が右肝動脈前枝から，1本が右肝動脈から分岐した。

3) 肝動脈交通枝から分岐する尾状葉動脈枝の検討 (表V-9)

肝動脈交通枝から尾状葉動脈が分岐する症例は14例

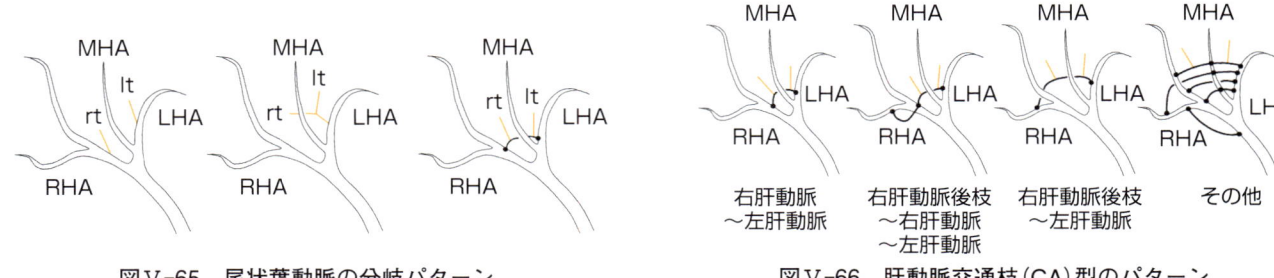

図 V-65 尾状葉動脈の分岐パターン

図 V-66 肝動脈交通枝 (CA) 型のパターン

表 V-7 尾状葉動脈の1例あたり平均本数 (26例)

尾状葉動脈	平均本数
rt 枝	1.3
lt 枝	1.7

表 V-8 尾状葉動脈単独枝と共通幹の分岐部位 (18例, 31本)

尾状葉動脈	分岐動脈					
	本数	右肝動脈後枝	右肝動脈前枝	右肝動脈	中肝動脈	左肝動脈
単独枝	25	10 (40%)	3 (12%)	2 (8%)	2 (8%)	8 (32%)
共通幹	6	1 (17%)	1 (17%)	1 (17%)	0	3 (50%)

表 V-9 肝動脈交通枝から分岐する尾状葉動脈 (14例, 37本)

	本数	肝動脈交通枝のパターン			
		右肝動脈〜左肝動脈	後枝〜右肝動脈〜左肝動脈	後枝〜左肝動脈	その他
交通枝から分岐する尾状葉動脈	37	14 (38%)	5 (14%)	6 (16%)	12 (32%)

であった。その内訳は、交通枝型が8例、単独枝型＋交通枝型が6例である。交通枝から分岐する尾状葉動脈は37本みられた。14本 (38%) が右肝動脈と左肝動脈との交通枝から分岐し、5本が右肝動脈後枝と右肝動脈と左肝動脈との交通枝から分岐し、6本が右肝動脈後枝と左肝動脈との交通枝から分岐し、12本 (32%) がその他の交通枝から分岐した。

f パターン別の症例提示

1) 尾状葉動脈単独枝型 (図 V-67, 68)

rt 枝と lt 枝が肝動脈から別々に分岐する症例である。この症例では、rt 枝が右肝動脈後枝から分岐し、lt 枝は左肝動脈 (A2) から分岐している。図 V-68 は尾側から見上げた3次元構築画像とシェーマで、立体的な位置関係がよく理解できる。①は rt 枝が右肝動脈後枝から分岐する部位で、②は lt 枝が左肝動脈 (A2) から分岐する部位である。

2) 尾状葉動脈共通幹型 (図 V-69, 70)

rt 枝と lt 枝が共通幹として肝動脈から分岐し、末梢でさらに2分岐し左右の尾状葉に分布する症例である。この症例では共通幹が左肝動脈から分岐している。さらに2分岐し rt 枝、lt 枝となる。図 V-70 は右頭側からみた3次元構築画像とシェーマで、左右尾状葉動脈共通幹と rt 枝、lt 枝が立体的に確認できる。①は共通幹が左肝動脈から分岐する部位である。

3) 肝動脈交通枝から分岐する尾状葉動脈枝の症例その1 (図 V-71, 72)

左右肝動脈や区域枝、胃十二指腸動脈から分岐した複数の枝が肝門板で交通し、そこから尾状葉動脈が分布する症例である。この症例では、右肝動脈と左肝動脈との交通枝から rt 枝、lt 枝がそれぞれ分岐している。図 V-72 の右頭側からみた3次元構築画像とシェーマでも立体的な位置関係がよく理解できる。①は交通枝が左肝動脈から分岐する部位であり、②は交通枝が右肝動脈から分岐する部位である。

4) 肝動脈交通枝から分岐する尾状葉動脈枝の症例その2 (図 V-73, 74)

この症例も、右肝動脈と左肝動脈が交通をする。その交通枝から rt 枝、lt 枝がそれぞれ分岐している。図 V-74 は右頭側からみた3次元構築画像とシェーマで、左右肝動脈を交通する交通枝と、その交通枝から rt 枝、lt 枝がそれぞれ分岐しているのが立体的に確認できる。①は交通枝が左肝動脈から分岐する部位であり、②は交通枝が右肝動脈から分岐する部位である。②の交通枝分岐

9. 尾状葉の動脈　77

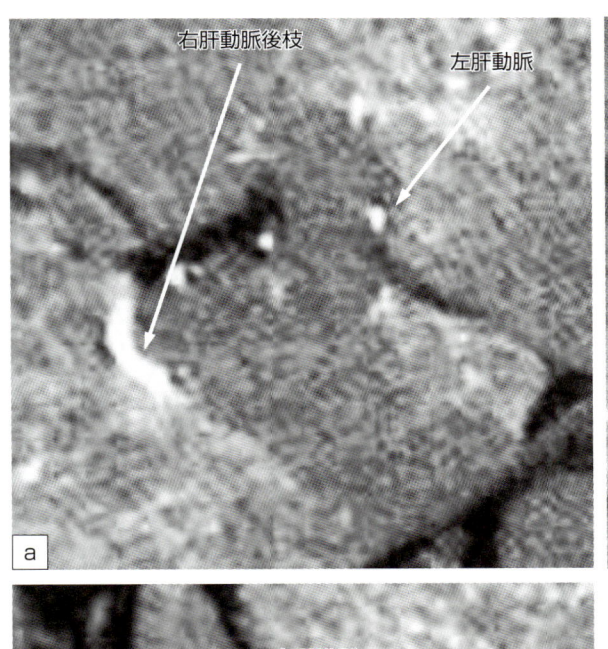

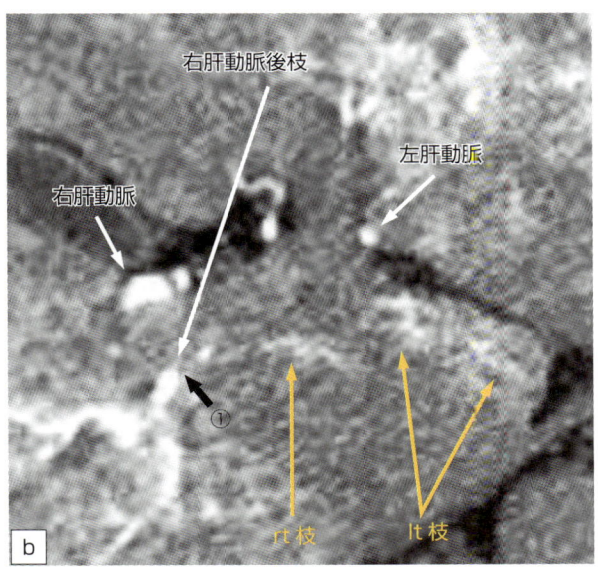

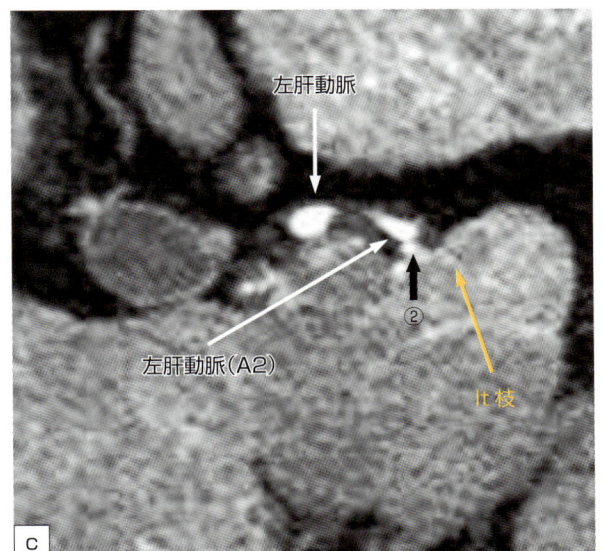

図V-67　尾状葉動脈単独枝型の症例
a：右肝動脈後枝と左肝動脈が確認できる。
b：① rt 枝が右肝動脈後枝から分岐する分岐点。lt 枝が左尾状葉 Spiegel lobe に分布している。
c：② lt 枝が左肝動脈（A2）から分岐する分岐点。

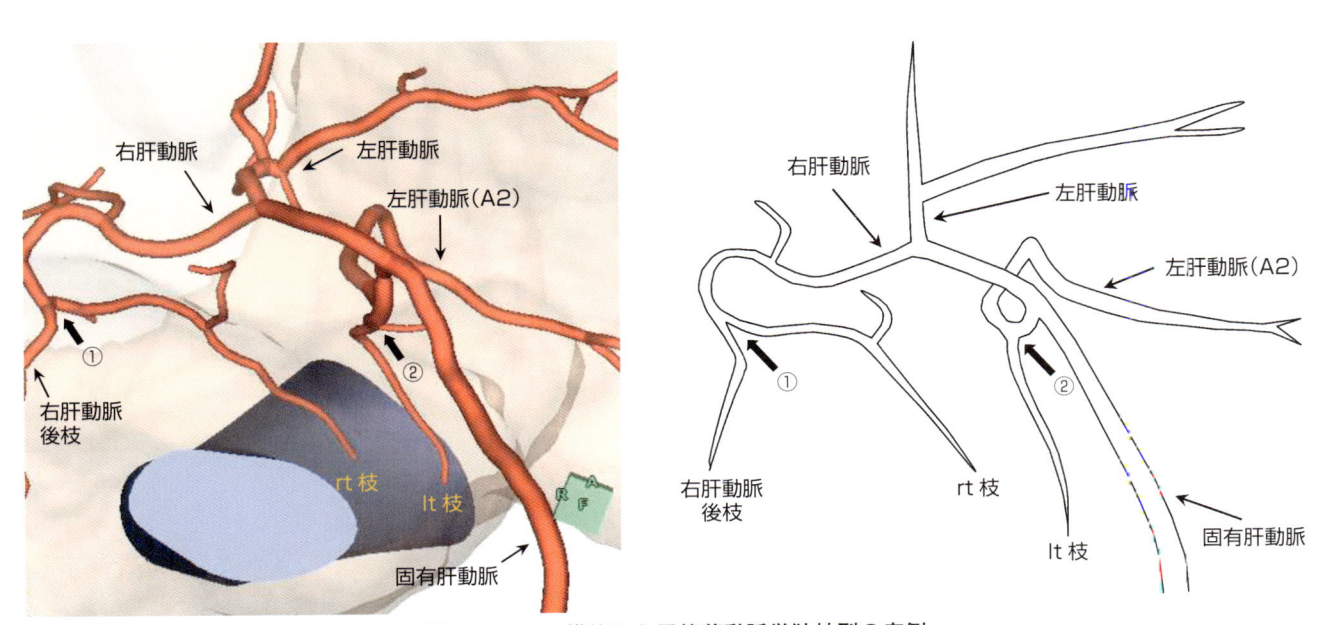

図V-68　3D 構築した尾状葉動脈単独枝型の症例

V. 肝臓の血管

図V-69 尾状葉動脈共通幹型の症例
a：①は共通幹が左肝動脈から分岐する分岐点。
b：lt 枝は左尾状葉 Spiegel lobe に分布している。
c：rt 枝が右尾状葉 paracaval portion に分布している。

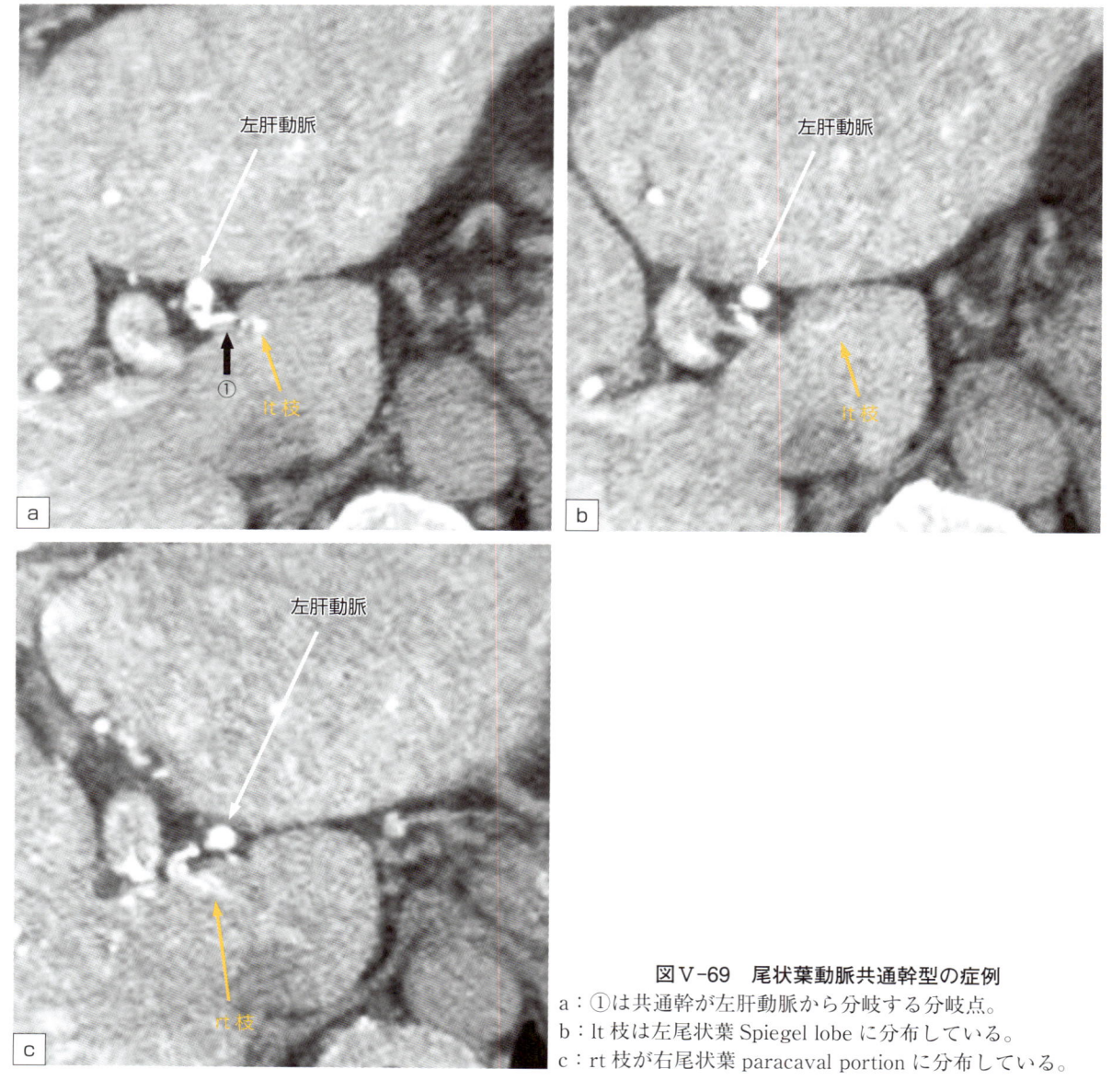

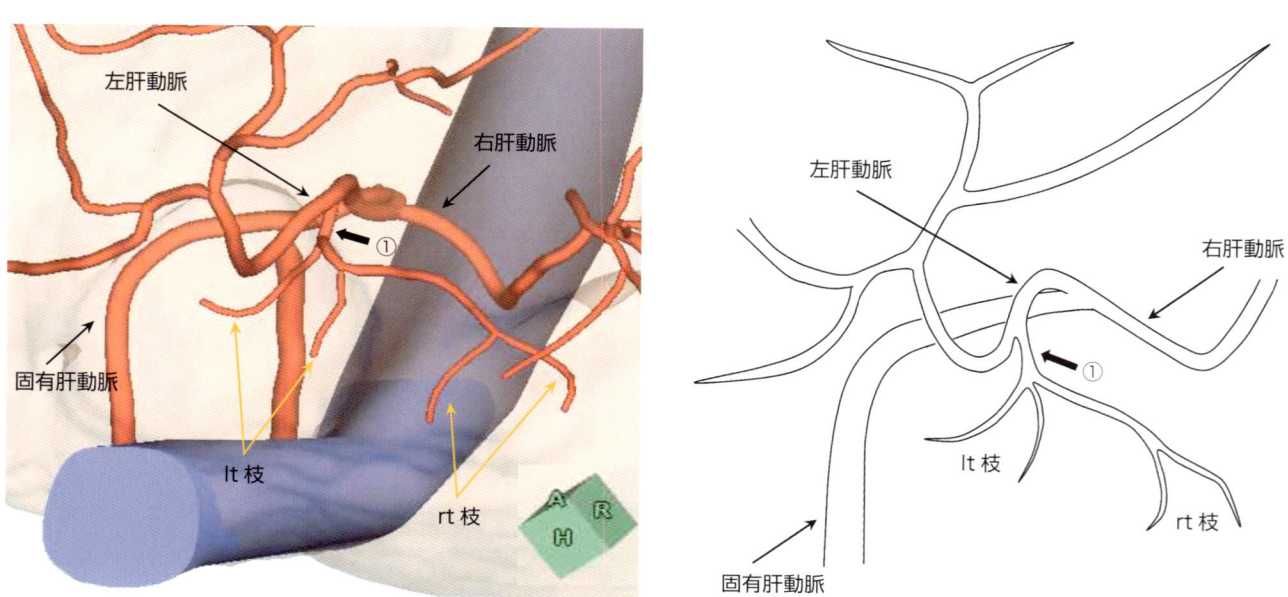

図V-70 3D 構築した尾状葉動脈共通幹型の症例

9 尾状葉の動脈

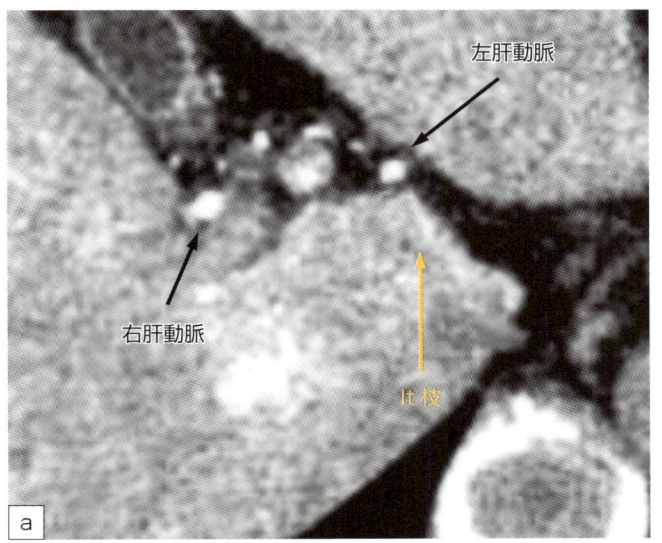

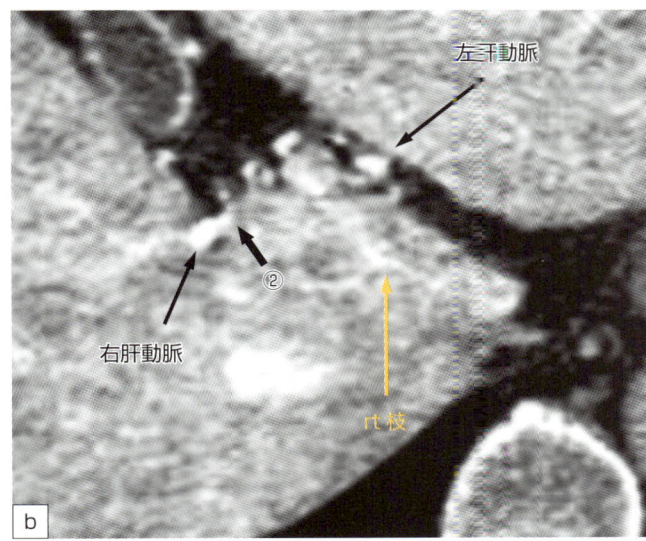

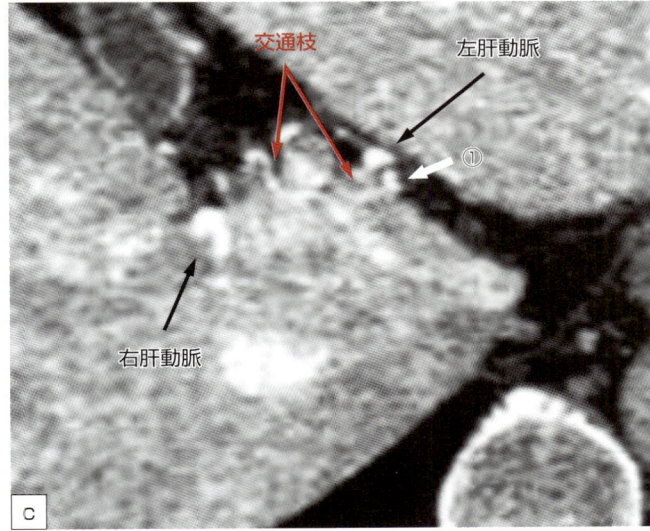

図V-71　肝動脈交通枝から分岐する尾状葉動脈枝の症例その1
a：lt枝が左尾状葉 Spiegel lobe に分布している。
b：rt枝が右尾状葉 paracaval portion に分布している。②交通枝が右肝動脈から分岐する分岐部位。
c：①交通枝が左肝動脈から分岐する分岐部位。左右肝動脈間を走行する交通枝を確認できる。

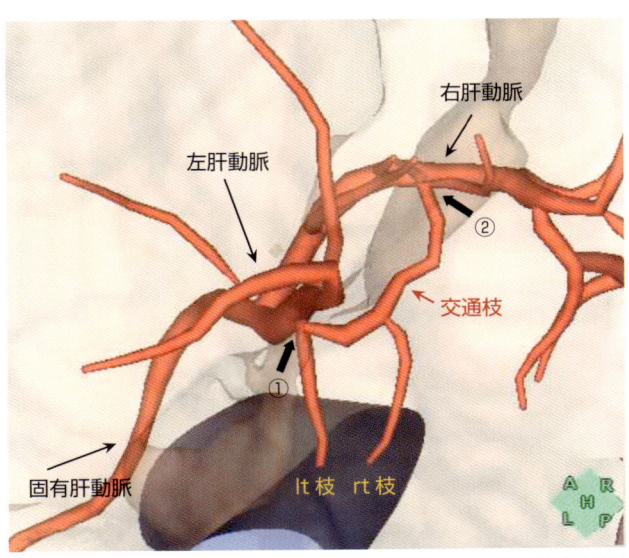

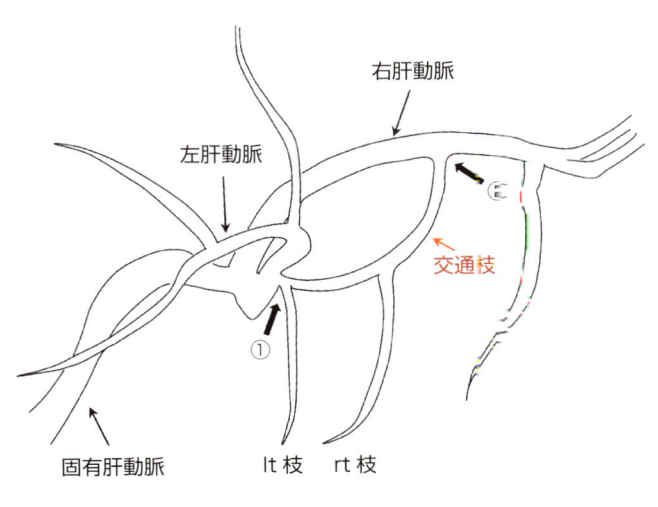

図V-72　3D構築した肝動脈交通枝から分岐する尾状葉動脈枝の症例その1

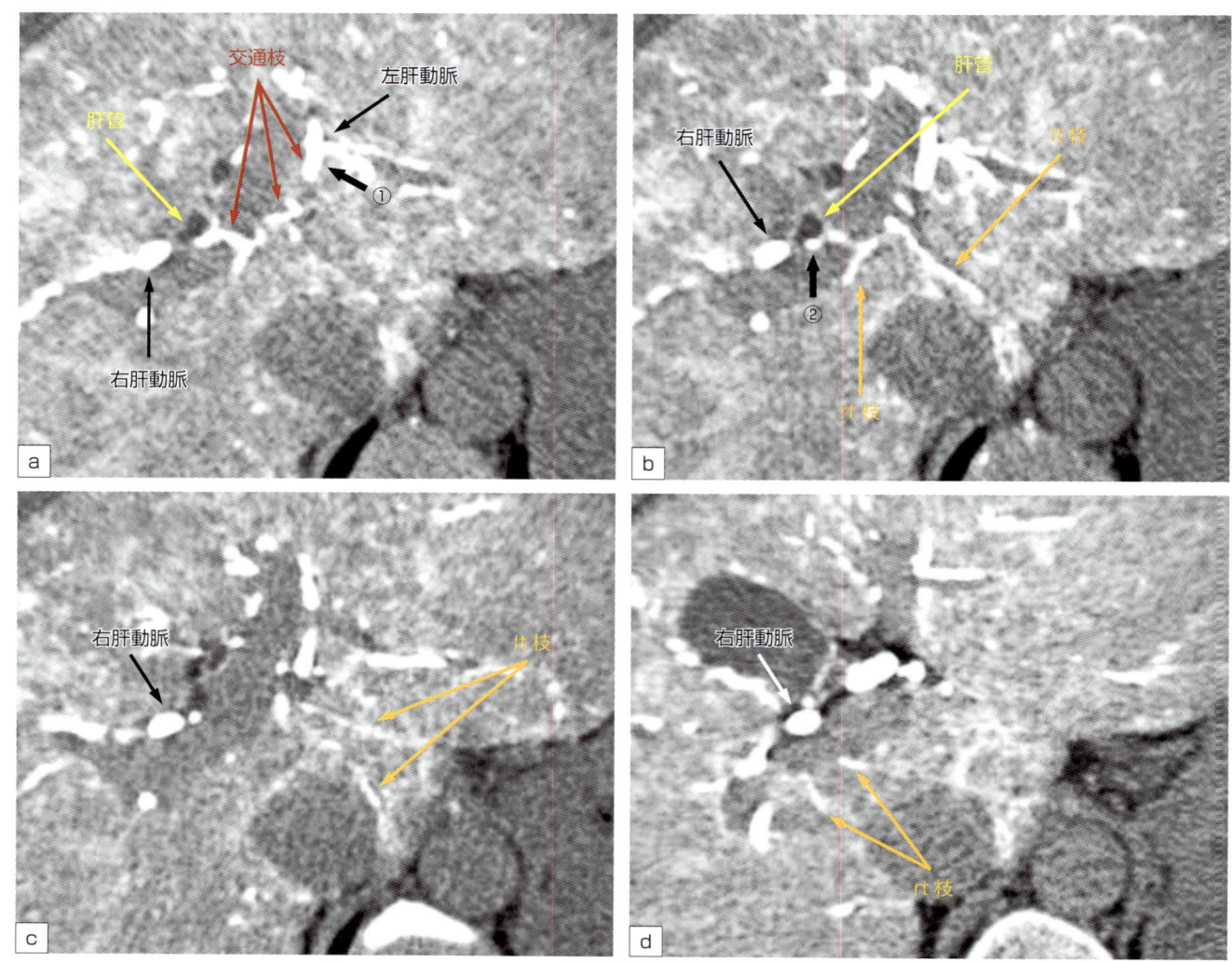

図V-73 肝動脈交通枝から分岐する尾状葉動脈枝の症例その2

a：左右肝動脈間を走行する交通枝を確認できる。交通枝は右肝管に接して走行し肝管に枝を出している。①交通枝が左肝動脈から分岐する分岐部位。
b：②交通枝が右肝動脈から分岐する分岐部位。lt枝が左尾状葉spiegel lobeに分布している。rt枝が交通枝から分岐するのが確認できる。
c：lt枝が左尾状葉Spiegel lobeに分布している。
d：rt枝が右尾状葉paracaval portionに分布している。

部位付近では，交通枝が右肝管と接していることを確認できる。CTの2次元画像(図V-73)でも②付近で交通枝が右肝管に極めて近接しており，胆管の血流に関与しているものと考えられた。

g 尾状葉動脈と肝動脈交通枝

Stapletonら[3]は，肝鋳型標本での左右胆管の血流の研究において，左右肝動脈，区域動脈，胃十二指腸動脈から分岐した複数の動脈がvascular plexusを形成し，そこから2つのパターンで尾状葉に分布することを見出した。左右肝動脈の中枢付近から分岐するメインの単独動脈枝が，区域動脈枝や胆管動脈叢と交通しながら尾状葉に分布するtree patternと，左右肝動脈遠位部から分岐する複数の動脈が交通し合い，胆管動脈叢に分布しながら尾状葉に分布するarcade patternである。われわれの結果をStapletonらの分類に当てはめると，単独分岐，共通幹形成は，tree patternであり，交通枝からの分岐はarcade patternということになる。肝動脈の側副血行路や交通についてX線解剖での検討はいくつかあるが[8,9]，Tohmaら[5]は生体肝においてballoon occlusion下に行った血管造影にて肝門板での肝動脈交通枝の存在を明らかにしている。最近では肝鋳型標本における検討においても，肝門板で左右の肝動脈を連絡する交通枝が認められている[10]。尾状葉動脈は，肝動脈交通枝の一部として，あるいは肝動脈交通枝から分岐す

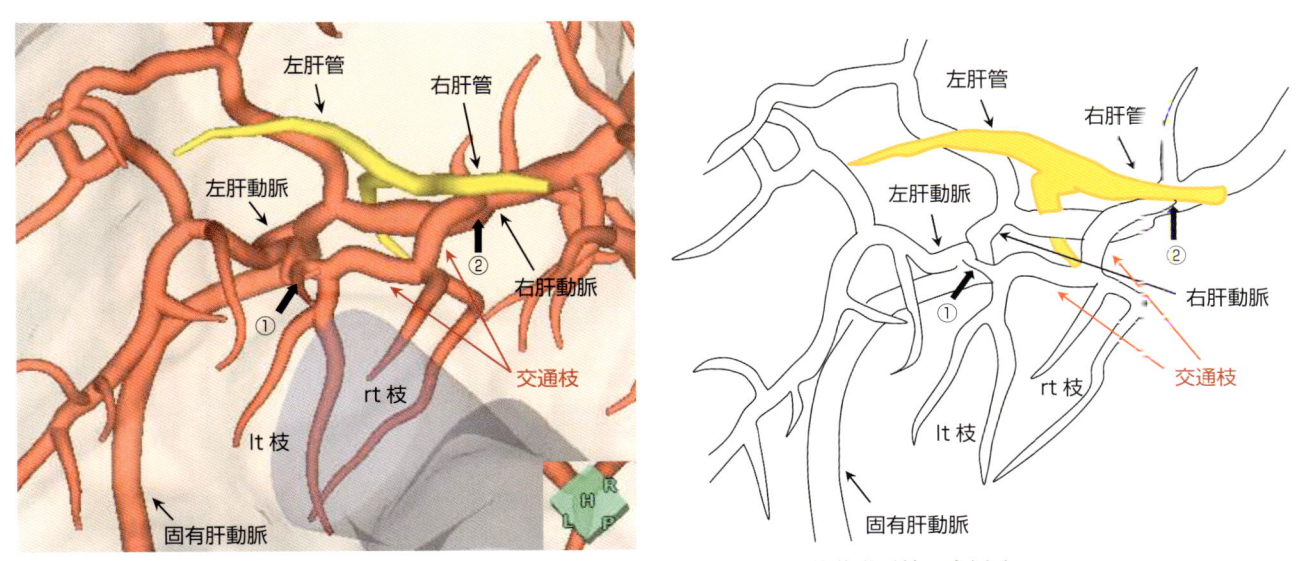

図V-74　3D構築した肝動脈交通枝から分岐する尾状葉動脈枝の症例その2

ることが多いことから，尾状葉動脈が左右の肝動脈交通，左右血流の分布において大きな役割を担っているといえる。

h 尾状葉動脈と肝門部胆管への動脈血流

　肝動脈交通枝が肝門部胆管への血流に関与することを確認できる症例がある（図V-73a, b, 74）。これまでにも，肝門板に存在する肝動脈交通枝が肝門部胆管の血流と尾状葉の血流に密接に関連しているという報告があった[3,5,11)]。尾状葉に注目し，尾状葉動脈を中心に考えてみると，尾状葉動脈が尾状葉に分布する途中で，血管網を形成しながら肝門部胆管を栄養していると考えることができる。

おわりに

　尾状葉動脈は単に尾状葉を栄養するだけの動脈ではなく，肝門板において血管叢を形成し左右肝動脈の交通を担い，さらに肝門部胆管の血流を担うという重要な役割をしていることが明らかになった。今後，尾状葉の存在がこれまで以上に大きくなりさらに再考されていくであろうと思われる。

参考文献

1) Michels NA : Blood supply and anatomy of the upper abdominal organs with descriptive atlas. pp147-148, JB Lippincott, Philadelphia, 1955
2) Mizumoto, R, Suzuki H : Surgical anatomy of the hepatic hilum with special reference to the caudate lobe. World J Surg 12 : 2-10, 1988
3) Stapleton GN, Hickman R, Terblanche J : Blood supply of the right and left hepaticducts. Br J Surg 85 : 202-207, 1998
4) 宮山士朗，松井　修，亀山富明，ほか：肝動脈尾状葉枝のX線解剖と塞栓術状の問題点．臨床放射線 35 : 353-359, 1990
5) Tohma T, Cho A, Okazumi S, et al : Communicating arcade between the right and left hepatic arteries : evaluation with CT and angiography during temporary balloon occlusion of the right or left hepatic artery. Radiology 237 : 361-365, 2005
6) 趙　明浩：尾状葉の動脈．竜　崇正（編）：肝門部の立体外科解剖，pp49-55，医学図書出版，2002
7) 公文正光：肝鋳型標本とその臨床応用—尾状葉の門脈枝と胆管枝．肝臓 26 : 1193-1199, 1985
8) Redman HC, Reuter SR : Arterial collaterals in the liver hilus. Radiology 94 : 575-579, 1970
9) Ibukuro K, Tsukiyama T, Mori K, et al : The congenital anastomoses between hepatic arteries : angiographic appearance. Surg Radiol Anat 22 : 41-45, 2000
10) Gunji H, Cho A, Tohma T, et al : The blood supply of the hilar bile duct and its relationship to the communicating arcade located between the right and left hepatic arteries. Am J Surg 192 : 276-280, 2006
11) Vellar ID : The blood supply of the biliary ductal system and its relevance to vasculobiliary injures following cholecystectomy. Aust NZ Surg 69 : 816-820, 1999

10 右側肝円索の解剖

a 右側肝円索と左側胆嚢

　右側肝円索とは，通常外側区域と内側区域の間に認められる門脈臍部が存在せず，門脈右枝に同様な解剖学的構造を有し同部に肝円索が付着する胎生期の発生異常と考えられている[1-3]．当初は左側胆嚢として報告されていたが[1]，本書の発生の項で述べるように，胎生期にhepatic budは中央に胆嚢軸を有して発生するので，生後胆嚢は肝の左右境界に存在するようになる．したがって胆嚢の位置は中央で一定なので，左側胆嚢ではなく右側肝円索と呼称するのが一般的となった[3]．

b 右側肝円索の意義

　正常の肝円索例では，胎生期に左右対になっていた右側臍静脈が胎生早期に消失し，左側臍静脈が左傍正中門脈に連結して門脈臍部を形成していく．この門脈臍部の左側に分岐するのがP2，右側に分岐するのがP3である．門脈臍部から左肝静脈根部に向かってS3とS4を分ける裂であるumbilical fissureが存在しumbilical fissure veinが走行している．われわれは左右肝臓の脈管構造は対称であり，右のanterior fissureとanterior fissure veinは，左のumbilical fissureとumbilical fissure veinに対応し，前区域門脈の腹側区域枝と背側区域枝の境界に右臍静脈が流入していたと考えている．右側肝円索例において，肝円索が右門脈臍部に連結し，同部から中肝静脈根部に向かうanterior fissure veinが走行していれば，われわれの仮説が正しいことが証明できると考える．

　図V-75に右側肝円索例の3D画像を示す．肝円索は右前区域門脈臍部に連結しており，門脈臍部から左側と右側にいくつかの枝が分岐している．左側への分岐は中肝静脈へドレナージされ，右側の枝は右肝静脈にドレナージされており，それぞれ腹側区域と背側区域に属するものと理解される．両区域の間にはanterior fissure veinが走行している．本例では左傍正中門脈もP3とP4に分岐し，同部から左肝静脈根部に向かうumbilical fissure veinの走行も確認できる．以上から，前区域を腹側区域と背側区域に分けるわれわれの解剖は，発生学的にも整合性があることが証明できたと考えている．

c 肝内門脈の分岐異常

　門脈分岐からは左右のlateral sectorとparamedian sectorが確認され，門脈支配区域からは左右対称であった．しかし，右側肝円索症例は門脈の分岐異常を高率に伴うとされている．通常例，後区域独立分岐頻度に10%程度であるが，右側肝円索例では後区域独立分岐例が40%程度認められると報告されている[1]．図V-76に後区域門脈独立分岐の症例である．後区域門脈は門脈本幹から独立分岐し，その分岐した後に前区域門脈と左門脈に分岐している．左門脈はP2と左傍正中門脈(left paramedian trunk：LPT)に分岐し，LPTはそのトップでP3とP4に分岐している．本例では特にP4が短く，区域が小さいと思われる．

　右側肝円索例では，左側臍静脈が胎生早期に消失するため，左paramedian sectorが十分発達せず，内側区域の小さい例が多い．図V-77では後区域独立分岐系であり，内側区域の枝が十分発達していない症例である．

d 肝静脈解剖は左側肝円索例と同様に正常

　右側肝円索例であっても，右・中・左肝静脈やumbilical fissure vein, anterior fissure veinの走行は，正常と同様である(図V-75, 78)．この中肝静脈の走行位置に対して右側に右門脈臍部は形成されていることが確認される(図V-79)．

おわりに

　肝区域からみると，全症例において左右のlateral sectorとparamedian sectorに分けることができ，主肝静脈とanterior fissure vein, umbilical fissure veinが確認でき，右側肝円索例といえども左右対称性は維持されている．右側肝円索例の検討から，前区域を腹側区域と背側区域に分けることの妥当性が証明できたと考えている．

参考文献

1) Uesaka K, Yasui K, Morimoto T, et al：Left-side gallbladder with intrahepatic portal venouis anomalies. J Hep Bil Panc Surg 2：425-430, 1995
2) Nagai M, Kubota K, Kawasaki S, et al：Are Left-Sided Gallbladders Really Located on the Left Side? Ann Surg 225：274-280, 1997
3) 遠藤潤一，長谷川潔，國土典宏：右側肝円索≠左側胆嚢．肝胆膵画像 13：405-409, 2011

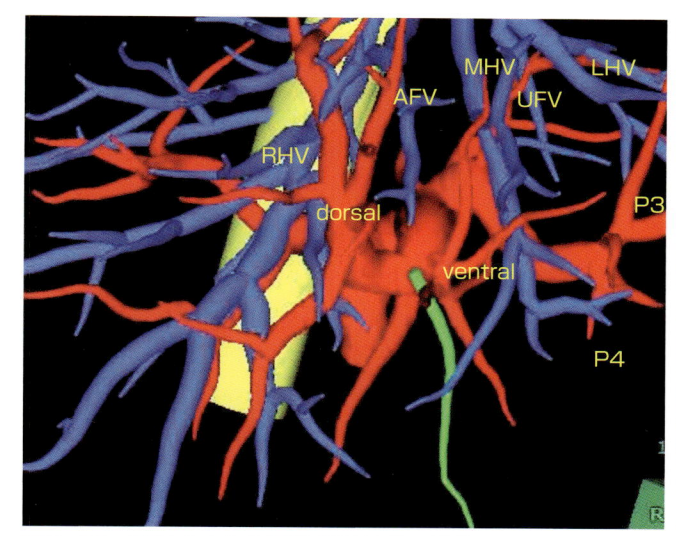

10. 右側肝円索の解剖

図V-75 肝円索は右前区域門脈臍部に連結しており，門脈臍部から左側の中肝静脈へドレナージされる ventral 枝と，右側の右肝静脈にドレナージされる dorsal 枝がみられる。両区域の間には anterior fissure vein が走行して中肝静脈に流入している。本例では左肝静脈(LHV)，中肝静脈(MHV)，右肝静脈の主肝静脈と，S3 と S4 の間を走行する umbilical fissure vein も確認される。

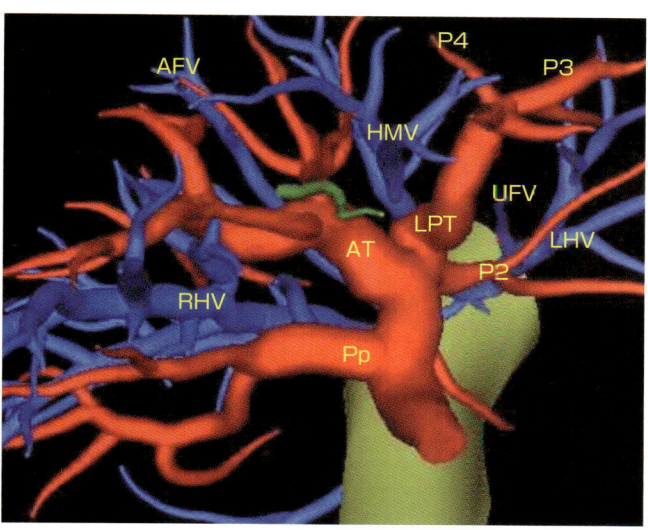

図V-76 後区域門は独立分岐し，分岐した後に前区域門脈と左門脈に分岐している。左門脈は P2 と左傍正中門脈(LPT)に分岐し，LPT はそのトップで P3 と P4 に分岐している。P4 の枝は短い。

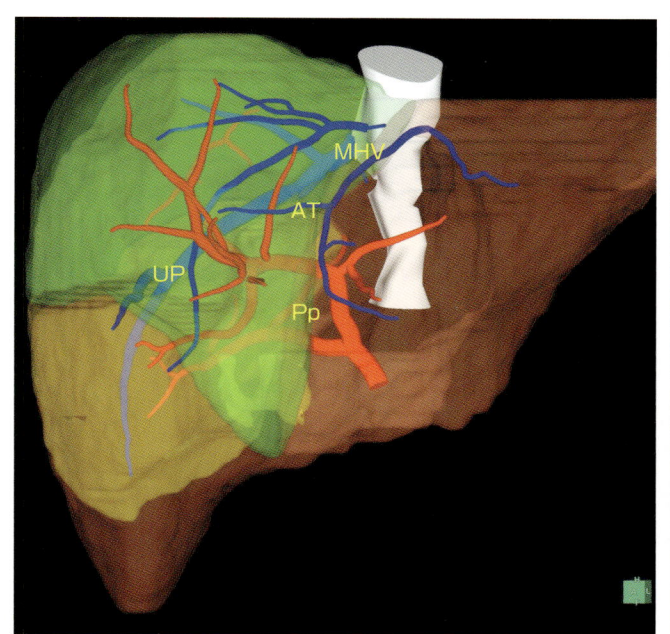

図V-77 後区域門脈が独立分岐している。内側区域の枝が確認できず未発達の症例である。
前腹側区域を緑に，背側区域を黄色で示す。

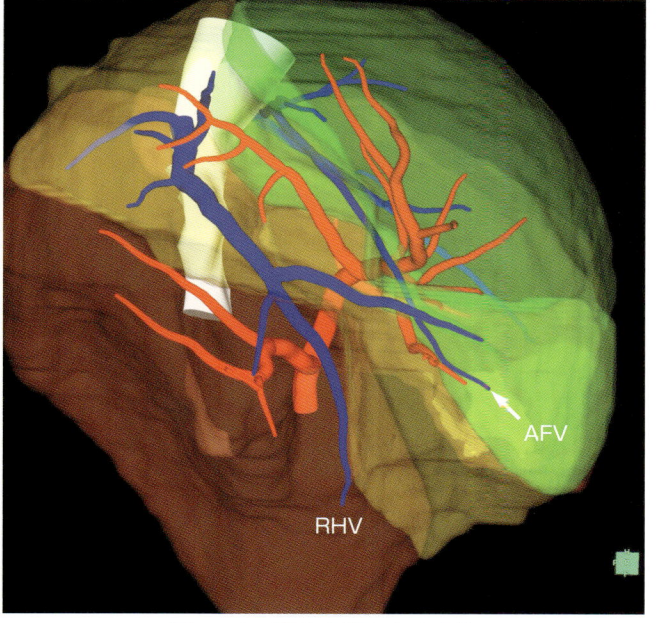

図V-78 肝を右側からみた像
右肝静脈と AFV (anterior fissure vein) は正常と同様に走行している。

11 肝静脈還流域からみた新しい肝区域分類

　肝切除において肝静脈還流領域は重要な要素である。肝切除において，肝静脈の切離状況により残肝にうっ血領域が生じうる。この静脈のうっ血は，うっ血領域の障害のみならず門脈血の逆流を起こし，周囲肝区域の機能障害を引き起こすことも報告されている[1,2]。つまり，肝切除においては各区域の静脈枝のドレナージパターンを術前画像にて把握しておくことが非常に重要である。

　本項においては，肝静脈還流領域と新しい肝区域分類の関係について述べたい。

a 肝静脈の解剖

　肝静脈系は，前述の門脈系と同様に基本的に中肝静脈を軸として左右対称を成している（図V-80, 81）。左（LHV），中（MHV），右（RHV）の主肝静脈，右と中肝静脈の間を走行する anterior fissure vein（AFV），中と左肝静脈の間を走行する umbilical fissure vein（UFV），右・左肝静脈の外側にそれぞれ流入する superficial vein（SV）である（図V-82, 83）。その他にも，右下肝静脈や胆管静脈などがある。

b 肝静脈還流領域の分類

　肝静脈還流領域は，大きくLHV・MHV・RHVの3つの領域に分けることができる（図V-84, 85）。

　これら3つの肝静脈還流領域が新しい肝区域分類のどこのドレナージ領域であるかについて，中肝静脈還流領域を例にワークステーションSYNAPSE VINCENT®（富士フイルムメディカル）を用い，門脈の支配領域と肝静脈還流領域は region growing 法によって検討を行った（図V-86, 87）。

　図V-86 と図V-87 の領域はほぼ一致しており，MHV領域はS4（medial segment）・AVS（antero-ventral）のドレナージ領域と考えて合理的である。

　同様にLHV領域はS2（latero-superior segment）・S3（latero-inferior segment）のドレナージ領域であり，RHV領域は，ADS（antero-dorsal segment）・PS（posterior segment）のドレナージ領域である。

　これらの肝静脈還流領域と新しい肝区域分類を理解することにより，系統的な肝切除が行えるようになる。

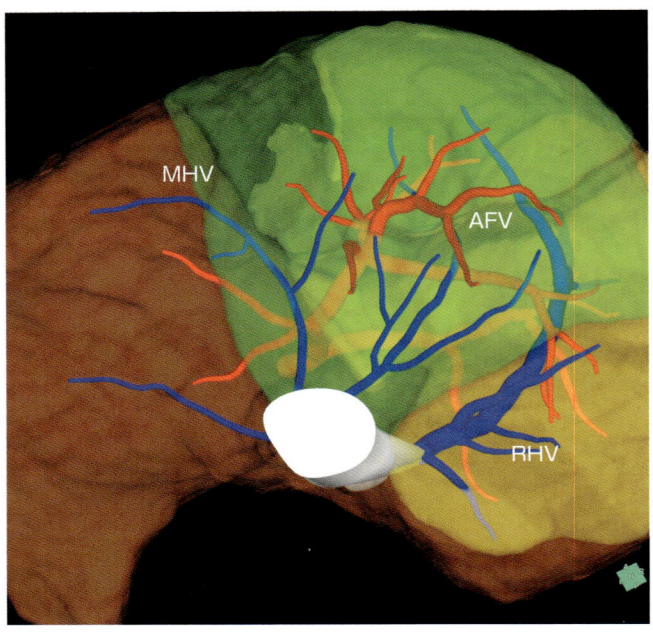

図V-79　図V-78を頭側からみた像
UPは中肝静脈（MHV）の右側に形成されている。

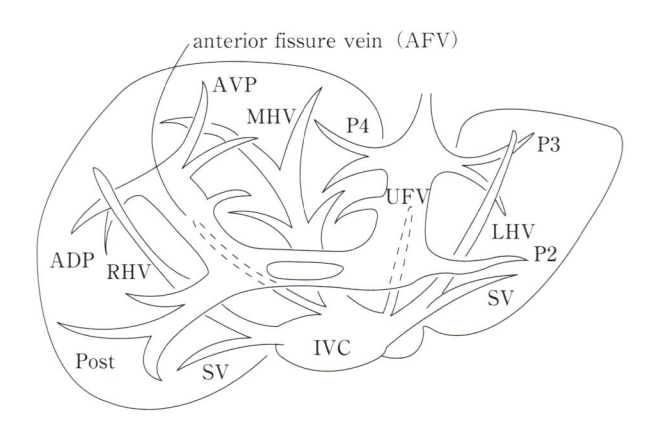

図V-80　門脈系の解剖
門脈系・肝静脈系はともに中肝静脈を軸に左右対称を成している。

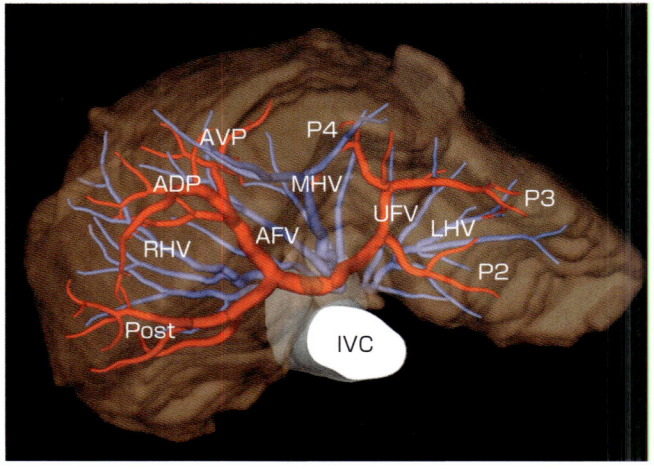

図V-81　門脈系・肝静脈系の立体解剖

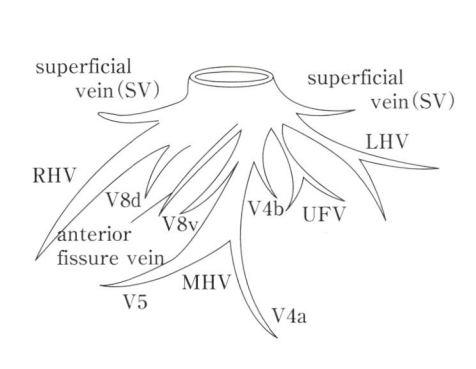

11. 肝静脈還流域からみた新しい肝区域分類

図Ⅴ-82 肝静脈の解剖

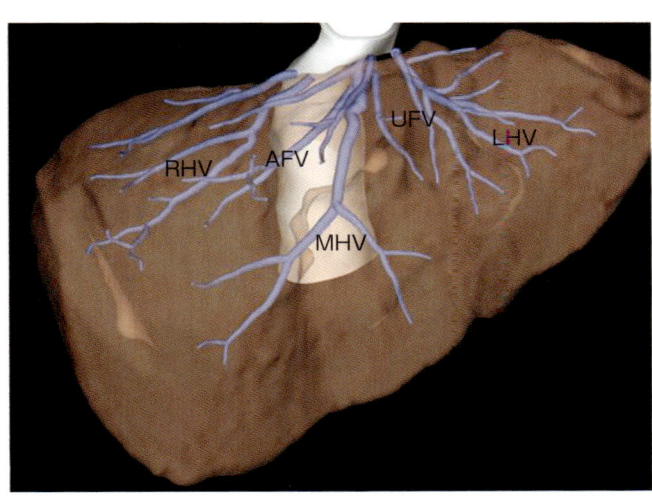

図Ⅴ-83 肝静脈の立体解剖

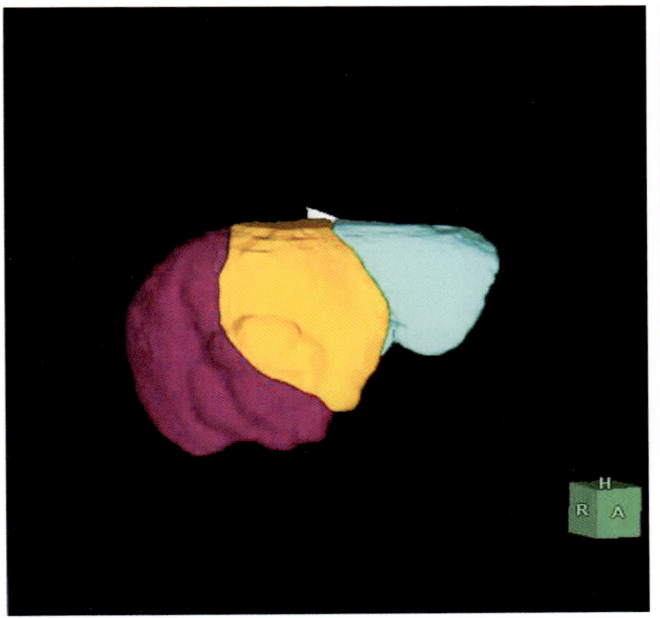

図Ⅴ-84 肝静脈還流領域の分類（正面より）
青：LHV 還流領域，黄：MHV 還流領域，紫：RHV 還流領域。

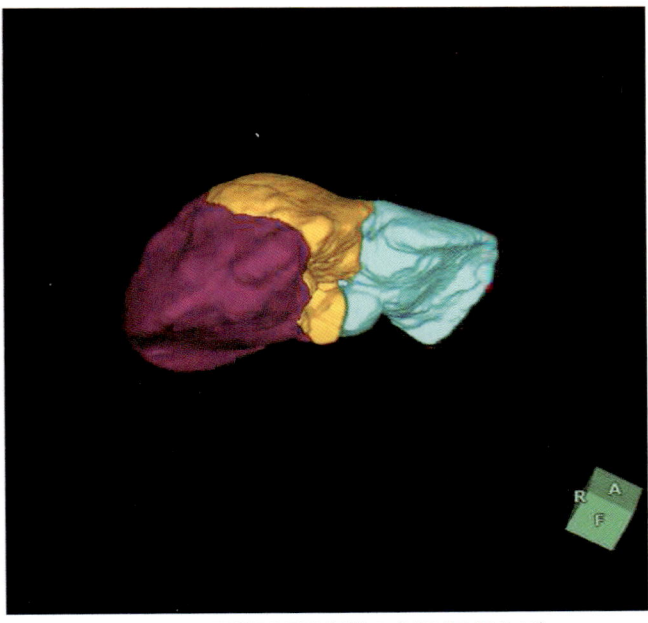

図Ⅴ-85 肝静脈還流領域の分類（尾側より）

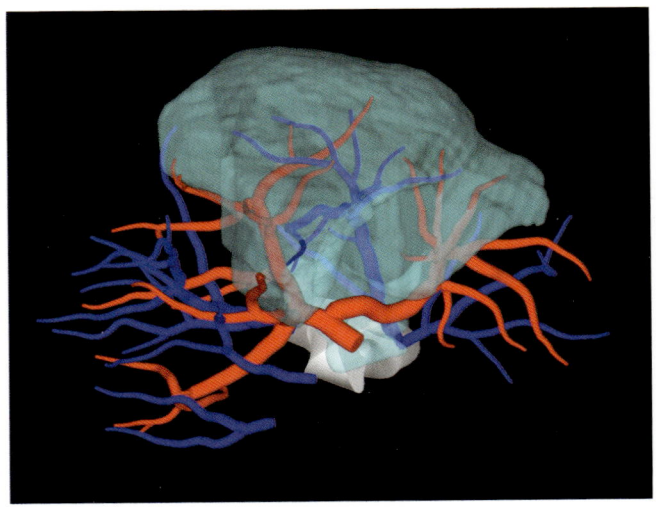

図Ⅴ-86 MHV 還流領域

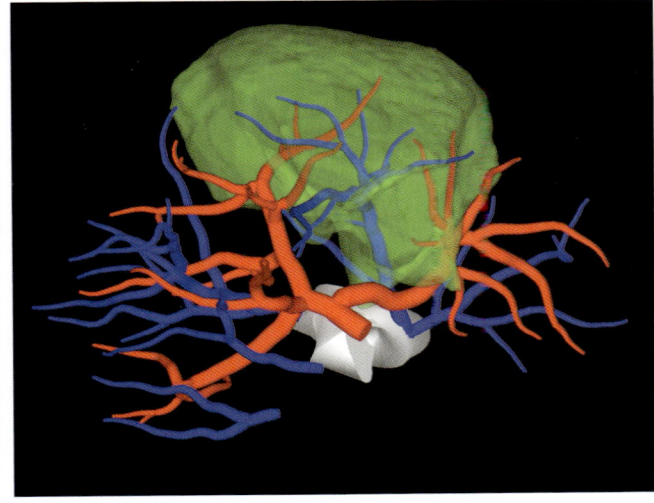

図Ⅴ-87 S4 ＋ AVS の支配領域

参考文献

1) Scatton O, Plasse M, Dondero F, et al : Impact of localized congestion related to venous deprivation after hepatectomy. Surgery 143 : 483-489, 2008
2) Cho A, Yamamoto H, Kainuma O, et al : Extended left hepatectomy of the left and middle hepatic venous drainage areas along the anterior fissure. Am J Surg 200 : 186-190, 2010

12 肝動脈および肝静脈のクランプによる肝静脈うっ血領域の描出

a anterior fissure

anterior fissure の指標は肝表面にはない。前腹側区域は中肝静脈へ還流され、前背側区域は右肝静脈へ還流される。その境界を成すのが anterior fissure である[1-3]。

b 中・左肝静脈，固有肝動脈のクランプによるうっ血域

中・左肝静脈の共通幹をクランプし中肝静脈、左肝静脈還流域をうっ血させる。同時に固有肝動脈をクランプし肝動脈から門脈への back flow を遮断する。すると、肝右葉表面にうっ血域の境界が描出できる。うっ血域は中肝静脈，左肝静脈への還流域であり、その境界は anterior fissure にほぼ一致する(図V-88, 89)。Synapse Vincent を用いて中肝静脈，左肝静脈還流域を描出すると、anterior fissure vein の還流域があるため境界は anterior fissure vein よりわずかに右側へ膨らむ(図V-90)。

c 右肝静脈，固有肝動脈のクランプによるうっ血域

同様に、右肝静脈をクランプし右肝静脈肝流域をうっ血させ、同時に固有肝動脈をクランプし肝動脈から門脈への back flow を遮断する。すると anterior fissure をほぼ境界として右側がうっ血領域として描出される(図V-91)。Vincent を用いて右肝静脈還流域を描出すると、anterior fissure vein は中肝静脈へ還流するため、anterior fissure vein より右側に境界が描出される(図V-92)。

d うっ血域が描出されない例

15 例に中肝静脈と左肝静脈および固有肝動脈をクランプし、うっ血領域の描出を検討した。11 例(73%)にはうっ血領域の描出が確認でき、境界はほぼ main portal fissure と right portal fissure の中間であった。4 例(27%)には明らかなうっ血領域の描出は認めなかった。その理由として、中肝静脈と右肝静脈の末梢に交通枝が存在して、ドレナージしているためにうっ血領域が描出されないと考えられる[4]。

参考文献

1) Cho A, Okazumi S, Makino H, et al : Relation between hepatic and portal veins in the right paramedian sector : proposal for anatomical reclassification of the liver. World J Surg 28 : 8-12, 2004
2) Matsubara K, Cho A, Okazumi S, et al : Anatomy of the middle hepatic vein : applications to living donor liver transplantation. Hepatogastroenterology 53 : 933-937, 2006
3) Scatton O, Plasse M, Dondero F, et al : Impact of localized congestion related to venous deprivation after hepatectomy. Surgery 143 : 483-489, 2008
4) Cho A, Yamamoto H, Kainuma O, et al : Extended left hepatectomy of the left and middle hepatic venous drainage areas along the anterior fissure. Am J Surg 200 : 186-190, 2010

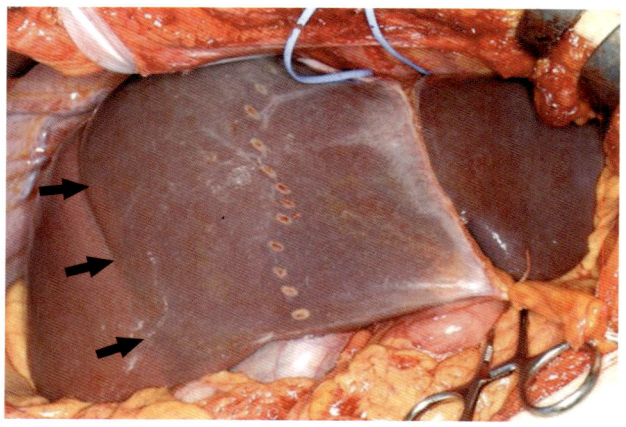

図V-88　中・左肝静脈の共通幹および固有肝動脈をクランプによりうっ血領域が描出され、その境界が anterior fissure にほぼ一致する(矢印)。点線は main portal fissure である。

12. 肝動脈および肝静脈のクランプによる肝静脈うっ血領域の描出

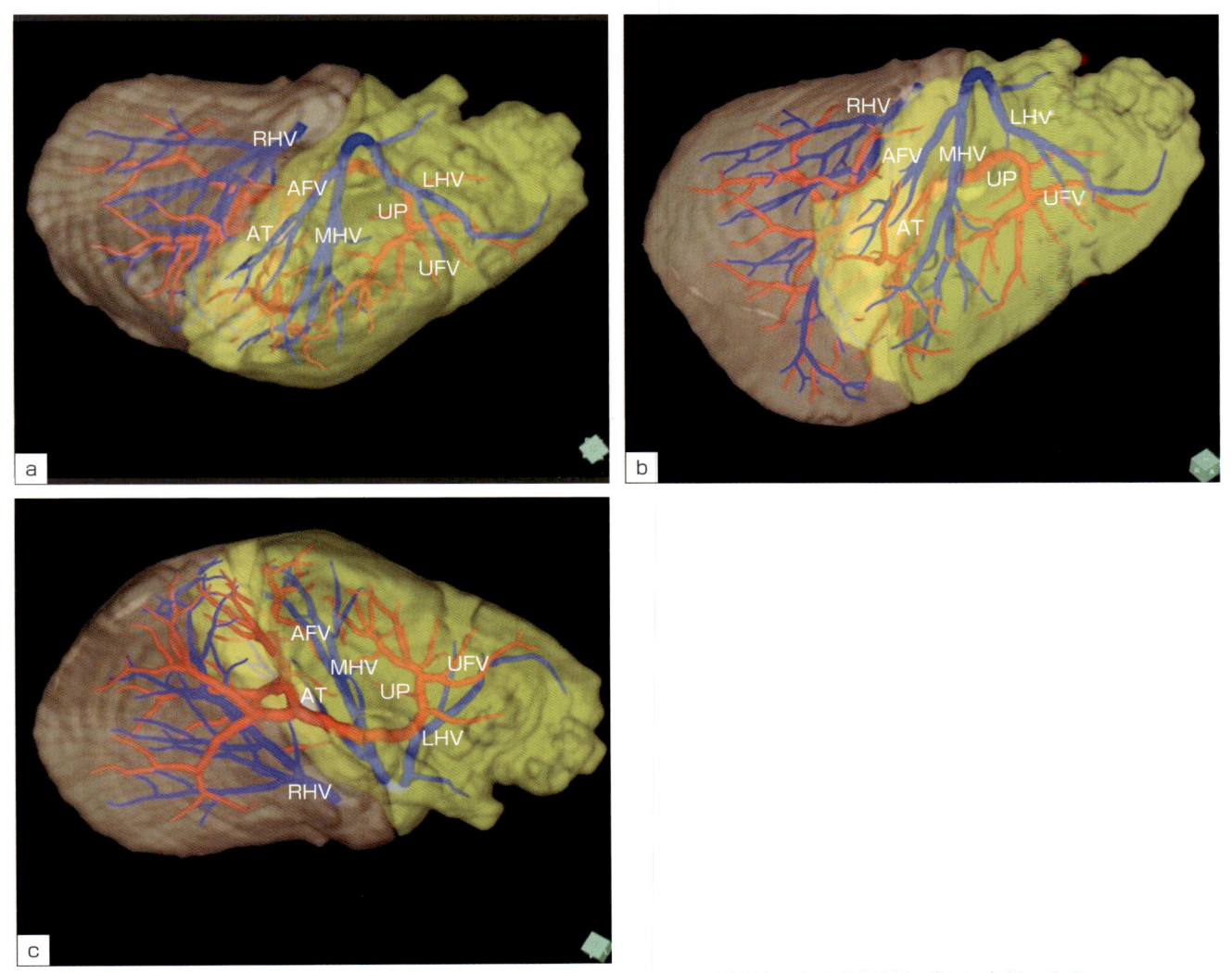

図Ⅴ-89 中肝静脈，左肝静脈還流域の描出（黄）。anterior fissure vein の還流域のため境界がわずかに右側になる。

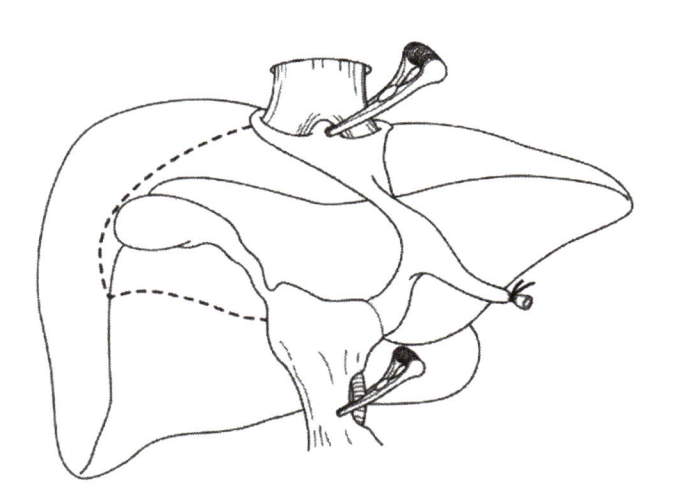

図Ⅴ-90 中肝静脈と左肝静脈の共通幹および固有肝動脈をクランプのシェーマを示す。点線が anterior fissure にほぼ一致する。

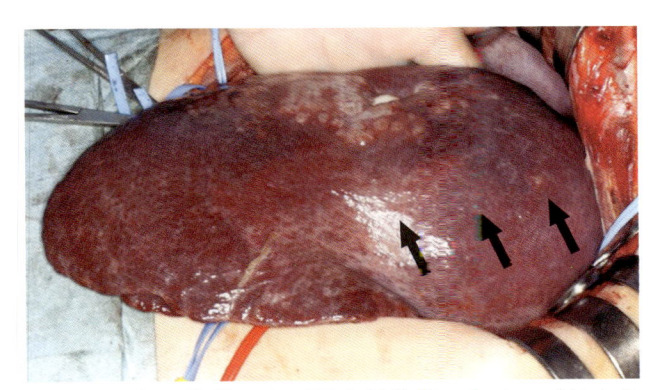

図Ⅴ-91 右肝静脈および固有肝動脈のクランプにより anterior fissure も右側がうっ血領域として描出される（矢印）。写真の右側が頭側である。

88　V．肝臓の血管

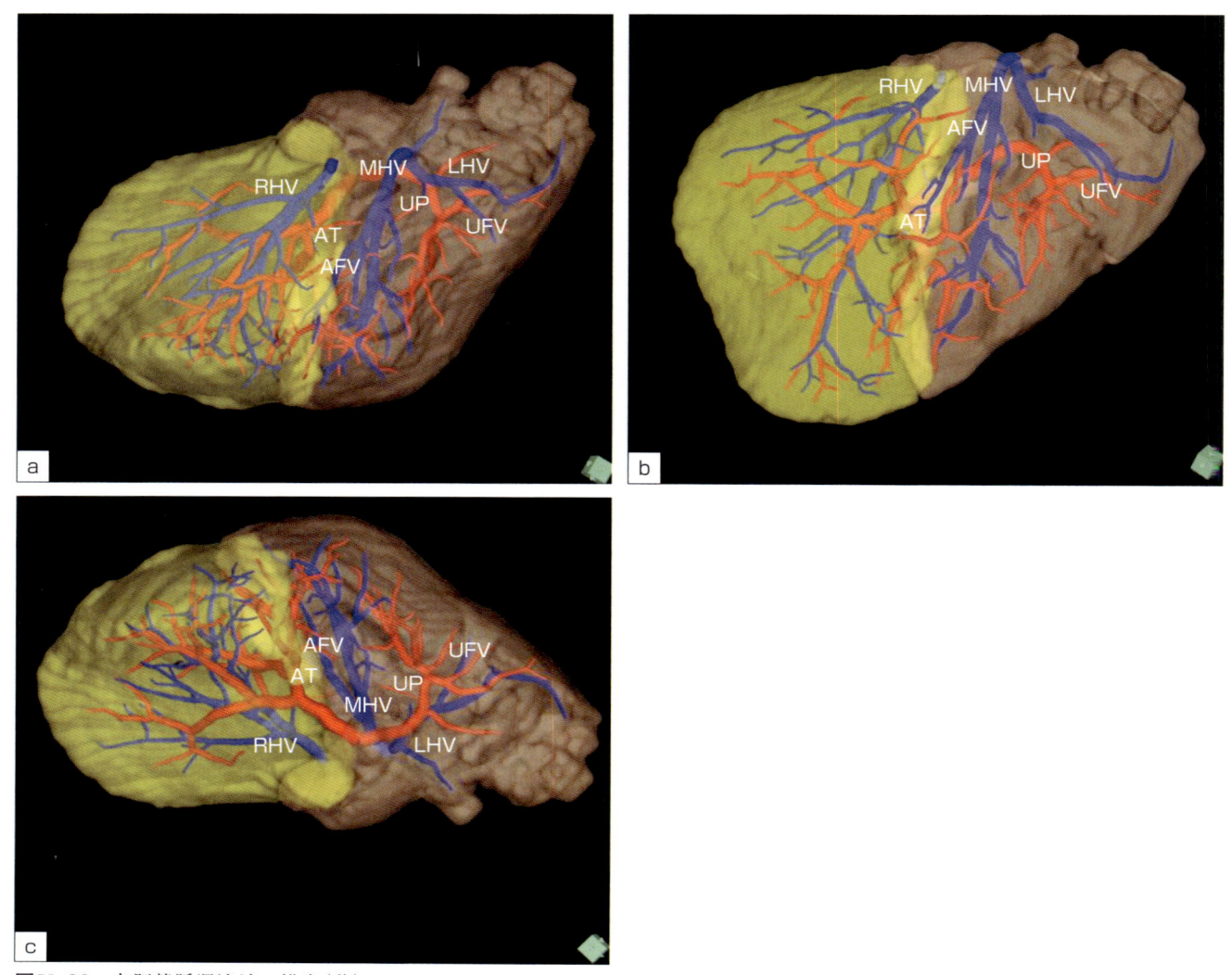

図V-92　右肝静脈還流域の描出（黄）。anterior fissure vein の還流域のため境界がわずかに右側となる。

VI 胆管

1 左肝管

a 左肝管合流様式

DIC-CT を施行した肝門部に病変のない 68 例で検討した。

左肝管の合流様式は B2, B3, B4 の合流様式から 3 型に分けることができる。

1) Type 1（B2B3 共通幹型）

37 例（54％）にみられた。B2B3 が共通幹を形成し、それより肝門側に B4 が合流する型である（図VI-1）。

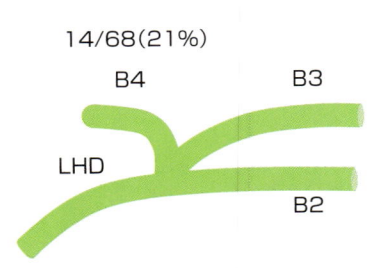

2) Type 2（B2B3B4 同一部位合流型）

14 例（21％）にみられた。B2B3B4 が同一部位で合流する型である（図VI-2）。

3) Type 3（B3B4 共通幹型）

17 例（25％）にみられた。B3B4 共通幹に B2 が合流する型である（図VI-3）。

b 左肝管合流様式と門脈臍部との関係（表VI-1）

Type 1 では B2B3 との合流部は 37 例全例が門脈臍部の左側で合流して共通幹を形成した（図VI-4）。Type 2 では B2B3B4 の合流部は 14 例全例が門脈臍部の右側であった（図VI-5）。Type 3 では 17 例全例が B3B4 が門脈臍部の右側で合流して共通幹を形成し、肝門部近辺で B2 が共通幹に合流するパターンであった（図VI-6）。

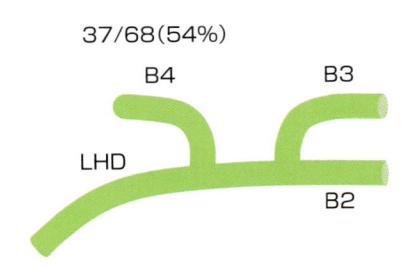

図VI-1　Type 1（B2B3 共通幹型）
B2B3 が共通幹を形成し、それより肝門側に B4 が合流する型である。

図VI-2　Type 2（B2B3B4 同一部位合流型）
B2B3B4 が同一部位で合流する型である。

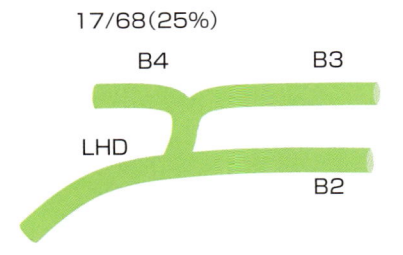

図VI-3　Type 3（B3B4 共通幹型）
B3B4 共通幹に B2 が合流する型である。

表VI-1　左門脈 UP と B2 合流部との関係

Type	例数	肝門部	合流部位 UP の右側	UP	UP の左側
Type 1	37	0	0	0	37（100％）
Type 2	14	0	14（100％）	0	0
Type 3	17	17（100％）	0	0	0

90　Ⅵ．胆管

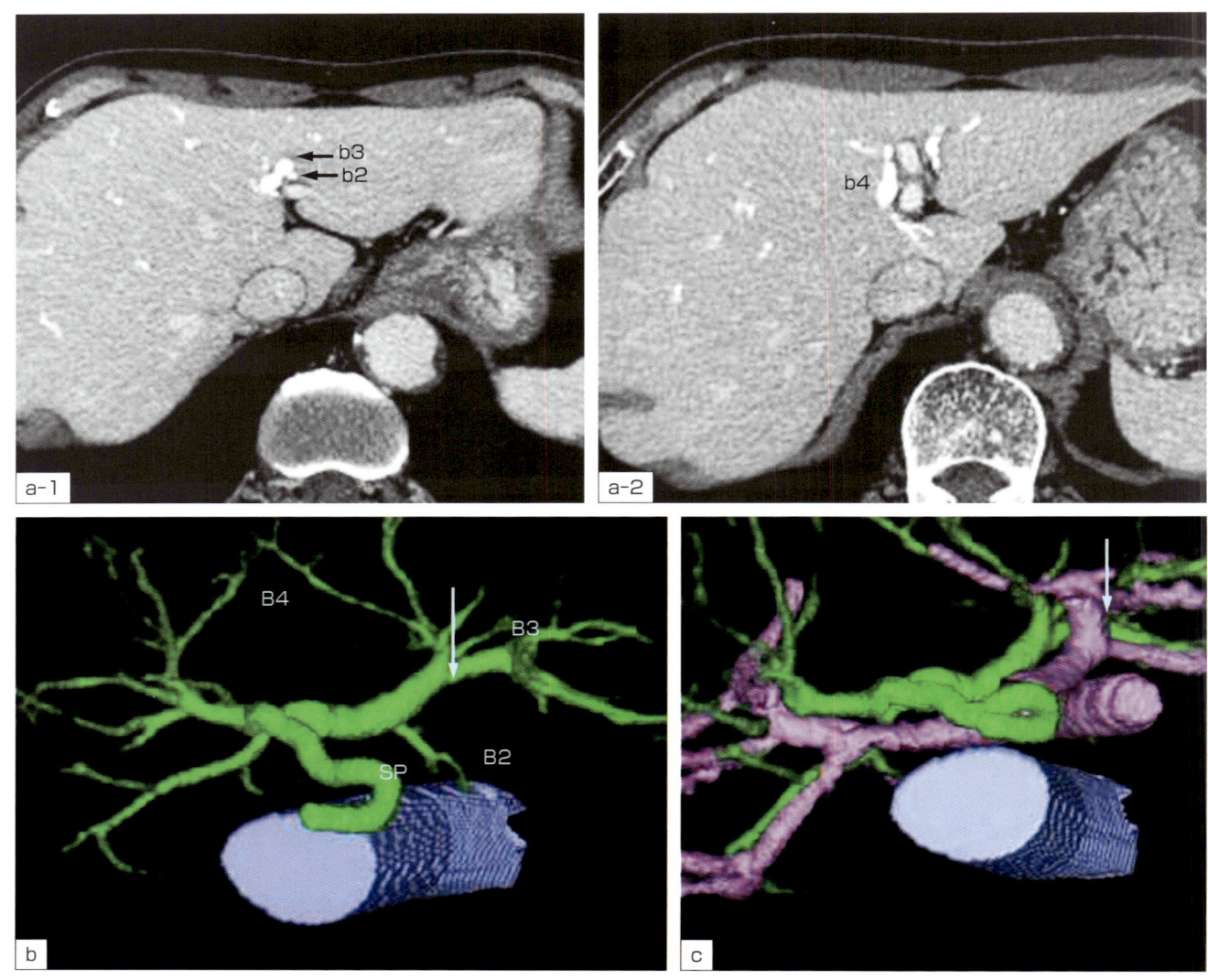

図Ⅵ-4　Type 1（B2B3 共通幹型）
a：CT 像である．門脈臍部の左側で B2B3 が合流し（a-1），門脈臍部右側で B4 が合流している（a-2）．
b：胆管 3D である．矢印の部で B2B3 が合流して共通幹を成し，その右側で B4 が合流している．
c：門脈を重ねた 3D 画像であり，B2B3 合流部は門脈臍部の左側である．

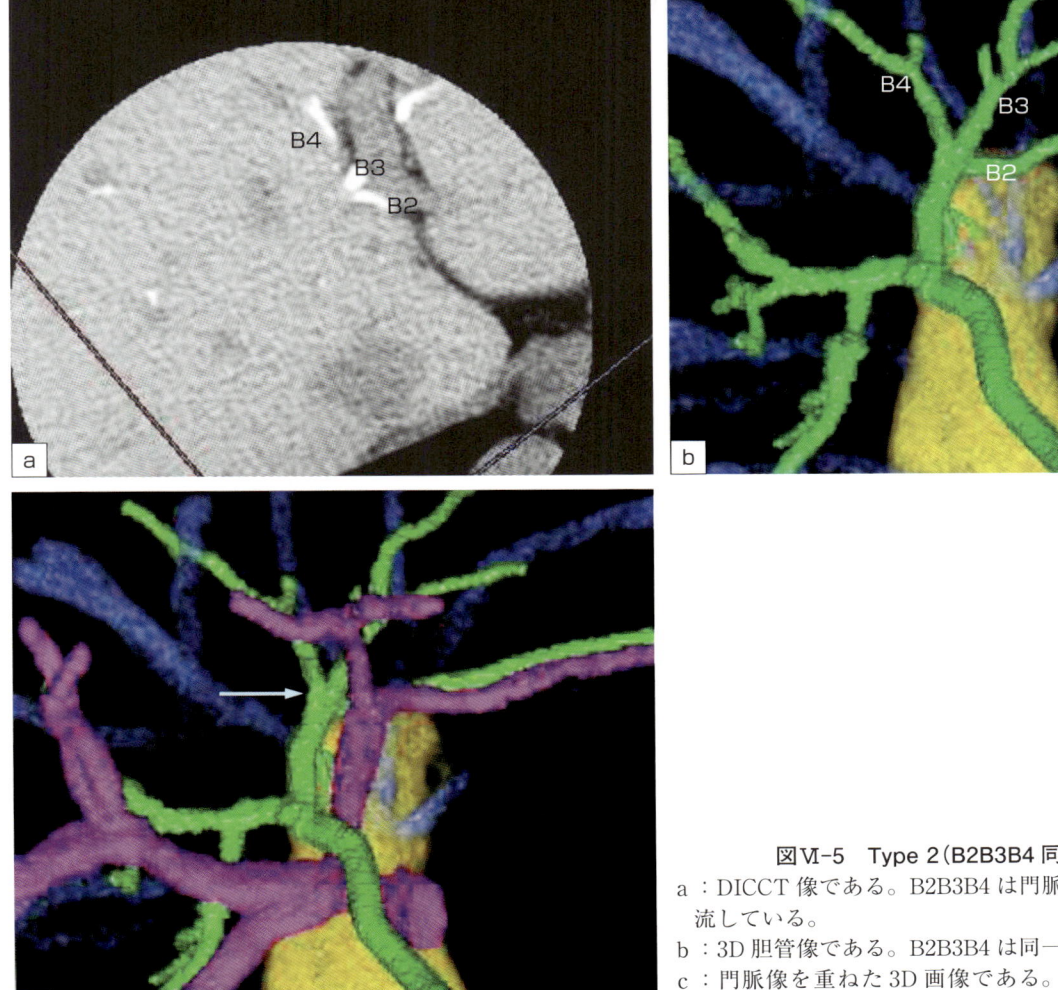

図Ⅵ-5　Type 2（B2B3B4 同一部位合流型）
a：DICCT 像である。B2B3B4 は門脈臍部右側の同一部位で合流している。
b：3D 胆管像である。B2B3B4 は同一部位で合流している。
c：門脈像を重ねた 3D 画像である。B2B3B4 は門脈臍部右側の同一部位で合流している。

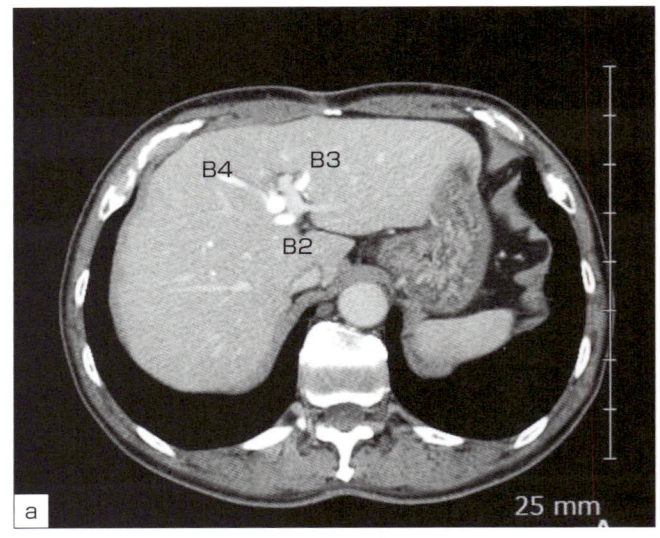

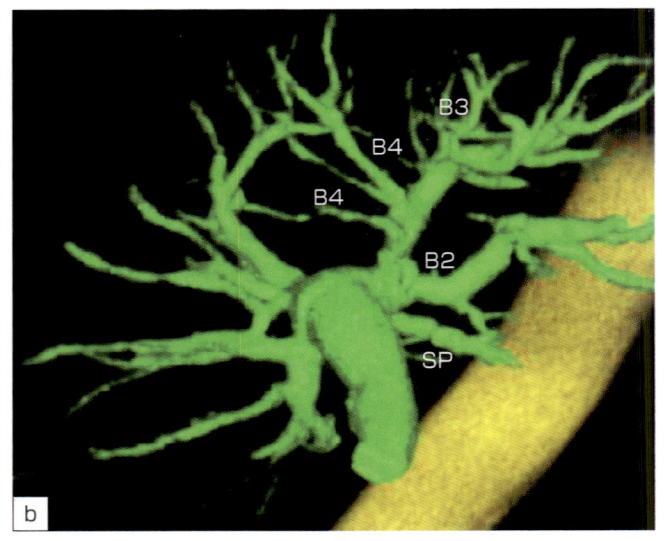

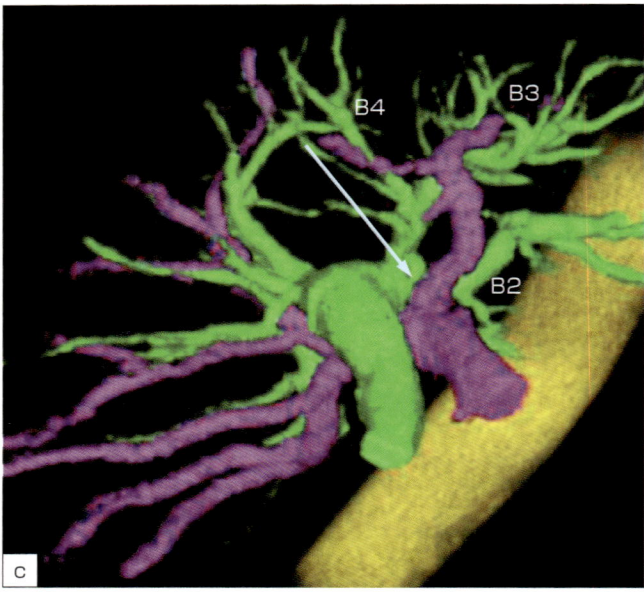

図Ⅵ-6　Type 3（B3B4 共通幹型）

a：CT 像では B3 と B4 が門脈臍部の右側で合流し，それに B2 がさらに右側で合流する。
b：3D 胆管像である。B3 と 2 本の B4 は合流して共通幹を形成し，この共通幹に肝門部近辺の SP 枝流入部の左側で B2 が合流している。
c：門脈を重ねた 3D 画像である。左門脈の右側で B2 が B3B4 共通幹に合流している（矢印）。

表Ⅵ-2　右肝管合流様式（68 例）

1. 右肝管形成型	33（48.5％）
短右肝管	16
長右肝管	17
2. 肝門部合流型（Trifurcation type）	10（14.7％）
3. 左肝管合流型	7（後下背側合流 3）（10.3％）
4. 後区域独立合流型	3（後下背側合流 1）（4.4％）
5. 背側区域胆管合流型	15 ＋（4）（27.9％）

2　右肝管合流様式

a　右肝管の合流様式（表Ⅵ-2）

　DIC-CT 検査を施行した肝門部に病変のない 68 例で検討した。右肝管の合流様式を，後区域胆管の合流部位から，以下の 5 つの型に分けることができる。

1）右肝管形成型

　33 例（48.5％）と最も多くみられる型である。前区域胆管と後区域胆管が合流して右肝管を形成するものである。右肝管が短いもの 16 例，長いもの 17 例とほぼ同数であった。図Ⅵ-7 は前区域と後区域胆管が合流して，比較的長い右肝管を形成している症例である。

2）肝門部合流型

　10 例 14.7％にみられた。図Ⅵ-8 は後区域胆管が背側から肝門部に合流している症例である。

3）左肝管合流型

　7 例にみられたが，このうち 3 例は後上区域枝のみが

2. 右肝管合流様式

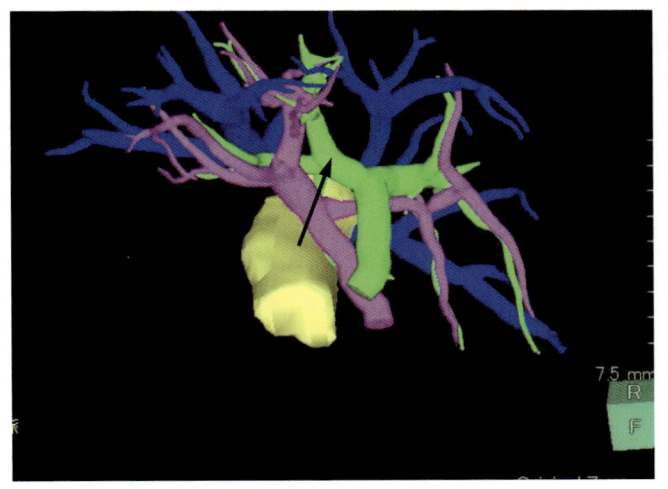

図Ⅵ-7　右肝管形成型
前区域と後区域胆管が合流して，比較的長い右肝管（矢印）を形成している。

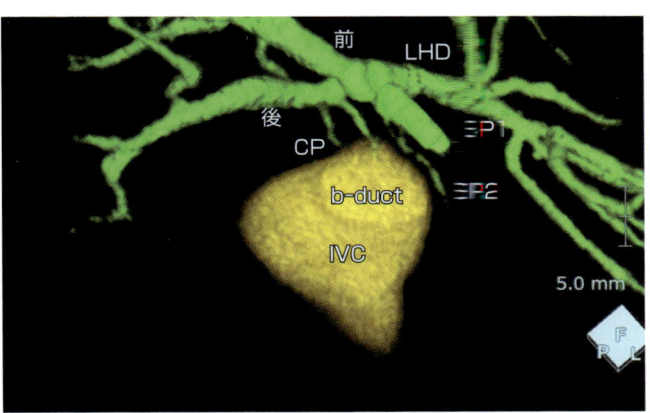

図Ⅵ-8　肝門部合流型
後区域胆管が背側から肝門部に合流している。

左肝管に合流し，後下区域胆管が背側区域胆管に合流するものであった。図Ⅵ-9は後区域胆管が左肝管に背側から合流しており，合流直前の後区域胆管に尾状葉Paracaval 枝が合流している。図Ⅵ-10は後下区域胆管が右肝管に合流し，後上区域胆管が左肝管に合流している症例である。

4) 独立合流型

3例にみられた。このうち1例は後下区域胆管が総肝管に独立合流し，後上区域枝が背側区域胆管と合流する症例であった。図Ⅵ-11は後区域胆管に癌を合併した独立合流型の症例である。図Ⅵ-12は後下区域胆管のみが総肝管に独立合流し，後上区域胆管は背側区域胆管に合流している。門脈像と重ねると後下区域胆管が背側上区域胆管に合流していることが理解できる。

5) 背側区域胆管合流型

15例にみられ，後下区域胆管が背側区域胆管に合流する肝門部合流型の3例と独立合流型1例を加えると，全体では19例にもみられる合流様式である。図Ⅵ-13は後区域胆管が背側胆管に合流して右肝管を形成して左肝管に合流している症例である。図Ⅵ-14は後上区域胆管が左肝管に合流している。後下区域胆管は背側区域胆管に合流し，その共通幹に前腹側区域胆管が合流して右肝管を形成して左肝管に合流している症例である。

b 前区域胆管の合流様式

前区域胆管も門脈と同様に，腹側区域胆管と背側区域胆管に分けることができる。注意すべき合流様式を示す。

1) 腹・背区域胆管別々合流型

11例（16.2%）にみられた。図Ⅵ-15は後区域胆管に背側区域胆管と腹側区域胆管が別々に合流して右肝管を形成している症例である。

2) 腹側区域胆管が総肝管に合流

図Ⅵ-16は，後区域胆管が背側区域胆管と合流し右肝管を形成して左肝管に合流し，腹側区域枝は全く別に総肝管に合流している症例である。

3) 腹側下区域胆管が別に右肝管に合流

図Ⅵ-17は後区域胆管が同一部位で背側区域胆管と腹側区域胆管に合流して右肝管を形成し，その右肝管に尾側からの枝が合流している。門脈像と重ねると，前腹側下区域胆管枝が別に右肝管に合流していることが理解できる。

c 胆管の走行異常はすべて肝門板内で

胆管は肝内ではグリソン鞘に包まれ門脈と同一に走行をするので，走行異常はすべて肝外，すなわち肝門板内で起きている。図Ⅵ-18は後上区域胆管が左肝管に合流し，後下区域胆管は背側区域胆管に合流している症例である。肝臓と重ねてみると，胆管の合流異常はすべて肝外すなわち肝門板内でのことであることが理解できる。

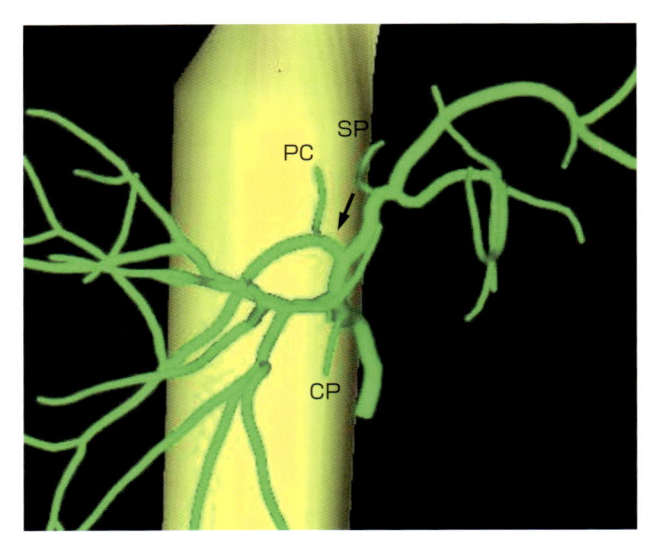

図Ⅵ-9　左肝管合流型
後区域胆管が背側から左肝管に合流している(矢印)。合流直前の後区域胆管に尾状葉下大静脈枝(PC)が合流している。SP(Spiegel葉胆管)が左肝管に，CP(尾状突起胆管)が総肝管に合流している。

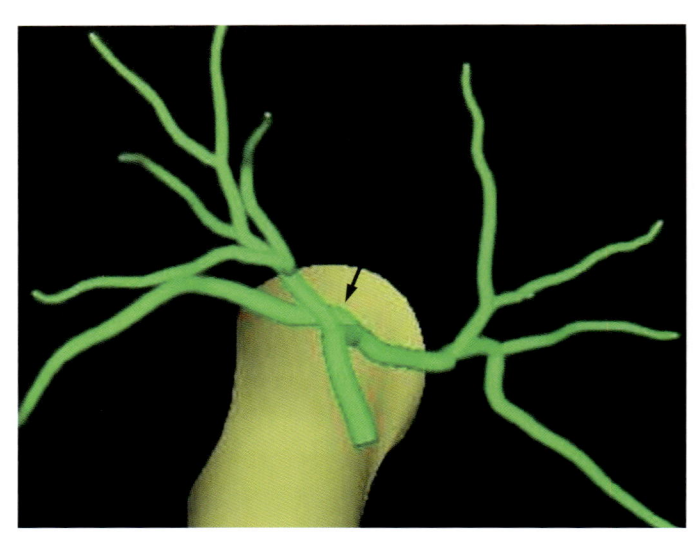

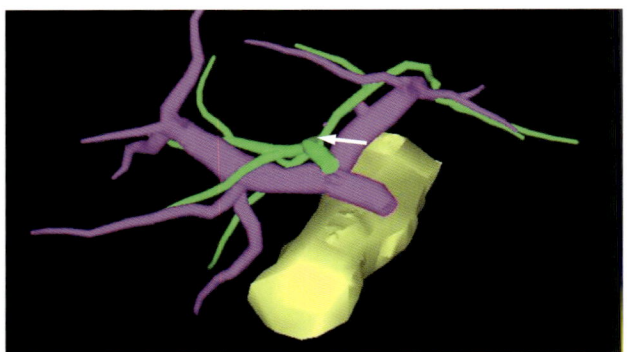

図Ⅵ-10　左肝管合流型
後下区域胆管が右肝管に合流し，後上区域胆管が左肝管に合流している(矢印)。

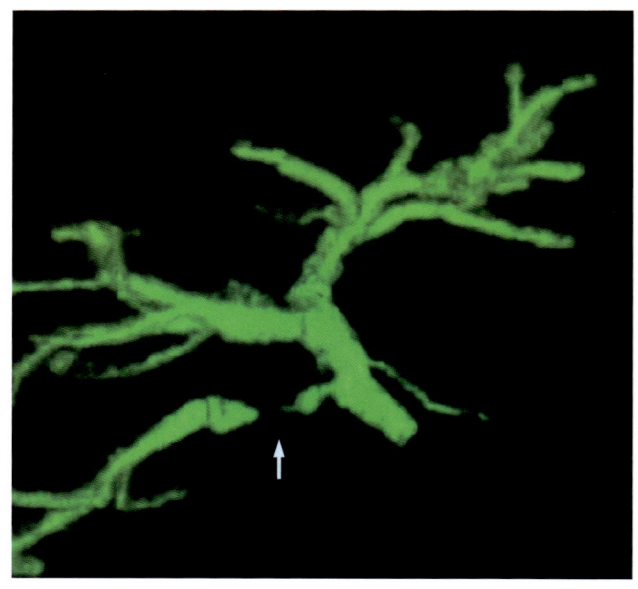

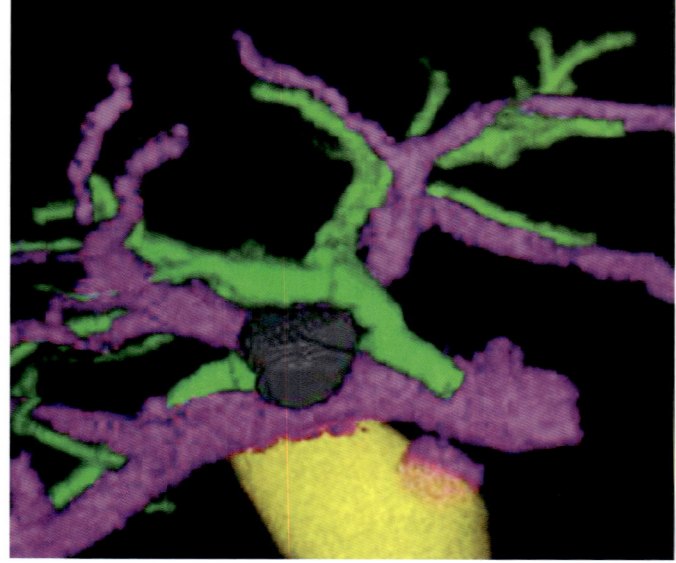

図Ⅵ-11　独立合流型
癌を合併した後区域胆管が総肝管に独立合流している。

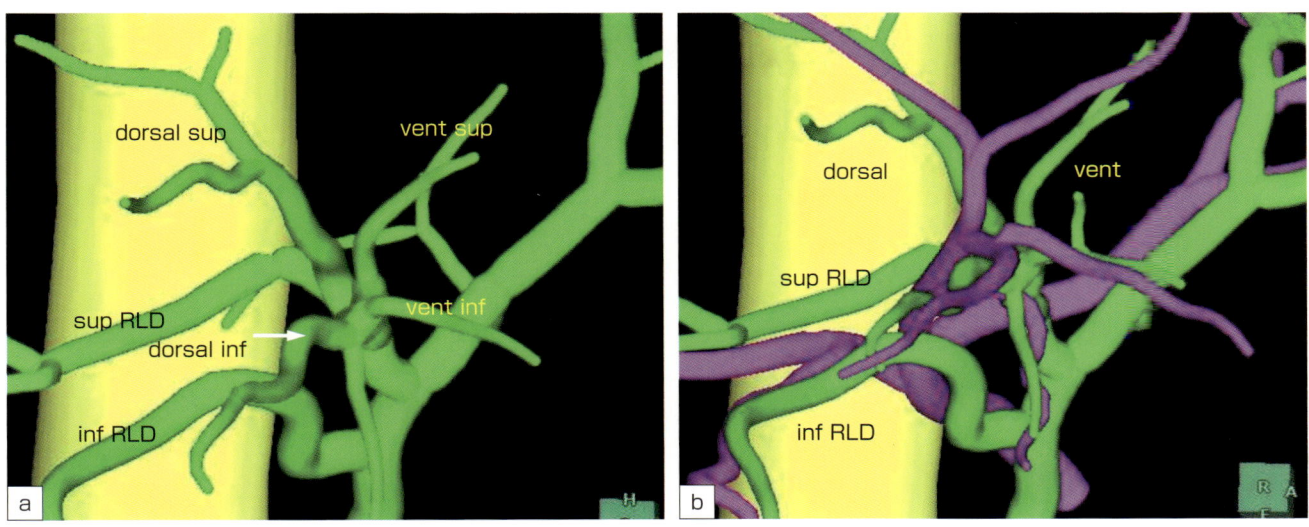

図Ⅵ-12　背側区域胆管合流型＋独立合流型
a：後下区域胆管のみが総肝管に独立合流し，後上区域胆管(inf RLD)は背側上区域胆管(dorsal sup)に合流している。そのやや尾側で腹側区域胆管と背側下区域胆管が合流して右肝管を形成(矢印)している。
b：門脈 segmentation からみると，この複雑な胆管合流様式が理解できる。

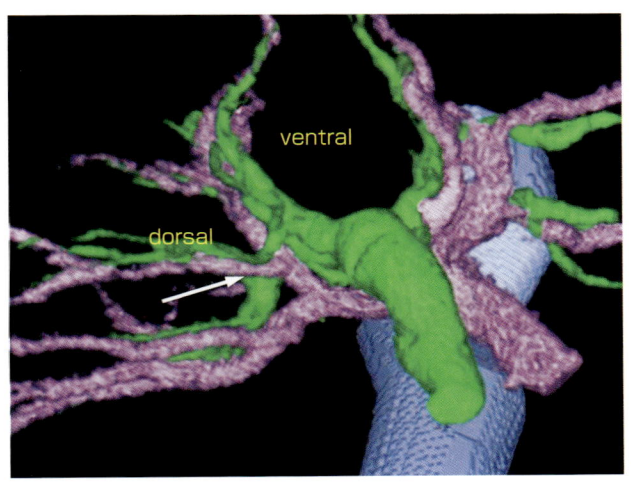

図Ⅵ-13　背側区域胆管合流型
後区域胆管が背側胆管に合流して(矢印)右肝管を形成して左肝管に合流している。

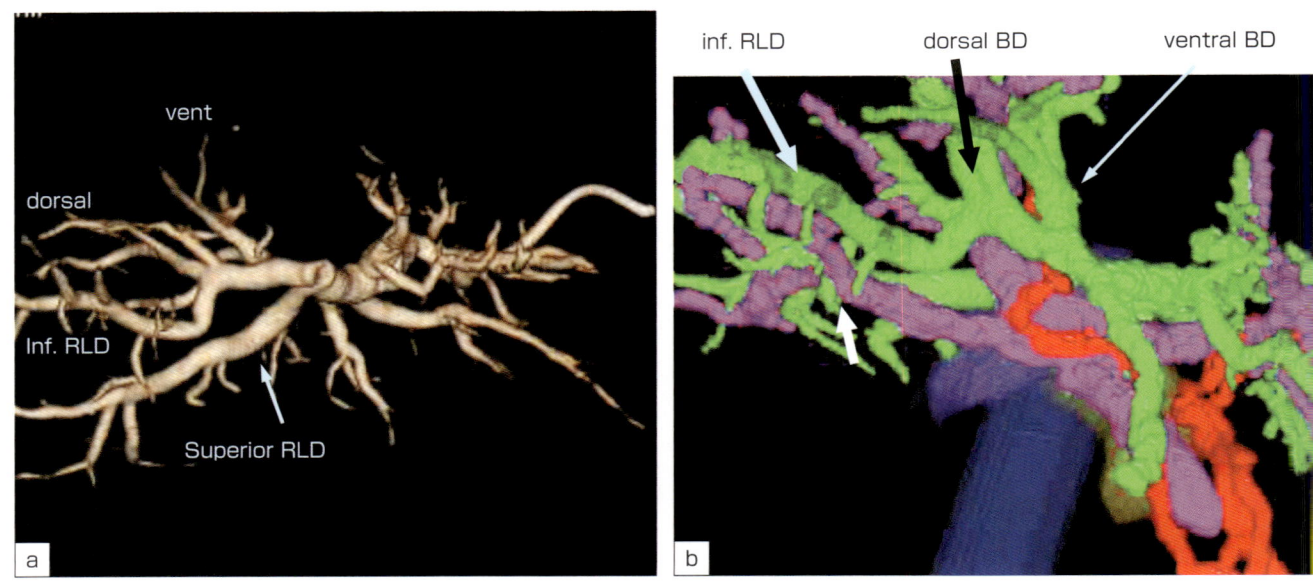

図Ⅵ-14 背側区域胆管合流型＋腹背別々合流型

a：後上区域胆管(superior RLD)が左肝管に合流し，後下区域胆管(inf RLD)は背側区域胆管(dorsal)に合流し，その共通幹に前腹側区域胆管(ventral)が合流して右肝管を形成している．すなわち背側区域胆管と腹側区域胆管が前区域胆管を形成せずに別々に合流する症例である．

b：門脈と重ねた胆管像である．後区域門脈が矢印で上下門脈に分岐して後下区域胆管(inf RLD)に並行していることから，この胆管合流様式が理解できる．

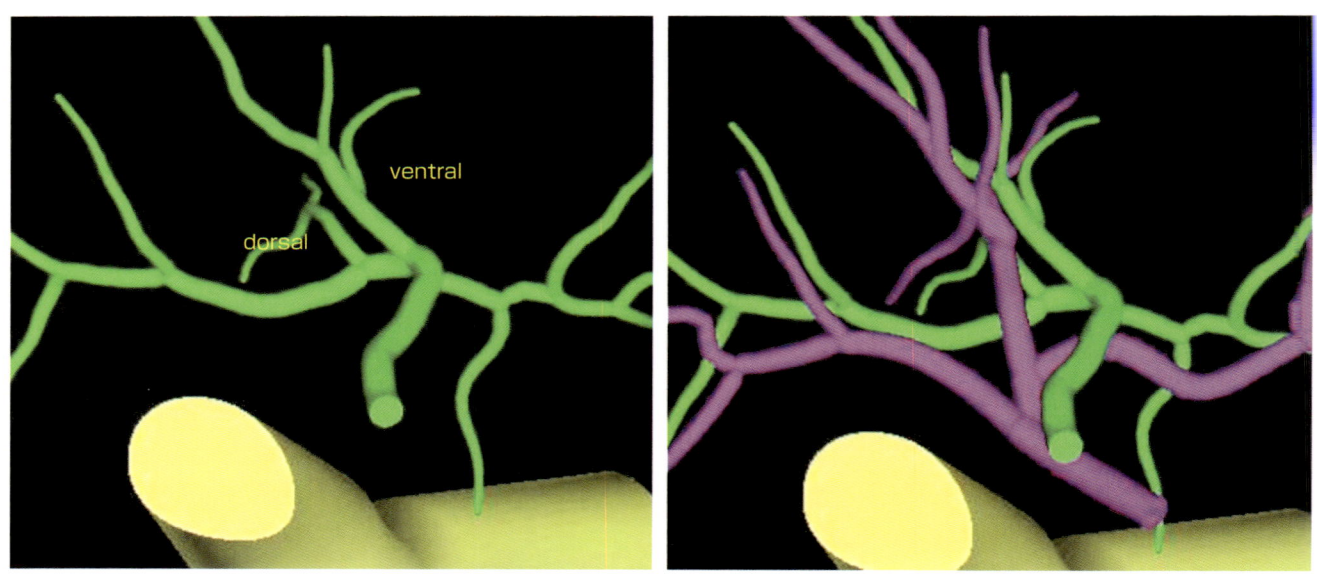

図Ⅵ-15 腹背別々合流型

後区域胆管に背側区域胆管(dorsal)と腹側区域胆管(ventral)が別々に合流して右肝管を形成している．

2. 右二管合流様式

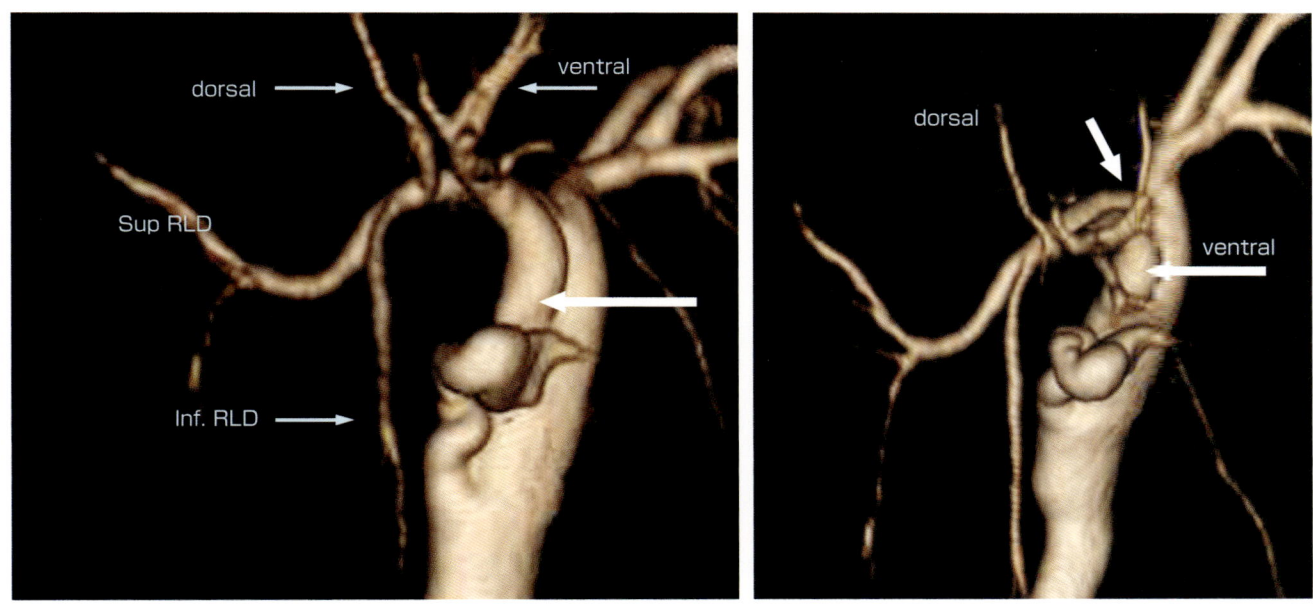

図Ⅵ-16　腹背別々合流型
　後区域胆管(RLD)は背側区域胆管(dorsal)と合流し右肝管を形成して，左肝管に合流している(小矢印)。腹側区域胆管(ventral)は別に総肝管に合流している(大矢印)。

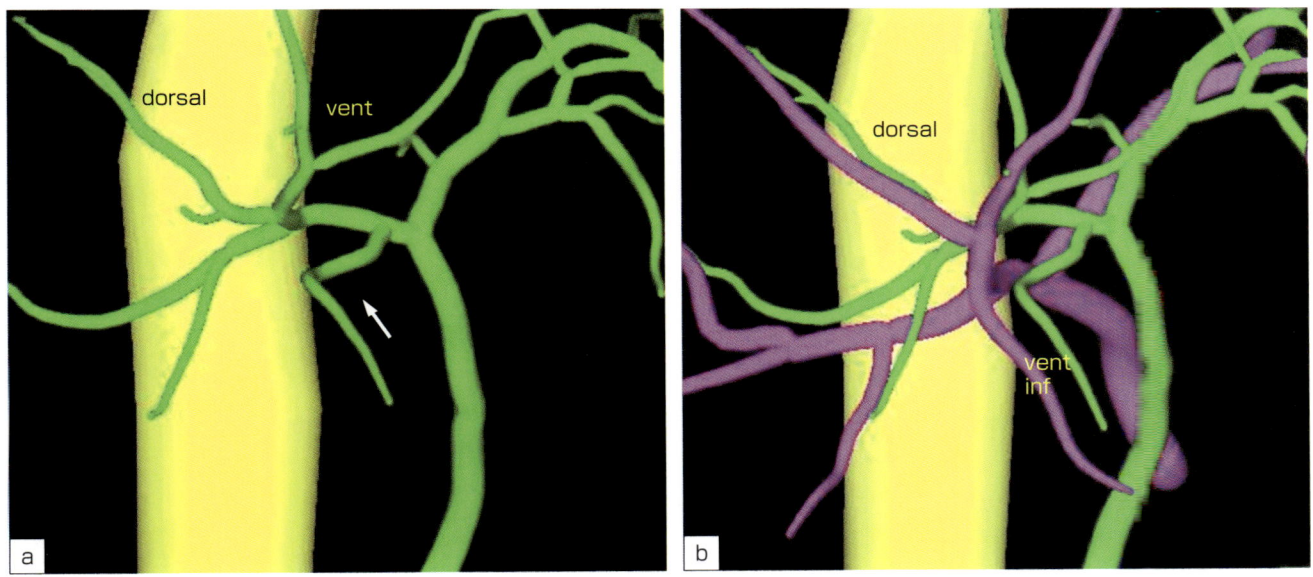

図Ⅵ-17　腹背別々合流型
a：後区域胆管が同一部位で背側区域胆管(dorsal)と腹側区域胆管(vental)に合流して右肝管を形成するが，そこにもう1本の尾側からの枝(矢印)が合流している。
b：門脈像と重ねるとこの枝は前腹側下枝(ventral inf)であり，別に右肝管に合流していることが理解できる。

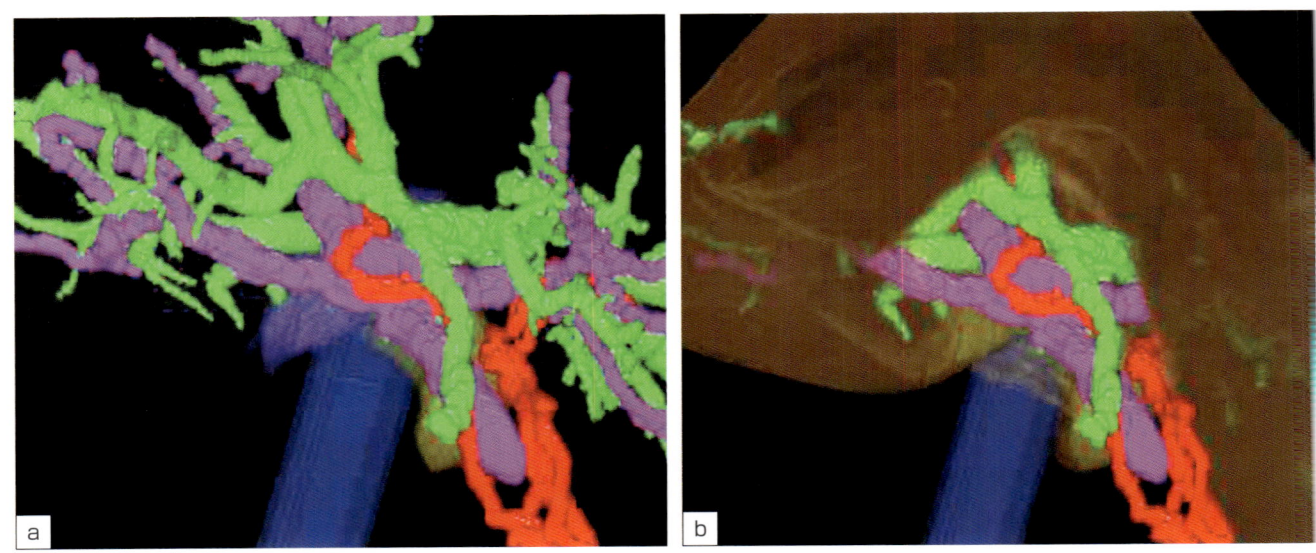

図Ⅵ-18 胆管合流異常は肝外で起きている

a：後上区域胆管が左肝管に合流し，後下区域胆管は背側区域胆管に合流している。
b：肝臓と重ねると，この合流異常はすべて肝外すなわち肝門板内で起きており，肝内ではグリソン系脈管として同一走行をすることが理解できる。

3 尾状葉の胆管

Healeyは尾状葉の胆管は，左肝管と後区域胆管根部に流入するように描いている（図Ⅵ-19）。尾状葉の胆管は肝門部に流入するからこそ肝門部胆管癌などの治療においてその胆管流入部の解剖が重要になるわけである。われわれは尾状葉胆管について，102例で検討した。以下，Spiegel葉胆管をSP，下大静脈部（paracaval portion）胆管をPC，尾状突起胆管をCPと表記する。SPは最も尾側の枝をSP1とし，以下頭側に順にSP2, SP3として検討した。PC枝では下大静脈正面から流入する胆管をb-duct，下大静脈右側から流入する胆管をc-ductとして検討した。

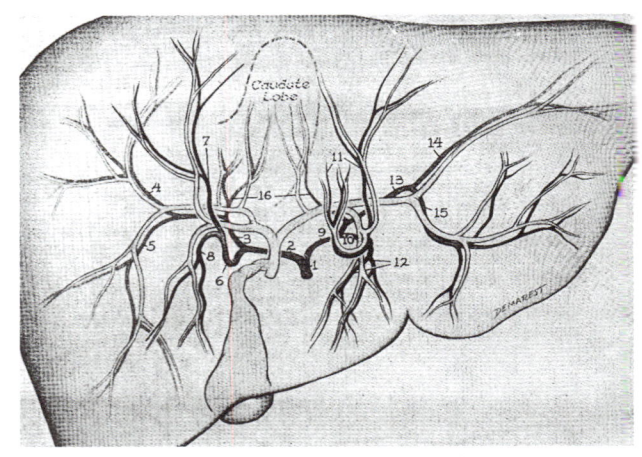

図Ⅵ-19 Healeyの胆管解剖
尾状葉からの胆管は，左肝管と後区域胆管根部に合流するように描かれている。

a 尾状葉胆管

1）尾状葉胆管の描出数（表Ⅵ-3）

SP胆管枝は102例全例で計170本描出され，PC枝は94例（92.2％）で117本，CPでは100例（98％）に100本描出された。

2）SP枝の合流部位（表Ⅵ-4）

SP1枝は66枝あり，43本（65％）が左肝管に合流し，13本が肝門部もしくは総肝管に合流した。SP2は48本あり，17本（35％）が左肝管に合流し，14本が後区域胆管根部に，5本が右肝管に合流した。頭側のSP枝は右肝管や後区域胆管へ合流する頻度が高くなっていた。

他の尾状葉との共通幹例ではSP1＋PCが28本と最も多く，13本が左肝管に，11本が肝門もしくは総肝管に合流した。SP2＋CP枝は16本にみられ，13本が後区域胆管根部に合流した。

全体ではSP枝170本のうち75本（44％）が左肝管に合流したが，53本（31％）が右肝管や後区域胆管根部に合流した。

3）PC枝の合流部位（表Ⅵ-5）

PC単独枝は82本あり，29本が後区域胆管根部に，

3. 尾状葉の胆管

表Ⅵ-3 尾状葉胆管の本数（102例）

胆管	描出例数	本数
SP	102	170
PC	94	121
CP	100	100

表Ⅵ-4 左尾状葉（SP）胆管合流部位

胆管	本数	合流部位			
		後区域根部	右肝管	肝門 or 総肝管	左肝管
SP1	66	5	5	13	43
SP2	48	14	5	12	17
SP3	2	1	0	1	0
SP1 + SP2	5	1	0	2	2
SP1 + PC	28	4	0	11	13
SP2 + PC	3	0	0	3	0
SP2 + CP	16	13	2	1	0
SP2 + PC + CP	3	0	3	0	0
計	170	38	15	42	75

表Ⅵ-5 尾状葉下大静脈（PC）胆管の合流部位

胆管	本数	合流部位			
		後区域根部	右肝管	肝門 or 総肝管	左肝管
PC	82	29	18	25	10
PC + SP	31	7	1	10	13
PC + CP	3	3	0	0	0
PC + CP + SP	3	0	3	0	0
計	119	39	22	35	23

25本が肝門もしくは総肝管に合流し，18本が右肝管に，10本が左肝管に合流した．PC + SP枝の31本は13本が左肝管に，10本が肝門もしくは総肝管に，7本が後区域胆管根部に合流した．

4) CP枝の合流部位（表Ⅵ-6）

CP単独枝78本中74本が後区域胆管根部に流入し，4本が右肝管に流入した．CP + SP枝16本中13本は後区域胆管根部に，2本は右肝管に合流した．

5) 左右尾状葉共通幹形成頻度（表Ⅵ-7）

SP + PC枝が33例に，SP + CPが14例に，SP + PC + CPなどが5例にみられ，全体では52例（51％）で左右尾状葉胆管が共通幹を形成した．

b 尾状葉胆管症例

[症例1] 単独枝症例

SP枝が左肝管に，b-ductが左肝管根部へ，c-ductが右肝管へ，CP枝が右肝管へ，別々に合流している（図Ⅵ-20）．

[症例2] SP1 + SP2共通幹例

完全に頭から尾側に見下ろした3D画像である．SP1枝とSP2枝が合流して共通幹を形成して左肝管に合流し，PC枝が後区域胆管に合流している（図Ⅵ-21）．

[症例3] b + c + c-ducts共通幹例

やはり頭から尾側に見下ろした像である．太いSP枝が肝門部に合流し，下大静脈の全面をカバーするようにb + c + c-ductsが共通幹となって後区域根部に合流している（図Ⅵ-22）．

[症例4] SP + PC枝共通幹例

やや左側からの頭前斜位からの3D画像である．SP枝とPC枝が共通幹を形成して，比較的長い右肝管に合流している（図Ⅵ-23）．

[症例5] SP1 + SP2 + PC（b + c）共通幹例

図Ⅵ-24aはやや左頭側から足側に見下ろした画像である．左側尾側のSP1とやや頭側のSP2が右側のPC枝であるb-ductとc-ductと共通幹を形成して左肝管に合流している．その合流部よりもやや右側で別のc-ductが左肝管やや右側に合流している．図Ⅵ-24bは足側から見上げた画像であるが，SP + PC共通幹が左肝管に合流し（太い矢印），それよりやや右側の左肝管に別のc-ductが合流している．後区域根部近辺にCP枝が合流している．

表Ⅵ-6　尾状突起（CP）胆管の合流部位

胆管	本数	合流部位			
		後区域根部	右肝管	肝門 or 総肝管	左肝管
PC	78	74	4	0	0
PC + SP	16	13	2	1	0
PC + CP	3	3	0	0	0
PC + CP + SP	3	0	3	0	0
計	100	90	9	1	0

表Ⅵ-7　左右尾状葉胆管共通幹形成頻度（102例）

共通幹	例数
SP + PC	33
SP + CP	14
SP + PC + CP	3
SP + PC, SP + CP	2
計	52（51％）

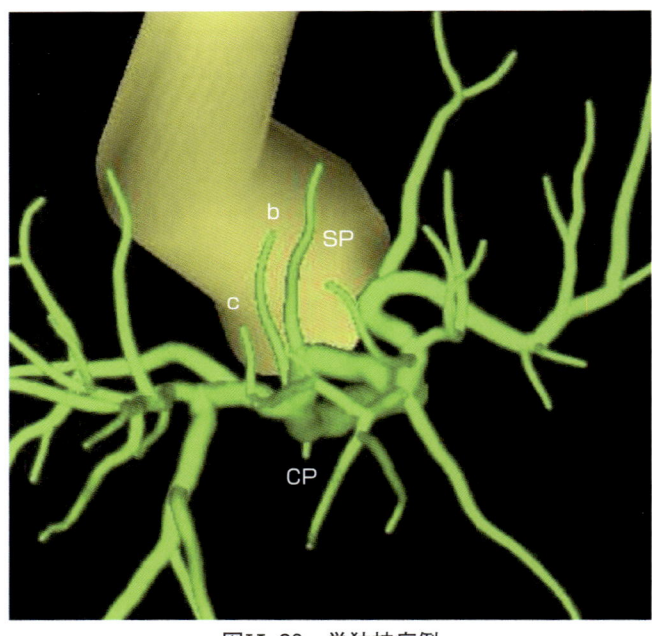

図Ⅵ-20　単独枝症例
SP 枝が左肝管に，b-duct が左肝管根部へ，c-duct が右肝管へ，CP 枝が右肝管へ，別々に合流している。

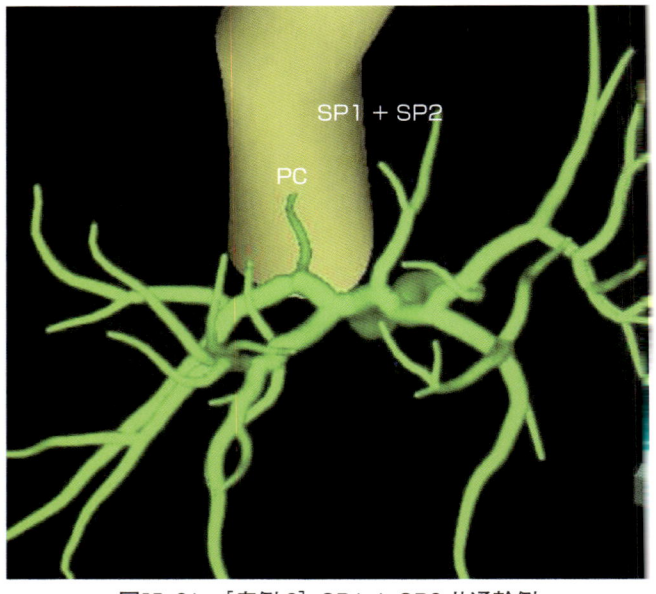

図Ⅵ-21　［症例2］SP1 + SP2 共通幹例
完全に頭から尾側に見下ろした3D画像である。SP1枝とSP2枝が合流して共通幹を形成して左肝管に合流し，PC枝が後区域胆管に合流している。

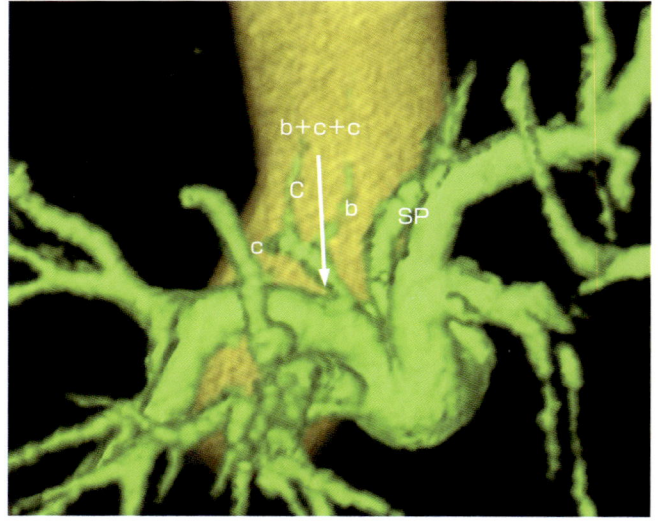

図Ⅵ-22　［症例3］b + c + c-ducts 共通幹例
やはり頭から尾側に見下ろした像である。太い SP 枝が肝門部に合流し，下大静脈の全面をカバーするように b + c + c-ducts が共通幹となって後区域根部に合流している。

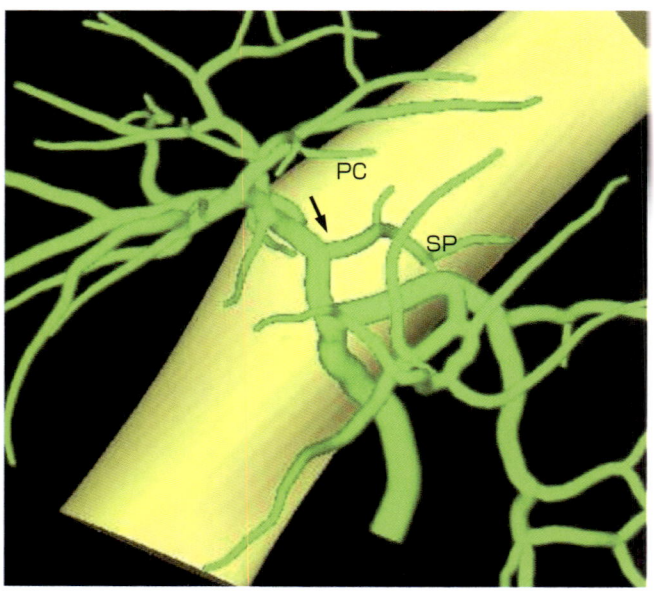

図Ⅵ-23　［症例4］SP + PC 枝共通幹例
やや左側からの頭前斜位からの3D画像である。SP枝とPC枝が共通幹を形成して，比較的長い右肝管に合流している。

3. 尾状葉の胆管

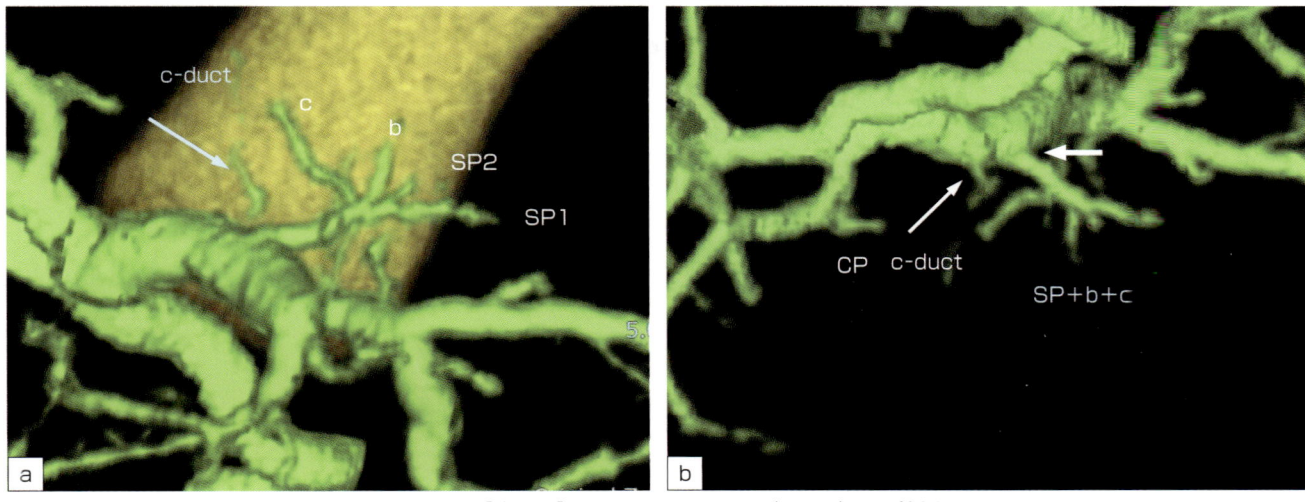

図Ⅵ-24 ［症例5］SP1 ＋ SP2 ＋ PC(b ＋ c)共通幹例

a：やや左頭側から足側に見下ろした画像である。左尾側のSP1とやや頭側のSP2が右側のPC枝であるb-ductとc-ductと共通幹を形成して左肝管に合流している。その合流部よりもやや右側で別のc-ductが左肝管やや右側に合流している。
b：足側から見上げた画像であるが，SP ＋ PC共通幹が左肝管に合流し（太い矢印），それよりやや右側の左肝管に別のc-ductが合流している。後区域根部近辺にCP枝が合流している。

VII 肝門板

1 血管造影からみた肝動脈左右交通枝

a plate system と hilar plate

　肝門部には，plate system と呼ばれる比較的厚い結合組織が肝門部胆管を覆うように存在する[1,2]。Plate system は肝外では肝被膜と肝十二指腸間膜に，肝内ではグリソン鞘に連続する。主要脈管，特に肝門部胆管合流形態の変位の多くは肝内ではなく，この plate system 内にみられる。それゆえ plate system は肝臓への外科的アプローチにおいて極めて重要であり，その構造を熟知する必要がある。

　Plate system は4つの部分に大別される。グリソン系脈管が左右に分岐する部分に hilar plate が存在し，右側で cystic plate に，左側では umbilical plate，そして Arantian plate に連続する。その中心を成す hilar plate は，左右肝管合流部の頭背側部を半球状に覆うように肝門部に存在する。主要脈管は plate system 内で変位を遂げた後 portal triad を形成し，この hilar plate を貫き肝内に入っていく。

　Plate system 内にはリンパ管や神経が複雑に入り組んでいることが知られている。肝門部胆管癌では hilar plate に外膜浸潤・神経周囲浸潤などの形で容易に進展するため，手術の際にはこれを en bloc に切除することが重要となる。

　また，plate system には緻密な血管網も存在する。Couinaud によれば，肝門部において門脈は疎性結合織に包まれているが，胆管と動脈はこれらの plate system と癒着しており剥離が困難であるという[3-5]。胆管を取り巻く緻密な血管網が動脈との間で形成されているためと思われる。右葉切除あるいは左葉切除において，動脈門脈を結紮切離しても，胆管を plate につけたまま残しておくと，肝実質の切離が終了しても切除側の肝切離面から動脈性の出血がみられることがある。これより，胆管周囲の plate 内に左右肝動脈の交通が存在し，肝の血流維持において重要な役割を担っているものと推察された。

b 左右肝動脈の交通枝

　肝にはさまざまな側副血行路が存在することが知られており，肝動脈の閉塞レベルによりパターンが異なっている[6]。

　(a) 総肝動脈の閉塞では，膵十二指腸アーケードと下横隔動脈が側副路となる。
　(b) 固有肝動脈の閉塞では，下横隔動脈と epicholedochal arterial plexus。
　(c) 末梢の肝動脈の閉塞では，各肝動脈間の交通枝。

　(a)や(b)のルートはすでに多くの研究がなされており，周知の事実と思われる[7]。

　(c)のルートは肝動注化学療法目的の血流改変術の際などで遭遇する臨床的には認識されるルートであった。例えば，肝動脈の一本化を目的に上腸間膜動脈から分岐した右肝動脈を塞栓した後に左肝動脈造影を行うと肝門の辺りを造影剤が通り抜けて右肝動脈が造影される，というものである。このように臨床的にはよく知られる交通枝ではあったが，その詳細な検討は皆無であった。そこで，われわれは occlusion balloon catheter を用いて血管造影および血管造影 CT 検査（CTHA）を行い，交通枝について報告した[8]。

　肝門部に病変を認めない13例を対象とした。置換肝動脈や副肝動脈などの補動脈を有する症例は除外した。先端 balloon 付き catheter を右（あるいは左）肝動脈まで挿入し，balloon を inflate し閉塞させた後，近位側より左（あるいは右）肝動脈造影検査を施行した（図VII-1）。引き続き MDCT を用いて，肝門部を中心に circulation study で CTHA を施行した。11例において右肝動脈を，残りの2例では左肝動脈を balloon catheter で閉塞した。通常の肝動脈造影検査や造影 CT 検査と比較しつつ以下の項目を検討した。

　1）交通枝は存在するのか。
　2）左右肝動脈における交通枝の分岐点はどこか。

3) 交通枝はどこを走行しているのか。肝内なのか，肝外なのか。周囲の構造物（門脈・胆管など）との関係はどうなっているのか。

1) 交通枝の存在

対象 13 例全例で交通枝が確認された。交通枝は肝門付近を通る，細く蛇行した血管として描出されていた。これより，交通枝はほぼ確実に存在するものと考えられた。

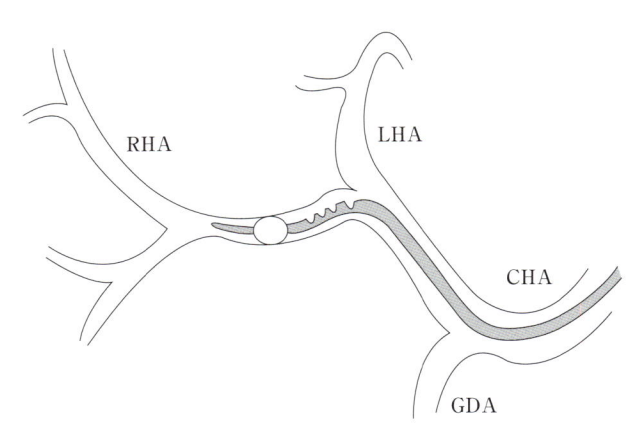

2) 交通枝の分岐点

交通枝の左右肝動脈における分岐部を血管造影像で検討した。

左側の分岐点は，内側区域枝が 8 例，左肝動脈本幹が 5 例であった（図Ⅶ-2）。

右側の分岐点は，前区域枝が 6 例と最も多く，前区域枝と右肝動脈の両方が 5 例，右肝動脈本幹が 2 例であった（図Ⅶ-3）。

図Ⅶ-4，5 に症例を供覧する。左肝動脈より出た細い交通枝は肝門部を蛇行しつつ走行し，右肝動脈本幹と前区域枝に合流している様子が描出されている。

通常の肝動脈造影においても交通枝は描出されており，この交通枝は常時開存している血管である可能性が示された。

3) 交通枝の走行部位と周辺構造物との関係

CTHA を施行した 11 例につき検討した。交通枝は肝実質内ではなく，肝外の肝管合流部頭側の結合織内，つま

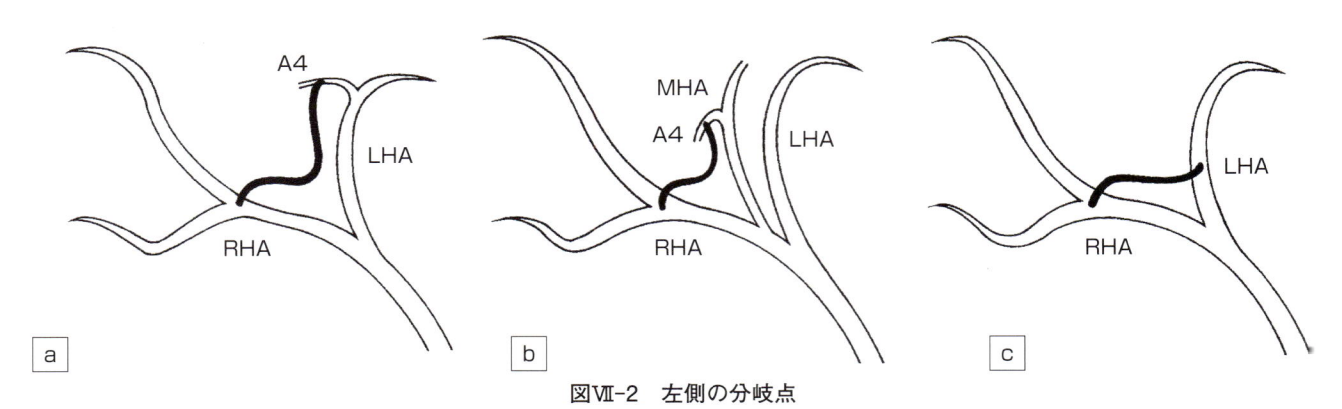

図Ⅶ-1　右肝動脈閉塞下の左肝動脈造影検査

先端 balloon 付き catheter を右肝動脈まで挿入し，balloon を inflate し右肝動脈を閉塞した後，balloon の近位側より左肝動脈造影検査を施行した。

図Ⅶ-2　左側の分岐点
a：内側区域枝（左肝動脈より分岐）4 例，b：内側区域枝（中肝動脈より分岐）4 例，c：左肝動脈本幹 5 例

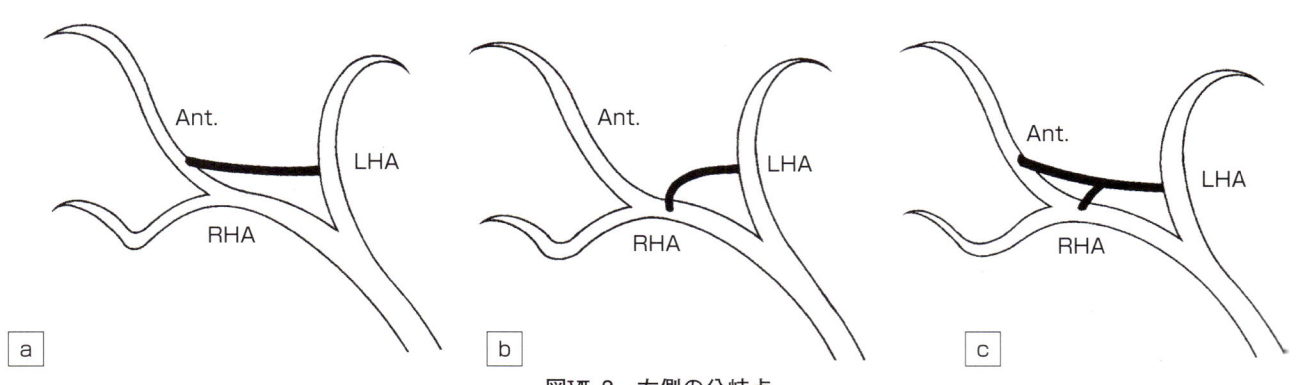

図Ⅶ-3　右側の分岐点
a：前区域枝 6 例，b：右肝動脈本幹 2 例，c：前区域枝と右肝動脈の両方 5 例

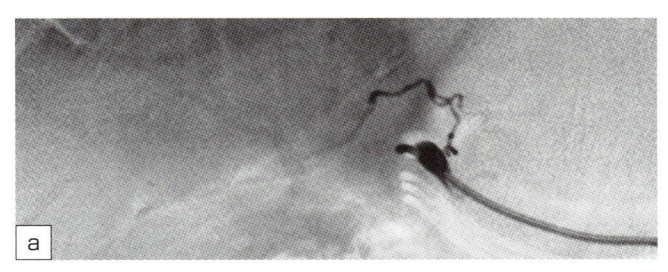

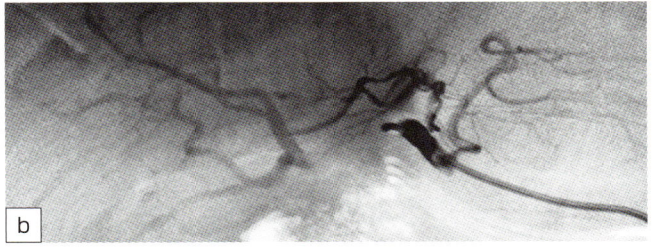

図Ⅶ-4　右肝動脈閉塞下左肝動脈造影
a：内側区域から分岐する細く蛇行した血管は肝門部を通って前区域枝に流入している。
b：右葉内の動脈枝が造影されているが，右肝動脈本幹はこの時点では写っていない。これは造影剤が右肝動脈本幹でなく交通枝を介して流入したことを意味する。

り hilar plate 内を走行していることが示された（図Ⅶ-6）。

胆管との関係を検討したところ，交通枝が胆管を取り巻きながら蛇行しつつ走行する様子も観察された。交通枝は胆管の血流に関与している可能性が示された（図Ⅶ-7）。

また，11例中7例（64％）で交通枝から1～2本の微細な尾状葉枝が分枝している様子も同時に観察された。交通枝は尾状葉への血流供給にも関与しているものと考えられた（図Ⅶ-8）。

C　左右肝交通枝の臨床的意義

以上の結果より窺える交通枝の臨床的意義につき考察する。交通枝は，hilar plate に存在する細く蛇行した血管であった。左右肝を交通しつつ胆管や尾状葉へも血流を供給するという，その特異な臨床像を考慮し communicating arcade と命名した（図Ⅶ-8）。

文献的には，communicating arcade の存在そのものや，走行部位（肝内か肝外か）に関して統一した見解を見なかった[9-11]。これらの検討はみな鋳型標本や血管造影等の手法を用いており，肝実質や主要脈管との関係が解明しにくいという欠点があった。そこでわれわれは，隣接構造物との関係を正確に描出しうるという CT の特徴を生かし[12]，CTHA を併せて施行し in vivo での解明を試みた。その結果，communicating arcade は胆管周囲を取り巻く血管網として存在するのみならず，尾状葉への血流供給にも関与していることを確認した。

また，communicating arcade は通常の肝動脈造影にも描出されていた。Ibukuro らは肝動脈造影の検討から，肝硬変患者の1.3％において左右肝動脈の先天的な吻合が存在することを報告した[13]。彼らは，この先天的な吻合と communicating arcade とは異なるものであるとしている。一方，われわれの検討では communicating arcade が通常の肝動脈造影でも確認されたことより，両者は同じものではないかと考えている。その本体は胆管を取り巻く緻密な血管網であると確信している。

おわりに

肝臓手術時に肝内へアプローチする際の道標となる plate system の内部には communicating arcade が parabiliary plexus の一部として存在している。左右肝の側副血行路および胆管血流供給路としてのその臨床的意義を，消化器外科医は改めて認識する必要がある。

参考文献

1) 二村雄次：肝門板とその周辺．外科 62：422-424, 2000
2) 田岡大樹，川原田嘉文：肝門部の局所解剖．日本外科学会雑誌 101：386-392, 2000
3) Couinaud C : Surgical anatomy of the liver revisited. Couinaud C（Private edition）, Paris, 1989
4) 二村雄次（訳）：Couinaud 肝臓の外科解剖．医学書院，1996
5) Couinaud C : Controlled hepatectomies and exposure of the intrahepatic bile ducts-Anatomical and technical study. Self-publication, Paris, 1981
6) Koehler RE, Korobkin M, Lewis F : Arteriographic demonstration of collateral arterial supply to the liver after hepatic artery ligation. Radiology 117：49-54, 1975
7) Takeuchi Y, Arai Y, Inaba Y, et al : Extrahepatic arterial supply to the liver : observation with a unified CT and angiography system during temporary balloon occlusion of the proper hepatic artery. Radiology 209：121-128, 1998
8) Tohma T, Cho A, Okazumi S, et al : Communicating arcade between the right and left hepatic arteries: evaluation with CT and angiography during temporary balloon occlusion of the right or left hepatic artery. Radiology 237：361-365, 2005
9) Helen CR, Stewart RR : Arterial collaterals in the liver hilus. Radiology 94：575-579, 1970
10) Chuang VP, Wallace S : Hepatic arterial redistribution for intraarterial infusion of hepatic neoplasms. Radiology 135：295-299, 1980
11) Civalleri D, Scopinaro G, Simoni G, et al : Intrahepatic arterial flow distribution after ligation of a right replaced hepatic artery : A case report. Tumori 71：375-377, 1985
12) Cho A, Okazumi S, Takayama W, et al : Anatomy of the right anterosuperior area（segment 8）of the liver : evaluation with helical CT during arterial portography. Radiology 214：491-495, 2000.
13) Ibukuro K, Tsukiyama T, Mori K, et al : The congenital anastomoses between hepatic arteries: angiographic appearance. Surgical Radiologic Anatomy 22：41-45, 2000

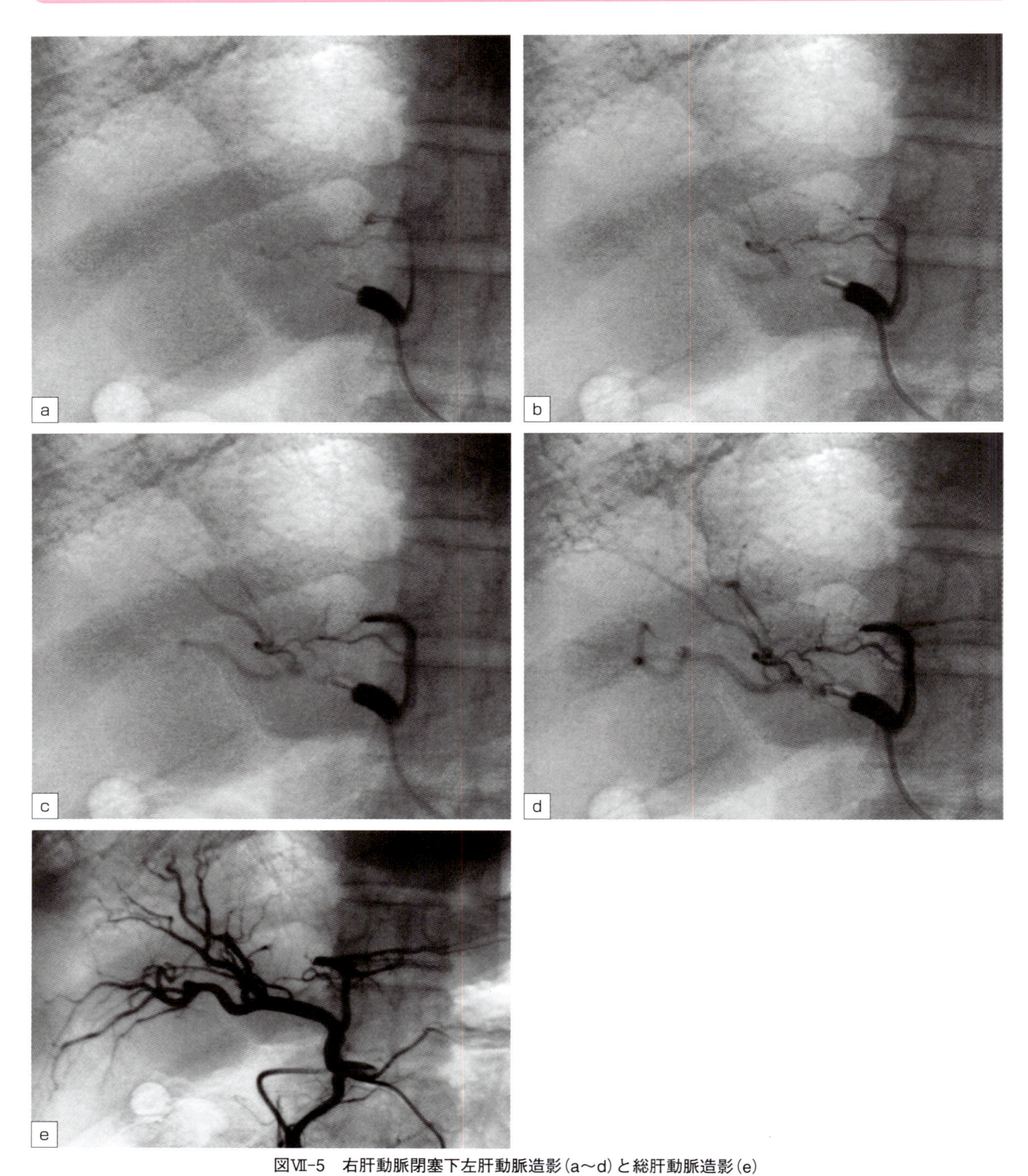

図Ⅶ-5 右肝動脈閉塞下左肝動脈造影（a〜d）と総肝動脈造影（e）
a〜d：左肝動脈本幹より分岐する細かな血管は肝門部を通過し，右肝動脈本幹と前区域枝の両方に合流している。
e：通常の肝動脈造影でも，この交通枝は確認される。

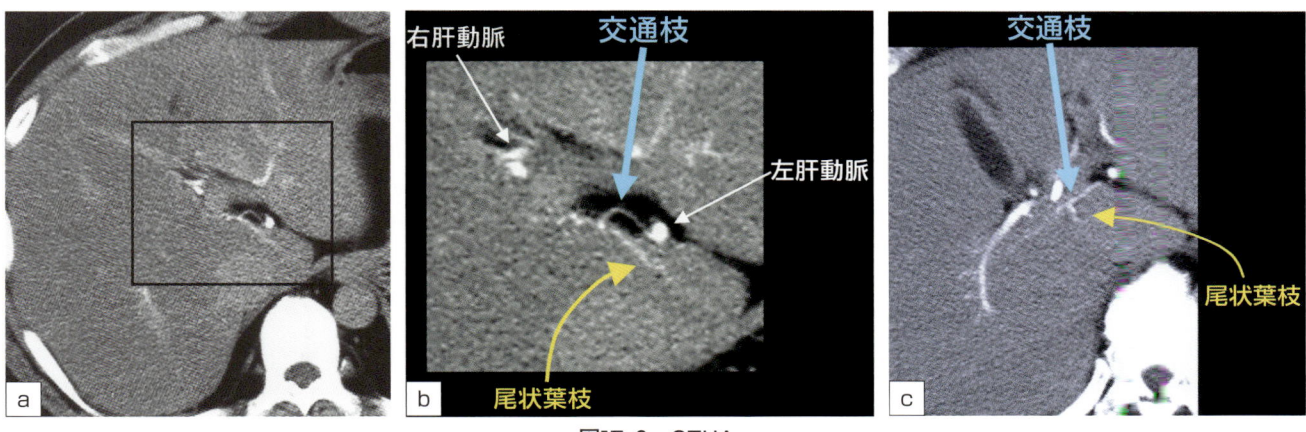

1. 血管造影からみた肝動脈左右交通枝　107

図Ⅶ-6　CTHA
a：交通枝は肝外の結合織（hilar plate）内を走行している。
b, c：a の拡大。交通枝から 1 本の細い尾状葉枝が出ていることが確認できる。

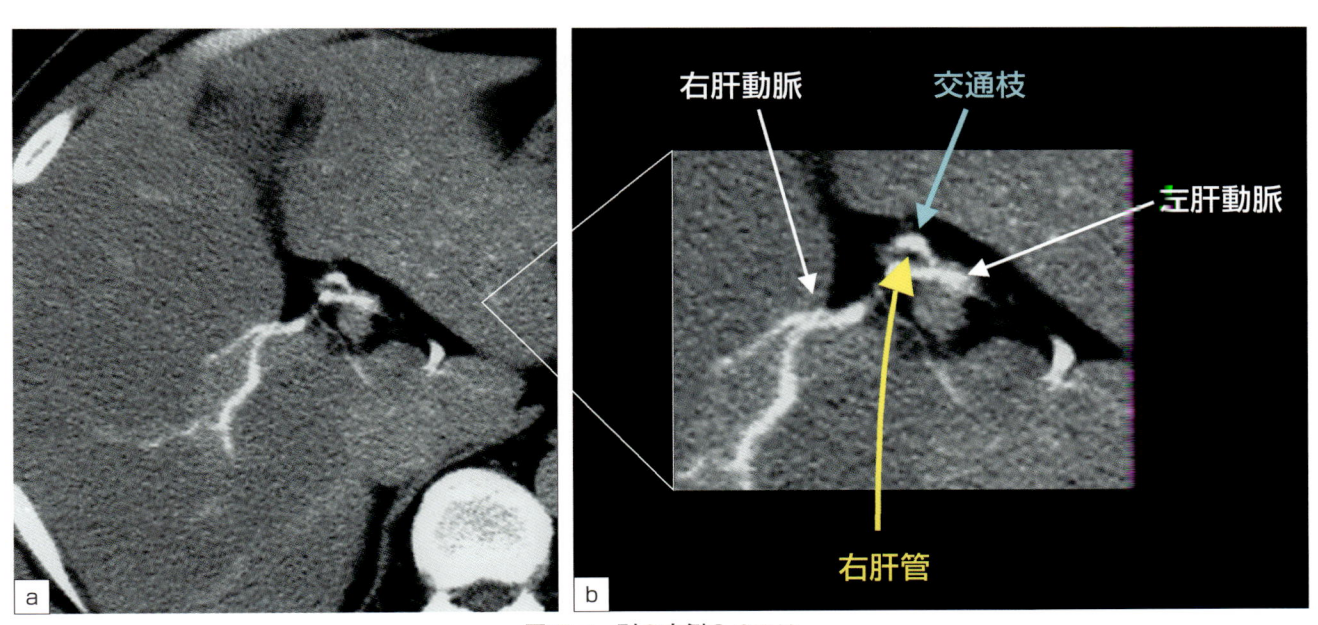

図Ⅶ-7　別の症例の CTHA
a：交通枝は図Ⅶ-6 と同様に hilar plate 内を走行している。
b：a の拡大。交通枝は右肝管に巻き付くように，極めて近接している。

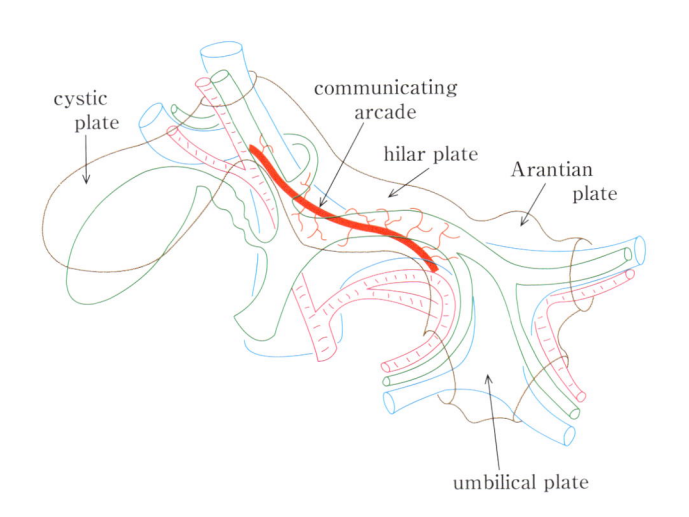

図Ⅶ-8　交通枝（communicating arcade）は肝門部胆管を栄養しながら hilar plate 内を走行している。

2 castからみた plate system

肝門板は肝門を頭側から覆う厚い結合織(plate system)の一部として存在し，その詳細はCouinaudによって検討され，肝門部脈管への到達，あるいは肝門部胆管癌根治切除の鍵となる。

肝臓外科において肝門部脈管への到達は重要であり，Couinaud[1]の検討より肝門を頭側より覆う厚い結合織(plate)は胆管とは強固に密着しているが，肝実質とは間に粗な部分があり，plateを介して肝門部脈管に到達できることがわかった。

これを基にした高崎ら[2]のグリソン一括肝切除は肝切除の簡便化に大きく役立っている。

また，肝門部胆管癌手術においては肝門部胆管から容易に浸潤を受けやすいこの肝門板ごと胆管を切除することが重要であるが，この場合は変位の多いplate内で肝門部脈管に到達する必要があり，個々の症例で脈管の立体構造を把握する必要がある。

また，肝門板はplate systemの一部として存在し，cystic plate, umbilical plate, Arantian plateに連続する。

このplate systemに重要な動脈網が存在することは前項の血管造影による検討[3]で示唆され，また，経験的にも肝葉切除の際，動脈，門脈を切離した後も胆管切離されるまでは切除側肝からの動脈性出血がみられることからも理解される。

一方，胆管の栄養動脈という観点からは，これまで胃十二指腸動脈の分枝であり，総胆管に沿って上行するclock artery (3 o'clock, 9 o'clock) については知られていたが，肝門部胆管の栄養動脈については詳細な検討が乏しかった。

血管造影CTによる検討，およびVellar[4], Stapleton[5]らの研究よりわれわれは肝外側副血行としての左右肝動脈交通枝(communicating arcade：以下CAとする)が肝門板に存在し，肝門部胆管を栄養していることを証明すべく，castによる検討[6]を行った。

a 方法

①ホルマリン固定された解剖献体10例より全肝を摘出し，CAを剖出。
②凍結保存献体6例より全肝を摘出し，左肝動脈結紮の後，固有肝動脈より赤色樹脂，総胆管より緑色樹脂を注入し，ホルマリン固定後，CAを剖出(図Ⅶ-9)。

b 結果

①評価可能であった11例全例にCAを認め，その走行部位はhilar plateであり，肝門部胆管に微小な分枝を出していた(図Ⅶ-10)。

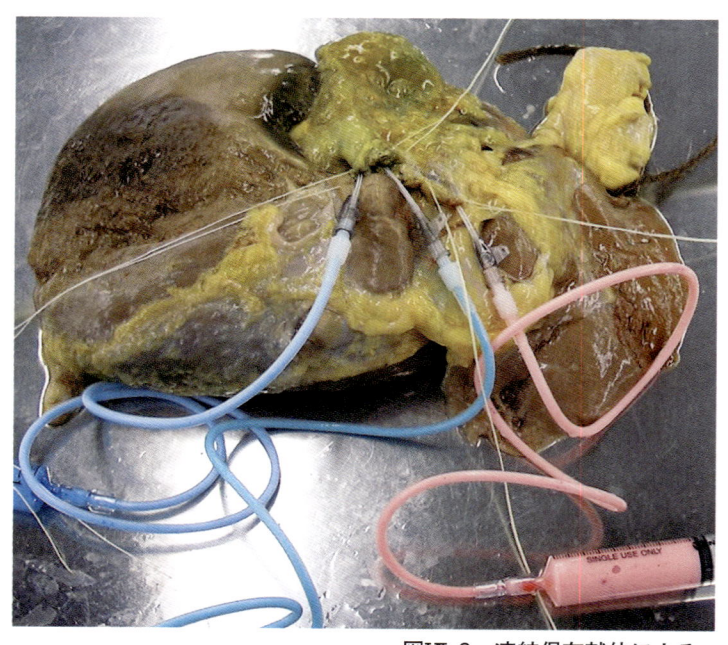

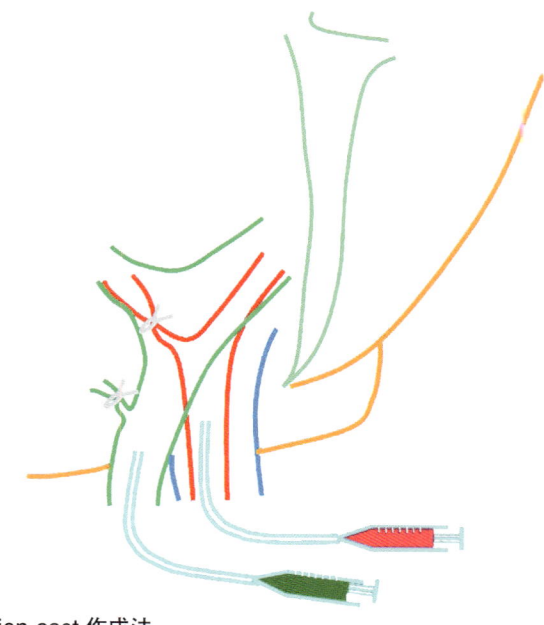

図Ⅶ-9 凍結保存献体によるcorrosion cast作成法
右肝動脈を結紮し，固有肝動脈より赤色樹脂，総胆管より緑色樹脂を注入。

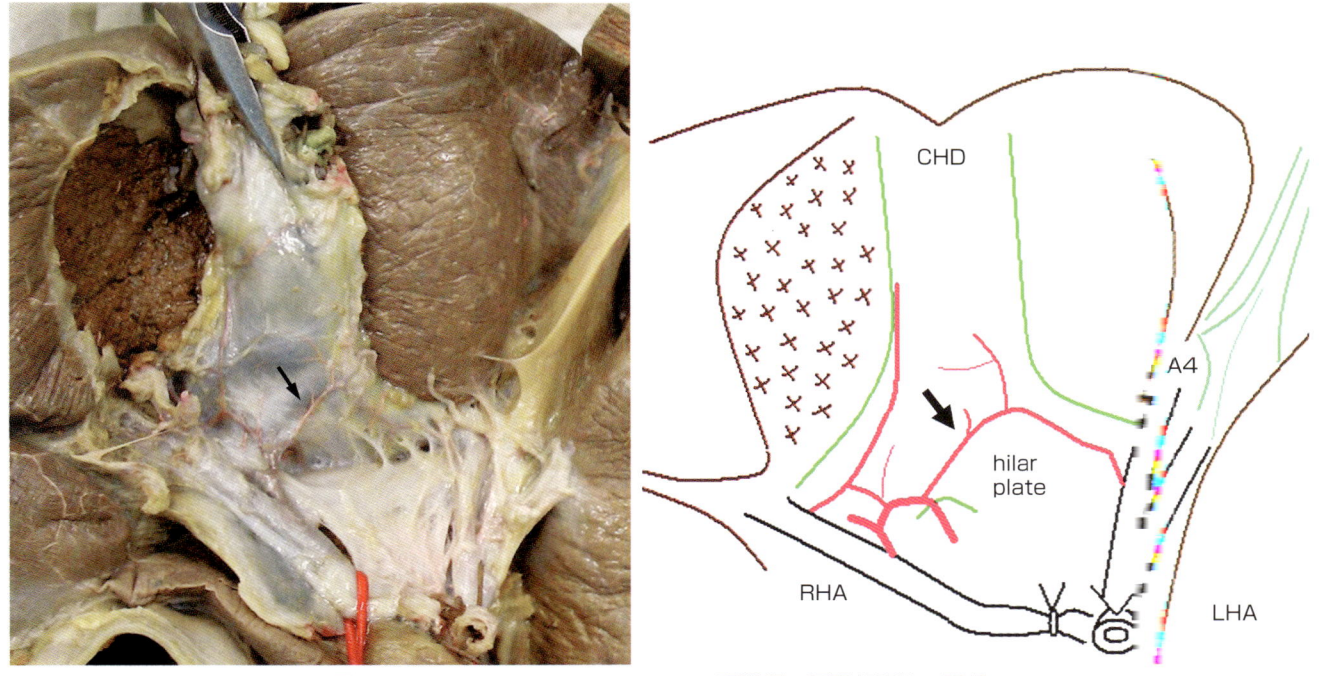

図Ⅶ-10 corrosion cast でみる CA，肝門板，肝門部胆管の関係
A4 から分枝した CA（矢印）が肝門板と肝門部胆管の間を走行し，右肝動脈に流入する。

② CA の分岐部位としては図Ⅶ-11 のごとくであったが，特に右側は前区域枝からの分岐が多く認められた。
③ CA と clock artery の交通，CA から尾状葉への分枝および，A1（尾状葉動脈）との交通を認めた（図Ⅶ-12, 13）。

C 左右肝動脈交通枝（CA）の解剖学的位置づけと機能

CA は clock artery，尾状葉動脈と交通網を肝門板に形成し，肝外側副血行路としての左右肝動脈交通枝として存在するとともに，肝門部胆管の栄養動脈となっている。

また，追加研究[7]として行った umbilical plate, cystic plate（図Ⅶ-14, 15）においても動脈網を認め，特に umbilical plate は外側区域と内側区域の動脈交通としての役割を果たしており，右側からの肝門部胆管癌手術において中肝動脈切離の是非の答えとなりうる。

そして，何より plate system がひとつながりの肝外側副血行として存在していることが示唆された（図Ⅶ-16）。

また，CA の右側分岐部位として前区域枝が多かった理由としては，本書の主題でもある左右対称と考える肝を頭側からみた場合のいわゆる ventral arch（図Ⅶ-17）に hilar plate および CA が存在するためと考えている。

参考文献

1) Couinaud C : Surgical anatomy of the liver revisited. self publication, Paris, 1989
2) 高崎 健，小林成一郎，田中精一，ほか：グリソン鞘処理による新しい系統的肝切除術．手術 40：7-14, 1986
3) Tohma T, Cho A, Okazumi S, et al : Communicating arcade between the right and left hepatic arteries: evaluation with CT and angiography during temporary balloon occlusion of the right or left hepatic artery. Radiology 237：361-365, 2005
4) Vellar ID : The blood supply of the biliary ductal system and its relevance to vasculobiliary injuries following cholecystectomy. Aust N Z J Surg 69：816-820, 1999
5) Stapleton GN, Terblanche J : Blood supply of the right and left hepatic ducts. Br J Surg 85：202-207, 1998
6) Gunji H, Cho A, Tohma T, et al : The blood supply of the hilar bile duct and its relationship to the communicating arcade located between the right and left hepatic arteries. Am J Surg 192：276-280, 2006
7) Cho A, Gunji H, Koike N, et al : Intersegmental arterial communication between the medial and left lateral segments of the liver. Dig Surg 24：328-330, 2007

110　VII. 肝門板

Type 1	Type 2	Type 3
Anterior branch	RHA	Anterior branch + RHA
n = 5	n = 3	n = 3

a：解剖

Type 1a	Type 1b	Type 2
A4 (from MHA)	A4 (from LHA)	LHA
n = 2	n = 4	n = 5

b

図VII-11　CA 分岐パターン

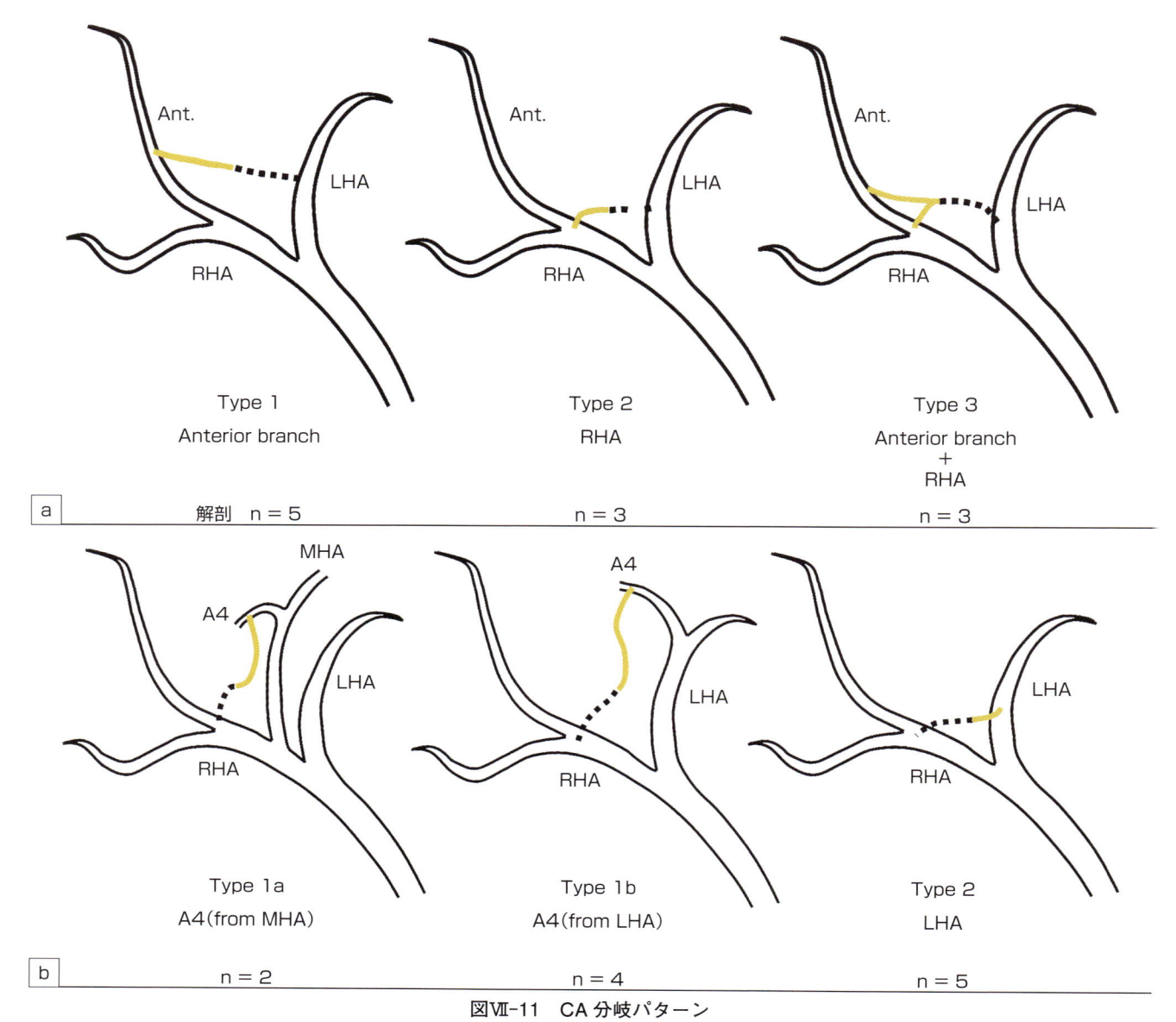

a：右側分岐。前区域枝から分岐（Type 1：5例），右肝動脈から分岐（Type 2：3例），前区域枝と右肝動脈両方から分岐（Type 3：3例）。

b：左側分岐。A4 から分岐（Type 1：6例），左肝動脈から分岐（Type 2：5例）。Type1 は A4 が中肝動脈から分岐する Type 1a と左肝動脈から分岐する Type 1b に分けた。

2. castからみたlate system

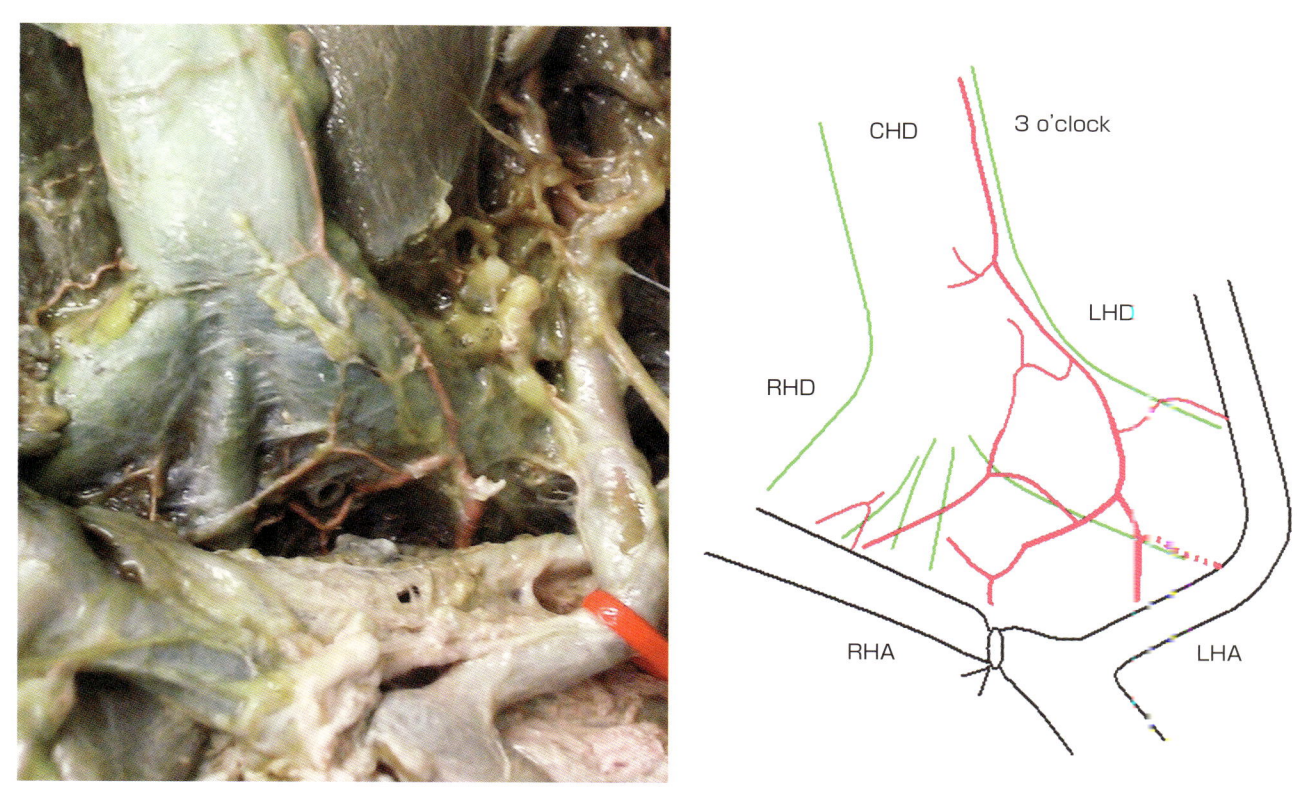

図Ⅶ-12　CAと3 o'clockの交通
castにて3 o'clockが総胆管に沿って上行し，CAと交通している。

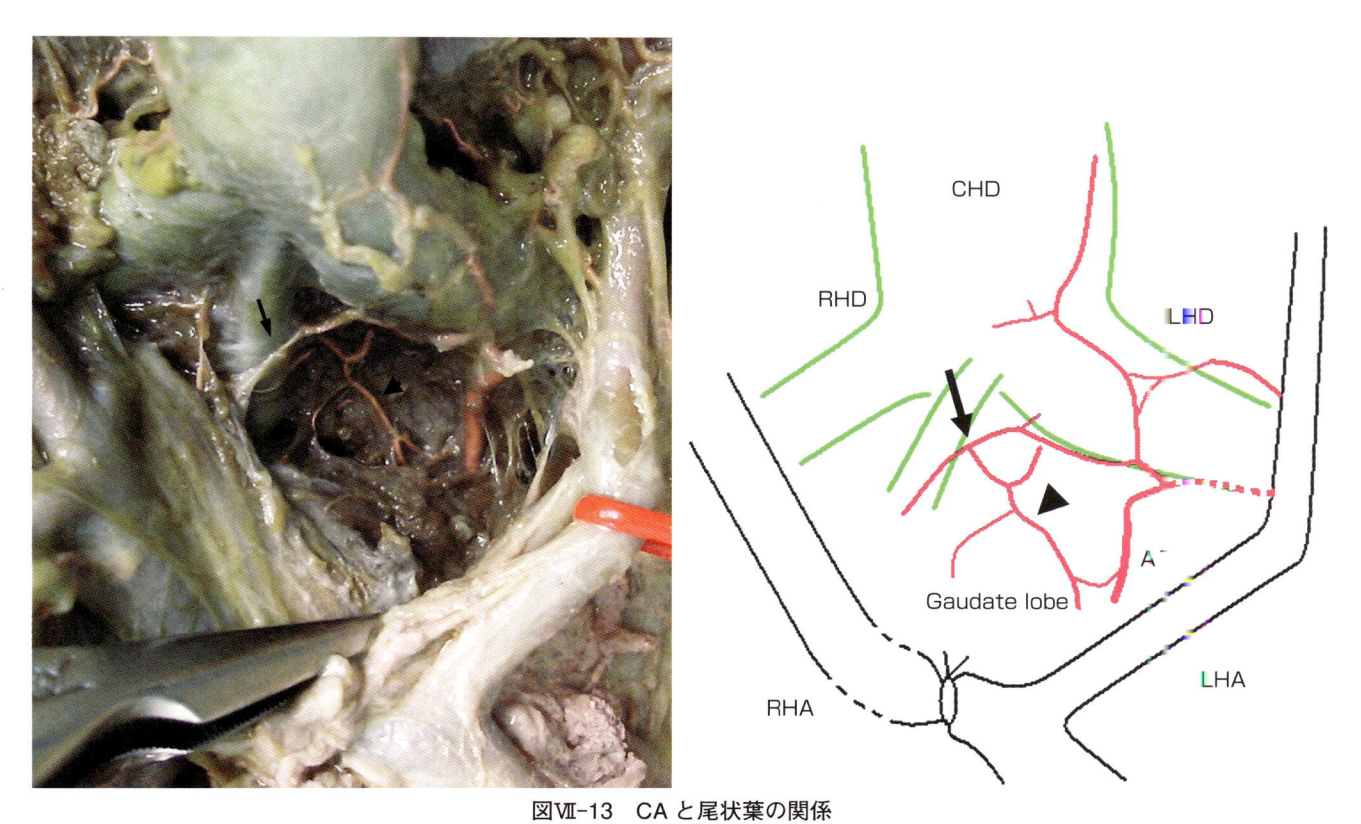

図Ⅶ-13　CAと尾状葉の関係
castにてCA（矢印）から尾状葉に細い分枝（矢頭）を出し，さらに太い尾状葉動脈（A1）とも交通してplexusを作っている。

VII. 肝門板

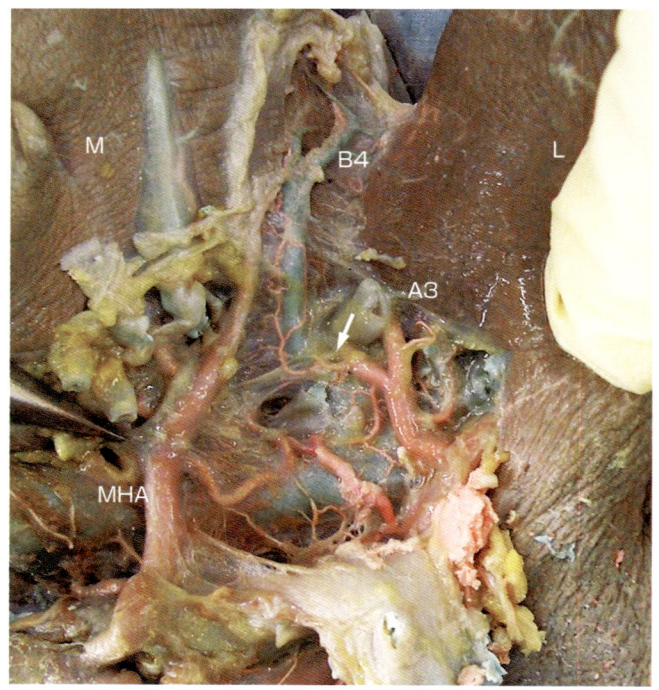

図VII-14 臍静脈板と外側区域，内側区域間交通（umbilical plexus）

castにて臍静脈板と左胆管の間を走行する細い動脈枝（矢印）が外側区域動脈とA4を交通している。

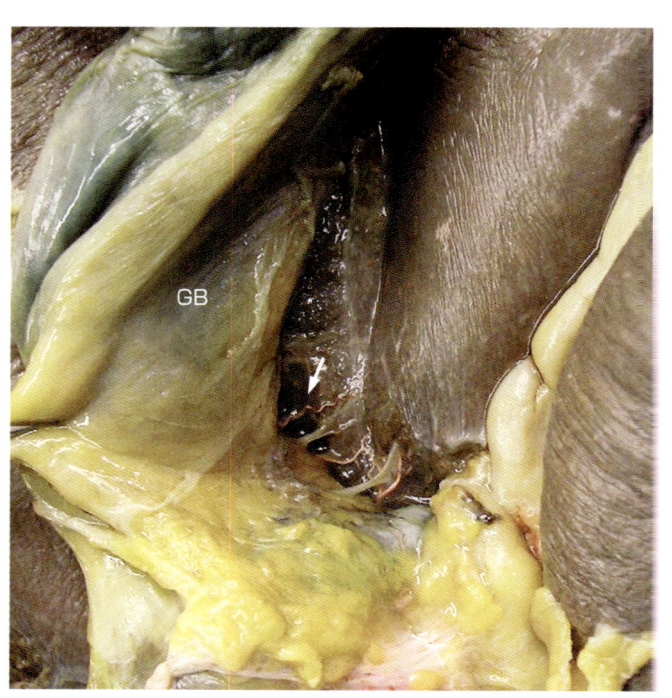

図VII-15 corrosion castでみるcystic plexus

胆囊板にも細い動脈枝が多数認められる。

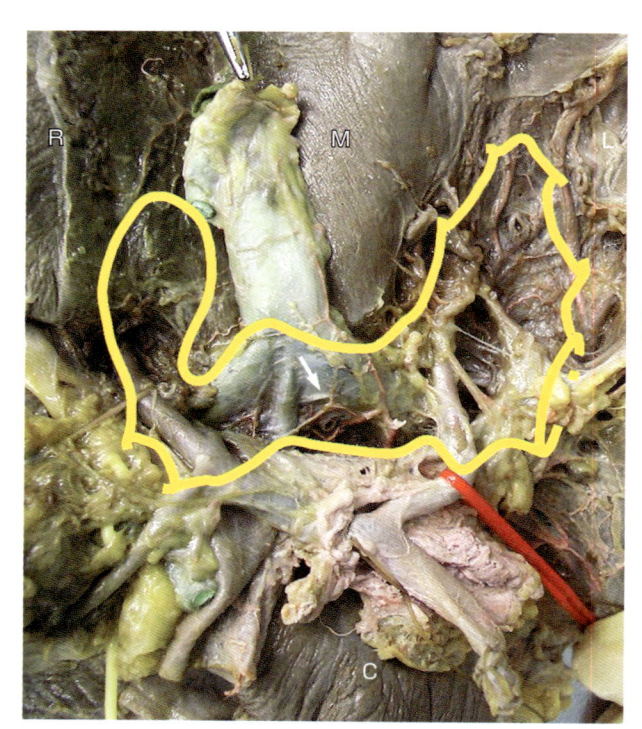

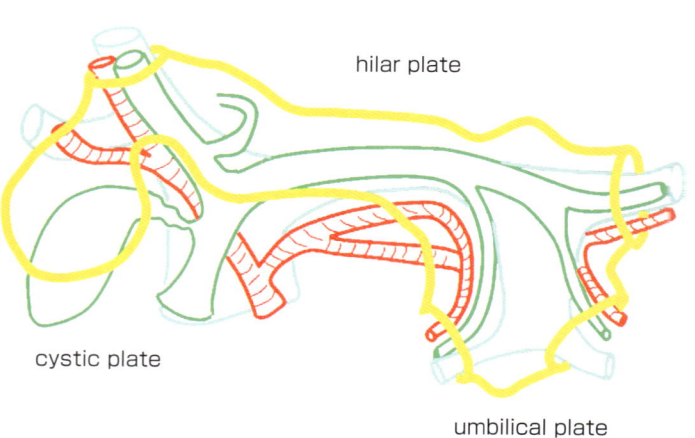

図VII-16 corrosion castでみるplate systemと交通動脈網

plate system（黄色太線）部に沿って肝動脈の交通網が認められる。CAはその一部としてhilar plateに存在する。

3. 三次元立体画像からみた肝門板

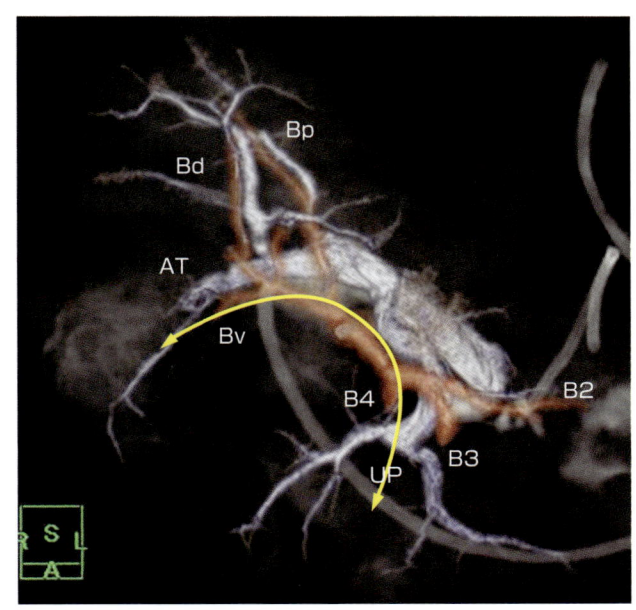

図Ⅶ-17　頭側からみた 3D porto-cholangiography
黄色太矢印が ventral arch のイメージである．B4，左右肝管，Bv が ventral arch の内側を走行し，Bp，Bd が AT を頭側で乗り越え，B2，B3 が UP を頭側で乗り越えている．

3 三次元立体画像からみた肝門板

　肝臓外科において肝門部脈管へのアプローチは極めて重要である．Couinaud[1]の検討よれば，肝門を頭側より覆う厚い結合織(plate)は胆管とは強固に密着しているが，肝実質との間は比較的疎な部分があり，plate を介して肝門部脈管と肝実質を比較的容易に分けることが可能であることがわかった．これを基にした高崎ら[2]のグリソン一括処理は肝切除の簡便化に大きく役立っている．一方で，肝門部脈管を個別処理する必要のある胆管癌手術などでは脈管分岐変異の多い plate 内で各脈管にアプローチする必要があり，個々の症例において脈管の立体解剖を把握する必要性が生じる．本項では MDCT による 3D-porto-cholangiography を用いて plate 内の脈管の立体的位置関係ついて述べる．

a 門脈の解剖：3D-portography を用いて

　近年の CT 装置およびワークステーション，ソフトの著しい進歩により肝脈管の立体画像は飛躍的に普及してきた[3]．現在では特殊なワークステーションがなくても，MD-CT に標準装備されているソフトを用いて簡単に短時間で立体画像は再構成できる．一般に，経静脈性造影CT 門脈相でも肝門部の門脈分岐形態を把握するのには十分な画像が得られ，血管造影などの侵襲的検査は必要なくなった．画像作成時の問題としてどのような三次元画像，つまりどの方向からみた立体像が肝門部の門脈の分岐形態を立体的に把握するのに適しているかであるが，本書でも述べている「肝の左右対称性」を立体的に表現する画像がよい．そこで実際の門脈造影では得られない頭側あるいは尾側からの視点を意識して画像作成を行うことによって各門脈枝の重なりがとれて肝門部の分岐形態が良好に描出され，肝の左右対称性がよく理解できるようになる[4]．よって 3D portography は正面像，側面像といった Y 軸回転像だけでなく，頭側や尾側からの像である X 軸回転像を作成することが肝要である（図Ⅶ-18）．

　肝門部門脈の分岐形態は胎生期の左門脈の結合部位により決定される．そのパターンは以下の 3 通りである（図Ⅶ-19）．
①門脈茎と左門脈が結合，正常分岐型（図Ⅶ-18）．
②前区域門脈と左門脈が結合，後区域門脈独立分岐型（図Ⅶ-20）．
③前区域門脈と後区域門脈分岐部で結合，同時分岐型（図Ⅶ-21）．

b 胆管と門脈の位置関係：3D-porto-cholangiography を用いて

　肝門部胆管の正確な合流形態を把握することが術式決定においても必須であるのは異論のないところあるが，複雑に合流する肝門部胆管の合流形態を直接胆管像のみで把握するには熟練を要する．その点，三次元画像である 3D-cholangiography では誰がみても容易に肝門部胆管の合流形態を把握することが可能である[5]．DIC-CT もしくは，胆管造影CT（PTCD あるいは ENBD チューブから造影剤を注入して CT を撮影する）から作成する．胆管造影CT の注入量は，事前の直接造影で胆管が十分造影される量をあらかじめ決めておくが，一般には 10〜20 ml ぐらいが目安となる[6]．3D-cholangiography においても 3D-portography 同様に頭側，頭前斜位，尾側，尾背側からの像が肝門部の重なりがとれて尾状葉枝根部を含めて良好な画像が得られる（図Ⅶ-22）．また肝門部においては左右肝管合流部の頭背側部を半球状に覆うように hilar plate が存在し，肝門部胆管の合流形態の変異の多くもこの plate system 内にみられる[7-9]．

　門脈の分岐形態から肝の左右対称性を意識するようになった．同じように胆管の分岐形態についても左右の対称性が認められることが 3D-porto-cholangiography か

Ⅶ. 肝門板

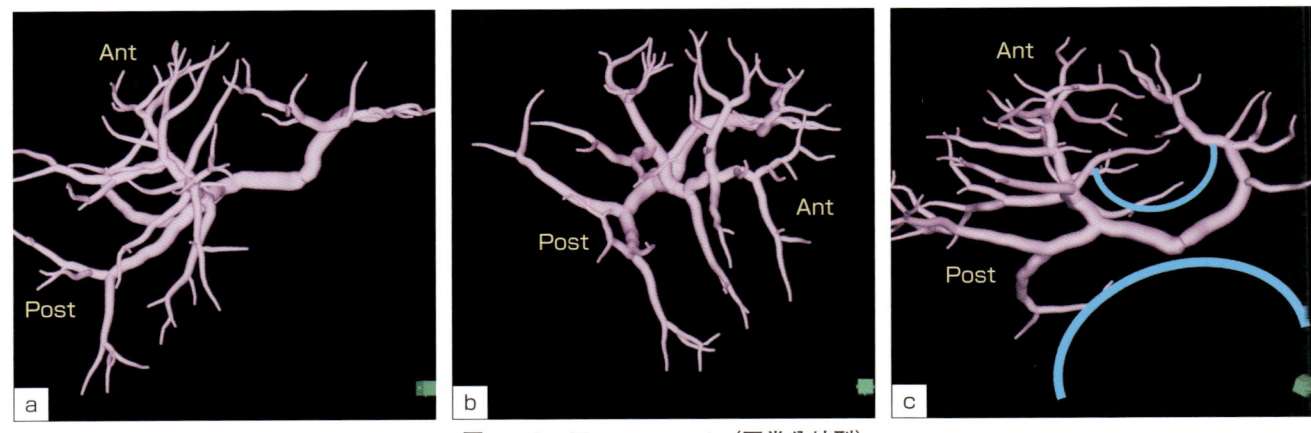

図Ⅶ-18　3D-portography（正常分岐型）

a：正面よりみた像。
b：右側面よりみた像。前・後区域の分枝の重なりがとれている。
c：尾側面よりみた像。門脈のアーチが認識しやすい。

右肝　左肝
前　P₄
　　　P₃
　　　P₂
② ③
①
後

● 左門脈結合部位

① 正常分岐型：
　右門脈茎と結合

② 後区域独立分岐型：
　前区域門脈（RPMV）と結合

③ 同時分岐型：
　前区域門脈と
　後区域門脈分岐部で結合

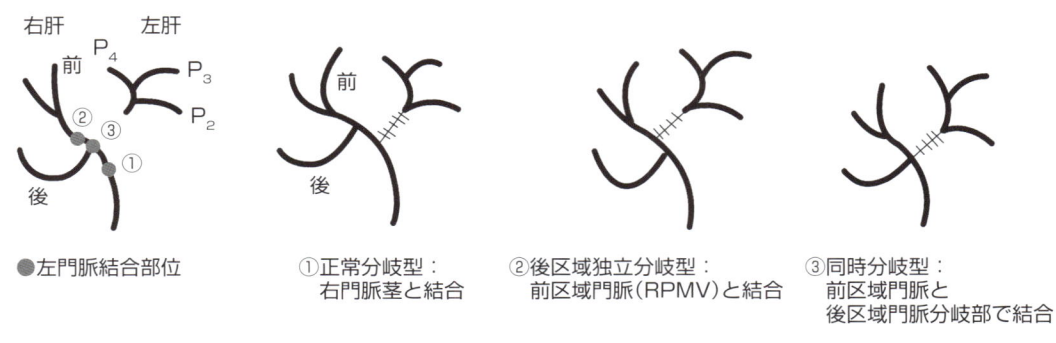

図Ⅶ-19　胎生期の門脈の結合部位による門脈分岐形式の分類

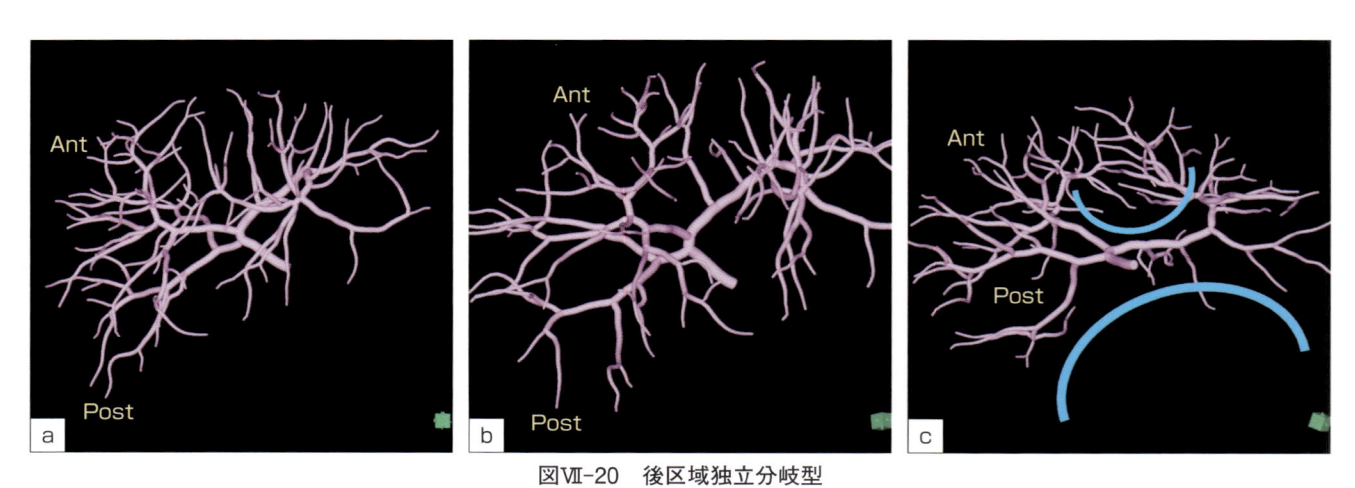

図Ⅶ-20　後区域独立分岐型

a：正面像。
b：右前方よりみた像。
c：尾側よりみた像。門脈のアーチが認識しやすい。

3. 三次元立体画像からみた肝門板　115

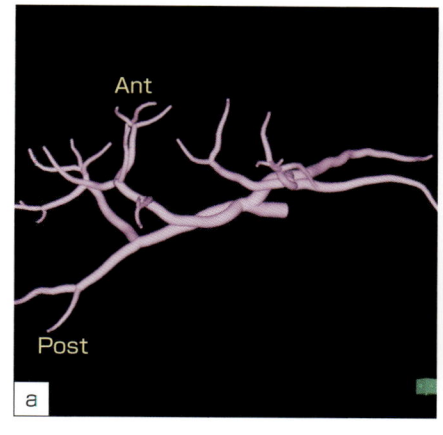

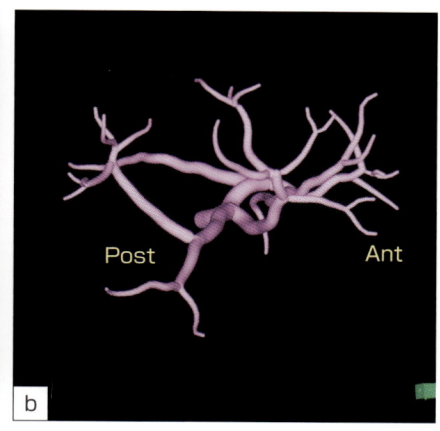

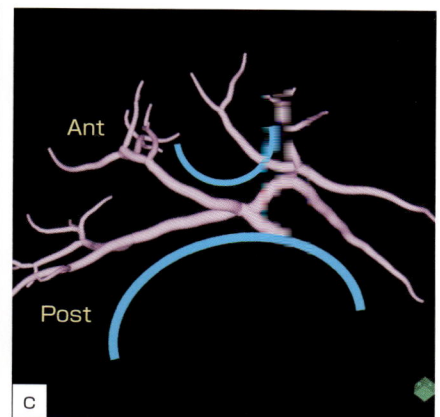

図Ⅶ-21　同時分岐型
a：右前方よりみた像．
b：右尾側よりみた像：門脈のアーチが認識しやすい．
c：右側面よりみた像．

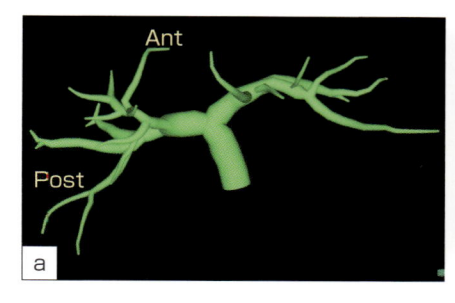

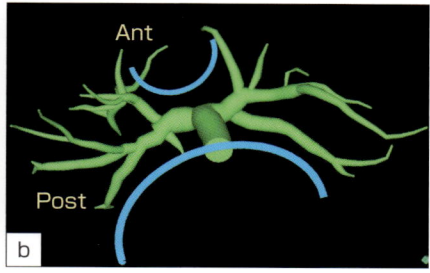

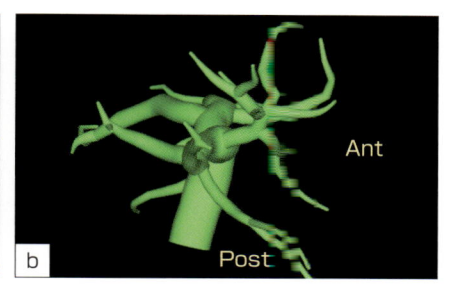

図Ⅶ-22　3D-cholangiography
a：右前方よりみた像．
b：右尾側よりみた像．胆管においてもアーチの形成が見て取れる．
c：右側面よりみた像．

らわかる[6-10]（図Ⅶ-23）。基本的に肝門部では胆管は門脈の腹頭側を走行しており，左外側枝は門脈臍部の頭側を横切っており（北廻り），右後区域枝も門脈右枝の頭側を廻っている（北廻り）。具体的には，B4，左右肝管，腹側区域胆管（Bv）が ventral arch の内側を走行し，B2，B3 が門脈臍部の頭側を乗り越え外側へ，背側区域枝（Bd）と後区域枝（Bp）が門脈前区域本幹（AT）を頭側に乗り越えて走行するのが基本型である（図Ⅶ-24，25）。

胆管走行の variaton として，左右胆管枝の南回りと各区域胆管枝が総肝管や総胆管に直接合流するものがある[11]。

C　肝動脈，門脈，胆管の立体的位置関係

肝動脈はその発生において，肝外変異の形成が多いことが知られている。上腸間膜動脈より右肝動脈が分岐するものや左胃動脈より左肝動脈が分岐するもの，またA4 の分岐部に種々の変異があることなどは有名である。通常，右肝動脈は門脈の腹側で総胆管の背側を，左・中肝動脈は門脈の腹側で胆管の腹側を走行する。このような走行を示すのは半数程度であり，変異のvariaton については他項に譲る。

参考文献

1) Couinaud C : Surgical anatomy of the liver revisited. self publication, Paris, 1989
2) 高崎　健，小林誠一郎，田中精一，ほか：グリソン鞘処理による新しい系統的肝切除術．手術 40：7-14, 1986
3) Rubin GD, Dake MD, Napel SA, et al : Three-dimensional spiral CT angiography of the abdomen : initial clinical experience. Radiology 186：147-152, 1993
4) Cho A, Ryu M, Kinoshita T, et al : Radiological anatomy of the medial segmental bile ducts assessed by CT cholangiography. Hepato-gastroenterology 50：945-948, 2003
5) 趙　明浩，落合武徳，岡住慎一，ほか：3D 画像による肝門部胆管癌の進展度診断．消化器外科 23：1369-1376, 2000
6) Cho A, Okazumi S, Yoshinaga Y, et al : Relationship between the left biliary duct system and the left portal vein : Evaluation using three-dimensional（3D）porto-cholangiography. Radiology 228：246-250, 2003
7) Kawarada Y, Das BC, Taoka H : Anatomy of the hepatic hilar area : the plate system. J Hepatobiliary Pancreat Surg 7：580-586, 2000
8) 趙　明浩，岡住慎一，牧野治文，ほか：尾状葉胆管と肝門板．

胆と膵 24：67-73, 2003
9) Furukawa H, Sano K, Kosuge T, et al : Analysis of biliary drainage in the caudate lobe of the liver. Comparison of three-dimensional cholangiography and rotating cine cholangiography. Radiology 204 : 113-117, 1997
10) Cho A, Asano T, Yamamoto H, et al : Relationship between right portal and biliary systems based on reclassification of the liver. Am J Surg 193 : 1-4, 2007
11) 竜　崇正：肝門部胆管の解剖．胆と膵 31：695-701, 2010

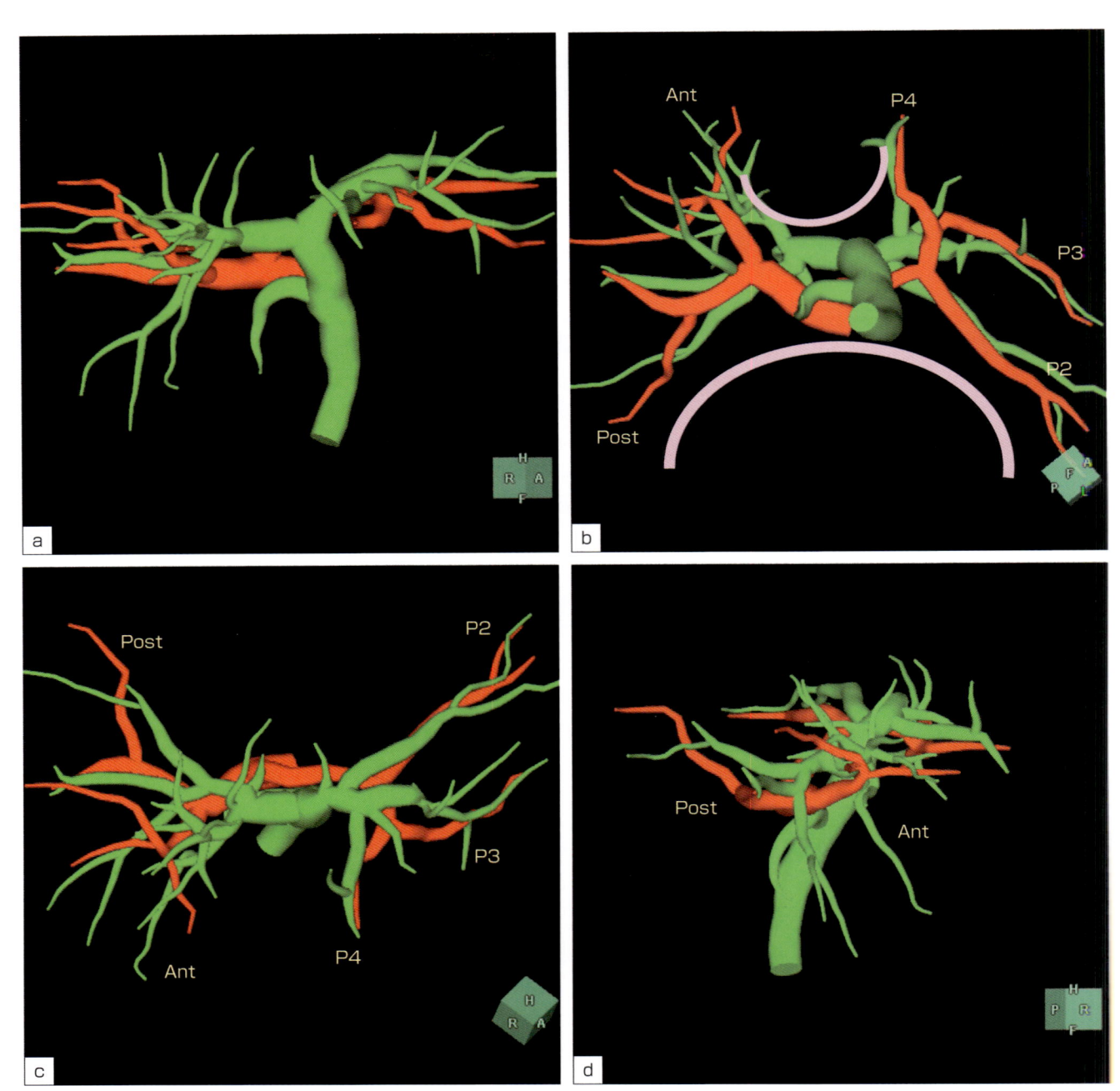

図Ⅶ-23　3D-porto-cholangiography
a：右前より肝門部をみた像．
b：尾側よりみた像．胆管も門脈と同様にアーチを形成している．
c：前頭側よりみた像．胆管は門脈の頭側を走行し各区域へ分岐する．尾状葉枝の走行も確認できる．
d：右前方よりみた像．後区域胆管は前区域本幹の頭側を越えて後区域へ達する．

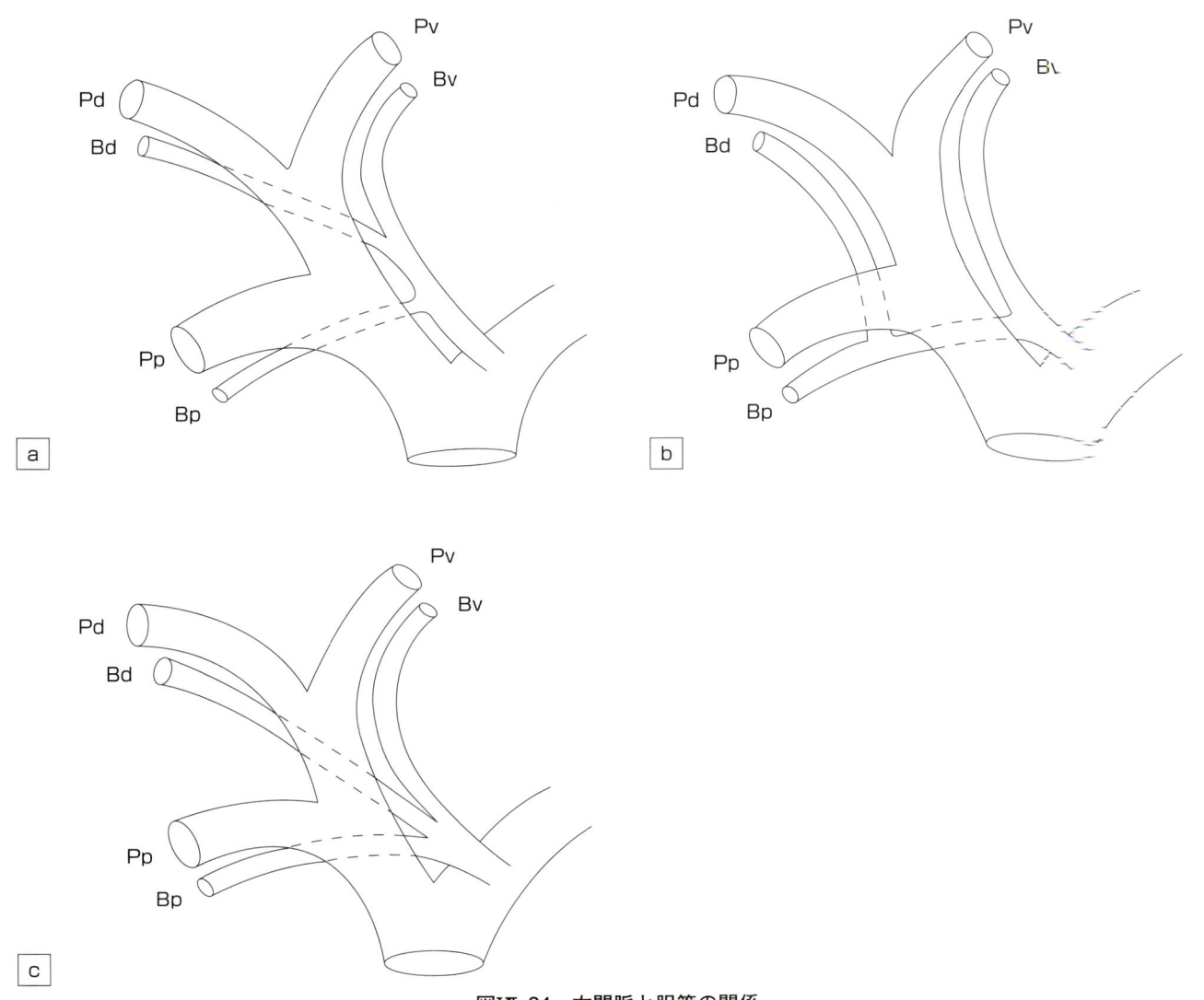

図Ⅶ-24　右門脈と胆管の関係
a：Bd が AT の左側で Bv に合流し，これに Bp と AT の左側で合流。
b：Bd が AT の右側で Bp に合流し，これに Bv が AT の左側で合流。
c：Bv，Bd，Bp が AT の左側でほぼ同時に合流。

(Cho A, Asano T, Yamamoto H, et al : Relationship between right portal and biliary systems based on reclassification of the liver. Am J Surg 193 : 1-4, 2007)

VII. 肝門板

図VII-25 左門脈と胆管の関係
a：B2，B3 が UP 上あるいは左側で合流し，これに B4 が UP の右側で合流。
b：B3，B4 が UP の右側で合流し，さらに右側で B2 が合流。
c：B2，B3，B4 が右側でほぼ同時に合流。

(Cho A, Asano T, Yamamoto H, et al：Relationship between right portal and biliary systems based on reclassification of the liver. Am J Surg 193：1-4, 2007)

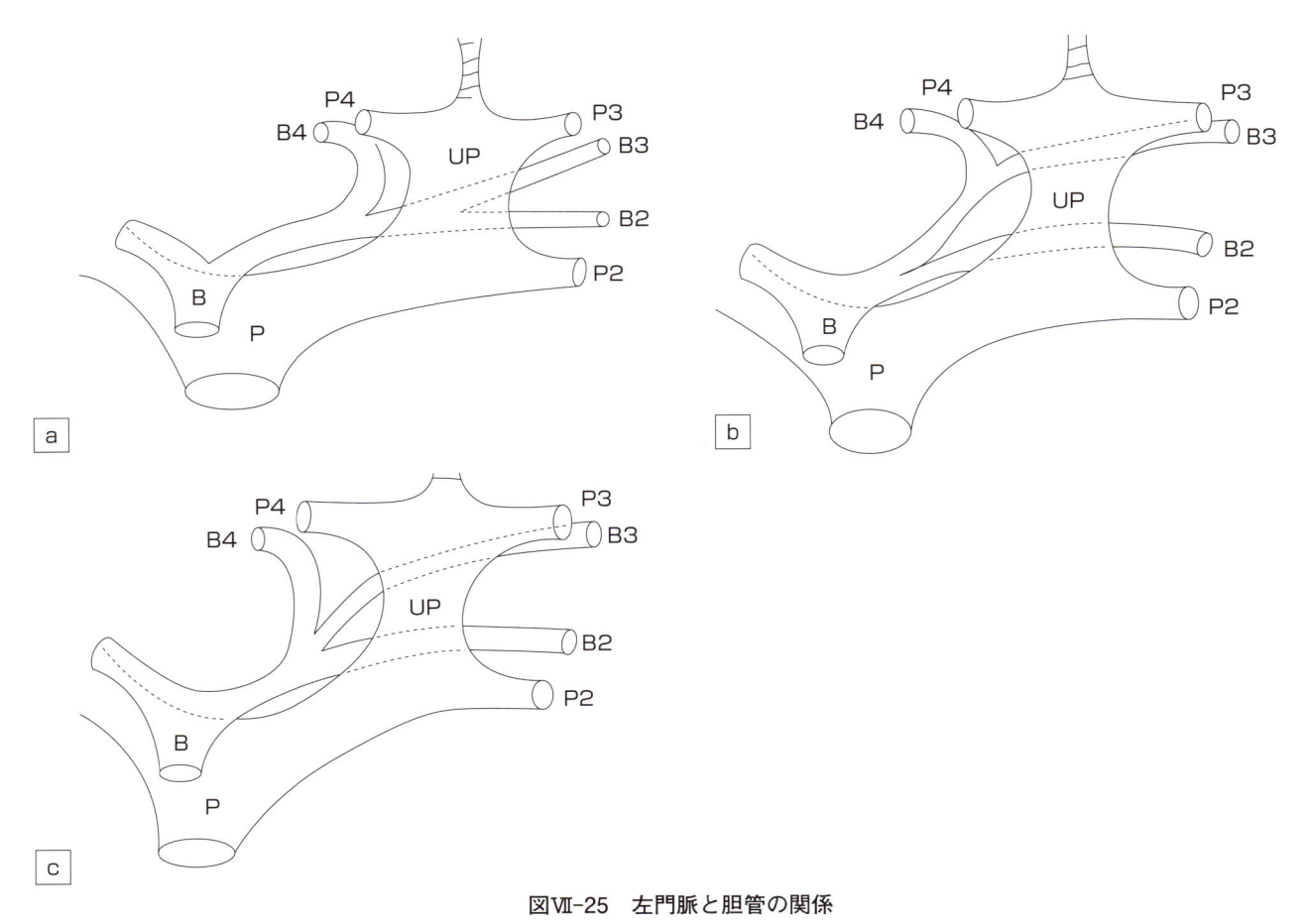

VIII 立体解剖からみた肝臓の治療

1 われわれの新解剖からみた Couinaud の解剖の variety の解釈

新しい肝外科解剖を，門脈 segmentation とドレナージ静脈から提示したが，Couinaud の肝解剖の variety についての，われわれの解釈について述べる。

総論—われわれの解剖と Couinaud の解剖の相違点

1) Couinaud は左右の肝臓をそれぞれ門脈 segmentation から paramedian sector と lateral sector に分けた。そして左は lateral sector を S2, paramedian sector を cul de sac のトップで左側を S3，右側を S4 とした。そして右は parameian sector を上下に S5 と S8 に分け，lateral sector をそれぞれ S6, S7 に分け，これに尾状葉を加えて，肝を 8 つの segment に分けた。この Couinaud の S1 から S8 までの区域分類は広く普遍化しており，肝臓の部位を示すものとして臨床的にも有用である。しかしながら左の S2, S3, S4 の区域分けは門脈 segmentation からも妥当であるが，右の区域分けは門脈 segmentation に沿っておらず，問題がある。前区域は P5 と P8 には 2 分岐せず，後区域も P6 と P7 に 2 分岐するのは 40％弱であるので，門脈 segmentation に沿っているわけではない。

Couinaud は肝門部の位置から右肝は頭側と尾側に分け，paramedian sector を S5 と S8 に lateral sector を S6 と S7 に領域分けしただけである。この S5 から S8 までは，肝臓の領域を示すものとして臨床的意義はあっても，門脈 segmentation に沿っていないため，流入血行先行処理で行う系統的肝切除にはそぐわない解剖である。

2) 1994 年に提案された「S9」の概念は，門脈 segmentation から S7 に属するもので，認められない。肝尾状葉は Spiegel 葉と Couinaud の b-vein, c-vein 領域まであり，Healy，公文らの分類のごとく，左尾状葉 (Spiegel 葉)，右尾状葉 (paracaval portion)，尾状突起の 3 領域から構成されるべきである。

3) 肝前区域は腹側区域と背側区域に分かれ，門脈 segmentattion から S5 と S8 には分けられない。腹側区域は前区域門脈からの腹側門脈枝に還流され中肝静脈にドレナージされる領域である。背側区域は前区域門脈からの背側門脈枝に還流され右肝静脈にドレナージされる領域である。Couinaud の S5 の領域には，腹側下区域や背側下区域などが含まれることになる。

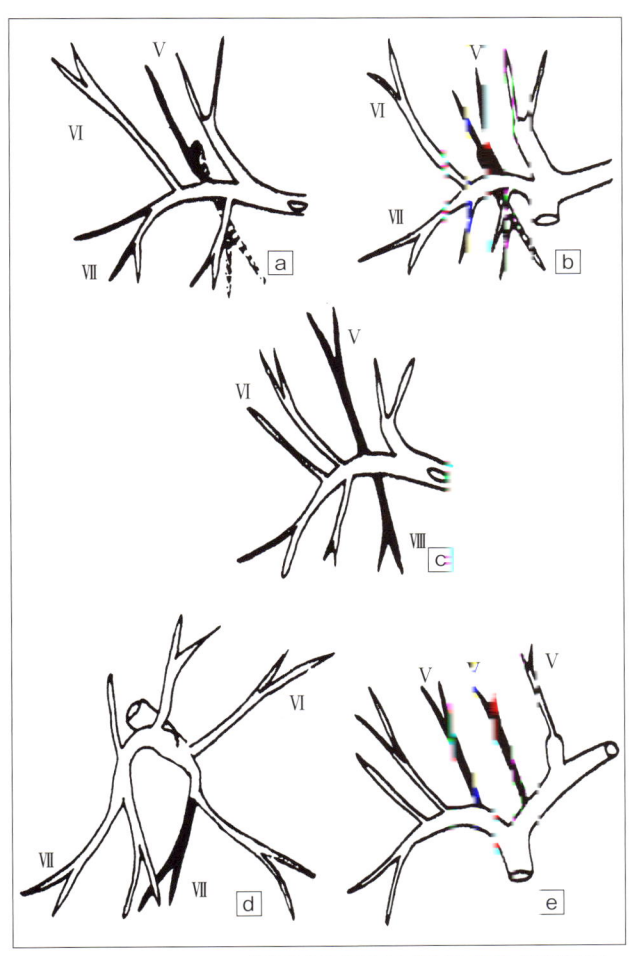

図VIII-1 Couinaud の前区域の重複枝（重複成分は黒塗り）
a：正常右門脈，b：右門脈を形成しない，c：P5, P8 がそれぞれ別々に，d：P7 から P8 が分岐，e：P5 が何本か重複。

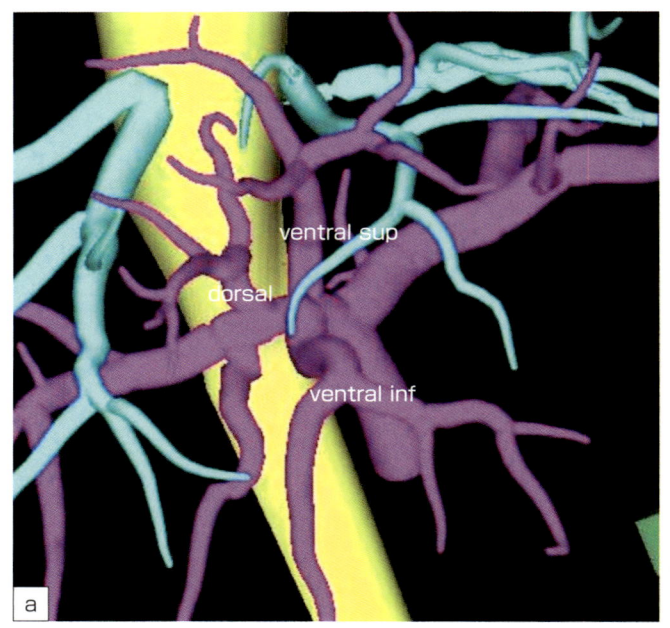

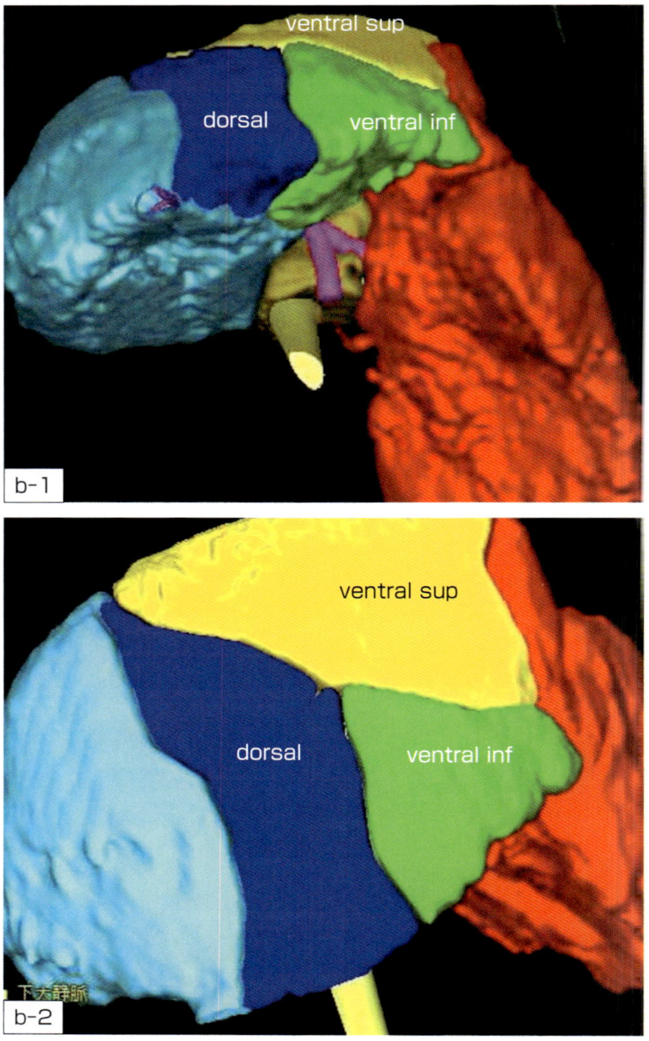

図Ⅷ-2 腹背別々分岐例
a：2本の前区域枝が別々に分岐しているが，左側の枝は頭側枝（ventral sup）と尾側枝（ventral inf）に分岐しているが中肝静脈にドレナージされるので前腹側枝である．尾側枝はさらに2本に分岐しているがいずれも中肝静脈にドレナージされるので腹側下区域枝（ventral inf）である．右側の枝は右肝静脈にドレナージされるため前背側区域枝（dorsal）である．
b：腹側上区域（ventral sup）と腹側下区域（ventral inf）と背側区域（dorsal）の範囲を示す．

各論──われわれの解剖からみたCouinaudの解剖のvarietyの解釈

1）前区域の重複枝（図Ⅷ-1）

a：正常右門脈，b：右門脈を形成しない，c：P5，P8がそれぞれ別々に，d：P7からP8が分岐，e：P5が何本か重複．Couinaudはこれらの重複枝が6例にみられると述べている．

【われわれの解釈】 a, bは背側枝と腹側枝が別々に分岐していると考えている．図Ⅷ-2は2本の前区域枝が別々に分岐しているが，左側の枝は中肝静脈にドレナージされるので前腹側枝で，尾側枝が2本に分岐している．右側の枝は右肝静脈にドレナージされるため前背側区域枝である．c, eに関しては，本来P5は何本もあり，門脈からも，門脈前枝からも，前腹側枝からも，前背側枝からも分岐するとわれわれは考えている．図Ⅷ-3aでは腹側枝から2本の比較的太いP5が，また背側枝から比較的細いP5が2本分岐している．図Ⅷ-3bでは腹側枝から2本のP5が分岐しているが，背側区域の尾側枝はみられない．

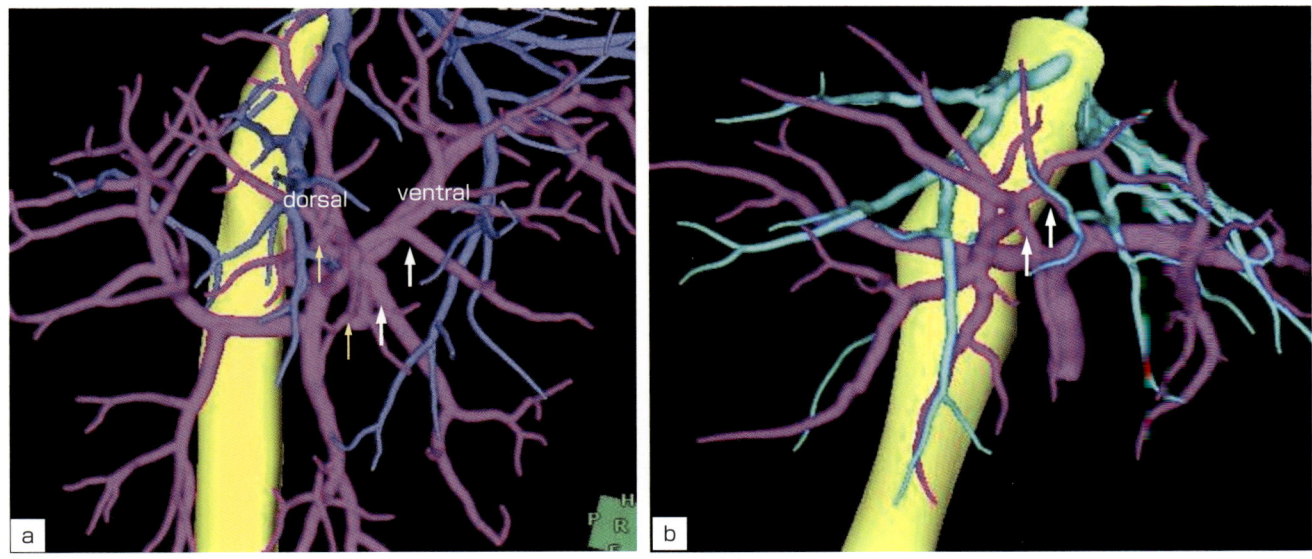

図Ⅷ-3 P5 複数例
a：腹側枝から2本の比較的太いP5が（太い矢印），また背側枝から比較的細いP5（細い矢印）が2本分岐している。
b：腹側枝から2本のP5が分岐しているが，背側区域の尾側枝はみられない。

2) Couinaudの前区域から後区域枝が分岐（図Ⅷ-4）

a：もう1本のP6が前区域枝と後区域枝と3分岐。b：P6とP7と前区域枝の3分岐。c：前区域からもう1本のP6。d：前区域からすべてのP6。e：前区域からもう1本のP7。f：すべてのP7が前区域から。g：もう1本の水平後区域枝が前区域から。

まとめると，前区域からP6もしくはP7が111例中16例にみられた。

【われわれの解釈】 a, bは通常みられるものであるが，右肝静脈の腹側を走行する場合に，ときに後区域にするか前背側区域にするか迷う場合がある（図Ⅷ-5）。図Ⅷ-5では後区域門脈根部から右側に向かい右肝静脈の腹側を走行する枝がみられる。本枝を分岐後に後区域本幹は2本のP6を分岐して頭側のP7に連なるので，本枝は前背側枝とした。図Ⅷ-5bに紫色で本枝の支配領域を示した。c～gはすべて前区域に属する。

3) CouinaudのP8分類（図Ⅷ-6）

Couinaudの基準によるとS8の左方は主門脈裂，右方は右門脈裂の後方部分となり，後方は背側肝，下方（尾側）は肝門部横断面である，としている。そして門脈上枝はsuperficial vein, deep vein, lateral branchに分かれる。lateral branchはS5枝7例，S8枝23例，S5とS8の両者13例，としている。

【われわれの解釈】 CouinaudのP8分類は不明瞭であり，どこにドレナージされるのか検討されていないので，臨床的には意味がない分類である。Couinaudの superficial veinはわれわれの腹側枝，deep veinは背側枝，lateral branchはもう1本の背側枝である（図Ⅷ-7）。

4) CouinaudのP5 variety（図Ⅷ-8）

P5異常はa前区域根部，b右門脈から，c後区域門脈からとしている。

【われわれの解釈】 a, bはP5門脈でよいが，cは後区域から分岐しているのでP6である。

このような症例では後区域が大きく，前区域の尾側部分（いわゆるP6）がないために，後区域がいわゆる「S5」領域まで達しているのである。図Ⅷ-9aでは門脈と右肝静脈に挟まれた領域には前区域枝はなく，後区域門脈から2本の尾側枝が分岐している。これは門脈segmentationからわれわれはP6と考えている。この例ではP5はみられない。

図Ⅷ-9bに後区域の範囲を示すが，前区域は肝臓の尾側肝門まで達していない。

5) CouinaudのP6 variety（図Ⅷ-10）

111例中13例でa, b前区域からS6の枝が分岐する。
【われわれの解釈】 われわれの解剖では前背側枝に相当すると思われる。

6) CouinaudのP7重複（図Ⅷ-11）

a：右門脈本幹より分岐，b：後区域門脈枝より分岐，c：S7の枝から，d：S6とS7の枝の間から分岐，e：門

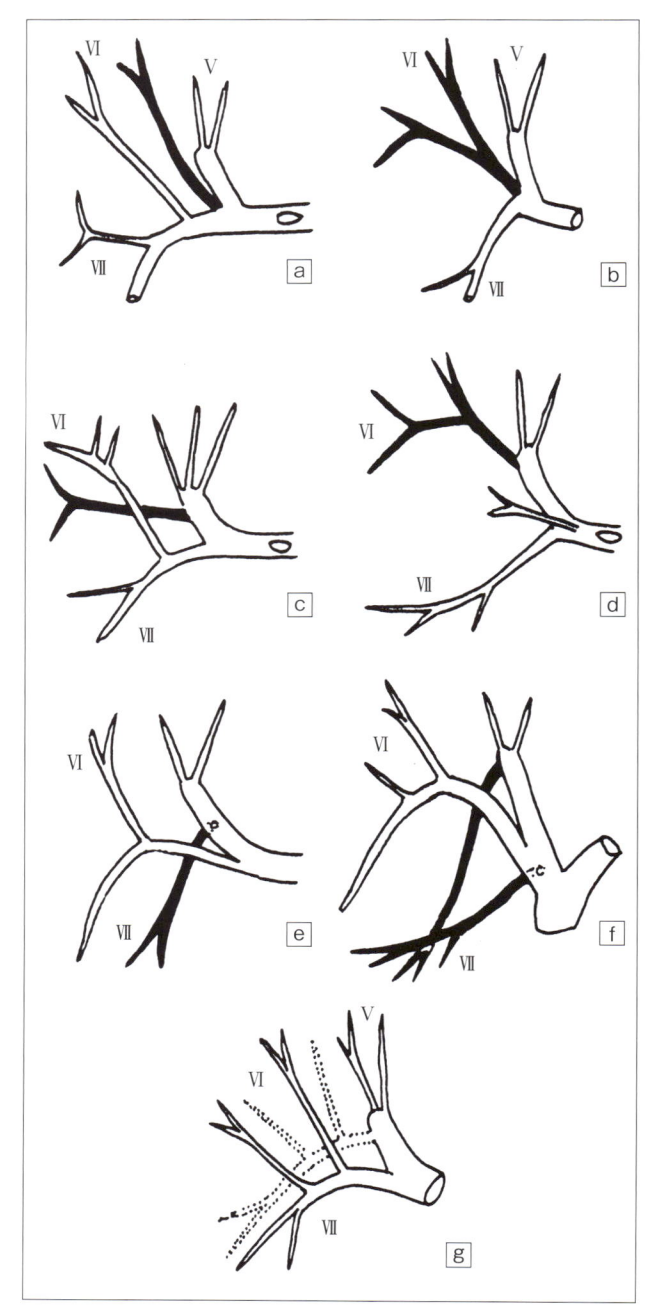

図Ⅷ-4　Couinaudの後区域variety

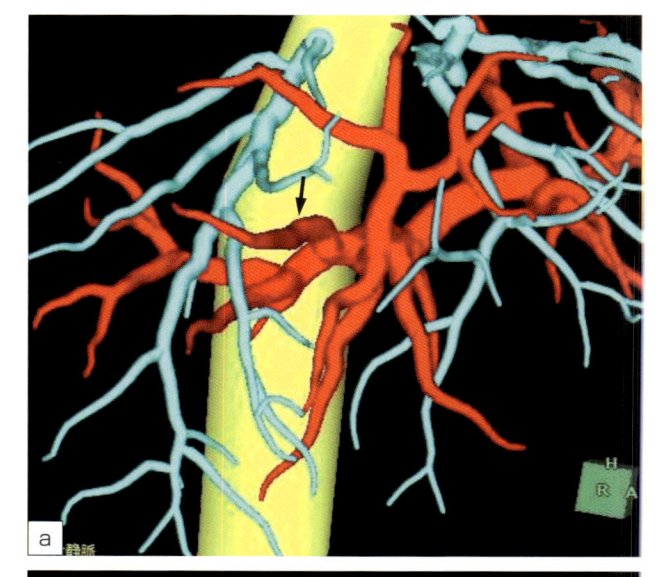

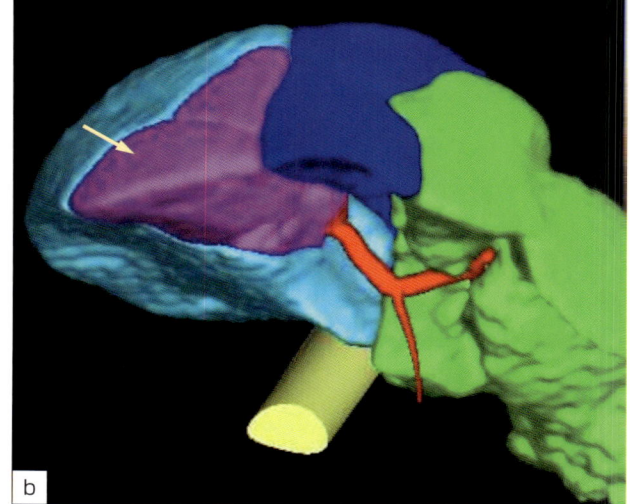

図Ⅷ-5
a：後区域門脈根部から右側に向かい右肝静脈の腹側を走行する枝がみられる（矢印）。本枝を分岐後に後区域本幹は2本のP6を分岐して頭側のP7に連なるので，本枝は前背側枝である。
b：紫色で本枝の支配領域を示した。

脈左右分岐から下大静脈の前面を横走する。
【われわれの解釈】　aのように右門脈から腹側に立ち上がる枝は，太い尾状葉枝，背側枝，そして重複P7の可能性があり，血流支配範囲から決めるべきである。下大静脈前面であれば尾状葉枝，右肝静脈の腹側であれば前背側枝，右肝静脈の背側であれば重複P7となろう。bでもaと同様の考えでよいが，cのようにいわゆるP7が2本に枝分かれすることはときにみられる。図Ⅷ-11bはcに相当し，2本の後区域頭側枝がみられる典型例である。図Ⅷ-11cは後区域門脈の第1尾側枝と第2尾側枝の間から頭側に分岐する枝であり，dに相当する重複P7枝である。

7）CouinaudのP7 variety（図Ⅷ-12）

　a, b：前区域枝からP6深部横走枝。c, d：前区域枝からS7深部枝。e：S8の右側枝からS7枝。
【われわれの解釈】　すべてわれわれの前背側枝である。

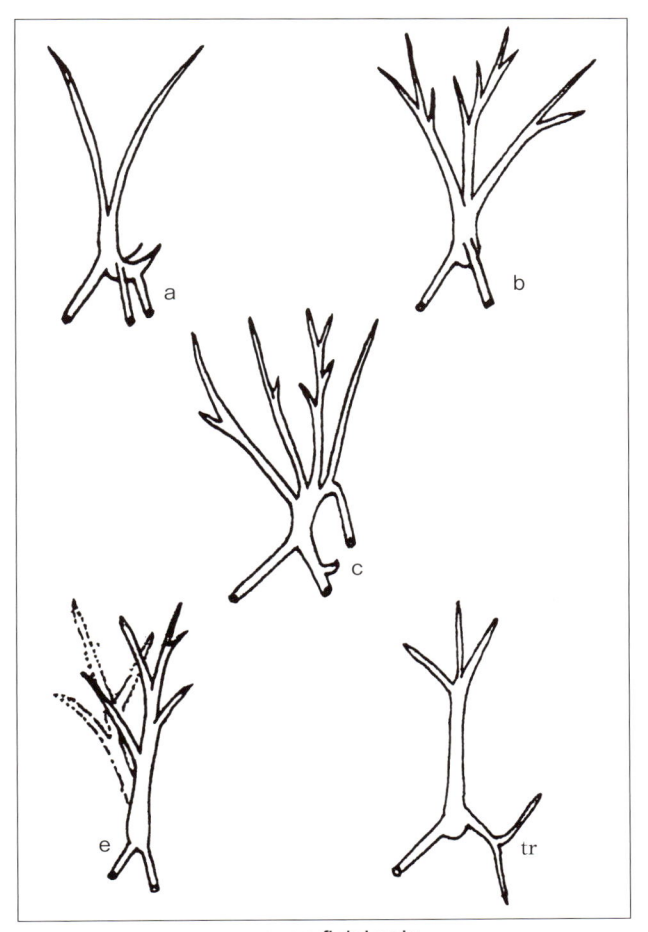

1. われわれの新解剖からみた Couinaud の解剖の variety の解釈

a superficial vein

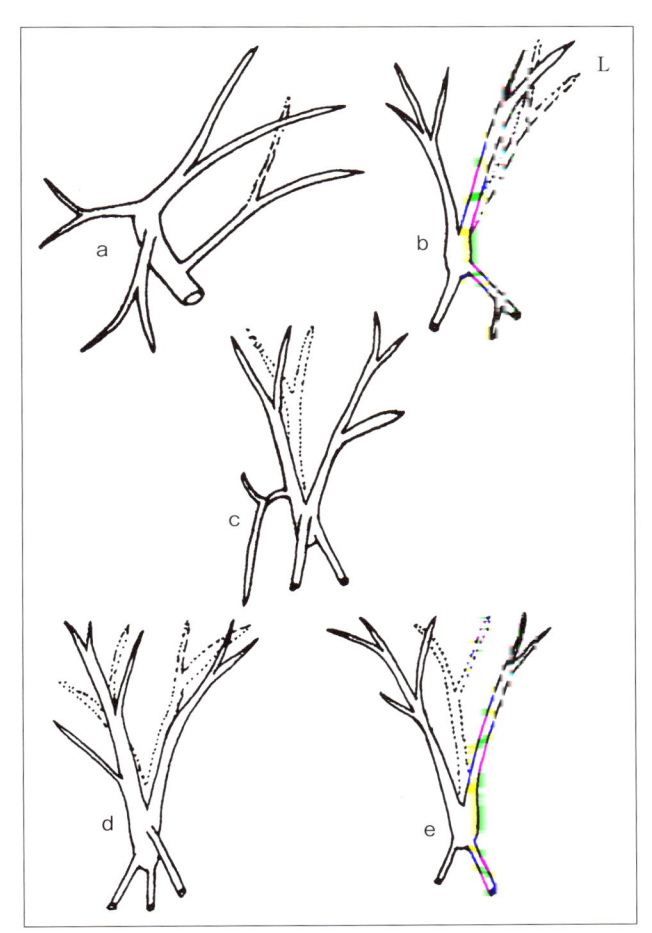

b deep vein

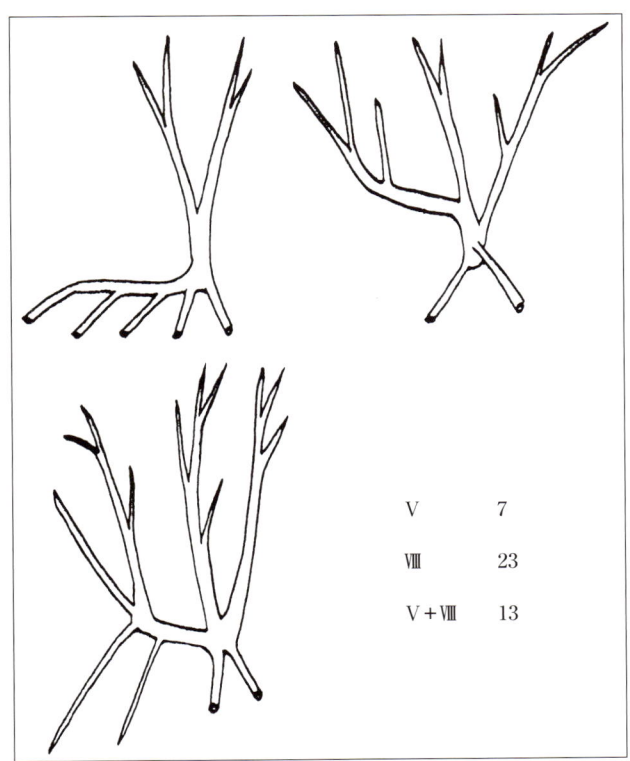

c lateral branch

V   7
VIII   23
V+VIII 13

図VIII-6 Couinaud の P8 分類

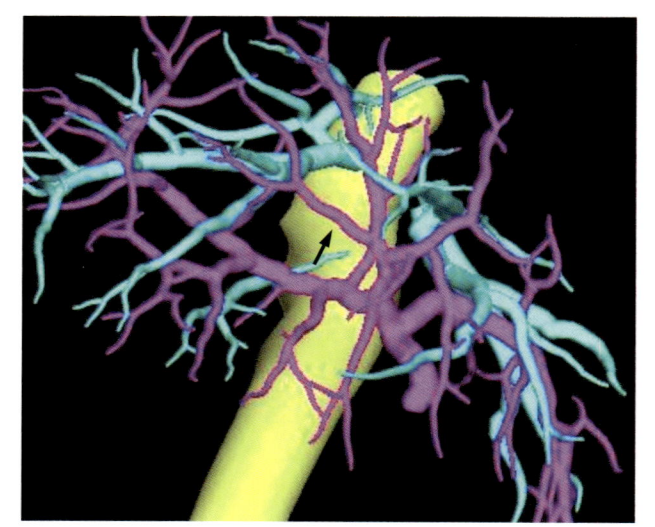

図Ⅷ-7　lateral vein 前背側区域の枝である。

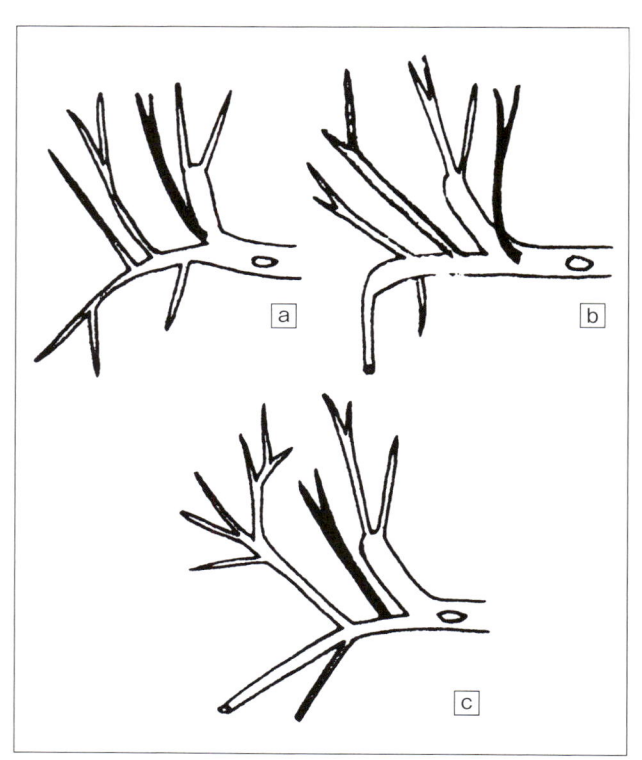

図Ⅷ-8　Couinaud の P5 variety
S5 門脈 P5 異常は a：前区域根部，b：右門脈から，c：後区域門脈からとしている。

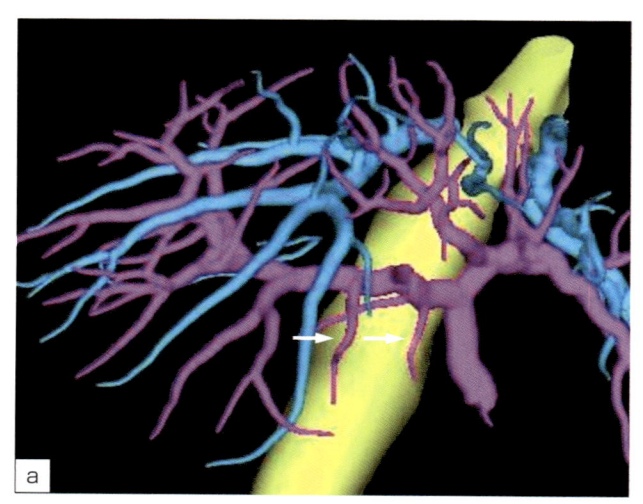

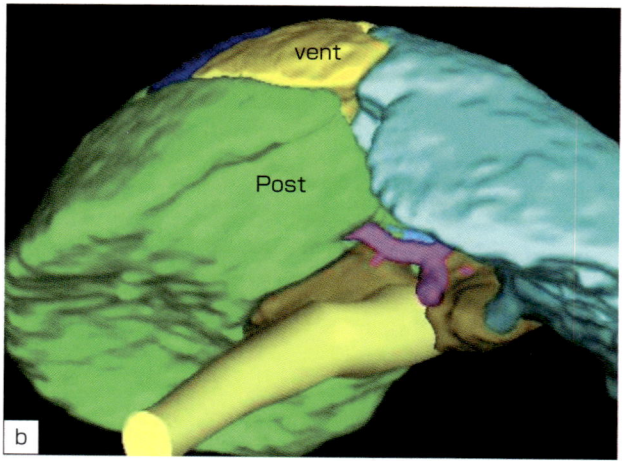

図Ⅷ-9　S5 のない症例
a：中肝静脈と右肝静脈に挟まれた領域には前区域枝はなく，後区域門脈から尾側枝が分岐している(矢印)。これは門脈 segmentation からわれわれは後下区域枝と考えている。この例では P5 はみられない。
b：後区域は広く肝門部を被い，前区域は小さく肝臓の尾側まで達していない。

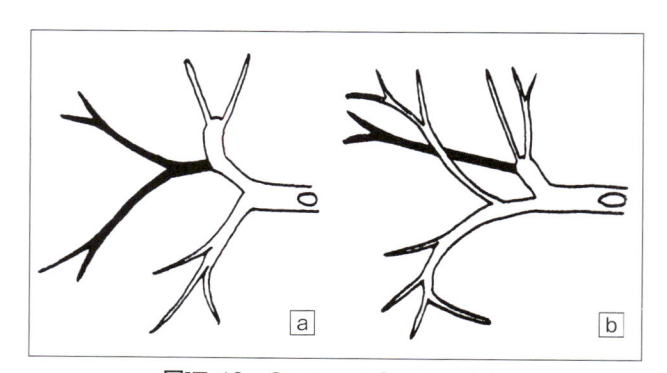

図Ⅷ-10　Couinaud の P6 variety
111 例中 13 例で，前区域から S6 の枝が分岐する。

1. われわれの新解剖からみた Couinaud の解剖の variety の解釈　125

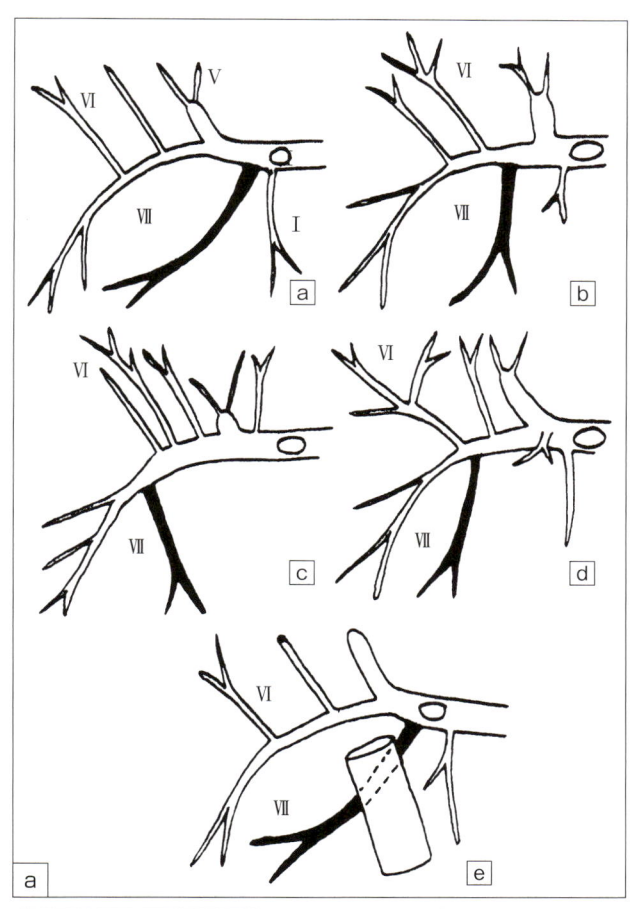

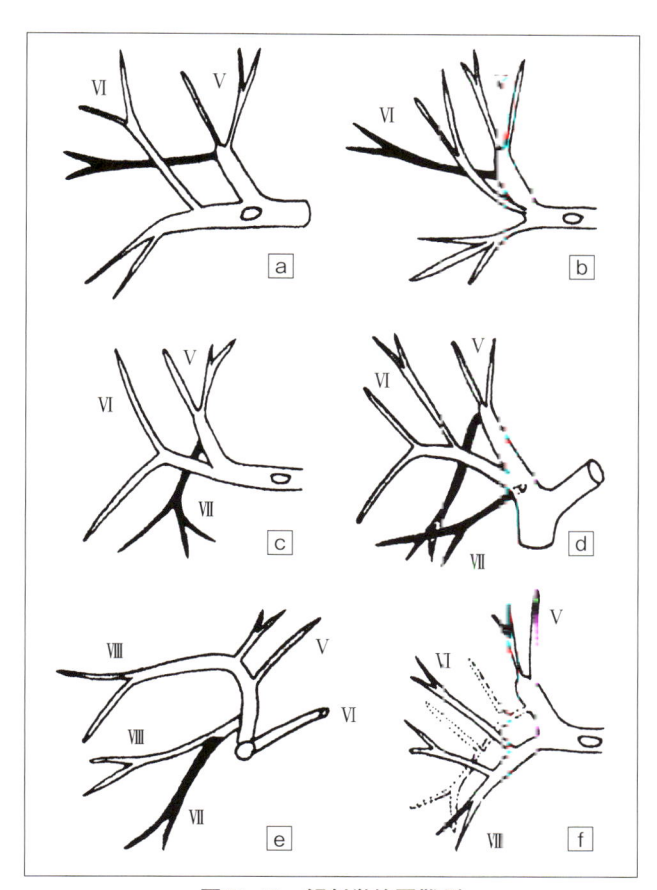

図Ⅷ-12　解剖学的困難例
a, b：Couinaud　前区域枝から P6 深部横走枝
　→われわれは antero-dorsal branch
c, d：Couinaud　前区域枝から P7
　→われわれは antero-dorsalis
e：Couinaud　P8 から P7
　→われわれは antero-dorsalis

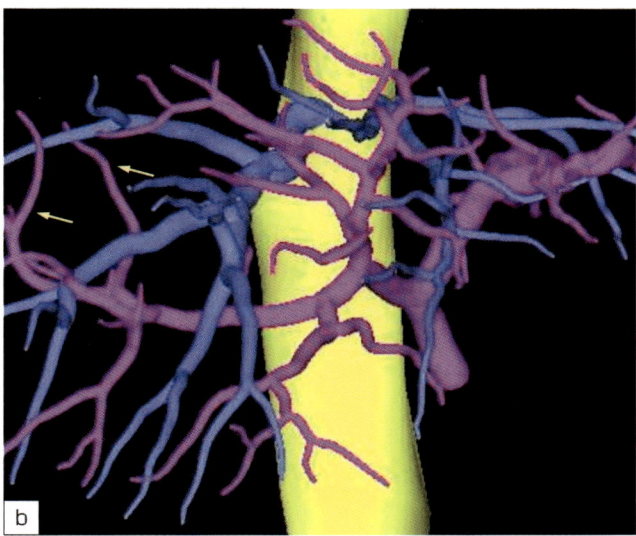

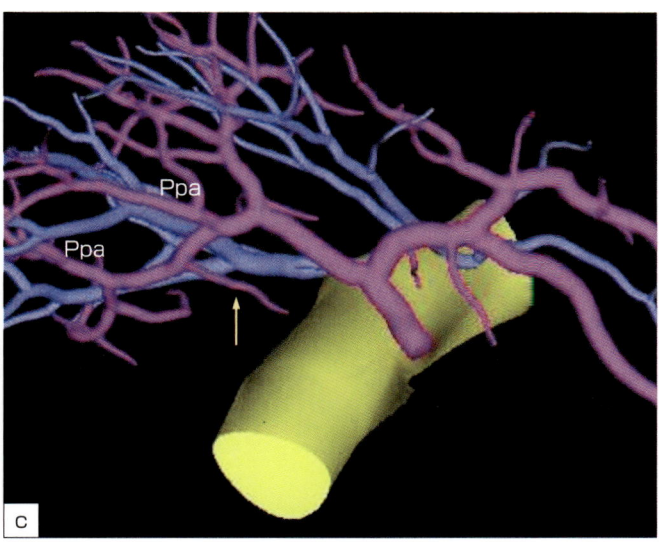

図Ⅷ-11　重複 P7
a：Couinaud 重複 P7。
b：c に相当し，2本の P7（矢印）がみられる典型例である。
c：後区域門脈の第1尾側枝と第2尾側枝の間から頭側に分岐する枝（矢印）で，d に相当する重複 P7 枝である。

2 切除

a 肝切除の鍵—Open the door of the liver to perform hepatectomy

1) 中央の入口—主門脈裂 main portal fissure（図Ⅷ-13, 14）

Couinaud[1]は肝切除の入口として主門脈裂 main portal fissure を挙げている．肝門板と肝門部の肝実質との間を剝離することにより，左右主グリソンを一括してそれぞれテーピングできる．左グリソンは水平部が長いので，より容易である．この際背側に合流する左尾状葉枝を確認し，それよりも右側すなわち肝門部よりで鉗子を通すとよい．右グリソンのテーピングは胆囊を摘出して胆囊板を切離したほうが容易となる．やりにくい場合は，左グリソンを一括して通したテープを，肝十二指腸間膜の右背側へ引き出すと容易に右グリソンが一括処理できる．この際肝門部に流入する右尾状葉枝が一緒に一括されないように注意する必要がある．

肝右葉切除をする場合は右グリソンを遮断して，阻血ラインとして明らかとなる左右肝臓の境界である主門脈裂（レックス・カントリー線；Rex-cantlie line）に沿って尾側から頭側に肝切離していくと「人」の字形にV5とV4aが合流する部に達する．そこで，このV5を切離し，中肝静脈に沿って頭側に肝切離を進め，中肝静脈に流入するV8vやanterior fissure vein を根部で処理する形で肝右葉切除ができる．

肝左葉切除をする場合は，左グリソンを一括して結紮切離し，阻血域に沿って肝を離断して中肝静脈のV4aを結紮切離する．後は中肝静脈に沿ってV4b，umbilical fissure vein を切離し，最後に左肝静脈を根部で切離すると肝左葉切除が終了する．

また主門脈裂を阻血域に沿って肝を尾側から離断し，V5vの背側から容易に前腹側区域グリソンに達することができるので，肝前腹側下区域切除や肝前腹側上切除などをする際の入口にもなる．

2) 左の入口—門脈臍部裂 umbilical fissure（図Ⅷ-15, 16）

門脈臍部から肝外でP2, P3, P4 を含んだグリソンをそれぞれ一括して処理できるので，肝外側区域切除や，内側切除，右3区域切除などの際の入口になる．

肝内側下区域切除（S4a）では特に1本の内側区域から分岐している場合もあるので，この場合は肝鎌状間膜付着部に沿って umbilical fissure を腹尾側から切離をして，P4a根部に達する必要がある．

3) 右の入口—右前裂 anterior fissure（図Ⅷ-17～20）

胆囊板とルビエーレ溝の間が anterior fissure の入り口である．この anterior fissure にはグリソン系脈管は走行しないので，fissure に沿った肝切離は容易である．この fissure には中肝静脈に流入する anterior fissure vein が走行する．

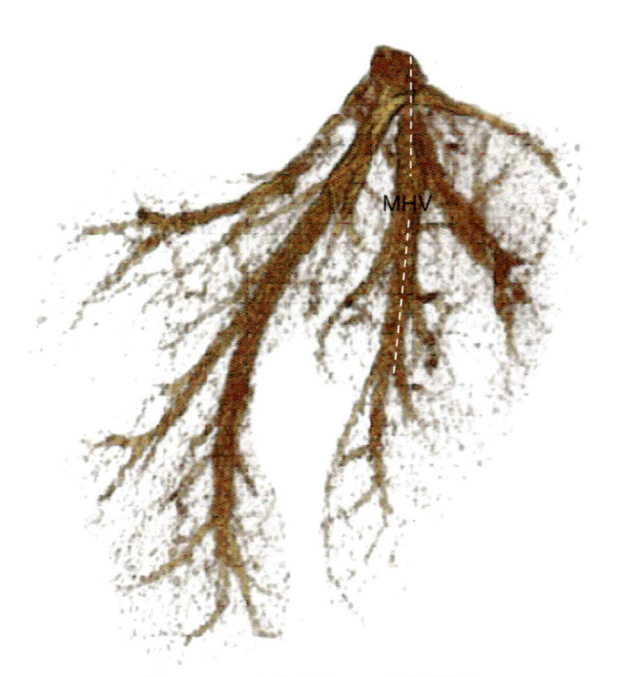

図Ⅷ-13　中央の入口—主門脈裂
中肝静脈（MHV）に沿ったラインが main portal fissure（点線）である．

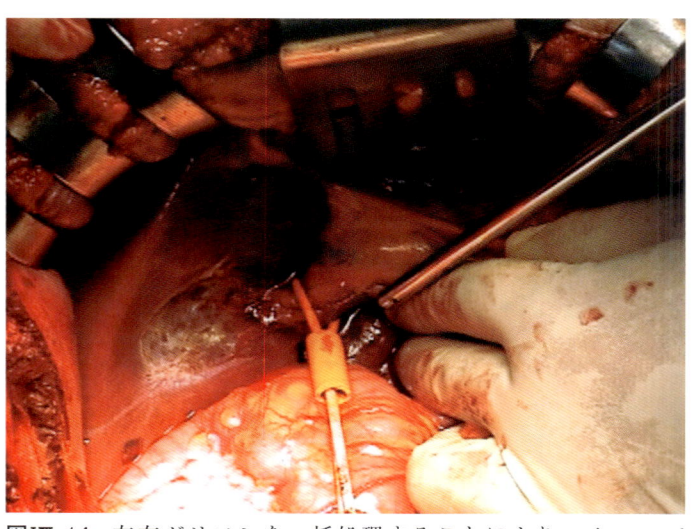

図Ⅷ-14　左右グリソンを一括処理することにより main portal fissure を容易に開くことができる．

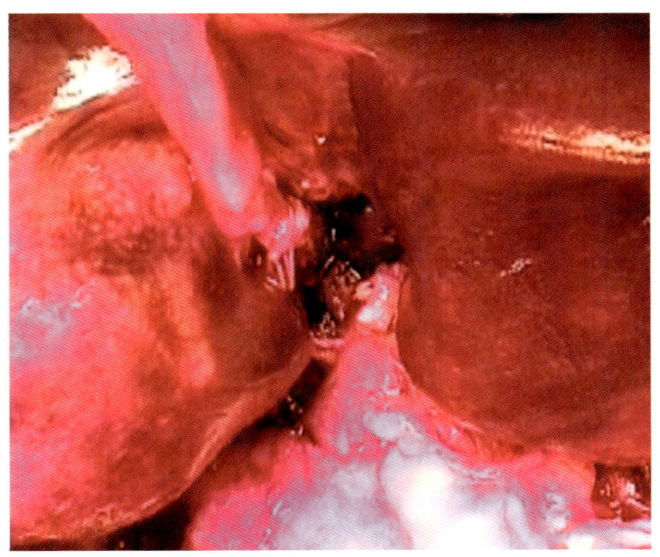

図Ⅷ-15　左の入口―門脈臍部裂 umbilical fissure
門脈臍部から肝外でP2, P3, P4を含んだグリソンを一括して処理できる。

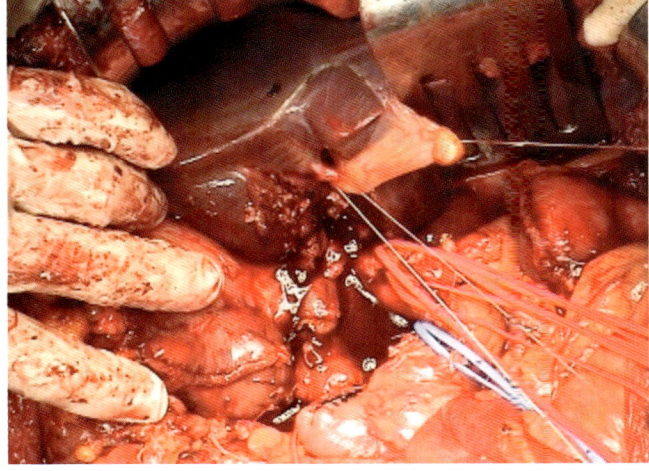

図Ⅷ-16　肝内側下区域切除(S4a)では特に1本の内側区域枝から分岐している場合もあるので，この場合は肝鎌状間膜付着部に沿ってumbilical fissureを腹尾側から肝切離をしてP4a根部に達することができる。

ここを開くと，左腹側に向かう枝が前腹側区域枝であり，右背側に向かう枝が前背側区域枝である。また後区域枝への到達もより容易となる。

「anterior fissure の意義」

われわれの検討では，門脈の分岐形態と肝静脈の合流様式は左右対称である。anterior fissure は左の umbilical fissure に相当する。Umbilical fissure はもともと開いているので，左の paramedian 門脈の枝にアプローチすることは容易である。しかし肝実質内に存在する右の paramedian（前区域）門脈の各枝にアプローチするためには anterior fissure を開かなくてはならない。Couinaud は main portal fissure が肝門の扉 umbilical fissure を外側の扉としているが，それに加えてもう1つの右側の扉が anterior fissure であり，肝切除の第3の扉である。第3の扉が開くことにより，今まで不可能であった肝外からの先行しての流入血管処理が可能となり，各手術を系統的に行うことを可能にした重要なポイントである。

「簡単な anterior fissure の開き方」

anterior fissure に目立つランドマークにない。胆嚢板とルビエーレ溝の間が anterior fissure の入り口である。腹側枝が左手前に，背側枝が右奥深くに分岐する。各枝は1本の場合もあれば数本の場合もある。背側区域切除を意図する場合であっても，まず胆嚢板とルビエーレ溝とのこの肝実質をバイポーラシーザスなどで切離し，最初の左手前に立ち上がる腹側区域グリソンをテーピングして，一時的に血流遮断をして背側区域との間の阻血ラインを明らかにする。この阻血ラインが anterior fissure なので，このラインに沿ってこの肝実質をどんどん開いていく。すると右奥方向に分岐する第一背側枝が露出して容易にテーピングできるようになる。その後第一腹側枝のテープを抜去する。その後は第二背側枝，第三背側枝を次々処理して，阻血ラインに沿って肝切離を頭側に進めればよい。

文献

1) Couinaud C : Surgical anatomy of the liver revisited. Couinaud C(Private edition), Paris, 1989

128　Ⅷ．立体解剖からみた肝臓の治療

（拡大図）

切開線　　胆嚢床

尾状葉　　門脈本幹

図Ⅷ-17a　右の入口―右前裂 anterior fissure
　胆嚢板の右側で肝前区域グリソン前面右側を切開すると anterior fissure を開くことができる。

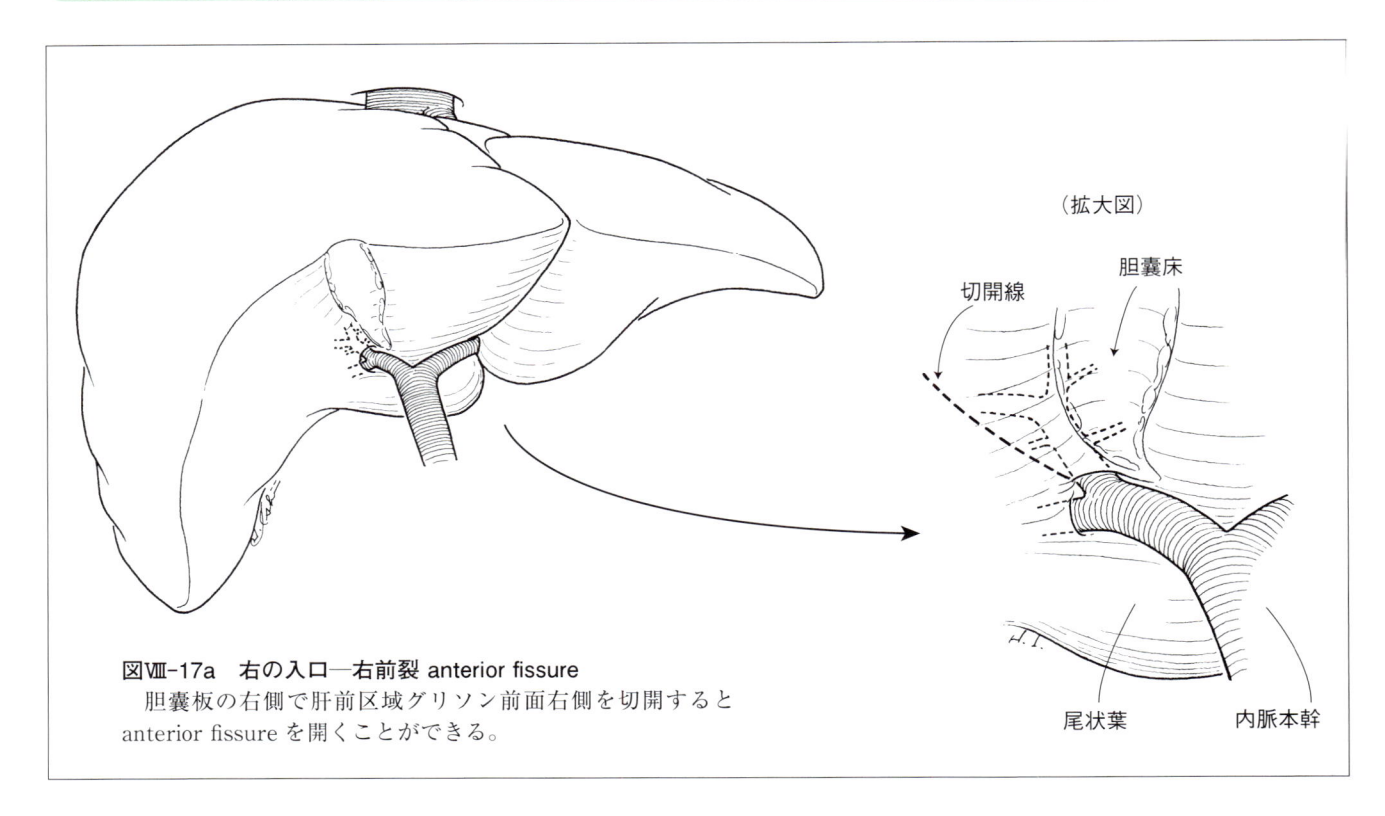

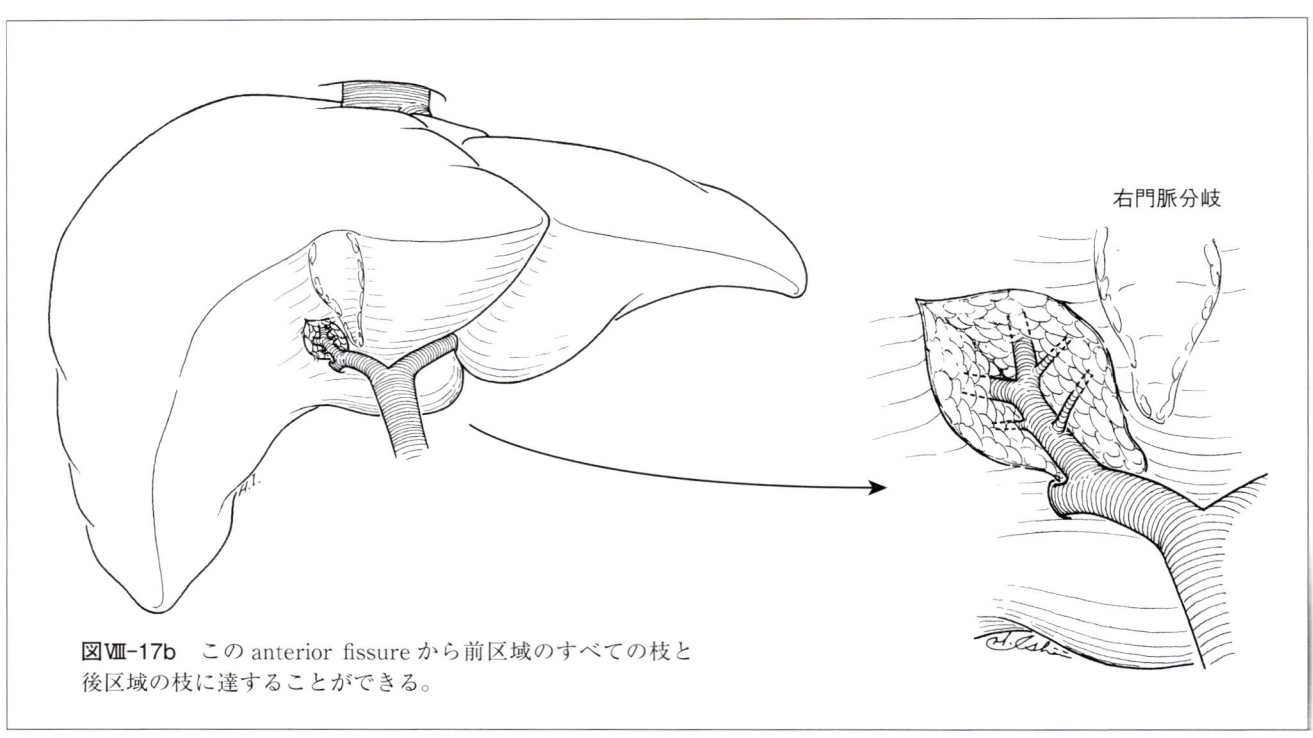

右門脈分岐

図Ⅷ-17b　この anterior fissure から前区域のすべての枝と後区域の枝に達することができる。

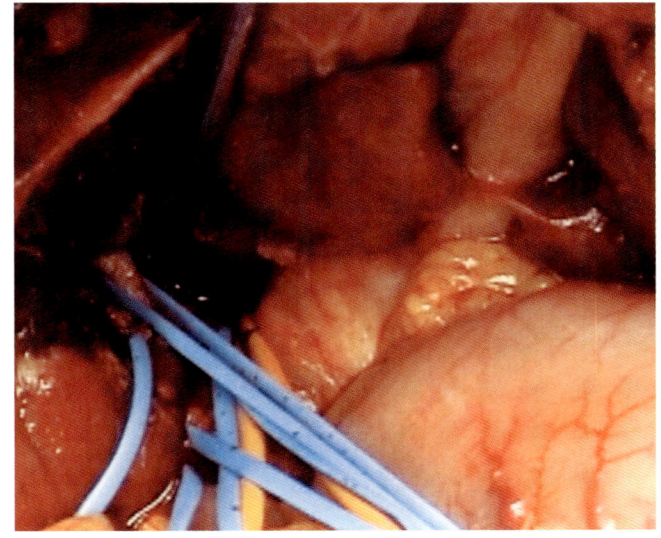

図Ⅷ-18　anterior fissure から前腹側枝を容易にテーピングできる。

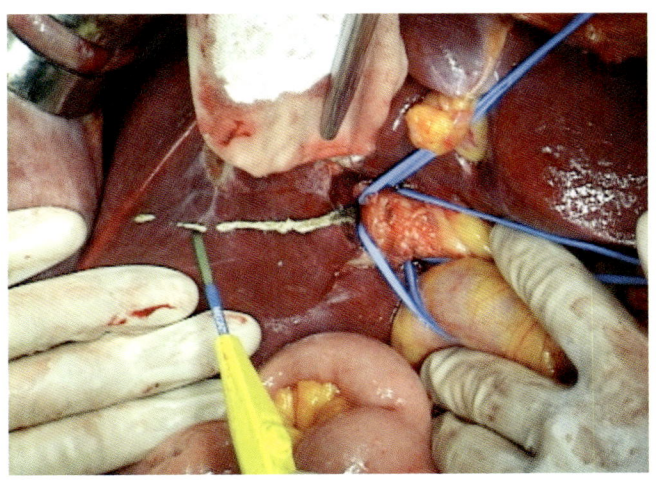

図Ⅷ-19　anterior fissure を開き前背側枝をテーピング。

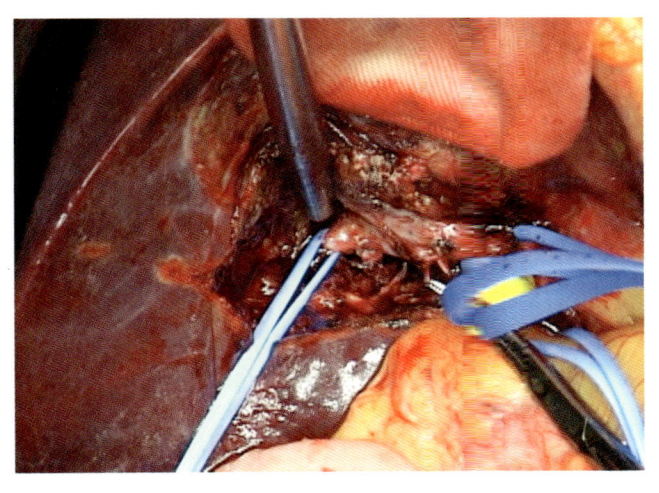

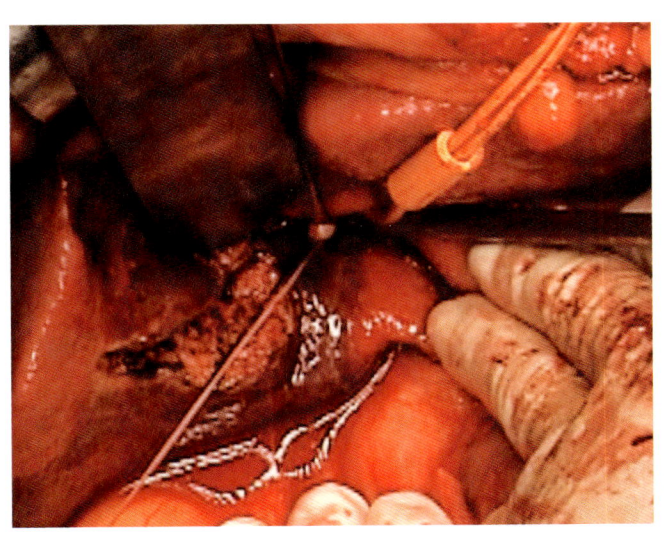

図Ⅷ-20　anterior fissure を開くと後区域枝への到達もより容易となる。

b 内側区域切除

内側区域の流入血行は臍部から内側に分枝するグリソン枝である(図Ⅷ-21, 22)。S4aの流出路は中肝静脈であるが，S4bは中肝静脈根部，左肝静脈根部，中および左肝静脈の分岐部あるいは umbilical fissure vein (UFV) とバリエーションがあり，1本とは限らない。

手術の手順

① 肝鎌状間膜の切離を頭側に進め，左右冠状間膜を切離し，中および左肝静脈の起始部を十分に剝離露出しておく。

② 胆摘後，左グリソン本幹を一括でテーピングする。

③ B4の合流形態はバリエーションが多いが，このバリエーションは plate system 内であり，肝内(plate の外)では動脈・門脈と並走しているので，グリソン一括で処理する。肝円索を腹側に挙上し，臍部に緊張をもたせ，臍部とS4の肝実質の間を剝離しS4のグリソンの処理を行う。通常は2本の太い枝 P4a と P4b および数本の細い枝が露出する。P4a と P4b が共通管となっていることもある(肝内分岐)。これらの枝を結紮切離する(図Ⅷ-23)。すると内側区域が阻血域として明らかとなる(図Ⅷ-24)。

④ 肝下縁腹側より阻血域に沿って尾側から頭側にS3とS4の間の肝を切離して中肝静脈根部に達する。このとき，左肝静脈あるいは UFV に合流する V4b があれば，これも結紮切離する。太い UFV があれば損傷しないようその右側で肝離断を進める(図Ⅷ-25)。

⑤ 中肝静脈根部近くに達したところで，左側から肝門部を露出するように肝門板に沿ってS4とS1の間で肝離断を始め，阻血ラインとして明らかになっているレックス・カントリー線に至る。このとき，肝門板を破壊しないようにすることで左肝管の損傷は避けられる。

⑥ 次はレックス・カントリー線に沿って肝下縁腹側から中肝静脈左側に沿って前区域と内側区域との間の肝離断を始めると，肝門部近くで中肝静脈に合流する V4a が出現するので，これを結紮切離する(図Ⅷ-26)。

⑦ さらに頭側に中肝静脈本幹に沿って肝切離を進める。V4b が中肝静脈根部や中・左肝静脈の分岐部に合流する場合は，ここで結紮切離すると(図Ⅷ-27)，内側区域の切除が終了する(図Ⅷ-28)。

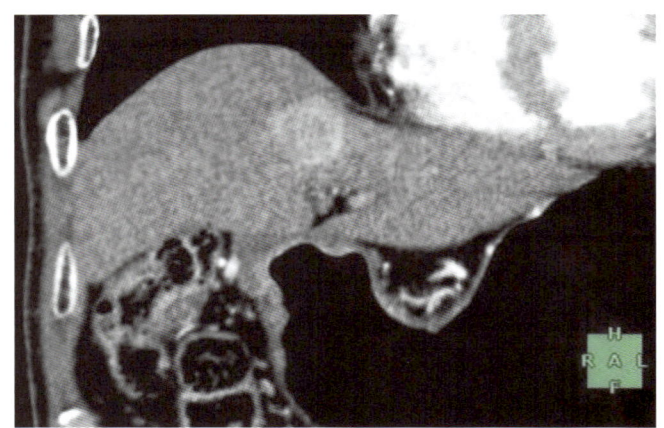

図Ⅷ-21　適応は P4 還流域内の腫瘍である

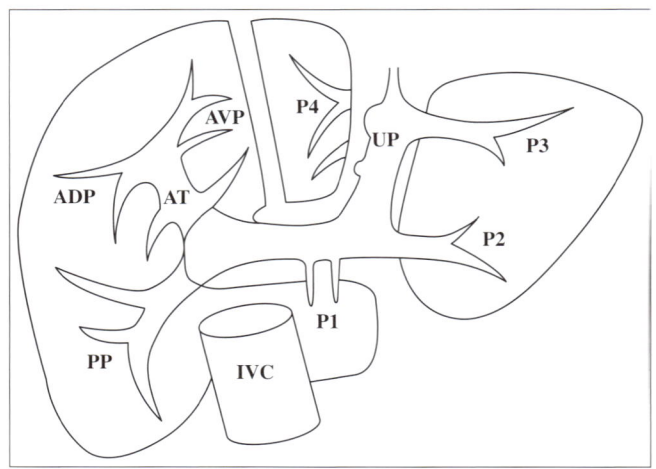

図Ⅷ-22　切除部位のシェーマ：P4 を結紮切除し，阻血域を切除する。

図Ⅷ-23 S4のグリソンを umbilical fissure で一括処理を行う。

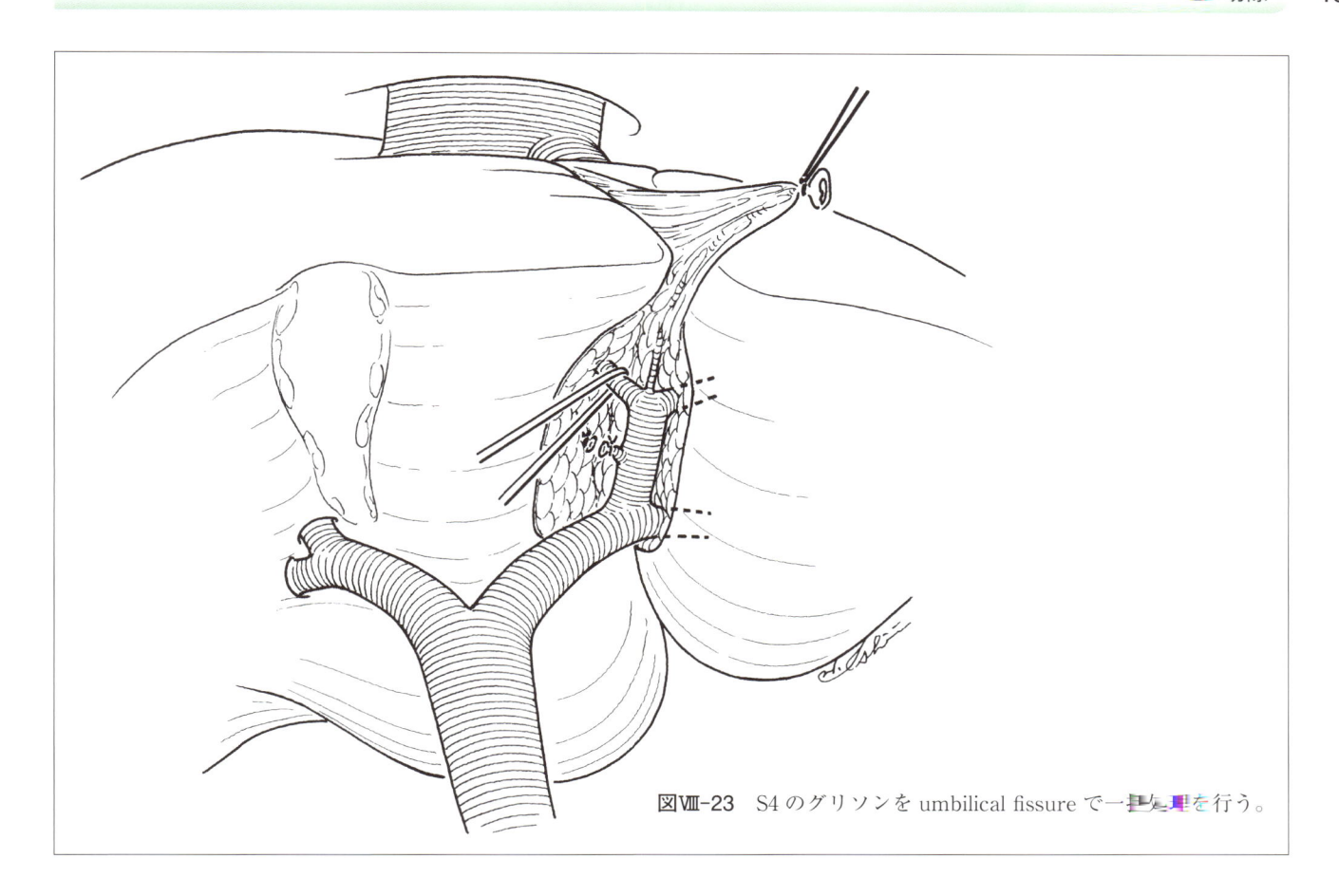

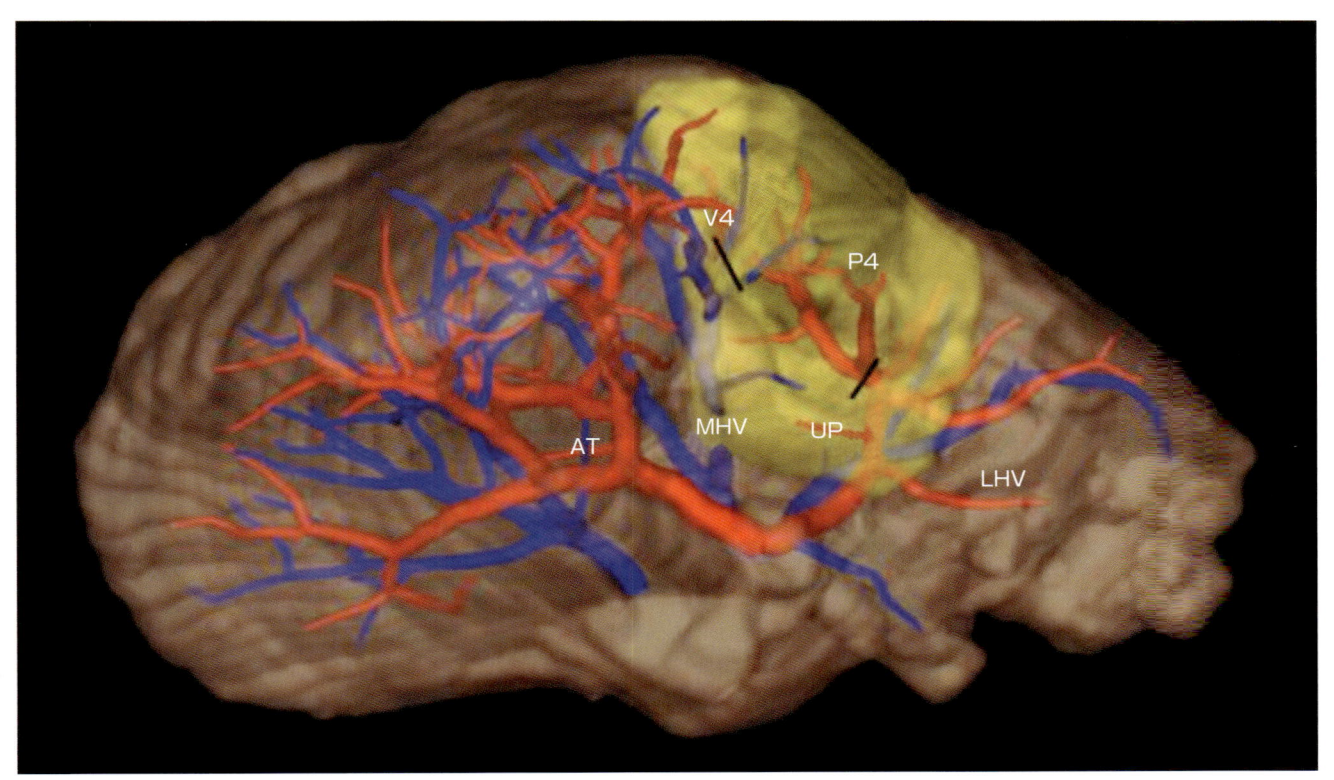

図Ⅷ-24 P4還流域(黄)の描出。P4をUP根部で切離すると内側区域が阻血域となる。MHVへ流入するV4を温存する。

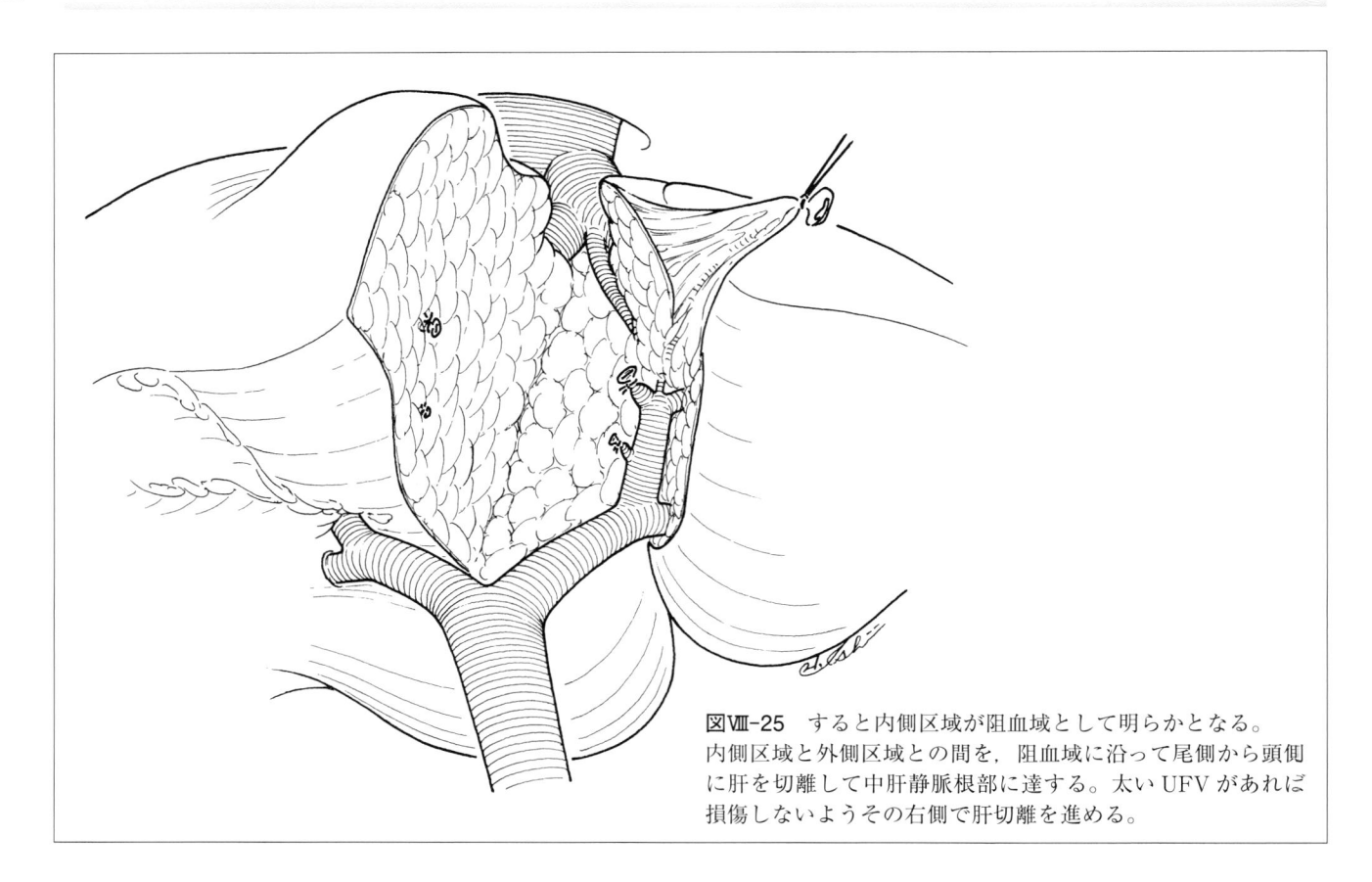

図Ⅷ-25 すると内側区域が阻血域として明らかとなる。内側区域と外側区域との間を，阻血域に沿って尾側から頭側に肝を切離して中肝静脈根部に達する。太い UFV があれば損傷しないようその右側で肝切離を進める。

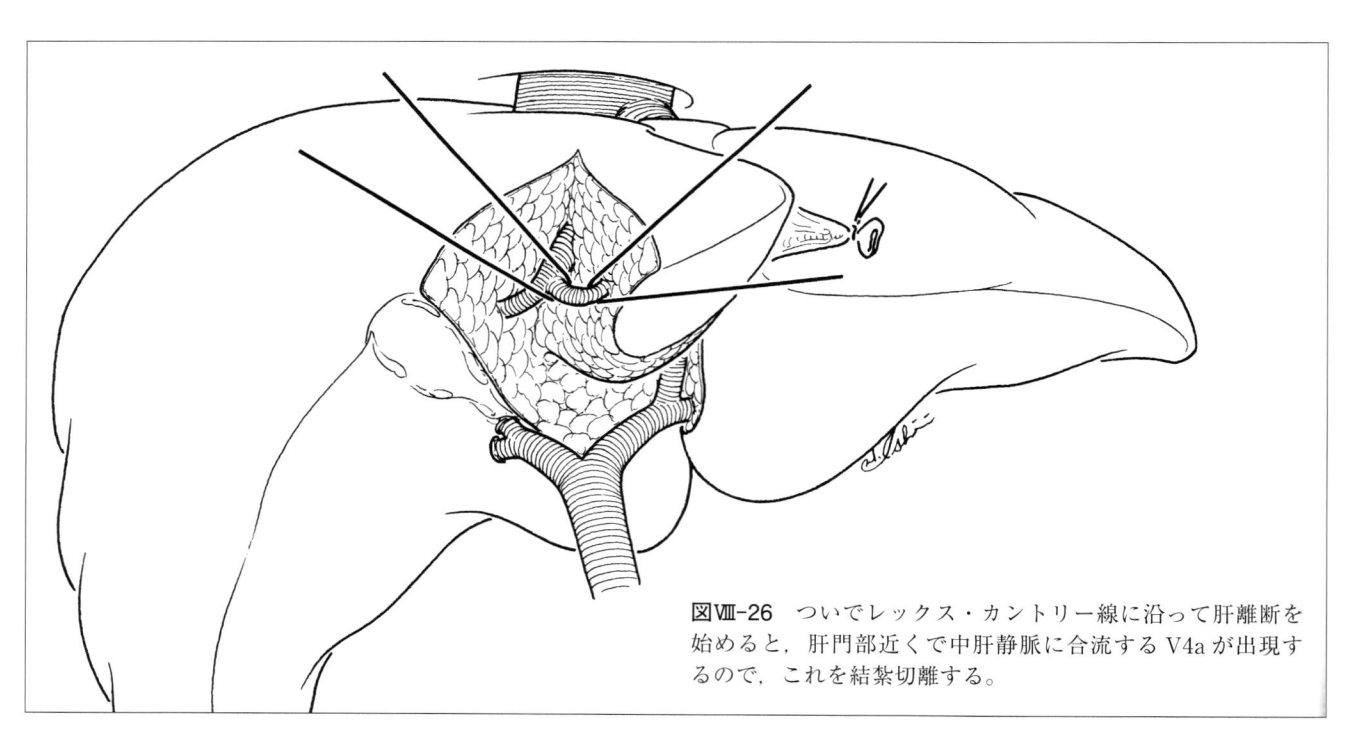

図Ⅷ-26 ついでレックス・カントリー線に沿って肝離断を始めると，肝門部近くで中肝静脈に合流する V4a が出現するので，これを結紮切離する。

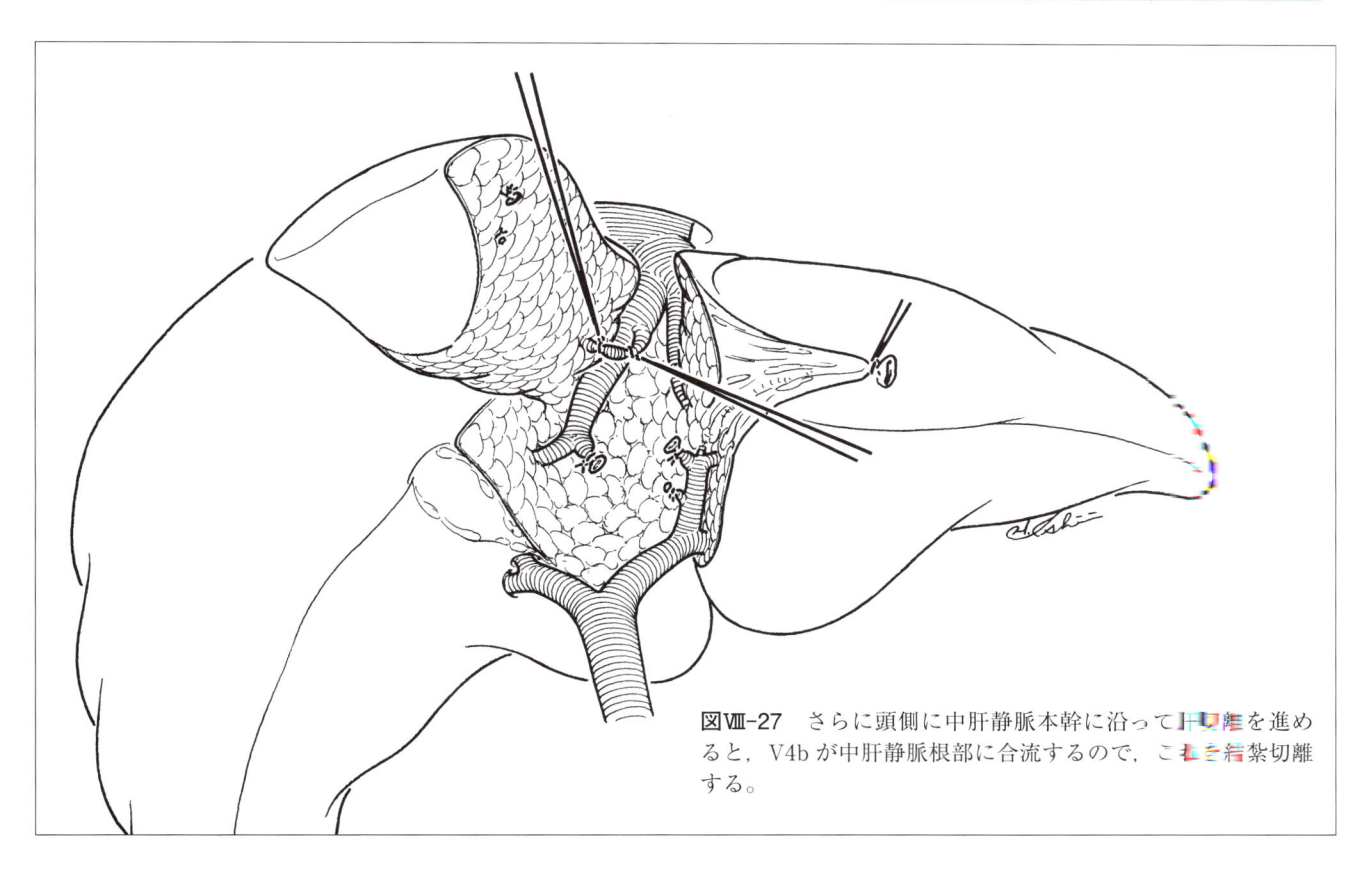

図Ⅷ-27 さらに頭側に中肝静脈本幹に沿って剝離を進めると，V4bが中肝静脈根部に合流するので，これを結紮切離する。

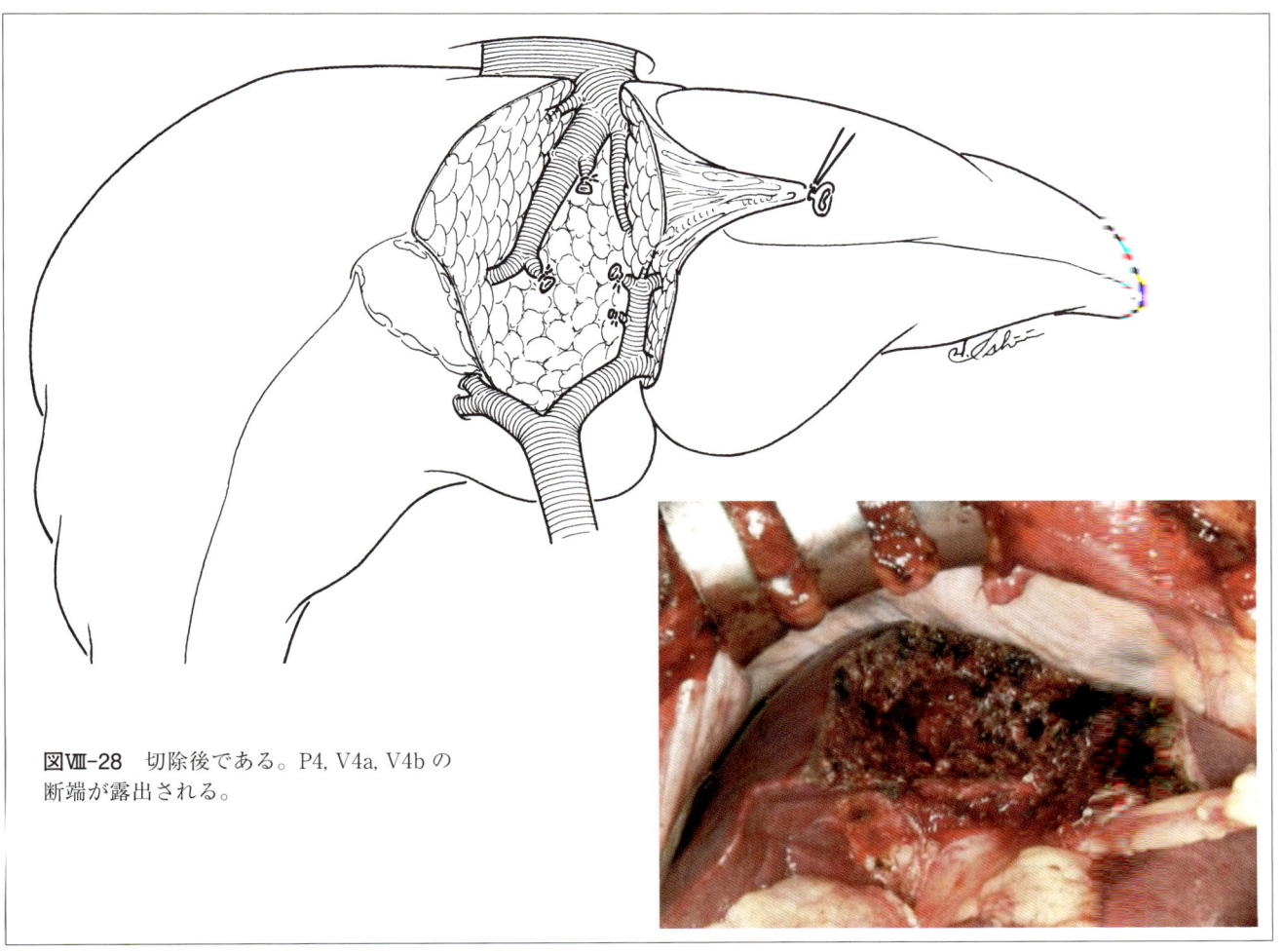

図Ⅷ-28 切除後である。P4, V4a, V4bの断端が露出される。

C 肝前区域切除

手術の手順

①まず胆嚢を摘出する。ついで右グリソンを一括してテーピングする。

②ついで anterior fissure を少し開いてから前区域グリソンを一括してテーピングする（図Ⅷ-29）。

③前区域グリソンを結紮すると前区域の範囲が変色する（図Ⅷ-30）。この範囲を電気メスでマーキングする。前区域枝の切離は肝側に十分な余裕がとれない場合が多いので，肝切除の最終段階で行ったほうがよい。

④レックス・カントリー線に沿って変色した前区域と内側区域の間の肝を尾側から肝側に肝切離を進める。中肝静脈に達したら，前腹側下区域のドレナージ静脈 V5 を結紮して切離する（図Ⅷ-31）。

⑤中肝静脈に沿って肝離断を頭側に進めると，前腹側上区域のドレナージ静脈である V8v が露出されるので，これを結紮切離する（図Ⅷ-32）。

⑥中肝静脈の根部近くに前腹側区域と前背側区域の間を走る肝静脈 anterior fissure vein が露出されるので，これを結紮切離する（図Ⅷ-33）。

⑦これで内側区域との境界の肝切離が終了する。肝門部に戻り先に結紮した前区域枝の肝側を腹側枝と背側枝を別々に結紮し，十分断端の距離をとって切離する（図Ⅷ-34）。

⑧すると前区域が腹側にもち上がるので，後区域との境界の肝阻血ラインに沿って尾側から肝切離をしていく（図Ⅷ-35）。

⑨右肝静脈に沿って，その腹側で前背側下区域のドレナージ静脈である数本の細い V5d 枝を結紮しつつ肝切離を進める。頭側に肝離断を進めると，右肝静脈根部近くに比較的太い前背側上区域からのドレナージ静脈 V8d が流入するので，これを結紮切離（図Ⅷ-36）すると前区域切除が終了する。

⑩肝切離面に右肝静脈と中肝静脈が露出され，肝切除が終了する（図Ⅷ-37）。

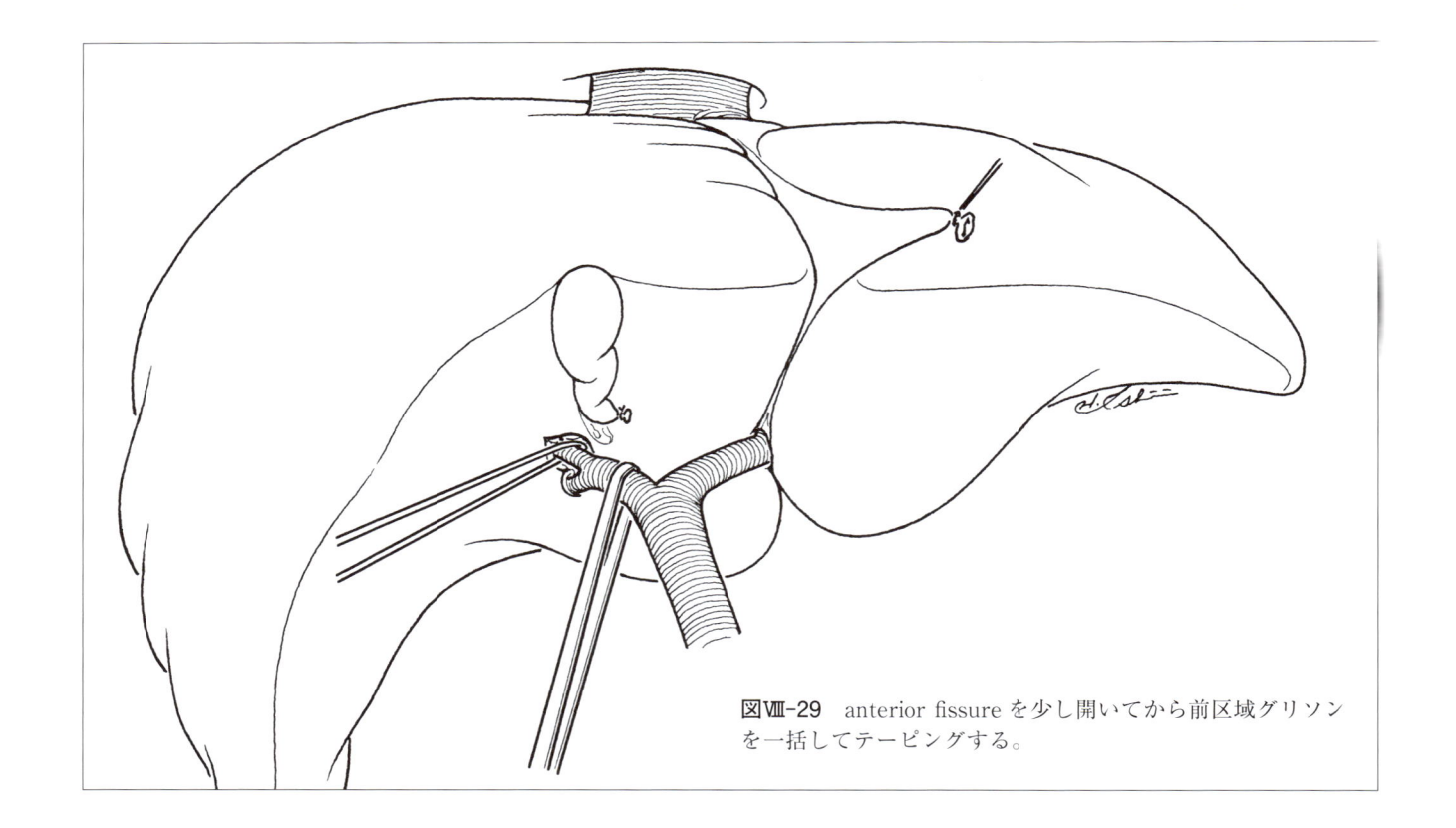

図Ⅷ-29　anterior fissure を少し開いてから前区域グリソンを一括してテーピングする。

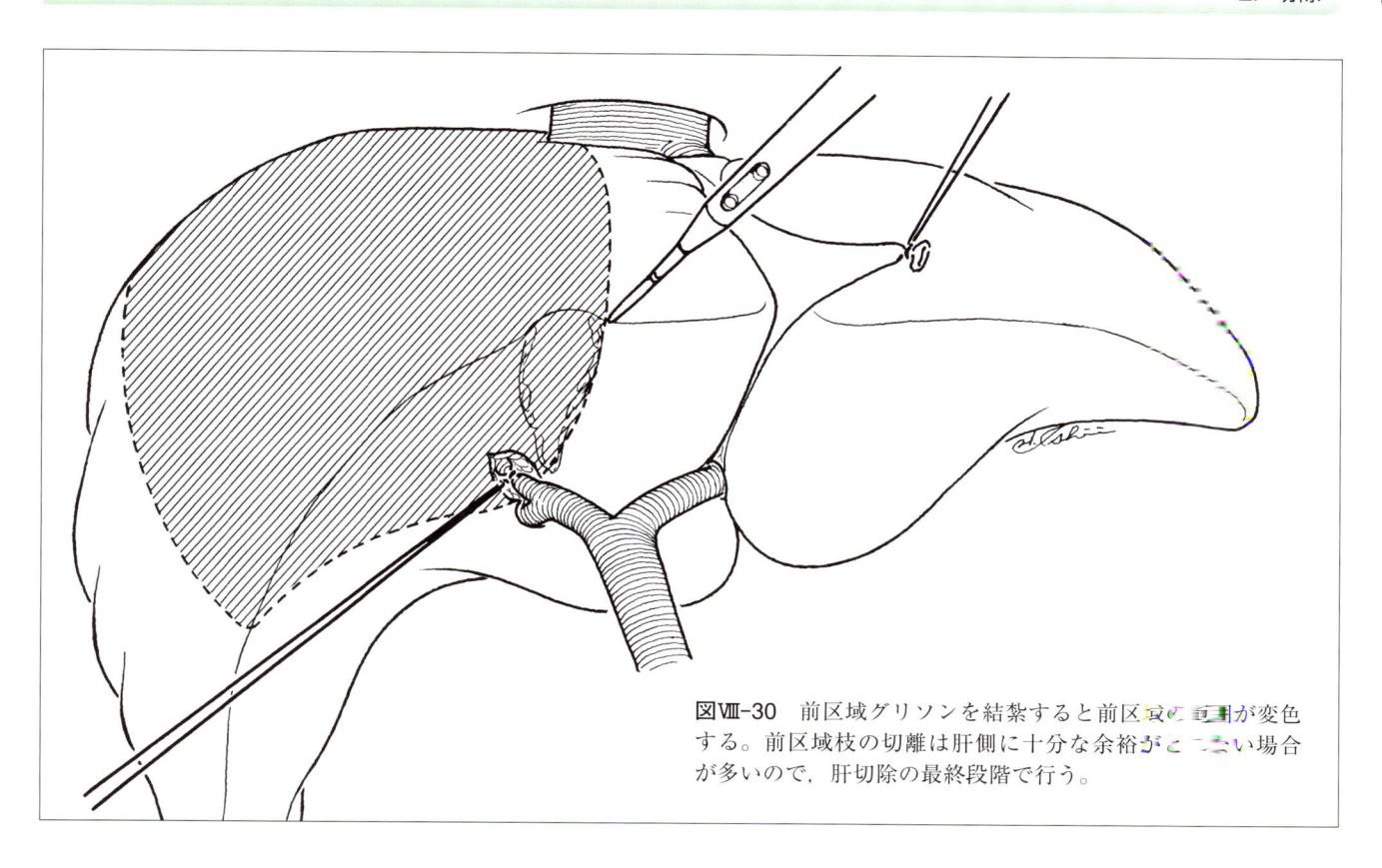

図Ⅷ-30 前区域グリソンを結紮すると前区域の区割が変色する。前区域枝の切離は肝側に十分な余裕がとれない場合が多いので，肝切除の最終段階で行う。

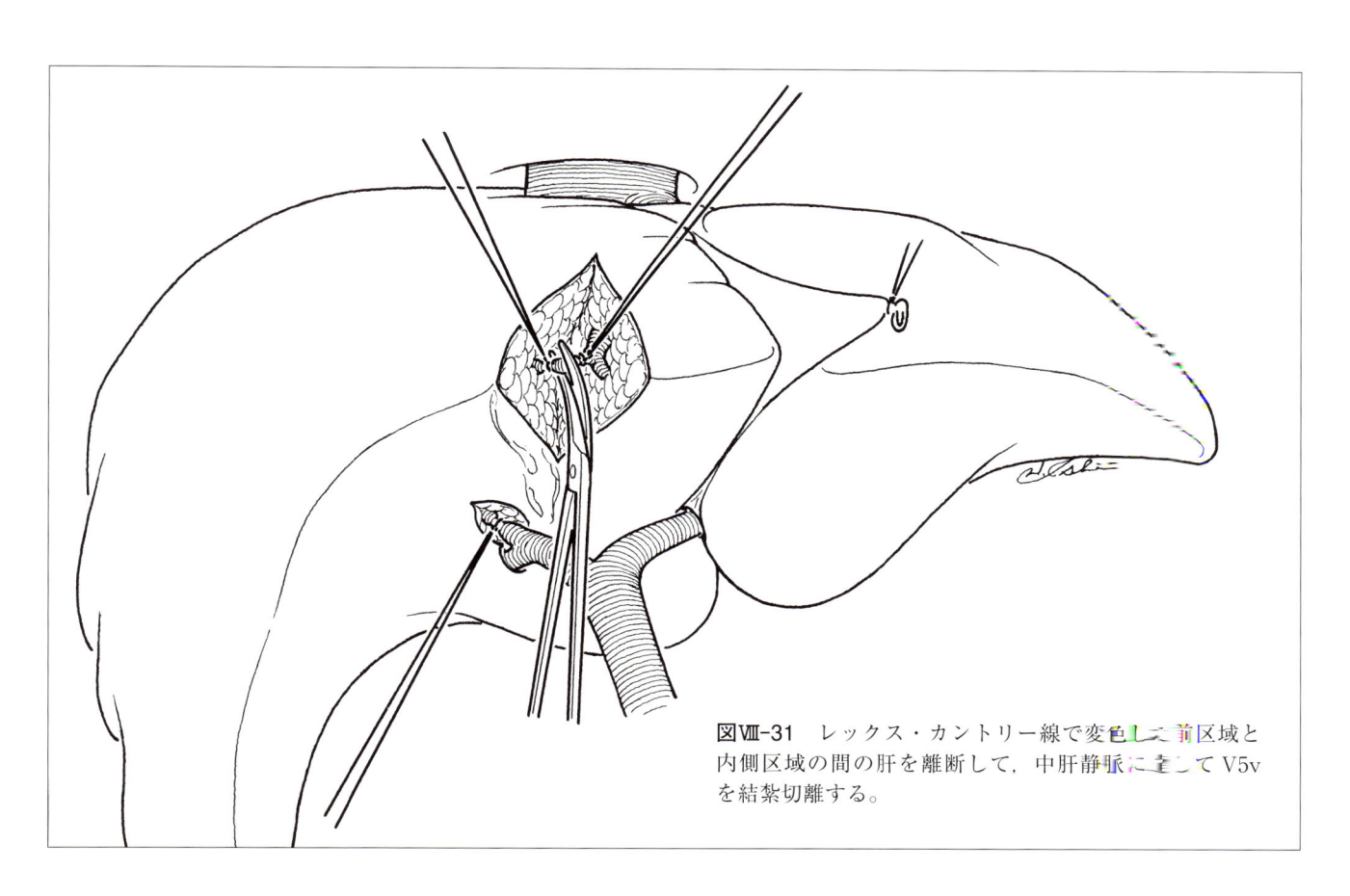

図Ⅷ-31 レックス・カントリー線で変色した前区域と内側区域の間の肝を離断して，中肝静脈に達してV5vを結紮切離する。

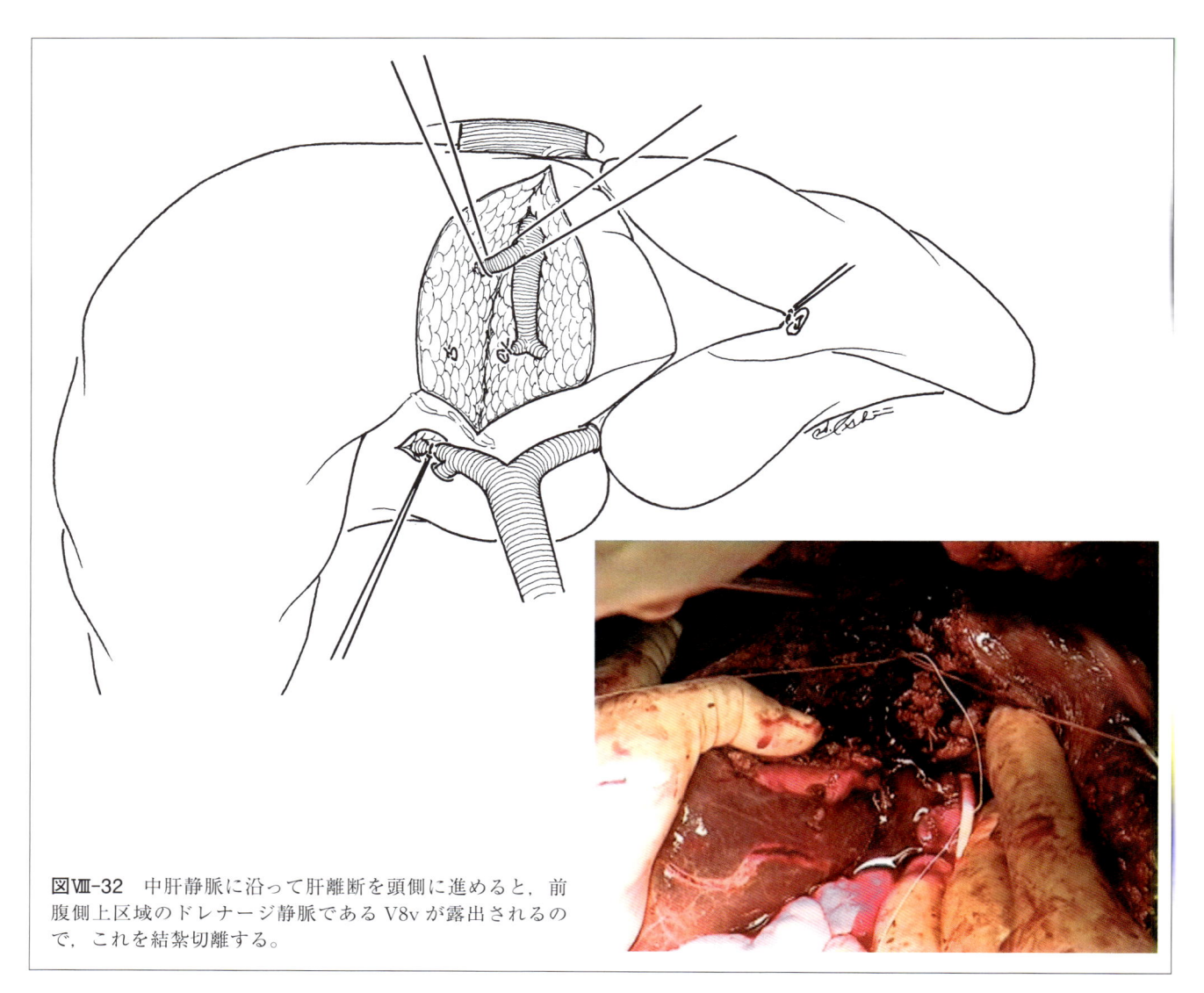

図Ⅷ-32 中肝静脈に沿って肝離断を頭側に進めると，前腹側上区域のドレナージ静脈である V8v が露出されるので，これを結紮切離する。

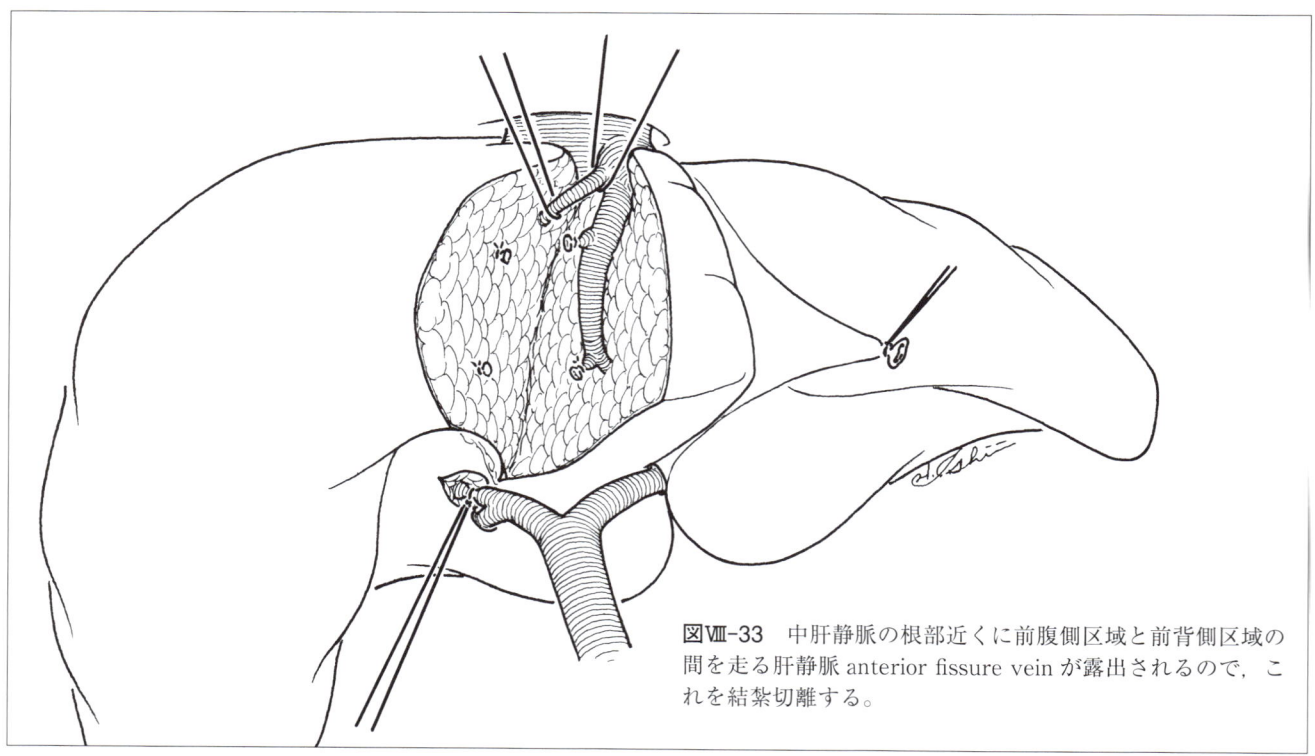

図Ⅷ-33 中肝静脈の根部近くに前腹側区域と前背側区域の間を走る肝静脈 anterior fissure vein が露出されるので，これを結紮切離する。

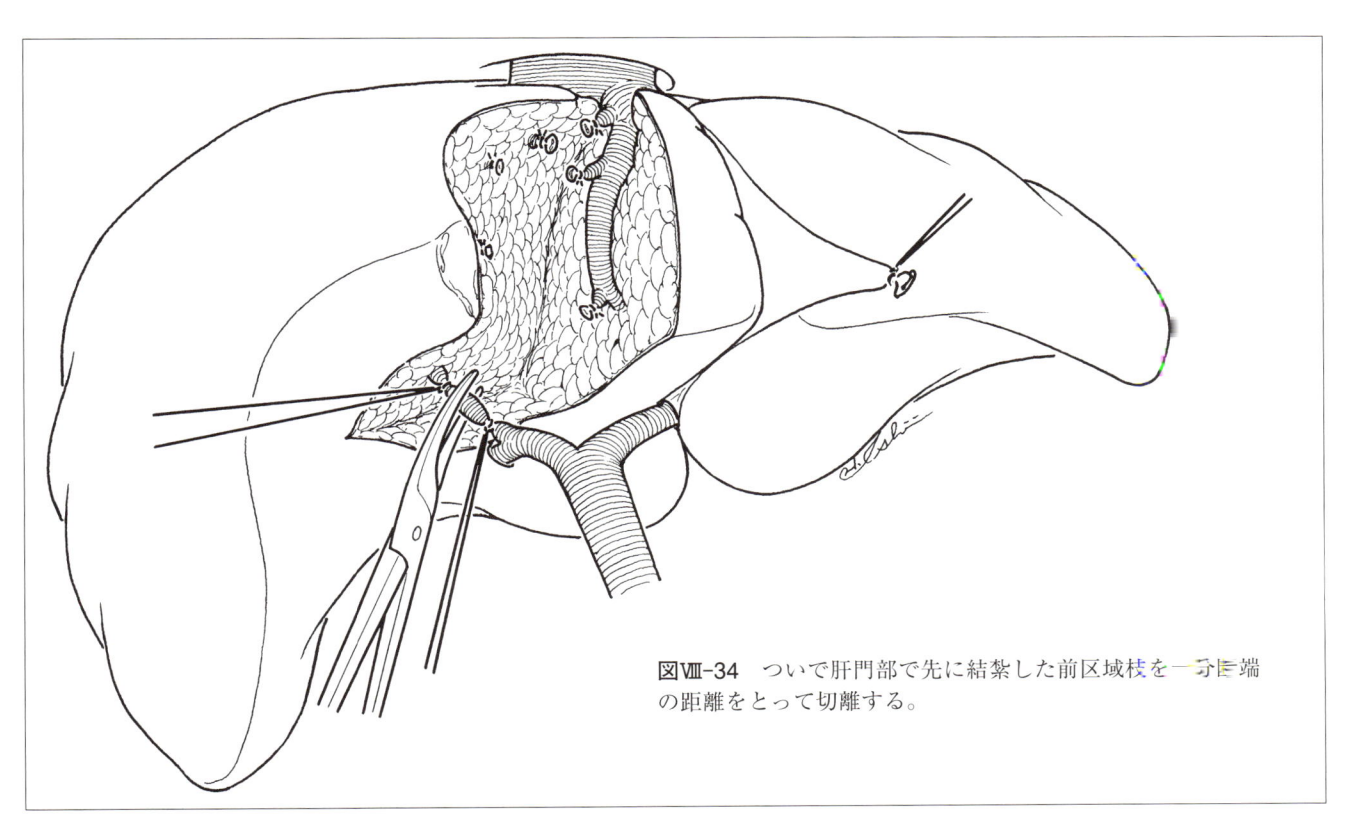

図Ⅷ-34 ついで肝門部で先に結紮した前区域枝を一寸先端の距離をとって切離する。

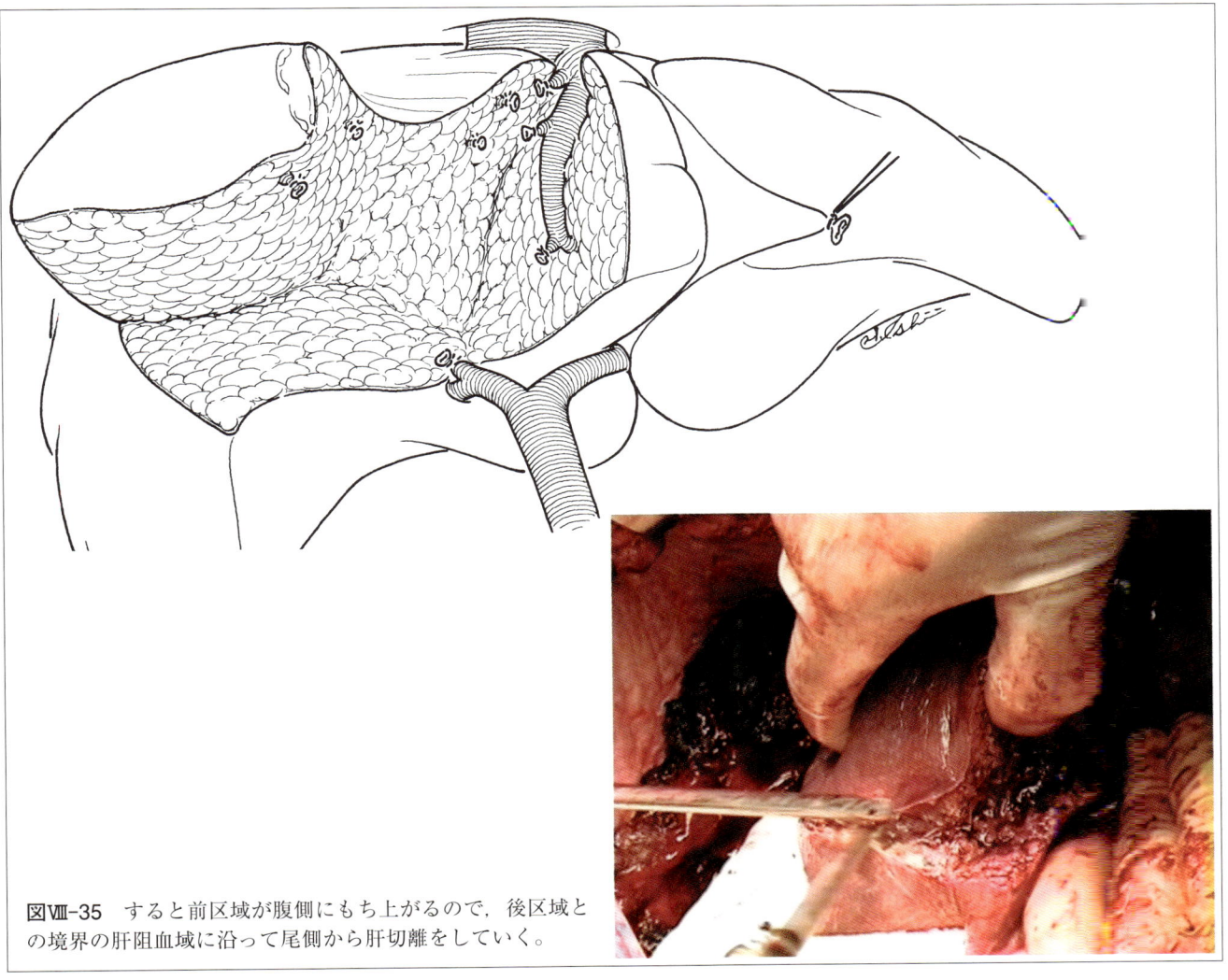

図Ⅷ-35 すると前区域が腹側にもち上がるので，後区域との境界の肝阻血域に沿って尾側から肝切離をしていく。

図Ⅷ-36 右肝静脈に沿って頭側に肝離断を進めると,右肝静脈根部近くに比較的太い前背側上区域からのドレナージ静脈V8dが流入するので,これを結紮切離する。

図Ⅷ-37 切除後であり,肝切離面に右肝静脈と中肝静脈が露出されている。

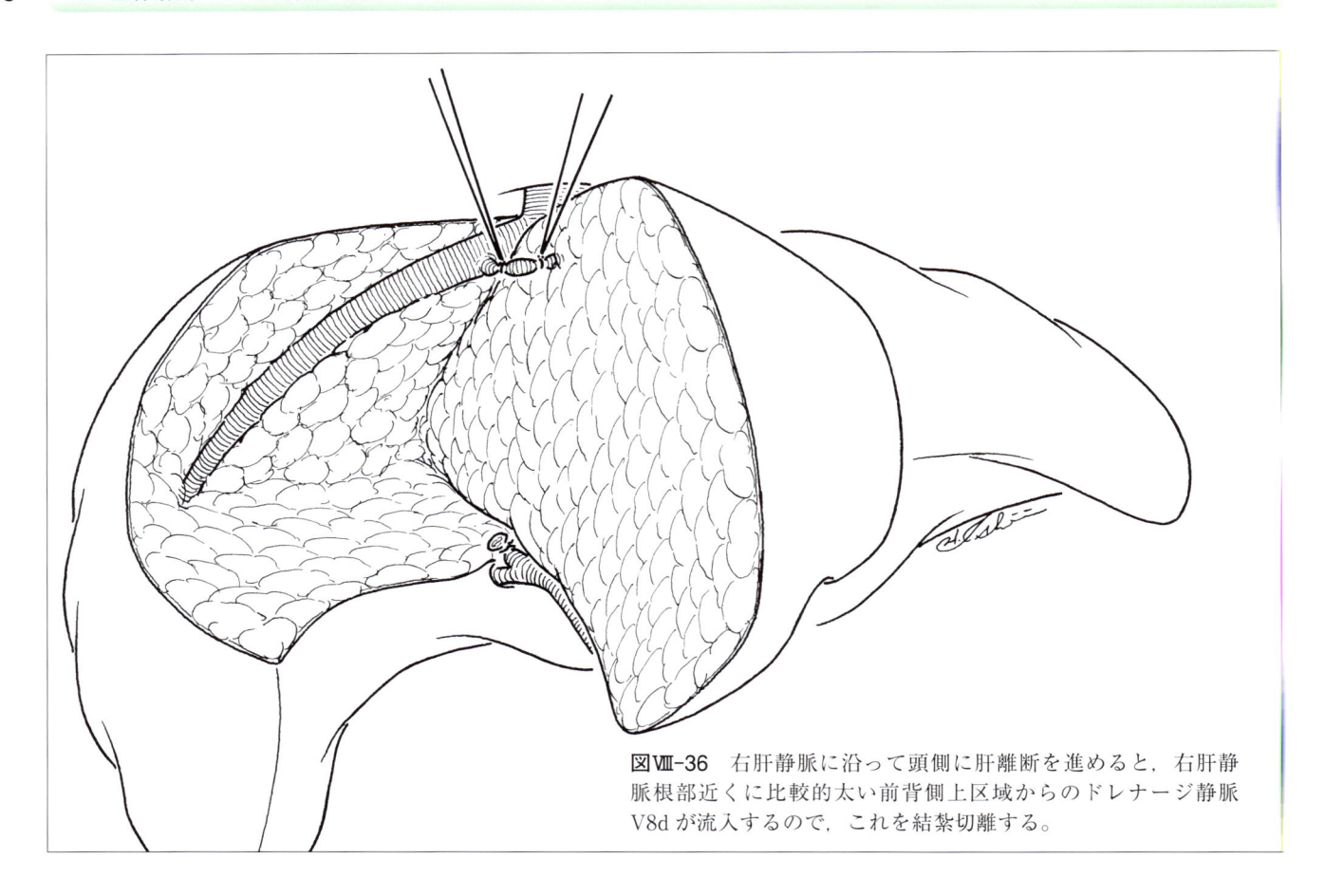

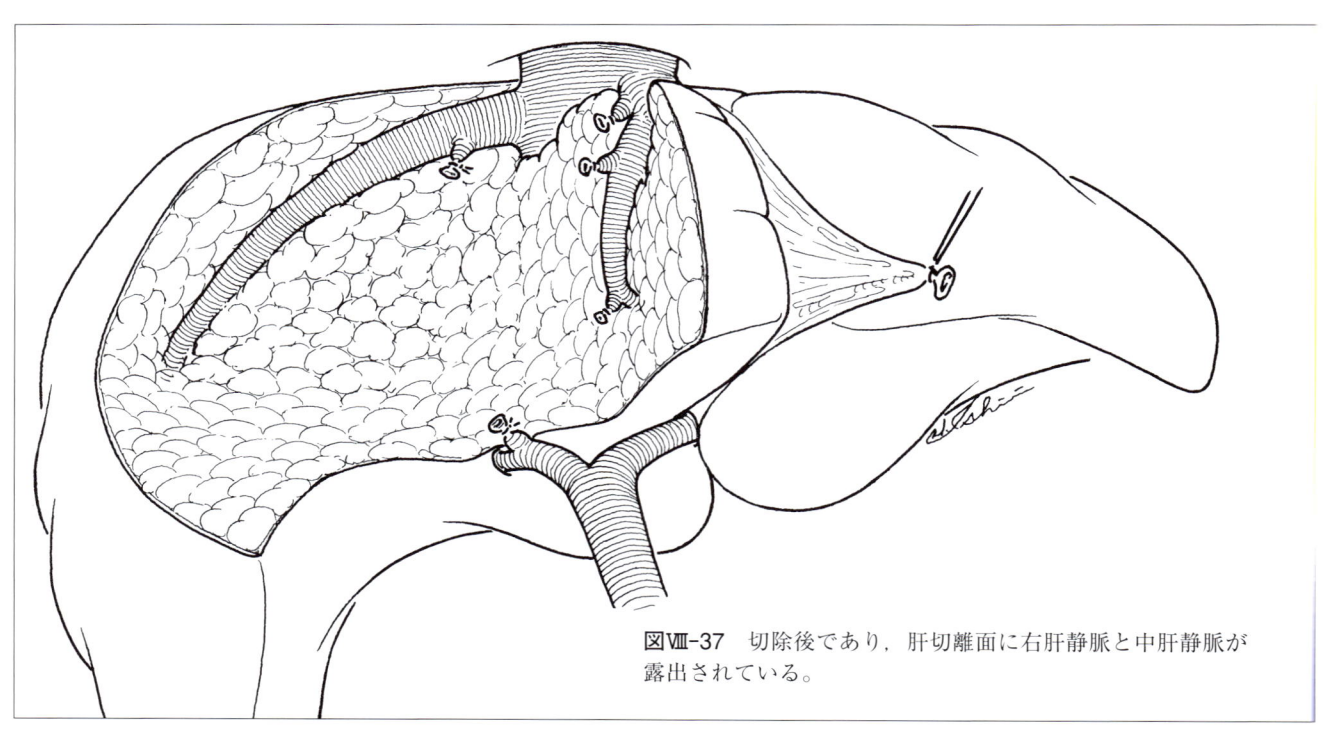

d 後区域切除

通常の後区域切除の手順

①胆嚢を摘出して，右グリソンを一括してテーピングする。
②ついで肝後区域グリソンを一括しテーピングする（図Ⅷ-38）。
③後区域の変色範囲を示す（図Ⅷ-39）。
④肝後区域グリソンを結紮切離する（図Ⅷ-40）
⑤右肝を左側に完全に遊離する。そして右肝を術者の左手に把持する。
⑥前区域と後区域との境界の阻血域に沿って，ルビエーレ溝から頭側に肝切離を開始する。

　肝門の高さまでは肝静脈の走行は気にせず，腹側と背側の阻血ラインをつなぐように肝切離を進めていく（図Ⅷ-41）。
⑦術者の左手示指を右肝静脈根部に置き，阻血ラインに沿って尾側から頭側に肝切離を進める。このあたりでは拍動する右肝静脈が確認できるので，右肝静脈の背側でその走行に沿って流入するV6やV7などの後区域からのドレナージ静脈を順次結紮して，頭側に肝切離を進める（図Ⅷ-42）。
⑧右肝静脈根部に達したら，下大静脈の右縁に沿って，頭側から尾側に右尾状葉と後区域を連結する肝実質を切離すれば，肝後区域切除が終了する（図Ⅷ-43）。

前背側下区域がない特殊な症例の肝後区域切除

1）手術のシミュレーション（図Ⅷ-44）
①図Ⅷ-44aに示すように背側下区域は存在せず，2本の背側区域枝の間を背側上区域のドレナージ静脈であるV8dが上部右肝静脈に流入している。
②図Ⅷ-44bに示すように後区域のグリソンを根部で一括処理する。
③図Ⅷ-44cに後区域門脈の支配領域を青色で示す。尾側の右肝静脈の枝はすべて後区域のドレナージ静脈である。このような症例では肝切離ラインを右肝静脈の背側にとると，後区域の一部が阻血域として残ることになる。

2）手術の実際
①④までは通常の肝切除と同じである
②遊離した右肝臓を術者の右手に把持し，阻血ラインに沿って尾側から頭側に肝切離をしていくが，切離時には肝静脈の枝は露出されない。
③頭側に肝切離が及ぶと右肝静脈に達する。そこで背側区域のドレナージ静脈であるV8dの流入部を確認する（図Ⅷ-45）。その流入部より尾側で右肝静脈を切離する（図Ⅷ-46）。
④頭側右肝静脈と後区域の間を切離し，右肝静脈根部に達すると後区域切除が終了する（図Ⅷ-47）。

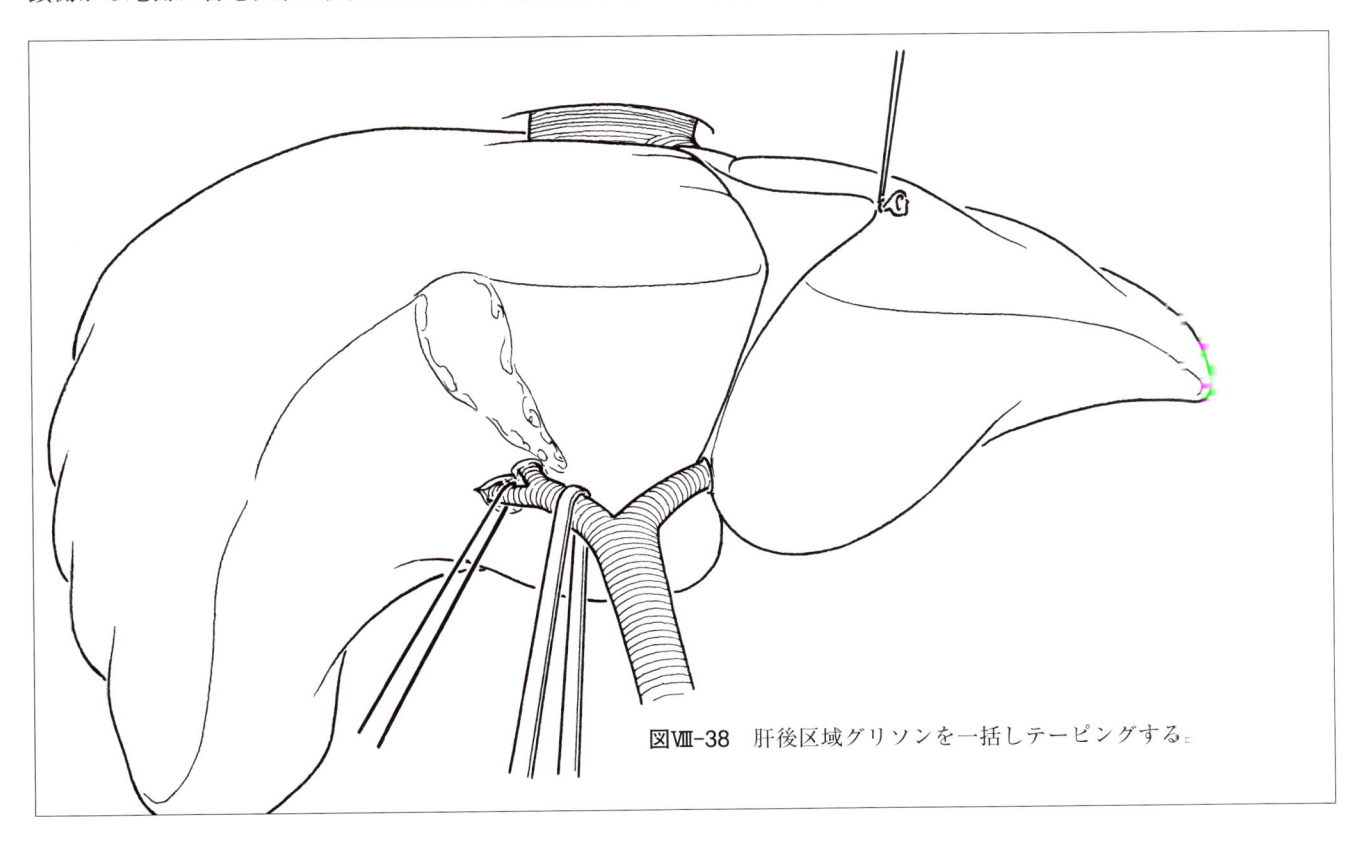

図Ⅷ-38　肝後区域グリソンを一括しテーピングする。

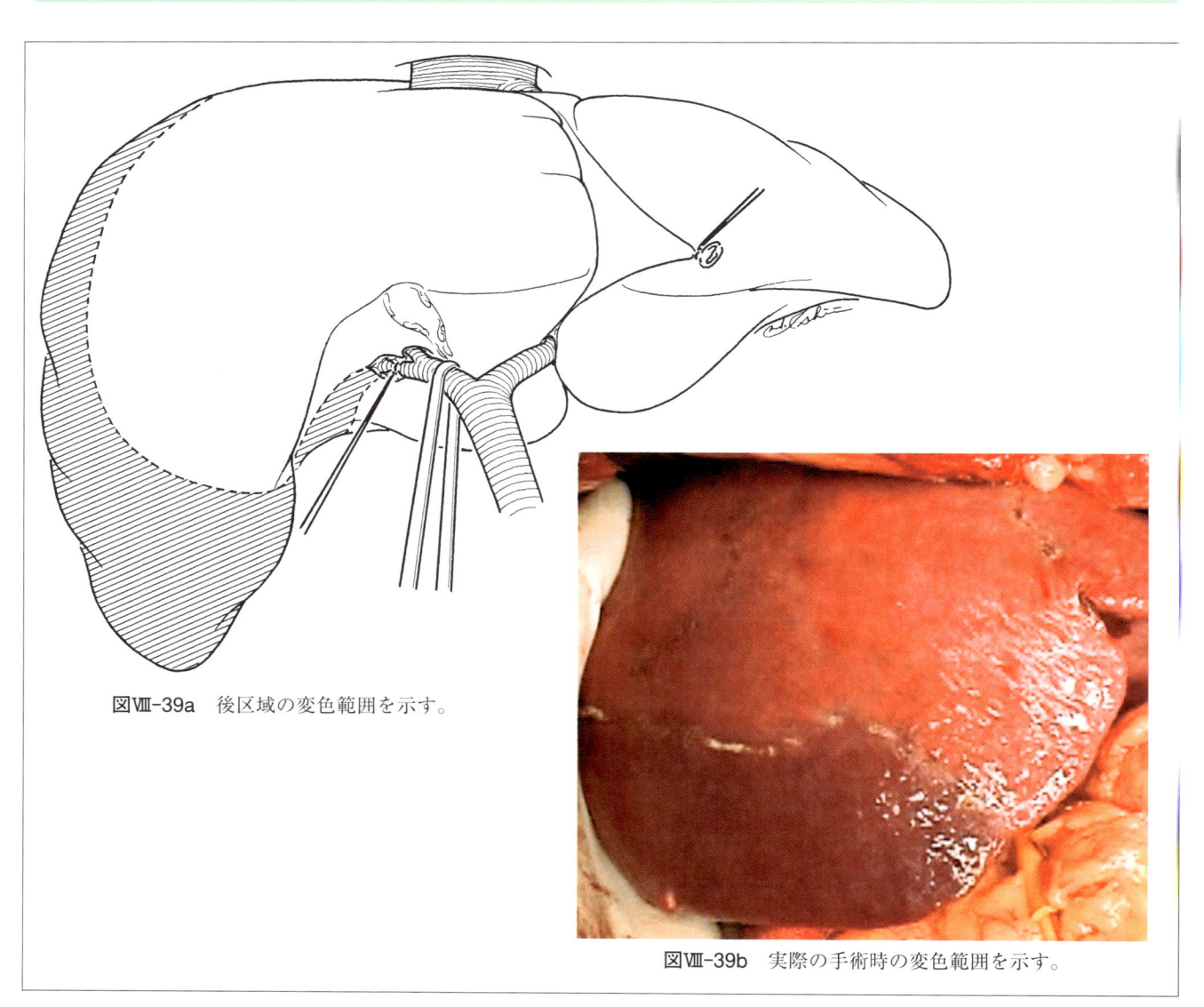

図Ⅷ-39a 後区域の変色範囲を示す。

図Ⅷ-39b 実際の手術時の変色範囲を示す。

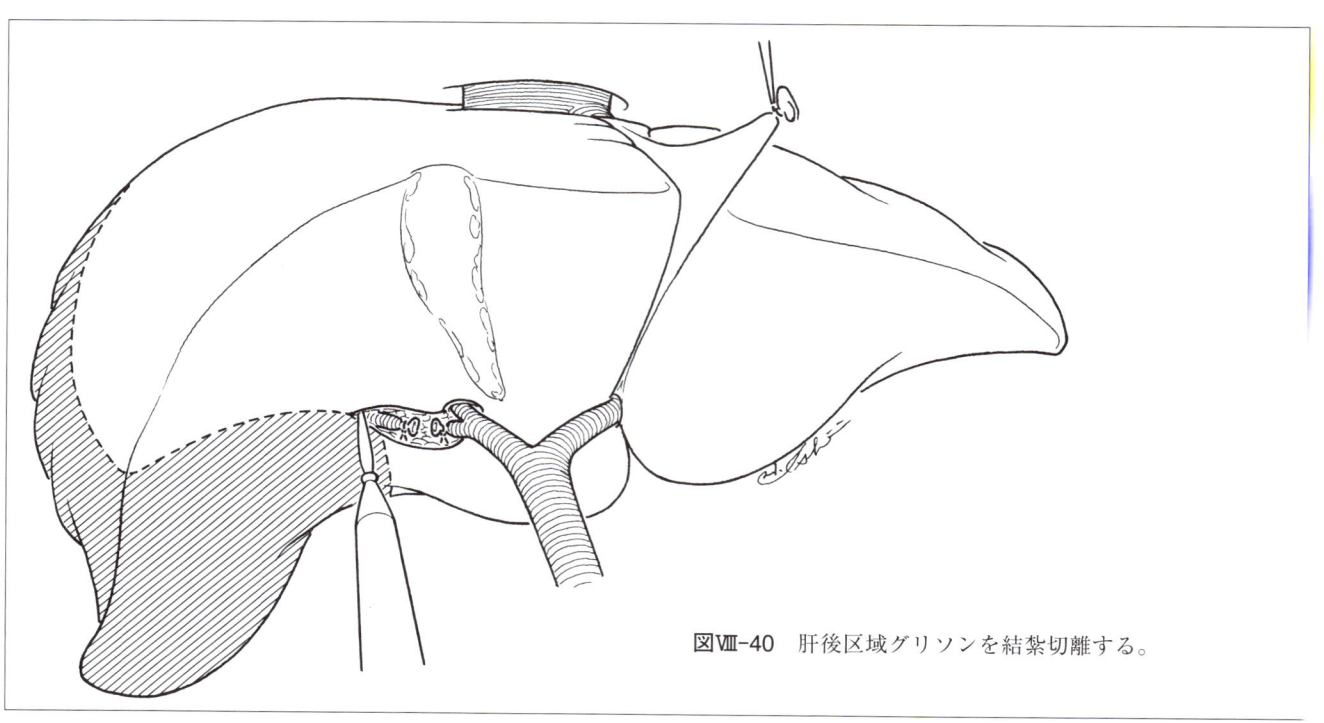

図Ⅷ-40 肝後区域グリソンを結紮切離する。

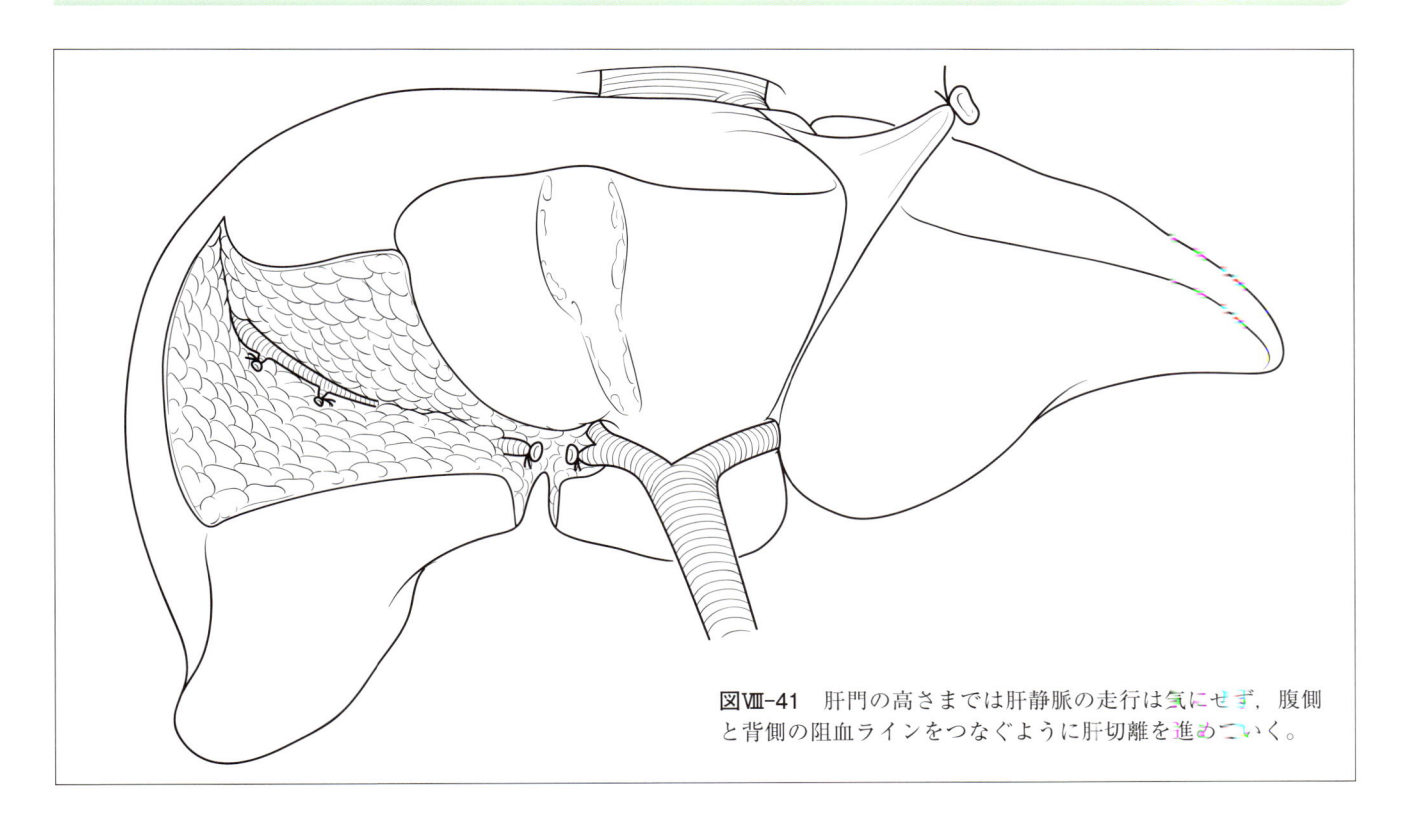

図Ⅷ-41　肝門の高さまでは肝静脈の走行は気にせず，腹側と背側の阻血ラインをつなぐように肝切離を進めていく。

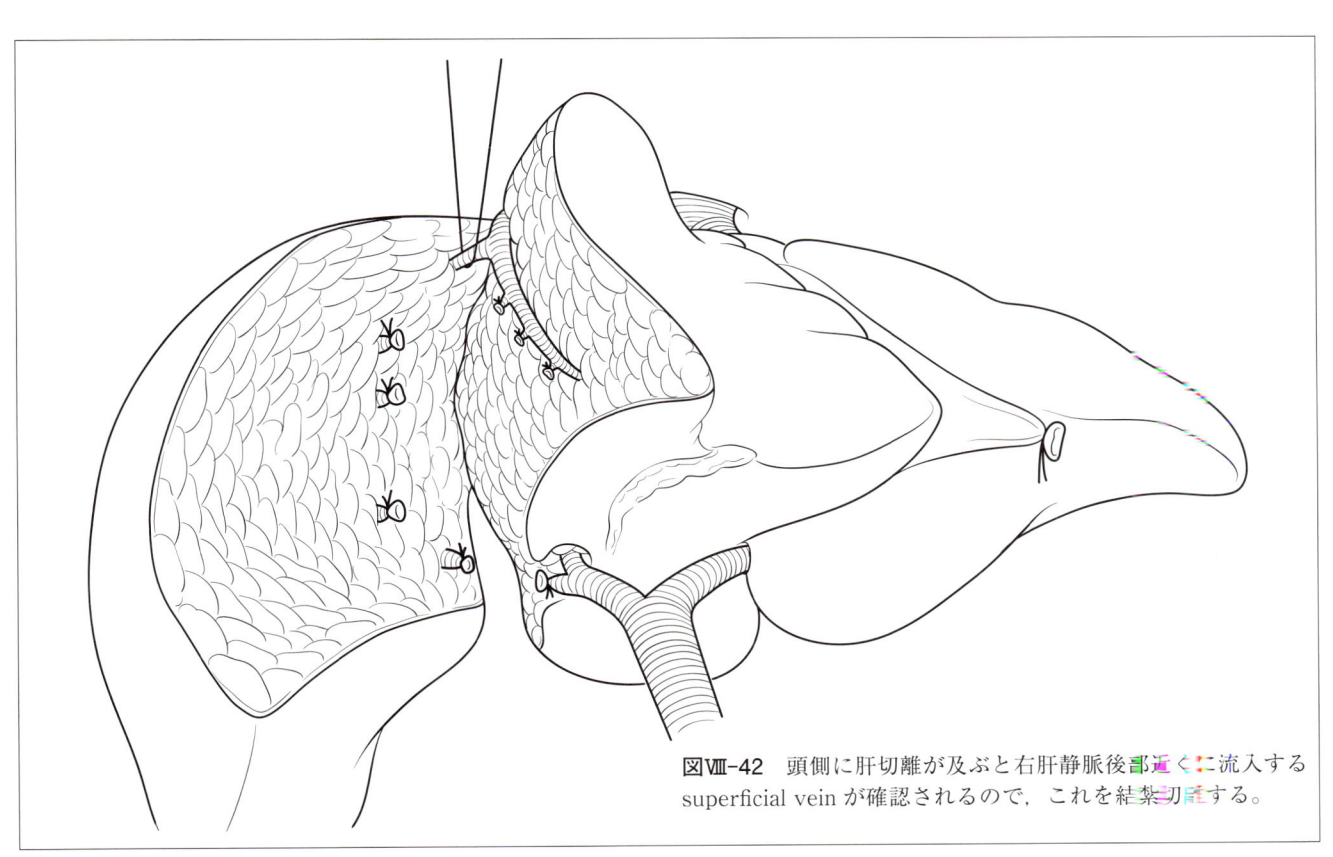

図Ⅷ-42　頭側に肝切離が及ぶと右肝静脈後部近くに流入するsuperficial veinが確認されるので，これを結紮切離する。

142　VIII．立体解剖からみた肝臓の治療

図VIII-43　後区域切除後である。

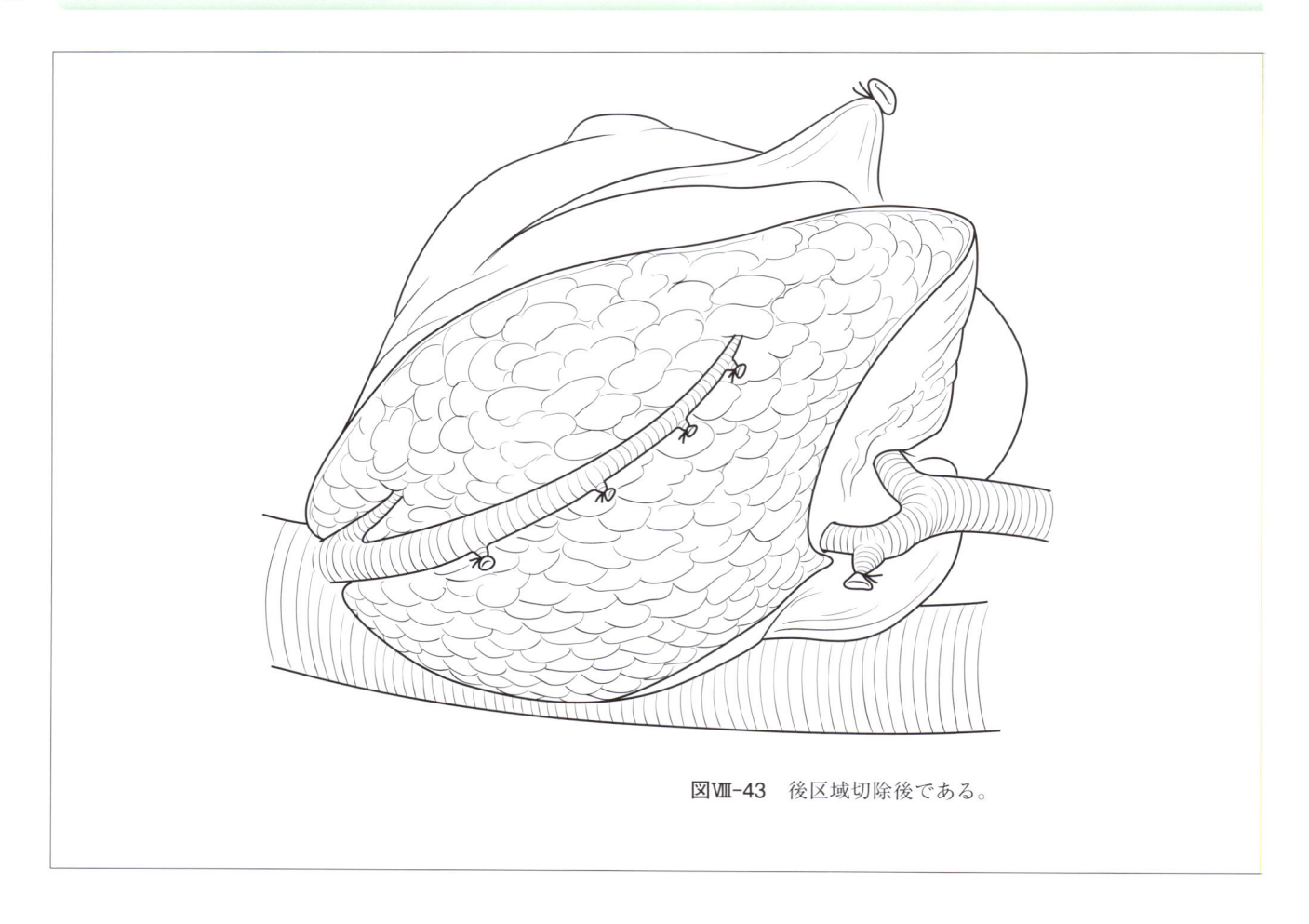

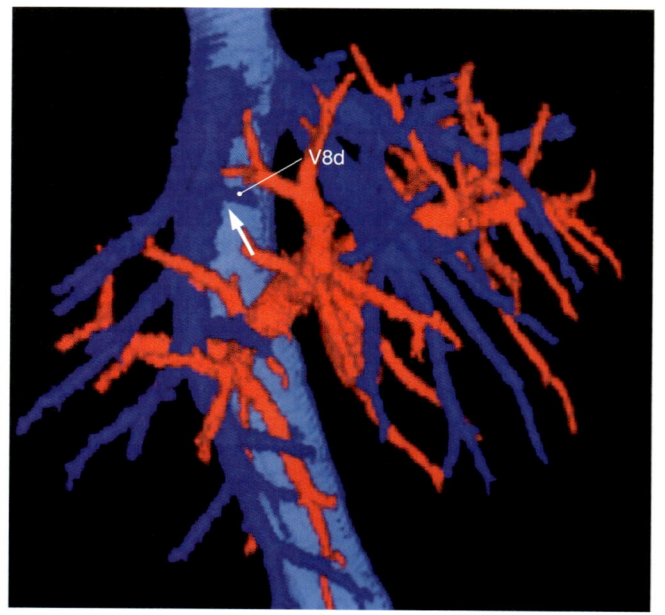

図VIII-44a　背側下区域は存在せず，2本の背側区域枝の間を背側上区域のドレナージ静脈であるV8dが右肝静脈に流入している。

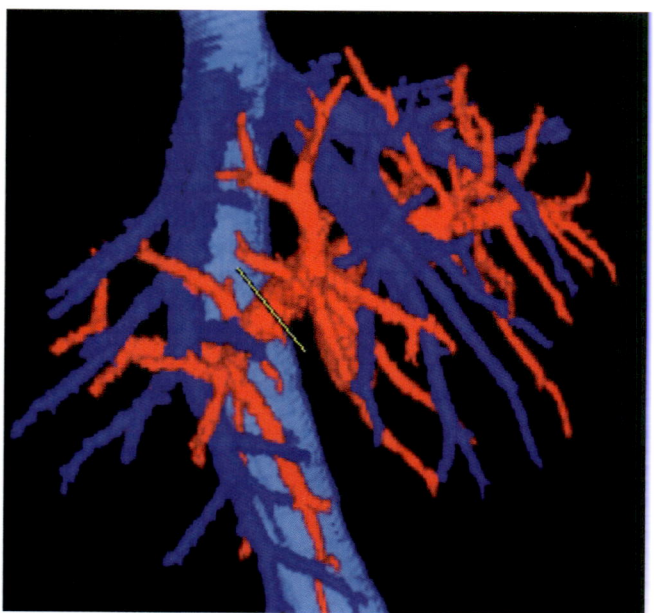

図VIII-44b　後区域のグリソンを根部で一括処理する。

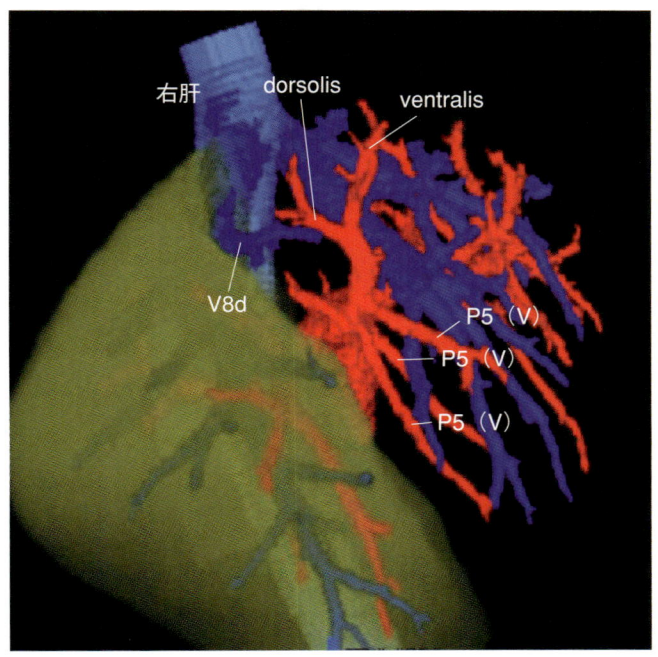

図Ⅷ-44c 後区域門脈の支配領域を黄色で示す。尾側の右肝静脈の枝はすべて後区域のドレナージ静脈である。

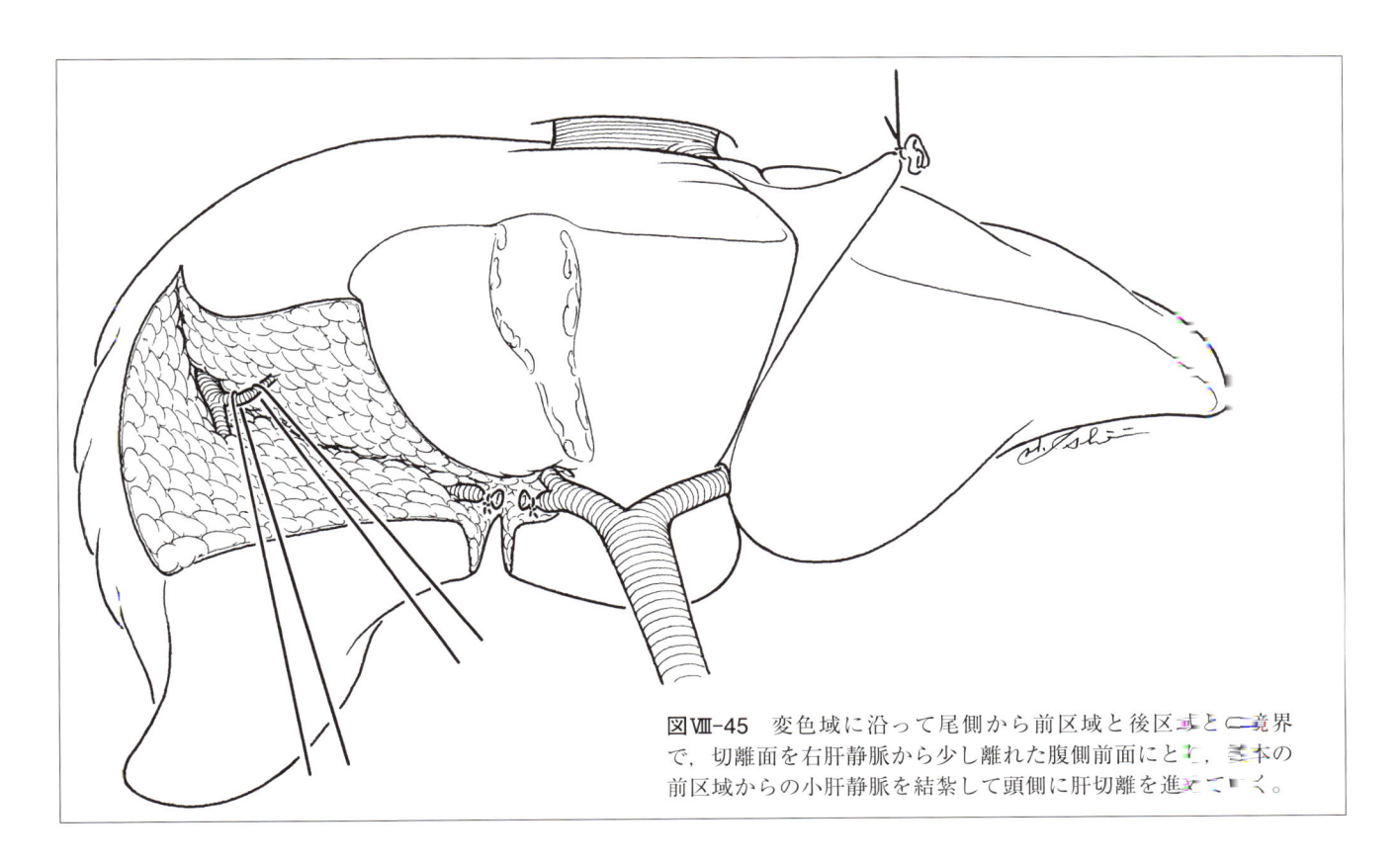

図Ⅷ-45 変色域に沿って尾側から前区域と後区域との境界で，切離面を右肝静脈から少し離れた腹側前面にとり，数本の前区域からの小肝静脈を結紮して頭側に肝切離を進めていく。

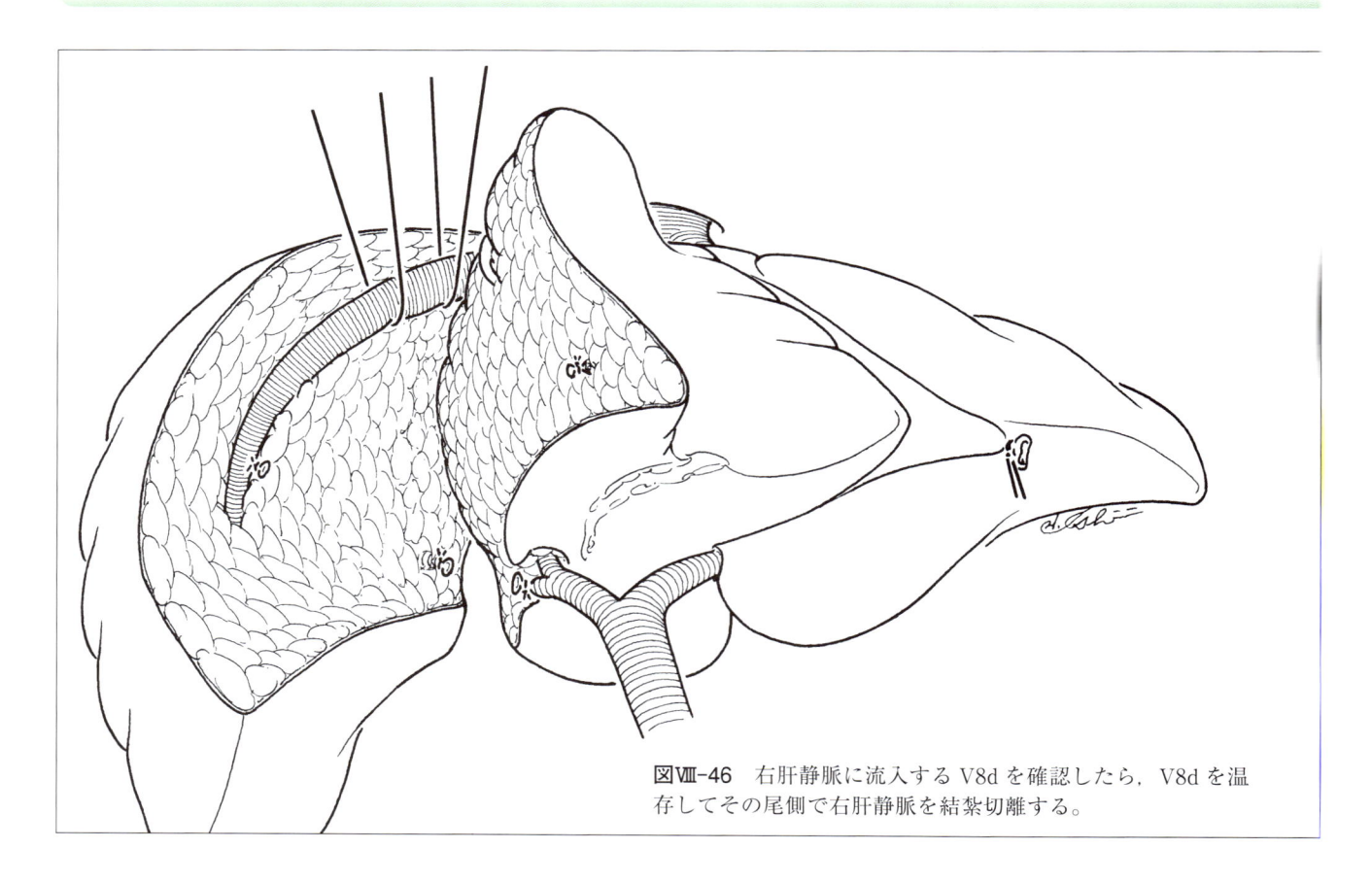

VIII. 立体解剖からみた肝臓の治療

図VIII-46 右肝静脈に流入するV8dを確認したら、V8dを温存してその尾側で右肝静脈を結紮切離する。

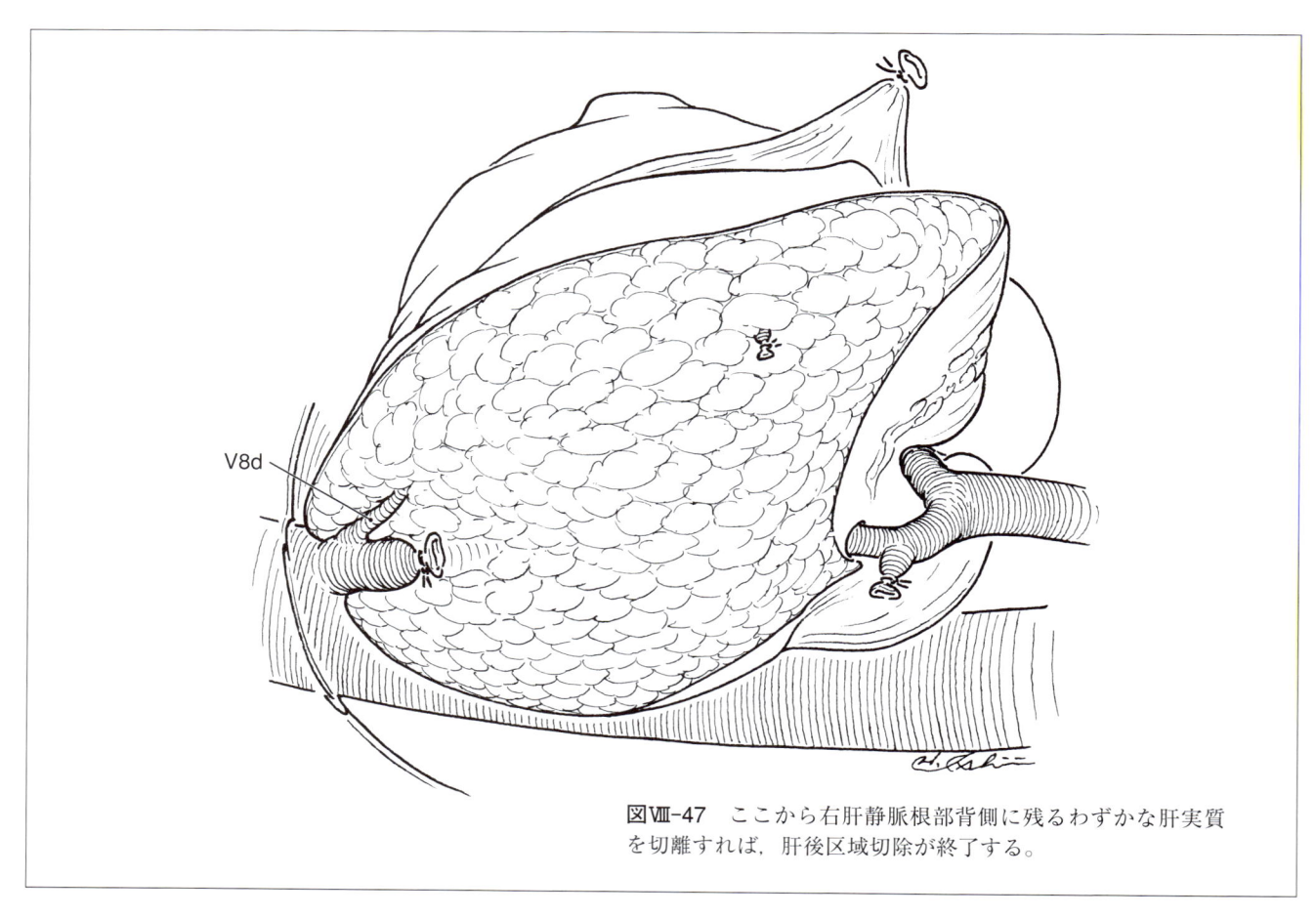

図VIII-47 ここから右肝静脈根部背側に残るわずかな肝実質を切離すれば、肝後区域切除が終了する。

e 内側区域 ＋ 腹側区域切除（中肝静脈還流域切除）

　内側区域と腹側区域を切除する術式（図Ⅷ-48）で，肝静脈からみれば中肝静脈の還流領域を切除することになる。適応は従来なら中央2区域切除になっていた中肝静脈をまたいで内側区域から腹側区域まで進展した病変である（図Ⅷ-49）。

手術の手順

①肝授動は鎌状間膜の切離を頭側に進め，左右冠状間膜を切離し，下大静脈，中左肝静脈共通管の起始部を十分に露出しておく。
②胆摘後，左右本幹および右前後区域枝をグリソン一括でテーピングする。
③肝表面より肝円索付着部右側に沿って肝離断を開始し，通常は2本の太い枝（G4a と G4b）および数本の細い枝に遭遇するが，G4a と G4b が共通管となっていることもある（肝内分岐）。これら S4 のグリソン枝を順次結紮切離する（図Ⅷ-50）。
④肝離断時に左肝静脈あるいは umbilical fissure vein（UFV）に合流する V4b があれば，これも結紮切離する（図Ⅷ-51）。太い UFV があれば，切離面に露出する。
⑤中肝静脈起始部近くに達したところで，左側から肝門部を露出するように肝門板に沿って S4 と S1 の間で肝離断を始める（図Ⅷ-52）。このとき，肝門板を破壊しないようにすることで左肝管の損傷は避けられる。
⑥肝門部右側で前枝根部に達したら，前区域枝本幹から腹側に分岐する枝を肝門側から順次処理しながら末梢まで進むと腹側枝と背側枝の分岐部に達する（図Ⅷ-53）ので，腹側枝を結紮切離する（処理する腹側枝は通常3～5本，図Ⅷ-54）。
⑦肝表面に腹側区域と背側区域の demarcation line が出現するので，この line に沿って腹側枝と背側枝の分岐部に向かって肝離断を進める。この際，比較的太い anterior fissure vein（AFV）がある場合に landmark となり露出させるように肝離断を進めることができる（図Ⅷ-55）。
⑧中肝静脈起始部に至り，左の切離 line につなげ，頭側に向かって切離を進め中肝静脈起始部に達する（図Ⅷ-55）ので，これを結紮切離して内側区域と腹側区域の切除が完成する。肝離断面には UFV と AFV が露出される（図Ⅷ-56）。

　⑤の段階で中肝静脈をテーピングし，門脈静脈と固有肝動脈をクランプすることによって anterior fissure を肝表面に明らかにすることもできる。

　本術式は左右から umbilical fissure と anterior fissure を開いて，それぞれ内側と腹側に分岐する枝を処理することにより中肝静脈還流領域を切除することになる。

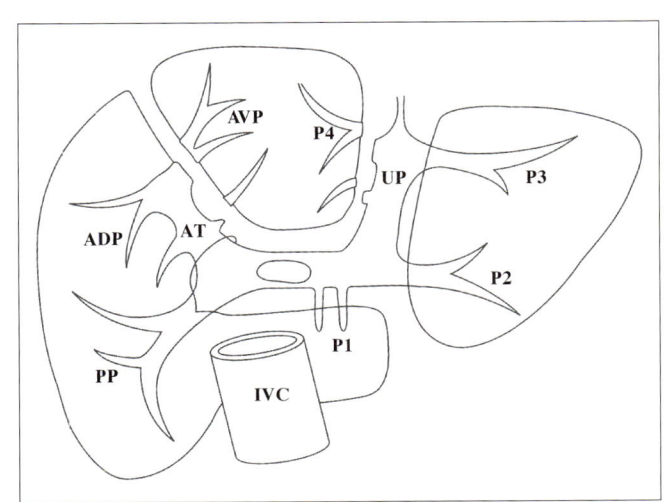

図Ⅷ-48　内側区域 ＋ 腹側区域切除
グリソンは UP から内側に分岐する内側区域枝と前区域枝本幹から腹側に分岐する腹側枝を処理する。肝静脈からみれば，中肝静脈の還流領域を切除することになる。

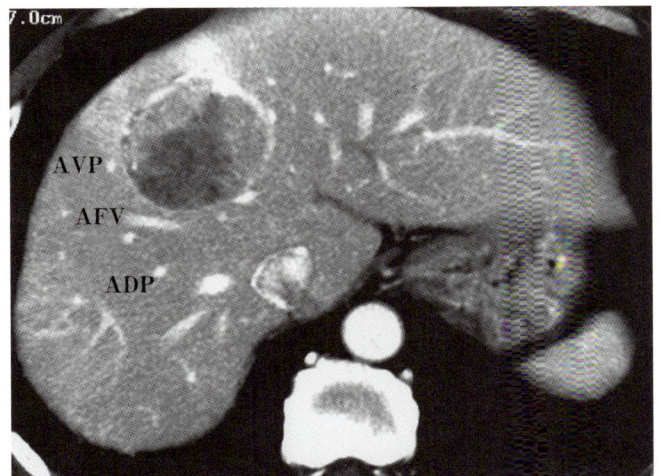

図Ⅷ-49　内側区域の腫瘍は中肝静脈を越えて腹側区域まで進展しているが，AFV までは達していない。

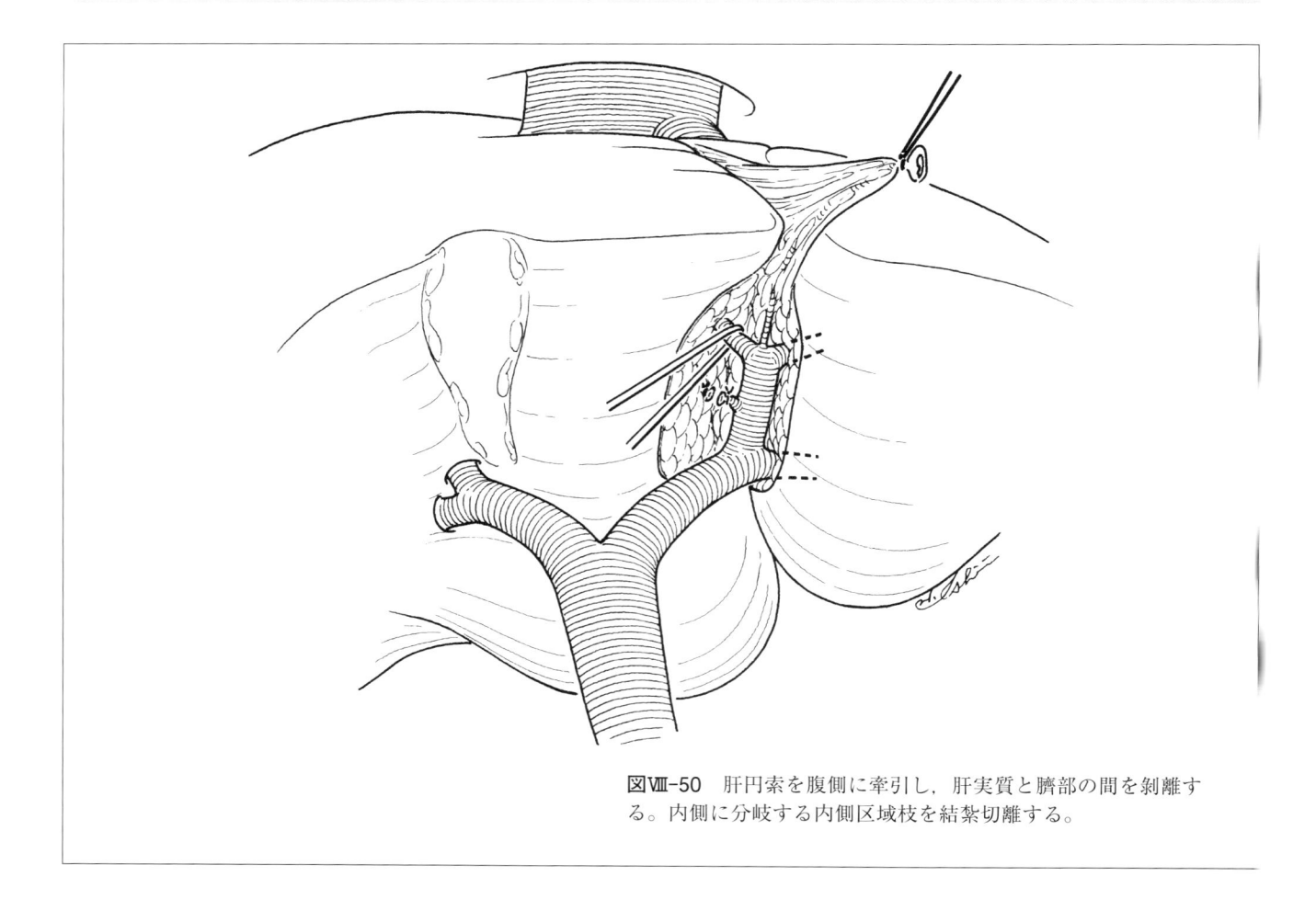

図Ⅷ-50 肝円索を腹側に牽引し，肝実質と臍部の間を剥離する。内側に分岐する内側区域枝を結紮切離する。

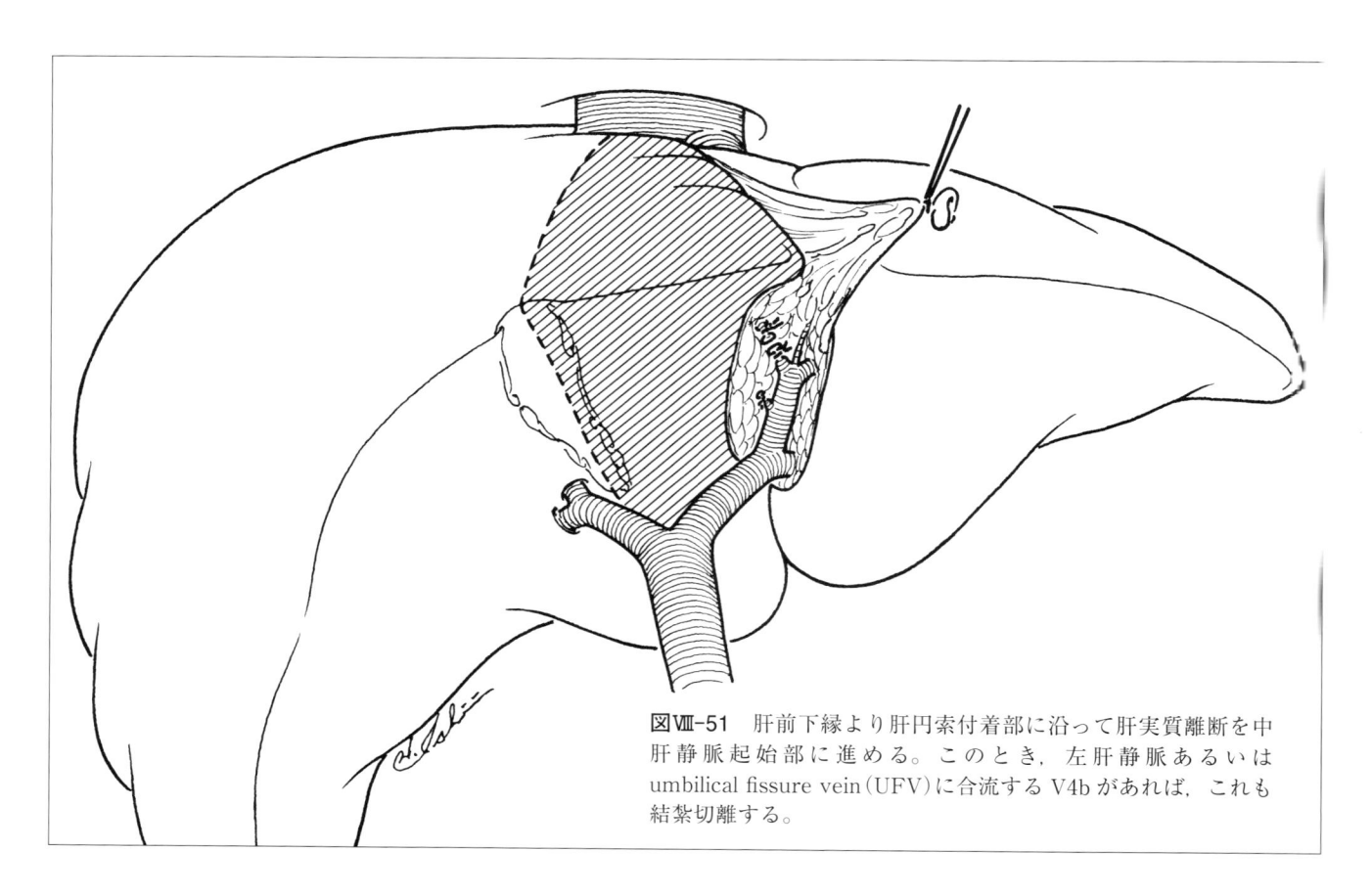

図Ⅷ-51 肝前下縁より肝円索付着部に沿って肝実質離断を中肝静脈起始部に進める。このとき，左肝静脈あるいは umbilical fissure vein (UFV) に合流する V4b があれば，これも結紮切離する。

2. 切除　147

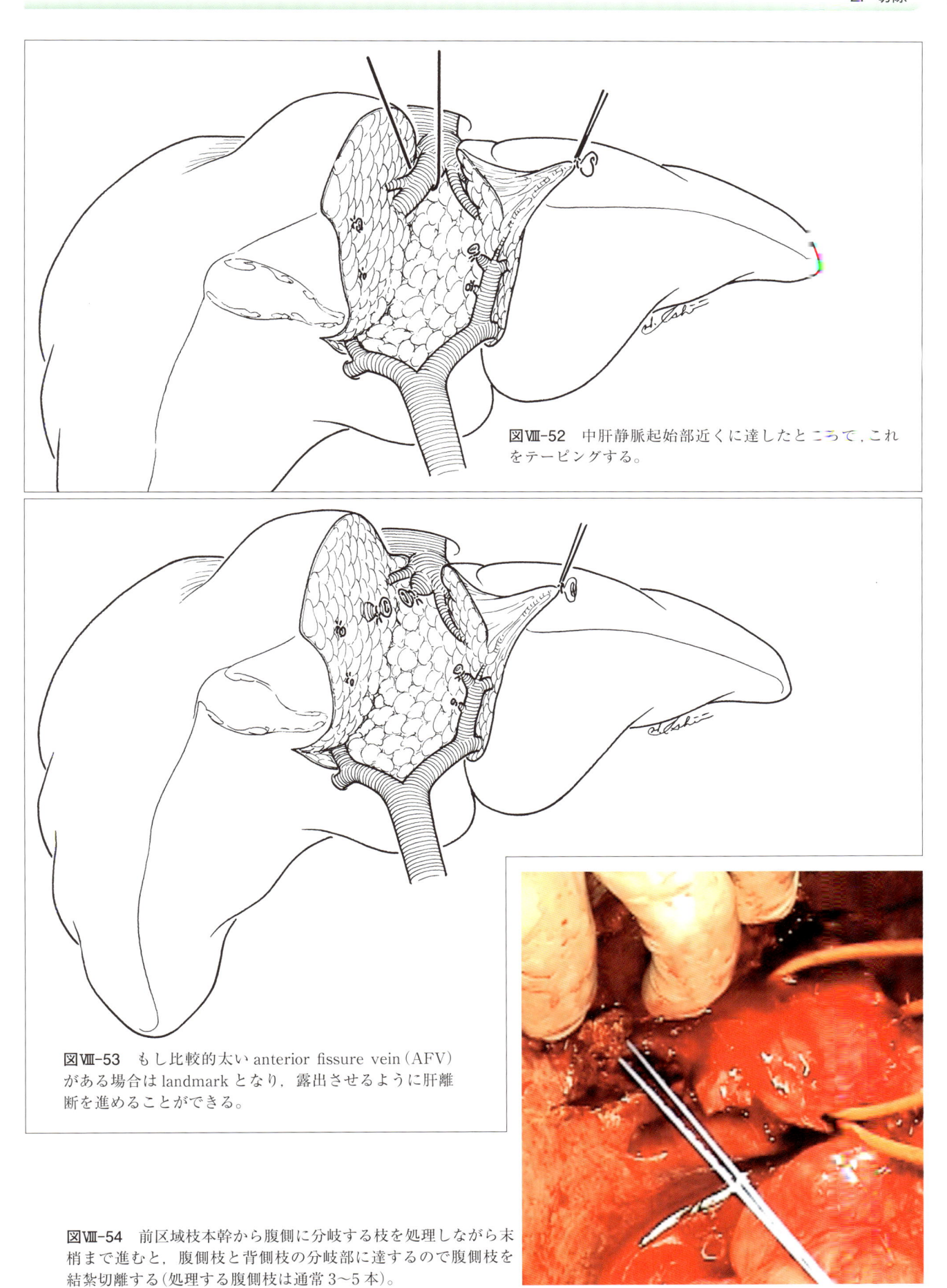

図Ⅷ-52　中肝静脈起始部近くに達したところで，これをテーピングする。

図Ⅷ-53　もし比較的太い anterior fissure vein (AFV) がある場合は landmark となり，露出させるように肝離断を進めることができる。

図Ⅷ-54　前区域枝本幹から腹側に分岐する枝を処理しながら末梢まで進むと，腹側枝と背側枝の分岐部に達するので腹側枝を結紮切離する（処理する腹側枝は通常3〜5本）。

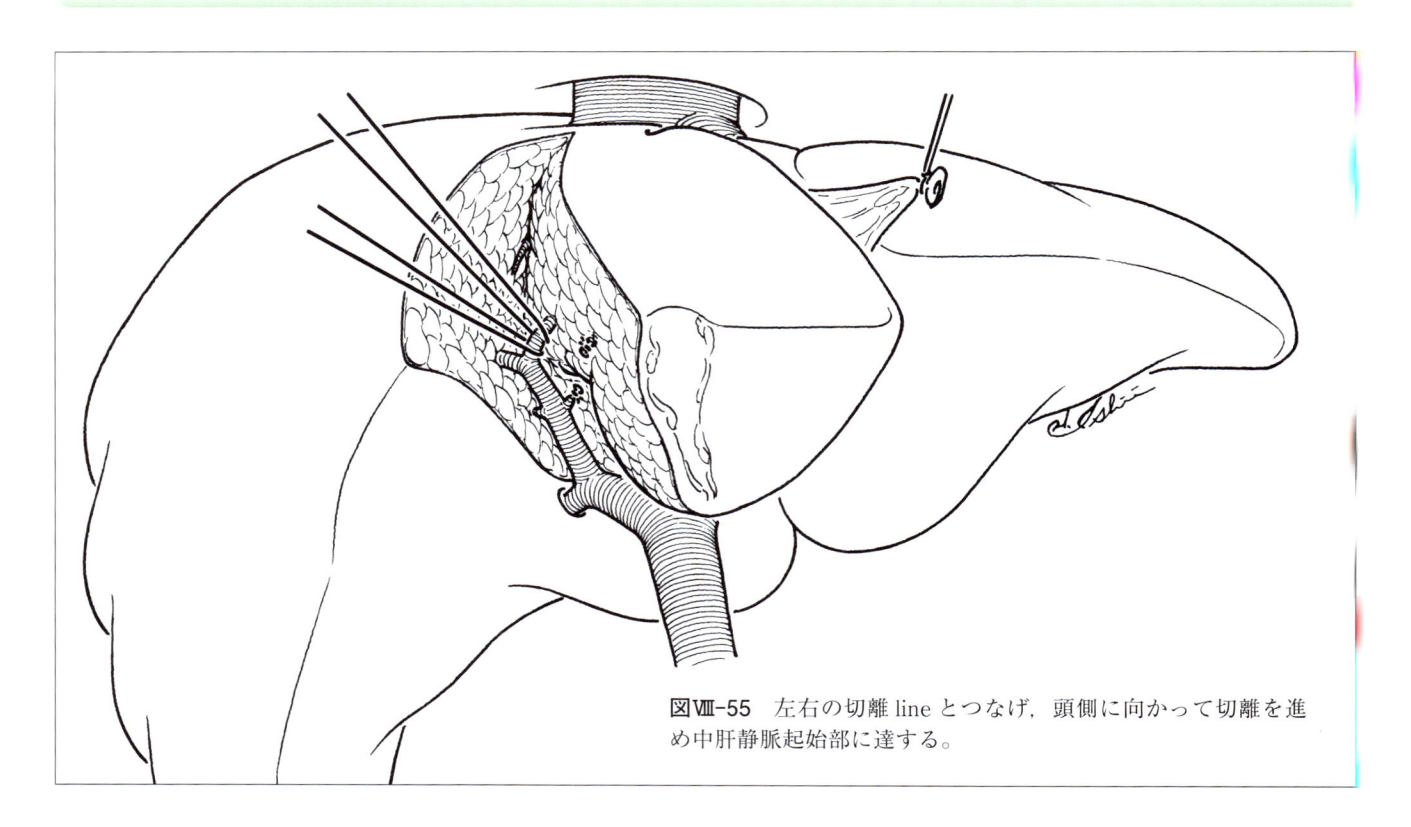

VIII. 立体解剖からみた肝臓の治療

図VIII-55 左右の切離 line とつなげ，頭側に向かって切離を進め中肝静脈起始部に達する。

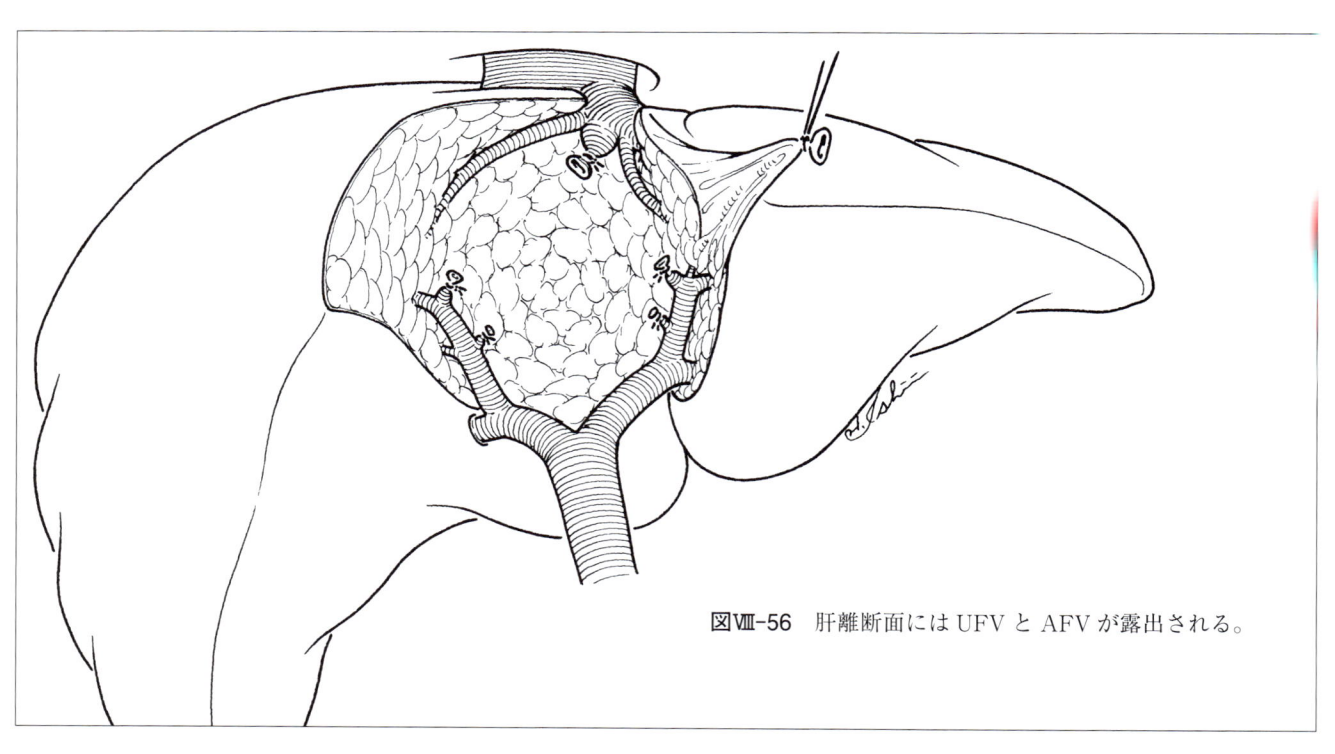

図VIII-56 肝離断面には UFV と AFV が露出される。

f 肝中央2区域切除

　内側区域と前区域を切除する術式(図Ⅷ-57)で,切離面がumbilical fissure veinおよび右肝静脈に沿った広い面となるため比較的難易度の高い手術である。
　適応は内側区域と前区域にわたる病変である(図Ⅷ-58)。

手術の手順
①開腹後肝円索を切離し,肝側の結紮糸を把持して牽引用とする。
②胆嚢を摘出し,右グリソンを一括でテーピングしておく。ついで前区域枝をグリソン一括でテーピングする。
③前区域枝をクランプすると阻血領域が前区域に現れる。肝表面に電気メスにてマーキングを行う。前枝グリソンの切離は十分な断端の距離が必要なので,距離が十分であればここで結紮切離を行う。距離が不十分な場合は,結紮のみで切離は肝切除の最後に行ってもよい(図Ⅷ-59)。
④結紮した肝円索を腹側に牽引し,肝実質と臍部の間の剝離を行う。通常は2本の太い枝(P4aとP4b)および数本の細い枝が確認できるが,P4aとP4bが肝内分岐で共通管として認める場合もある。これらの血管を結紮切離する。これにより内側区域と外側区域の境界に阻血ラインが現れ,本術式の切離予定領域が決定される(図Ⅷ-60)。
⑤肝切離に先立って肝鎌状間膜を肝との間を切離し,ついで両側冠状間膜と右三角間膜を切離して,下大静脈の肝静脈流入部を十分露出しておく。
⑥肝下縁より肝円索付着部にそって肝実質離断を中肝静脈起始部に向かって進める。この際,左肝静脈あるいはumbilical fissure vein(UFV)に合流するV4上枝があれば,これを結紮切離する。UFVが確認される場合はこれを温存して,その右縁に沿って中肝静脈根部に達する。
⑦中肝静脈と左肝静脈との間を丁寧に剝離して中肝静脈根部を露出し,これを結紮切離する(図Ⅷ-61)。
⑧さらに下大静脈の前面より右肝静脈根部に達する。根部を十分に露出しておく。後区域との間の阻血ラインを頭側から右肝静脈に沿って尾側に肝切離を進めると比較的太い前背側区域のドレナージ静脈であるV8cが露出される。これを右肝静脈流入部根部で結紮する。これにより主な静脈系の処理がほぼ終了する(図Ⅷ-62)。
⑨前区域と後区域の境界のマーキングに沿って肝実質を頭側から尾側に離断していく。尾側では右肝静脈の露出にはこだわらず,腹側から背側の阻血ラインに向かって肝切離を進める。前区域枝根部を指標として肝切離を行えば,肝中央2区域切除が終了する。この最終段階で前区域グリソンを切離してもよい(図Ⅷ-63)。

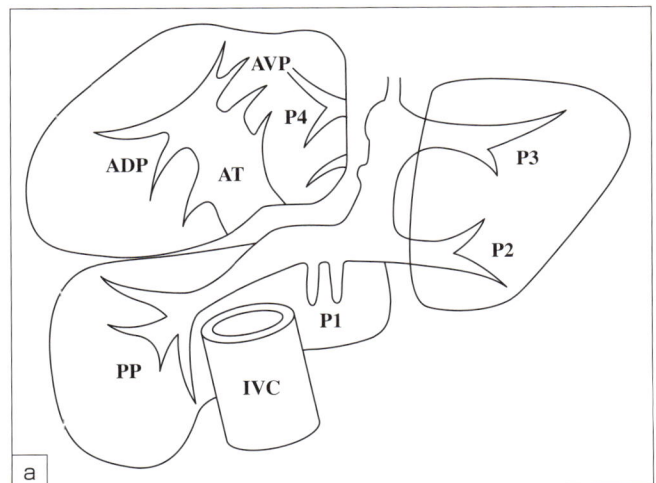

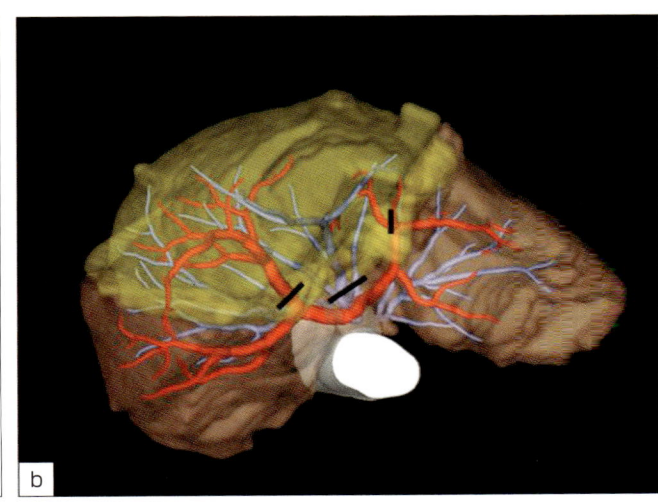

図Ⅷ-57　症例のシミュレーション
a:内側区域と前区域を切除する術式。
b:内側と前区域グリソンを処理し,中肝静脈を処理する。

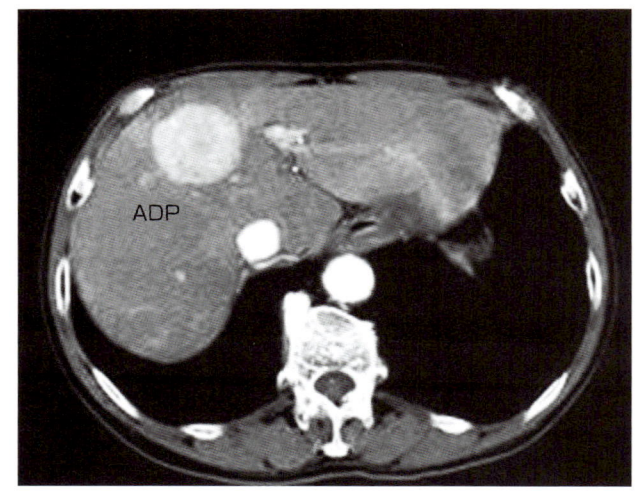

150　VIII. 立体解剖からみた肝臓の治療

図VIII-58　肝腫瘍は腹側区域から内側区域を占居しているが，背側区域門脈（ADP）は温存できる。

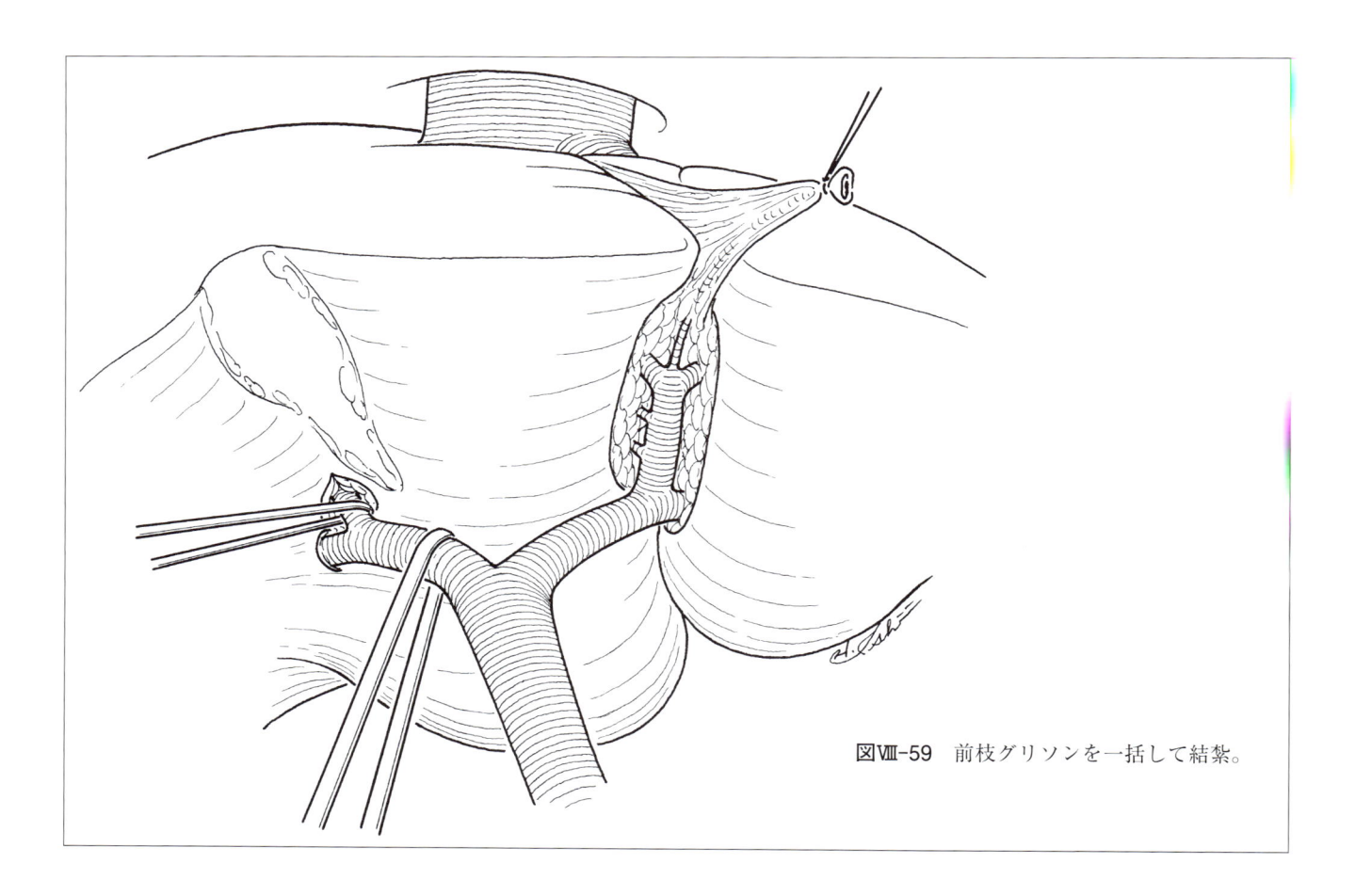

図VIII-59　前枝グリソンを一括して結紮。

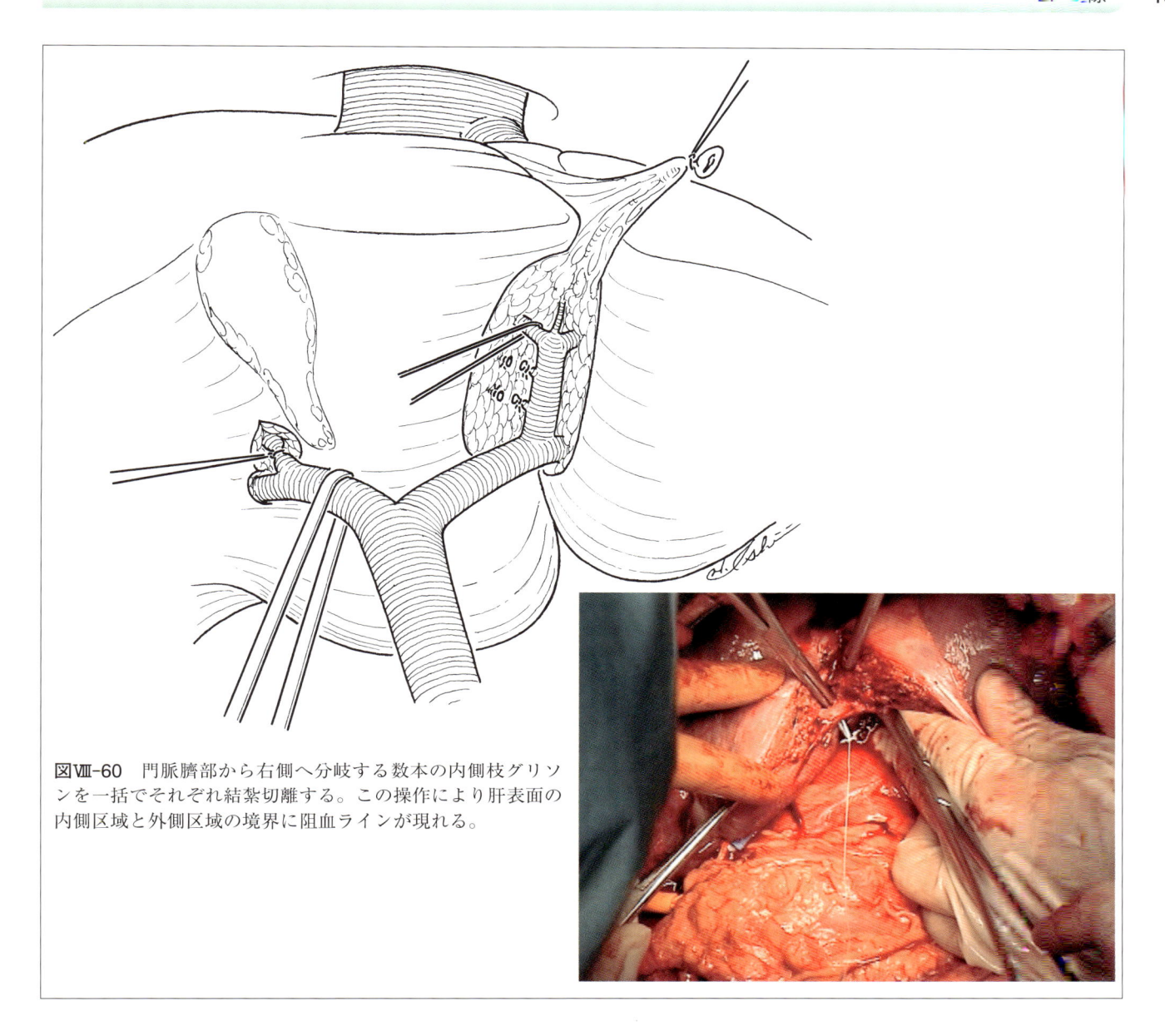

図Ⅷ-60 門脈臍部から右側へ分岐する数本の内側枝グリソンを一括でそれぞれ結紮切離する。この操作により肝表面の内側区域と外側区域の境界に阻血ラインが現れる。

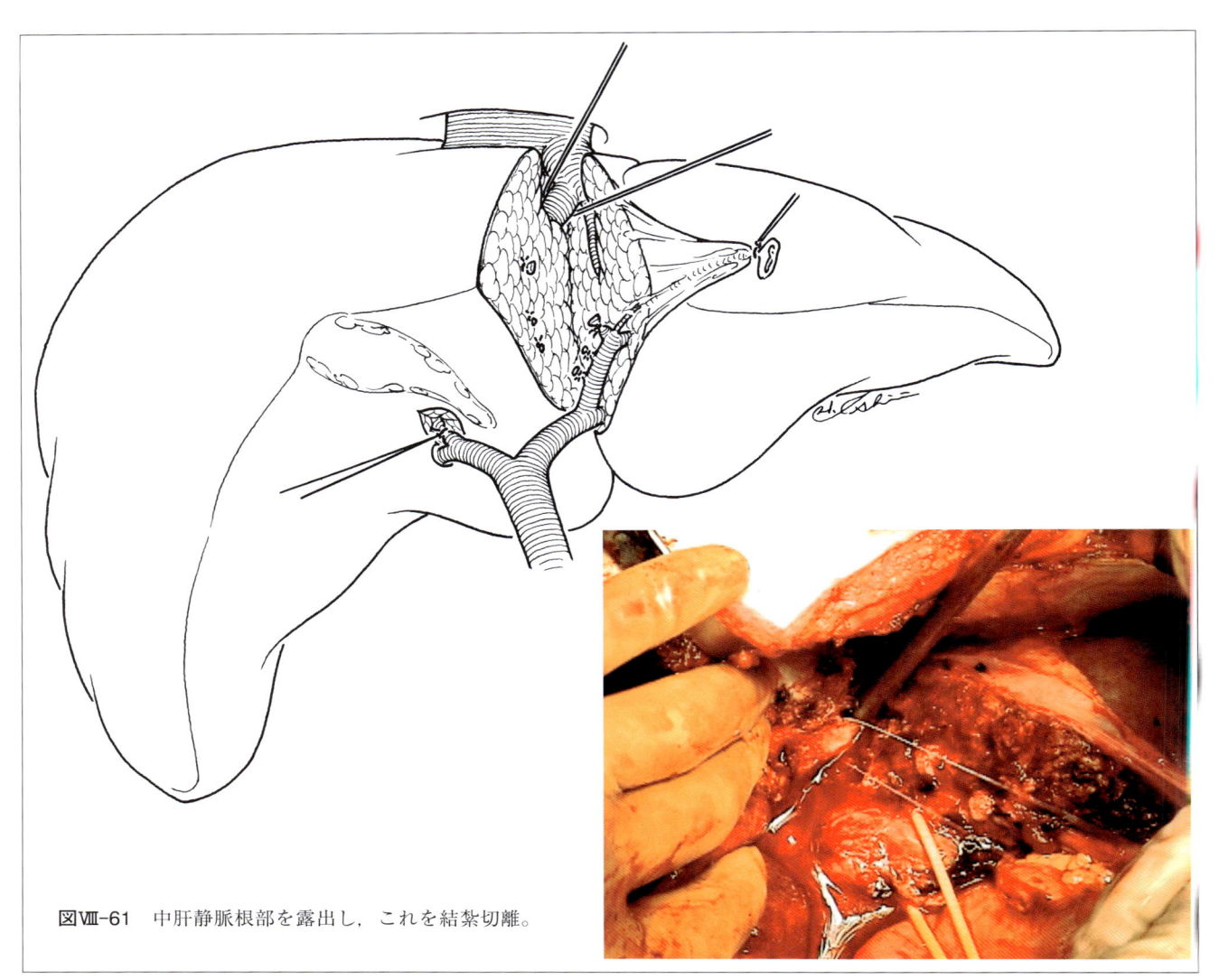

152　VIII．立体解剖からみた肝臓の治療

図VIII-61　中肝静脈根部を露出し，これを結紮切離。

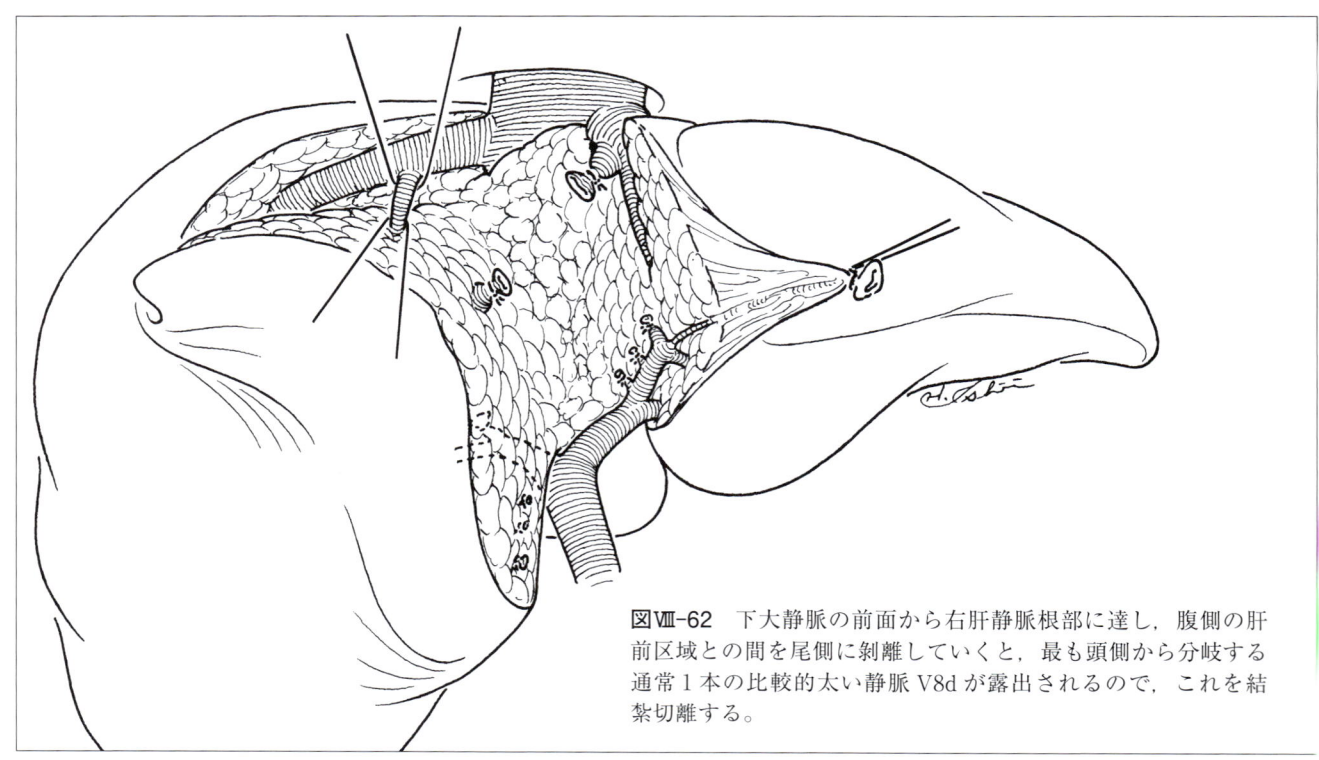

図VIII-62　下大静脈の前面から右肝静脈根部に達し，腹側の肝前区域との間を尾側に剥離していくと，最も頭側から分岐する通常1本の比較的太い静脈 V8d が露出されるので，これを結紮切離する。

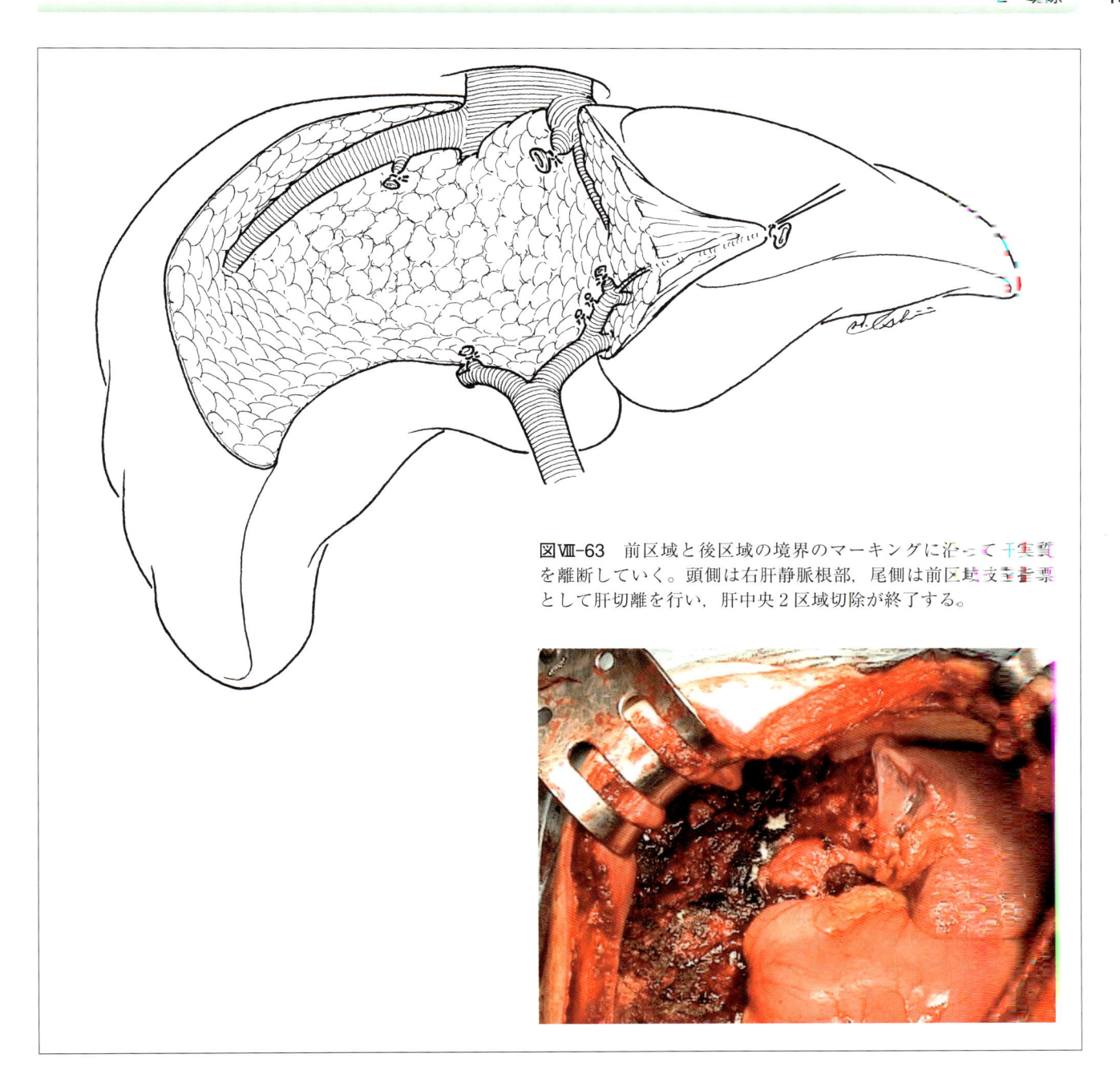

図Ⅷ-63 前区域と後区域の境界のマーキングに沿って肝実質を離断していく。頭側は右肝静脈根部，尾側は前区域支配脈管を指標として肝切離を行い，肝中央2区域切除が終了する。

g 左肝＋前腹側区域切除
（中および左肝静脈還流域切除）

左肝と前腹側区域を切除する術式（図Ⅷ-64）で，肝静脈からみれば左および中肝静脈の還流領域を切除することになる。適応は従来なら左3区域切除になっていた中肝静脈を越えて腹側区域まで進展した左葉の大きな病変である（図Ⅷ-65）。特に左肝を首座とする肝内胆管癌によい適応となることがある。以下の手順は肝外胆管を切除しない場合である。

手術の手順
①肝授動は鎌状間膜の切離を頭側に進め，左右冠状間膜を切離し，下大静脈，中左肝静脈共通管の起始部を十分に露出しておく。
②胆摘後，左右本幹および右前後区域枝をグリソン一括でテーピング後，可能なら左本幹をグリソン一括で結紮切離する（図Ⅷ-66）が，困難な場合は後でも構わない。
③肝外側区域を脱転しアランチウス管を肝静脈付着部で結紮切離する（図Ⅷ-67）。中左肝静脈共通管をテーピングする。
④左側から肝門部を露出するように肝門に沿ってS4とS1の間で肝離断を始める（図Ⅷ-68）。このとき，肝門板を破壊しないようにすることで左肝管の損傷は避けられる。
⑤肝門部右側で前区域枝本幹根部に達したら，前区域枝本幹から腹側に分岐する枝を肝門側から順次処理しながら末梢まで進むと腹側枝と背側枝の分岐部に達する（図Ⅷ-69）ので，腹側枝を結紮切離する（処理する腹側枝は通常3〜5本，図Ⅷ-70）。
⑥肝表面に腹側区域と背側区域のdemarcation lineが出現したので，このラインに沿って腹側枝と背側枝の分岐部に向かって肝離断を進める。この際，比較的太いanterior fissure vein（AFV）がある場合はlandmarkとなり，露出させるように肝離断を進めることができる（図Ⅷ-71）。
⑦左右の切離ラインを腹側枝と背側枝の分岐部でつなげ，さらに切離を頭側に進め，中左肝静脈共通管をAFV合流部より末梢で結紮切離して左肝と腹側区域の切除が完成する。肝離断面にはAFVが露出される（図Ⅷ-72）。

本術式は左から肝門板に沿って肝離断を進め，肝門板の右端で前区域枝本幹根部に達し，前区域枝本幹を露出し腹側に分岐する枝を処理することにより，右側の切離ライン（つまり腹側区域と背側区域の境界）が明らかとなる。もちろん中左肝静脈共通管と固有肝動脈をクランプしてanterior fissureを明らかにする方法もある。

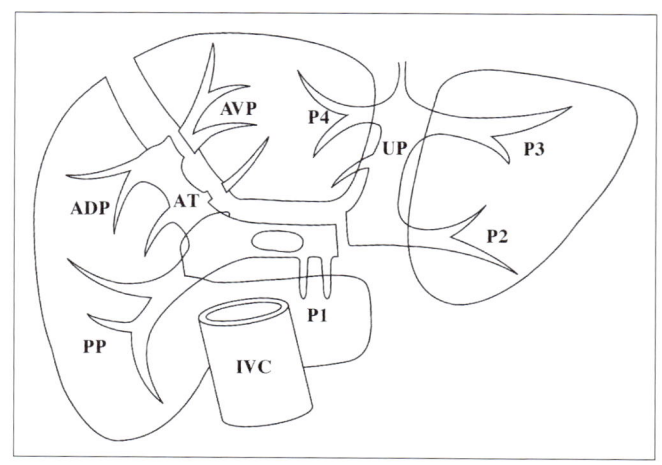

図Ⅷ-64 系統的拡大肝左葉切除術（肝左葉＋腹側区域切除）
グリソンは左枝本幹と前区域枝本幹から腹側に分岐する腹側枝を処理する。肝静脈からみれば，左および中肝静脈の還流領域を切除することになる。

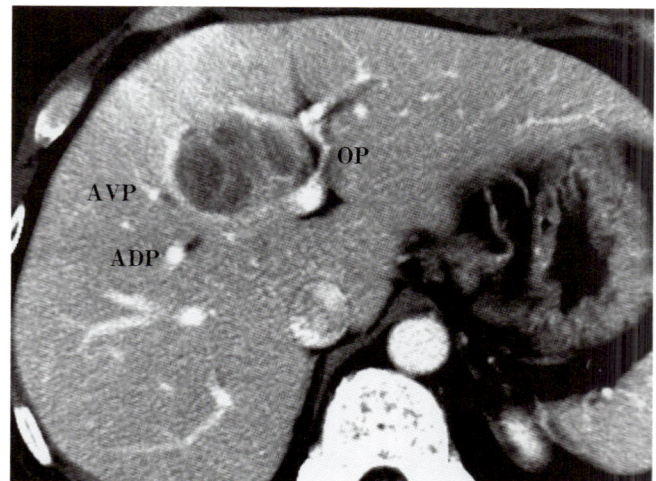

図Ⅷ-65 左葉の腫瘍は中肝静脈を超えて腹側区域まで進展しているが，背側区域には達していない。

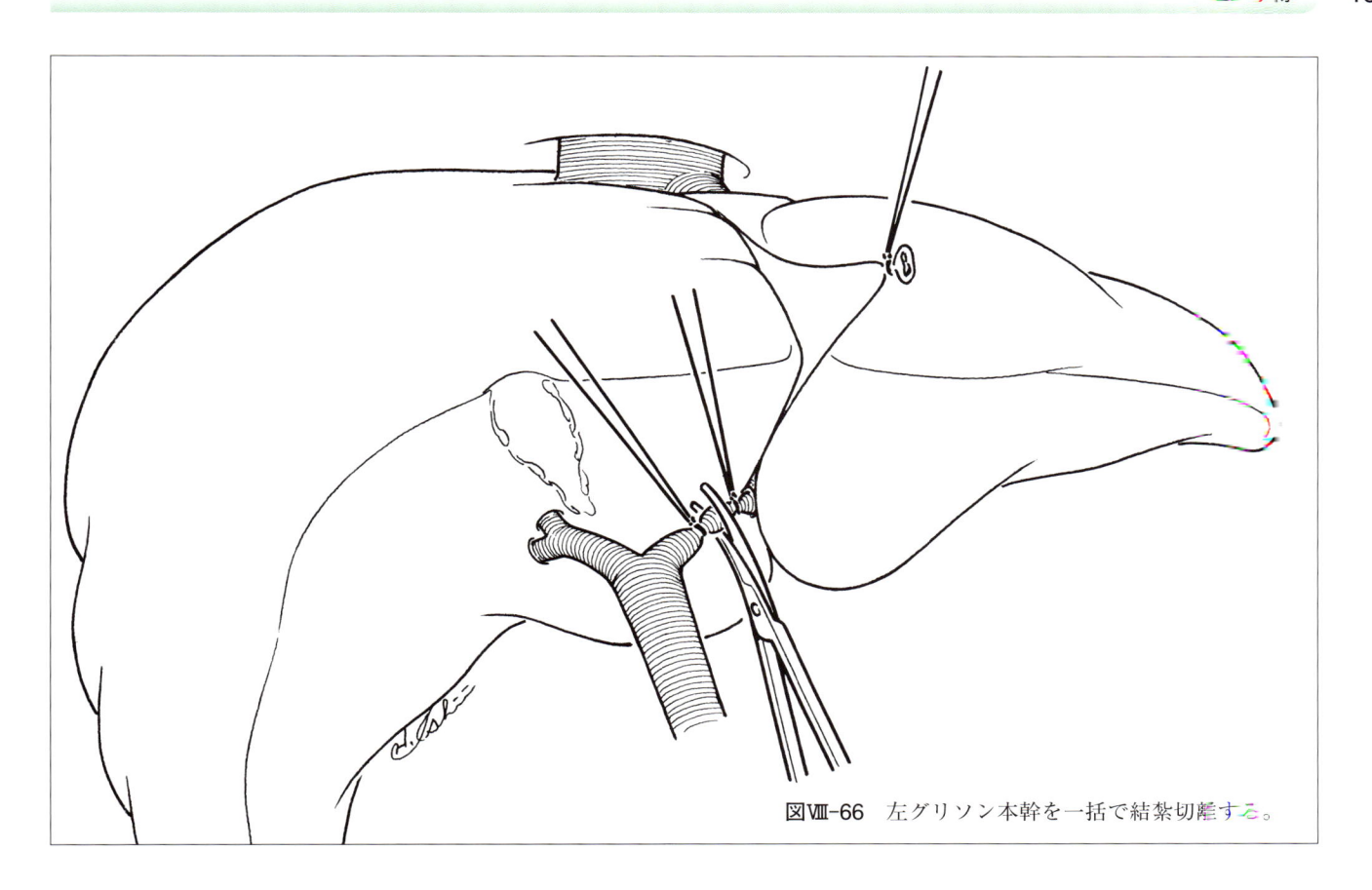

図Ⅷ-66　左グリソン本幹を一括で結紮切離する。

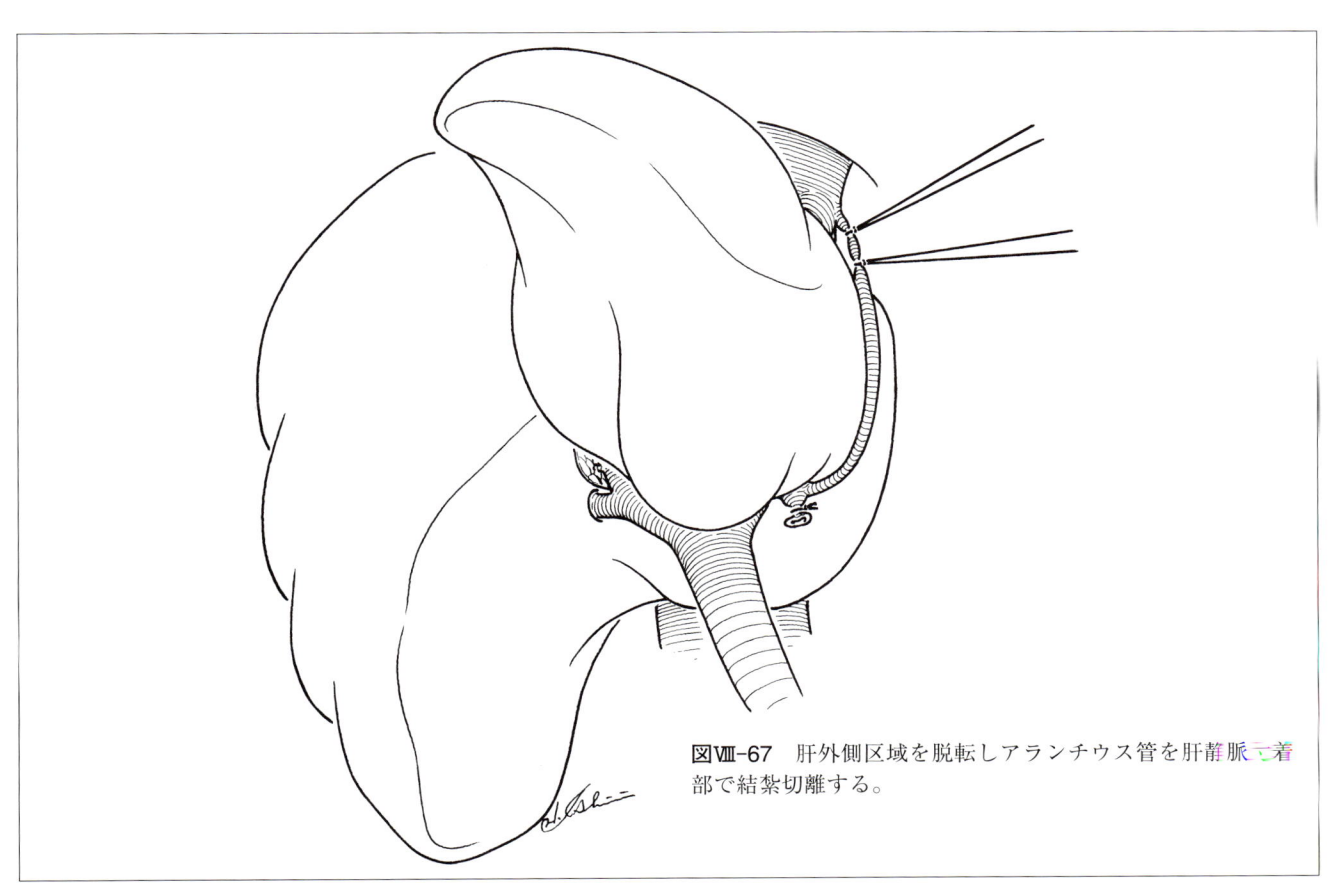

図Ⅷ-67　肝外側区域を脱転しアランチウス管を肝静脈合着部で結紮切離する。

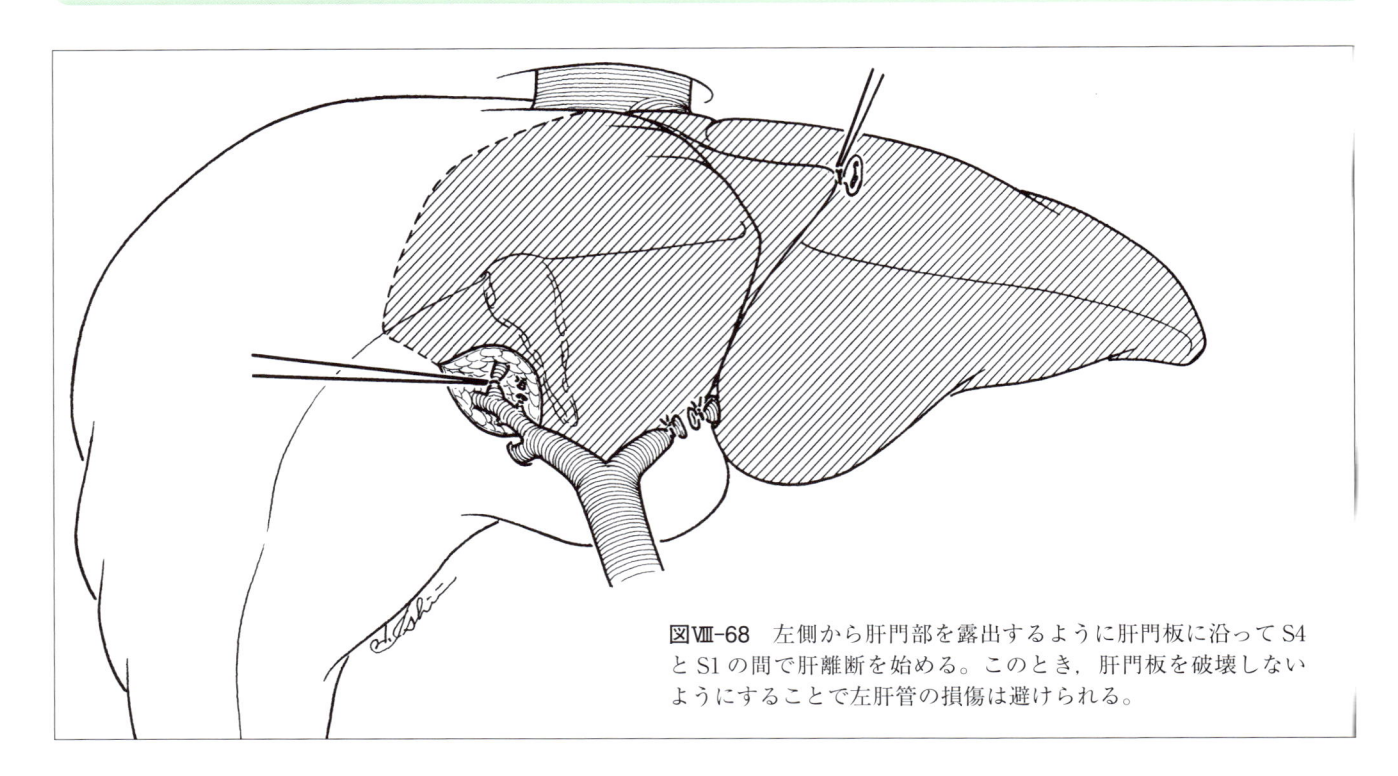

図VIII-68 左側から肝門部を露出するように肝門板に沿ってS4とS1の間で肝離断を始める。このとき，肝門板を破壊しないようにすることで左肝管の損傷は避けられる。

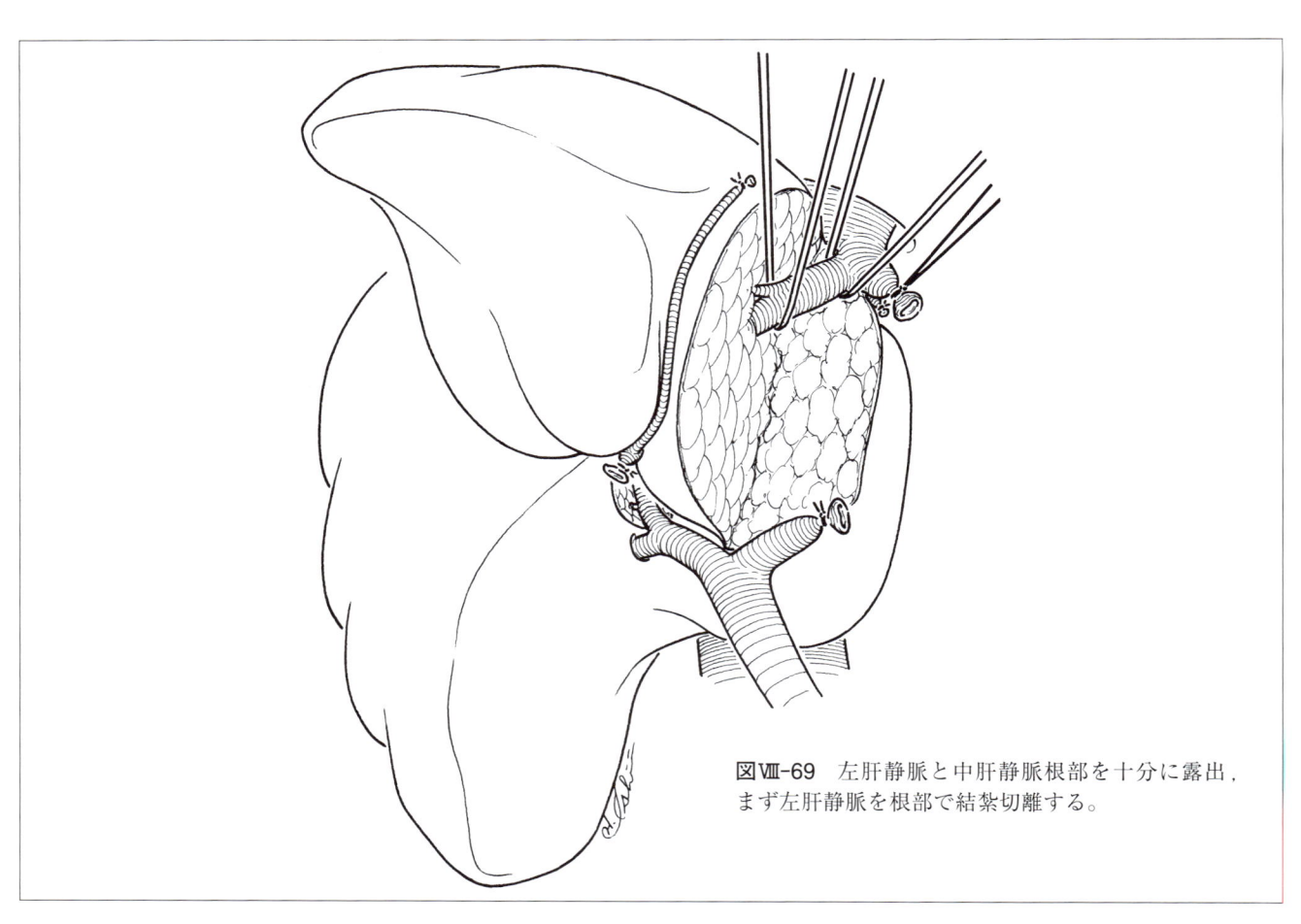

図VIII-69 左肝静脈と中肝静脈根部を十分に露出，まず左肝静脈を根部で結紮切離する。

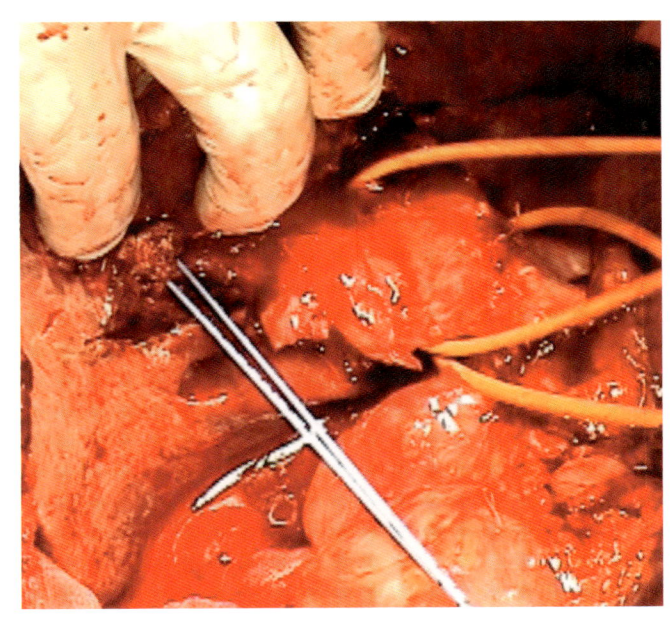

図Ⅷ-70 前区域枝本幹から腹側に分岐する枝を処理しながら末梢まで進むと，腹側枝と背側枝の分岐部に達するので，腹側枝を結紮切離する（処理する腹側枝は通常3〜5本）．

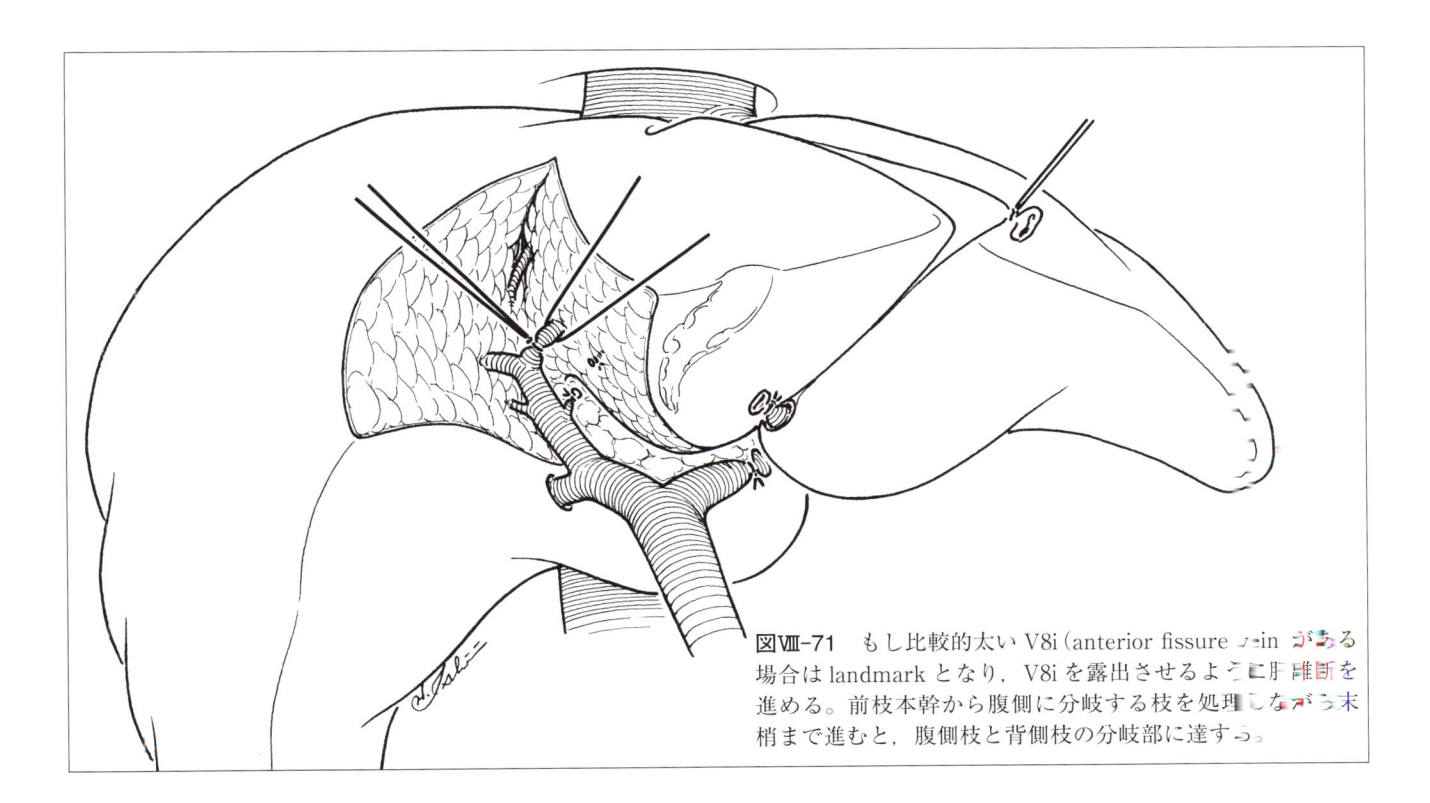

図Ⅷ-71 もし比較的太いV8i（anterior fissure vein）がある場合はlandmarkとなり，V8iを露出させるように肝離断を進める．前枝本幹から腹側に分岐する枝を処理しながら末梢まで進むと，腹側枝と背側枝の分岐部に達する．

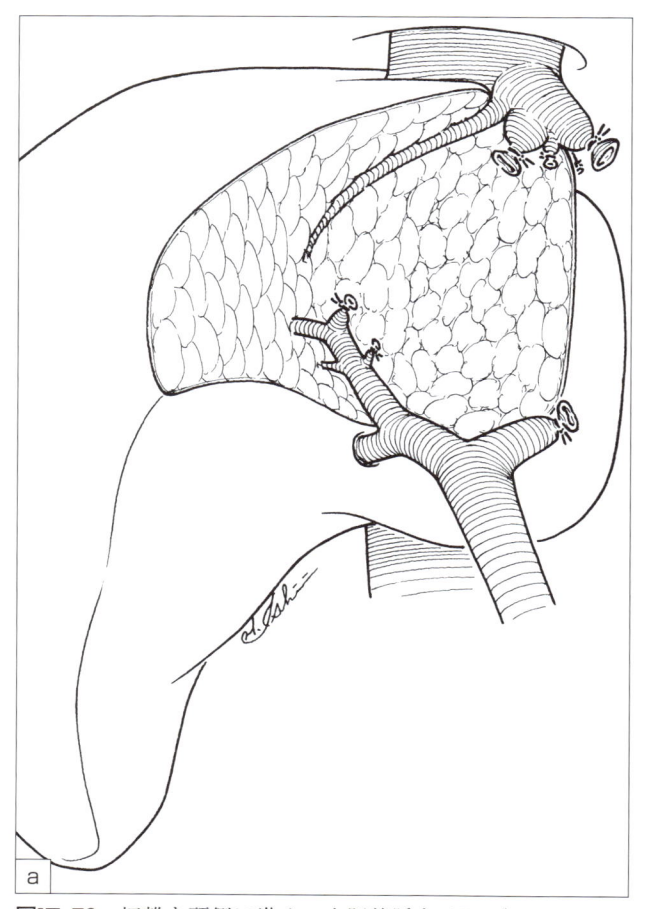

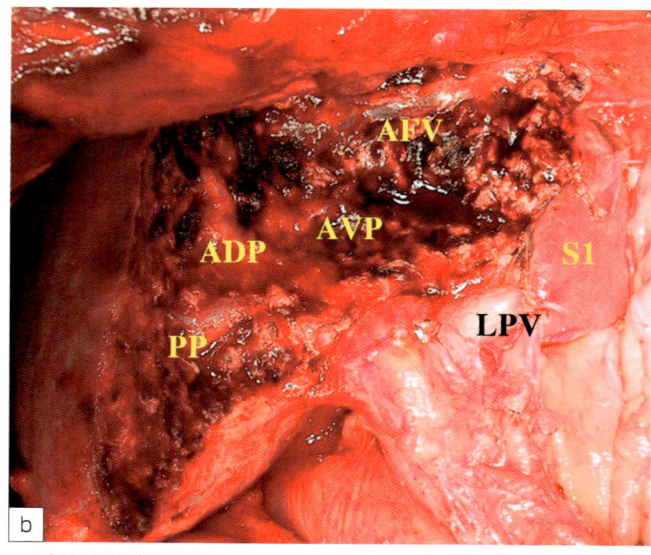

図Ⅷ-72 切離を頭側に進め，中肝静脈を AFV（anterior fissure vein）流入部末梢で結紮切離して肝左葉と腹側区域の切除が完成する（a）。肝切離面には左本幹と腹側区域枝の断端と AFV が露出している（b）。

h 後区域 + 前背側区域切除（右肝静脈還流領域全切除）

　肝右後区域と背側区域を切除する術式で，左肝の外側区域切除に相当する（図Ⅷ-73）。肝静脈からみれば右肝静脈の還流領域を切除することになる。適応は右肝静脈をまたぐ従来なら右肝切除になっていた後区域と背側区域を占居する病変である（図Ⅷ-74）。

手術の手順

①胆摘後，左右本幹および右前後区域枝本幹をグリソン一括でテーピングする（図Ⅷ-75）。
②右肝を十分脱転し短肝静脈を処理し右肝静脈を肝外でテーピングする。脱転は行わず，hanging maneuver を用いて肝部下大静脈前面に通したテープの尾側を前後グリソン枝の分岐部に背側から腹側に通して前方アプローチで肝離断する方法もある。
③後区域枝本幹をグリソン一括で結紮し，demarcation line をマークする（図Ⅷ-76）。
④肝門部から前区域枝本幹に沿って肝下面より肝離断を開始し，前区域枝本幹を露出し背側に分岐する枝を処理しながら末梢まで進むと，腹側枝と背側枝の分岐部に達する（図Ⅷ-77, 78）。背側および後区域枝をはじめ前枝本幹から背側に分岐する枝（通常は3～5本）をすべて結紮切離する（図Ⅷ-79）。
⑤肝表面に腹側区域と背側区域の demarcation line（図Ⅷ-80）が出現するので，このラインに沿って肝表面から下大静脈右側に向かって肝離断を進め（図Ⅷ-81），先にテーピングしておいた RHV 根部に達するので，これを結紮切離し（図Ⅷ-82），後区域と背側区域の切除が完成する。この際，比較的太い anterior fissure vein（AFV）がある場合は landmark となり，露出させるように肝離断を進めることができる（図Ⅷ-83）。もちろん，右肝静脈と固有肝動脈をクランプすることによって anterior fissure を明らかにすることもできる。

術式の根拠

　前述したように，われわれの検討では門脈の分岐形態は左右対称である。したがって，本術式は左肝の外側区域切除に相当する。UP から外側に分岐する枝を処理す

ることによって外側区域切除が成り立つように，本術式は前区域枝本幹から背側に分岐する枝を処理することによって成り立つ。main portal fissure と right portal fissure の間にもう1つの longitudinal portal fissure である anterior fissure は左肝の umbilical fissure に相当することになる。umbilical fissure はもともと開いているため UP にアプローチすることは容易であるが，肝実質内に存在する前区域枝本幹にアプローチするためには anterior fissure を開かなければならない。Couinaud は main portal fissure を離断することによって肝門の扉が開き，umbilical fissure を外側の扉としており，anterior fissure を離断することによって右外側のもう1つの扉（第3の扉）を開けることが本術式の重要なポイントであると考えている。anterior fissure を開いて前区域枝本幹にアプローチすることによって系統的に後区域と背側区域を切除することができる。

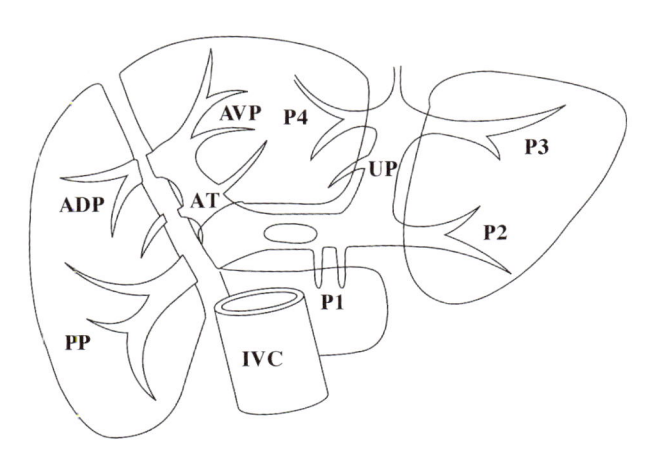

図Ⅷ-73 系統的拡大肝右後区域切除術（後区域＋背側区域切除）
　グリソンは後区域枝と前区域枝本幹から背側に分岐する背側枝（ADP）を処理する。肝静脈からみれば，右肝静脈の還流領域を切除することになる。

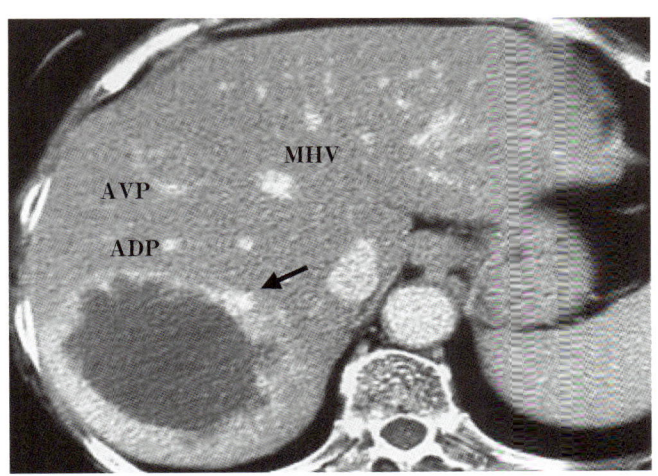

図Ⅷ-74 後区域の腫瘍は RHV（矢印）を越えて前区域まで占居しているが，腹側区域までは達していない。

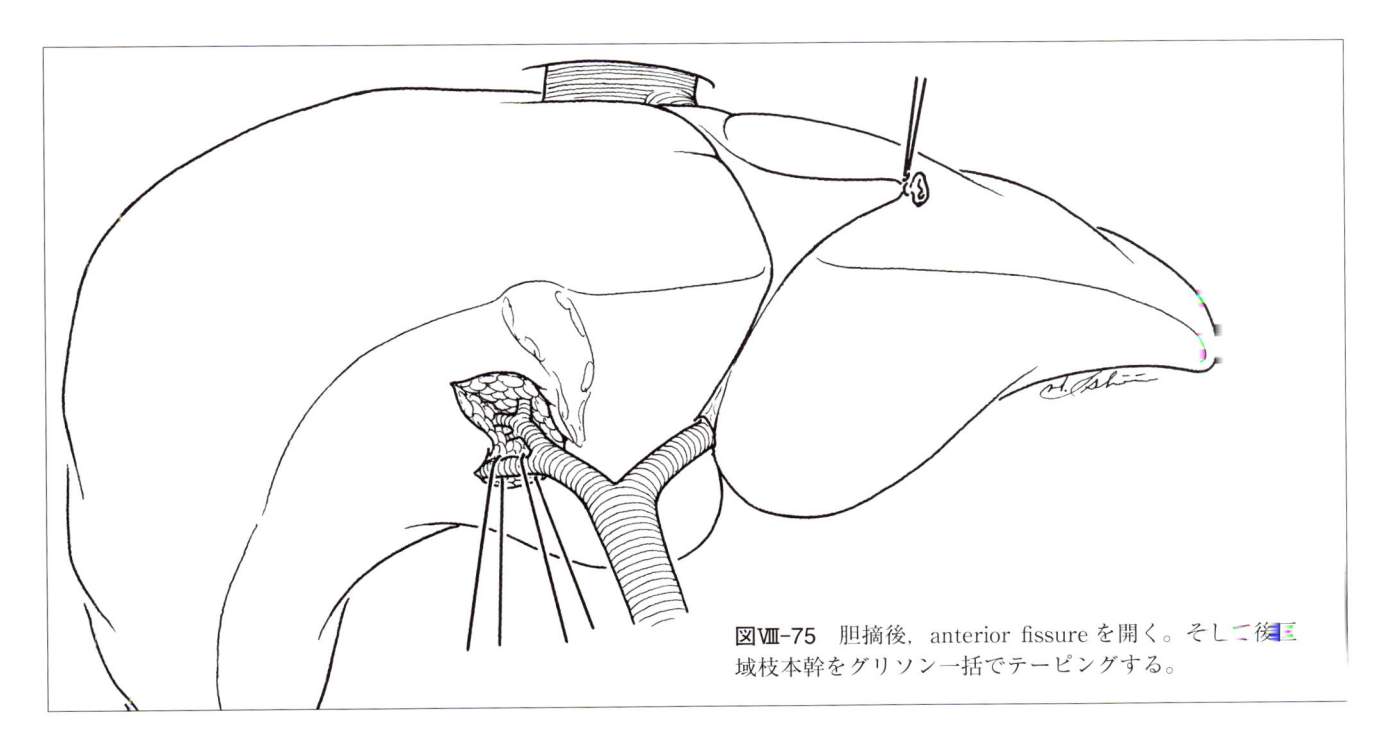

図Ⅷ-75 胆摘後，anterior fissure を開く。そして後区域枝本幹をグリソン一括でテーピングする。

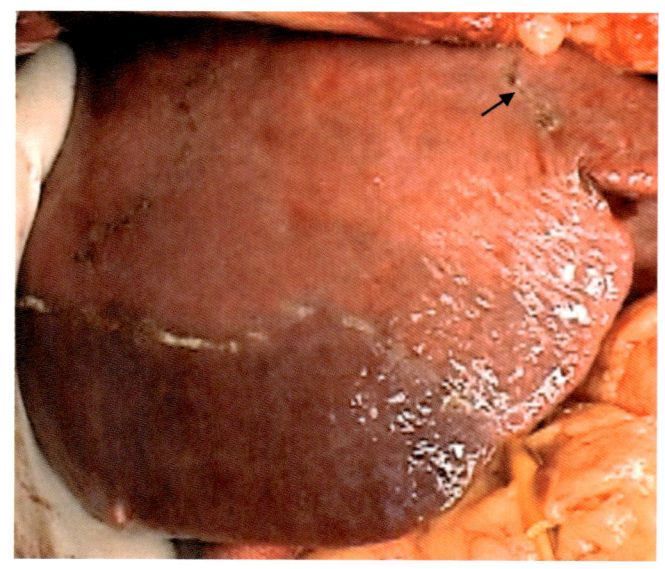

160　VIII．立体解剖からみた肝臓の治療

図VIII-76　後区域枝を結紮したときにできる demarcation line（right portal fissure）とレックス・カントリー線（main portal fissure）のほぼ中央のライン（anterior fissure）に沿って，肝下面に電気メスでマーキングをする。

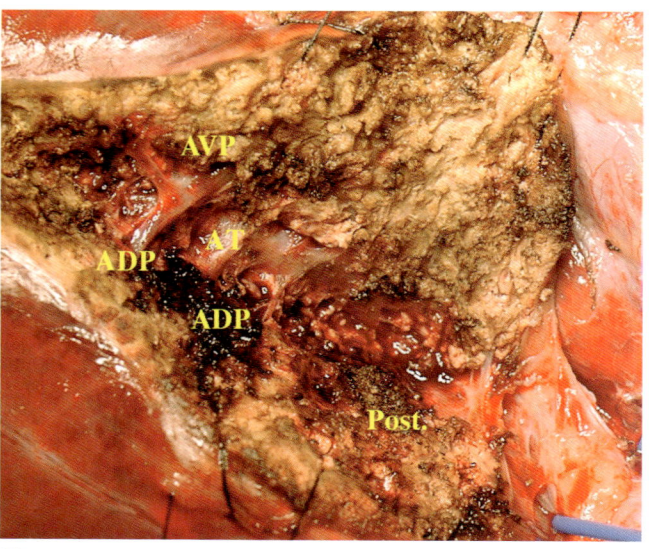

図VIII-77　anterior fissure のラインに沿って肝下面より肝離断を開始し，前区域枝本幹を露出し背側に分岐する枝を処理しながら末梢まで進む。

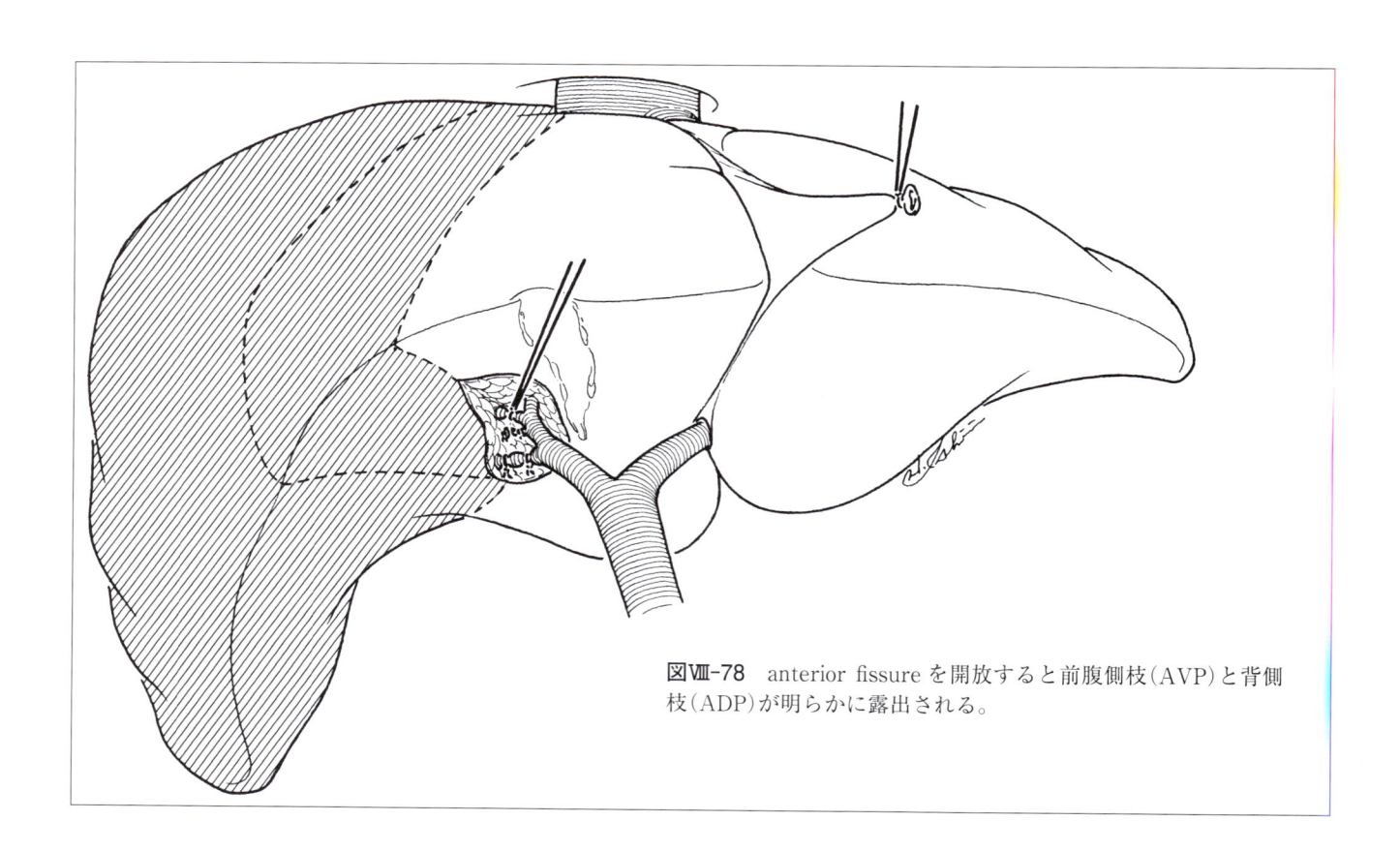

図VIII-78　anterior fissure を開放すると前腹側枝（AVP）と背側枝（ADP）が明らかに露出される。

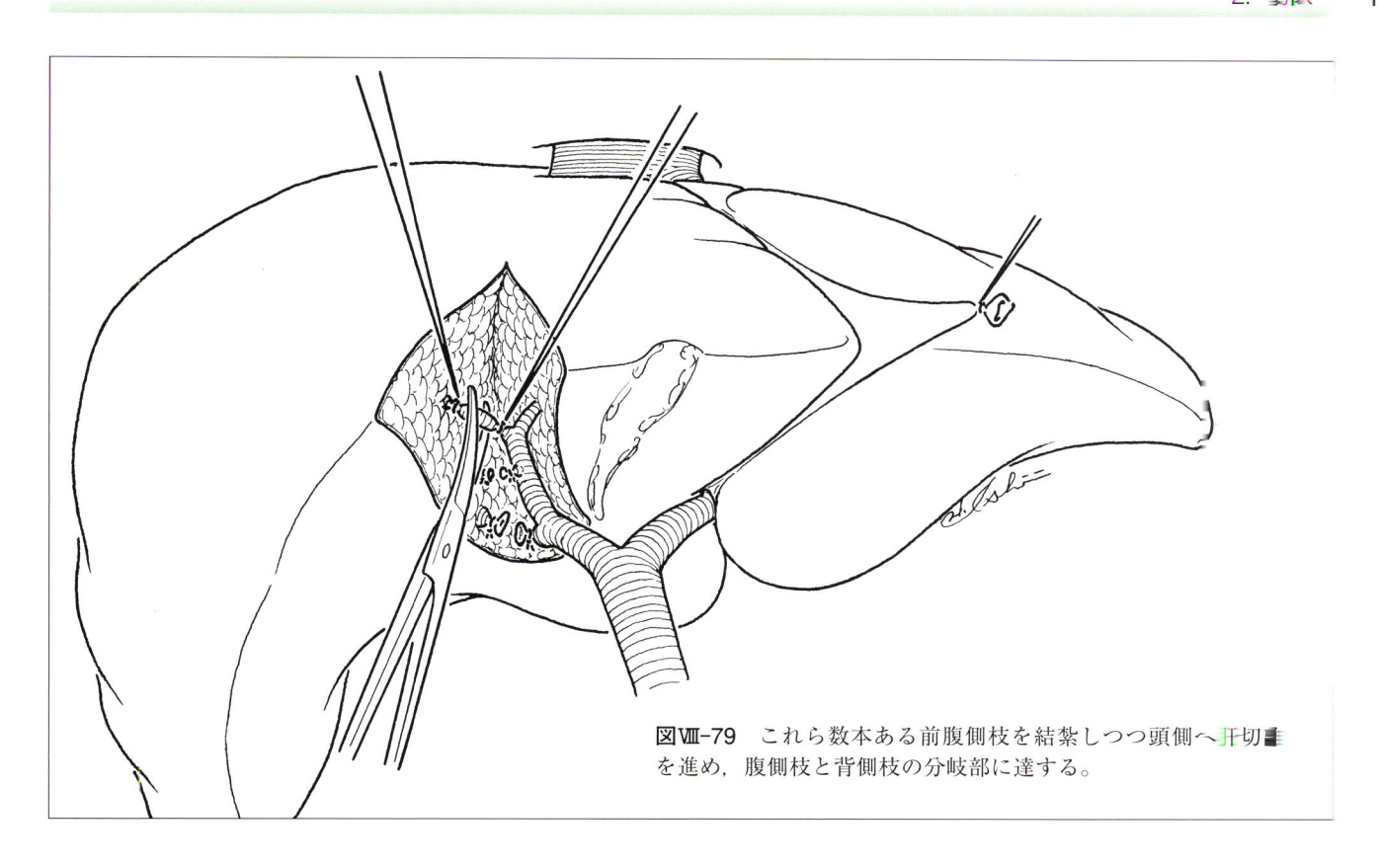

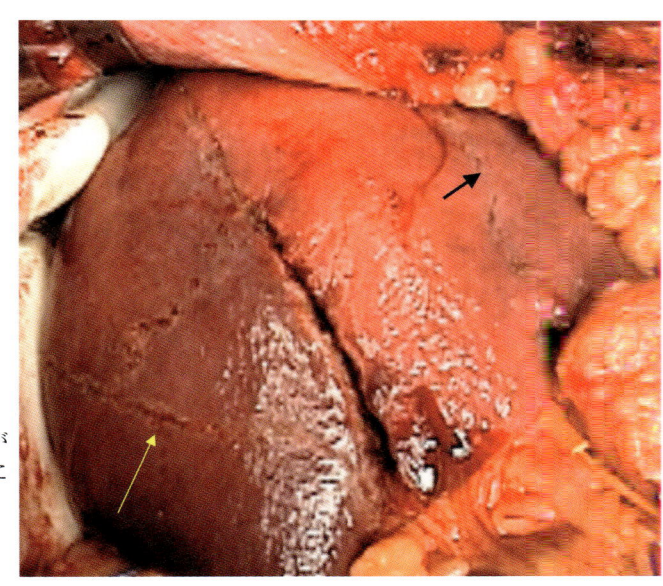

図Ⅷ-79 これら数本ある前腹側枝を結紮しつつ頭側へ肝切離を進め，腹側枝と背側枝の分岐部に達する。

図Ⅷ-80 肝表面に腹側区域と背側区域の demarcation line が出現する。anterior fissure を開くことによって前区域枝本幹に到達できる。
黄色矢印：right portal fissure
黒矢印：レックス・カントリー線

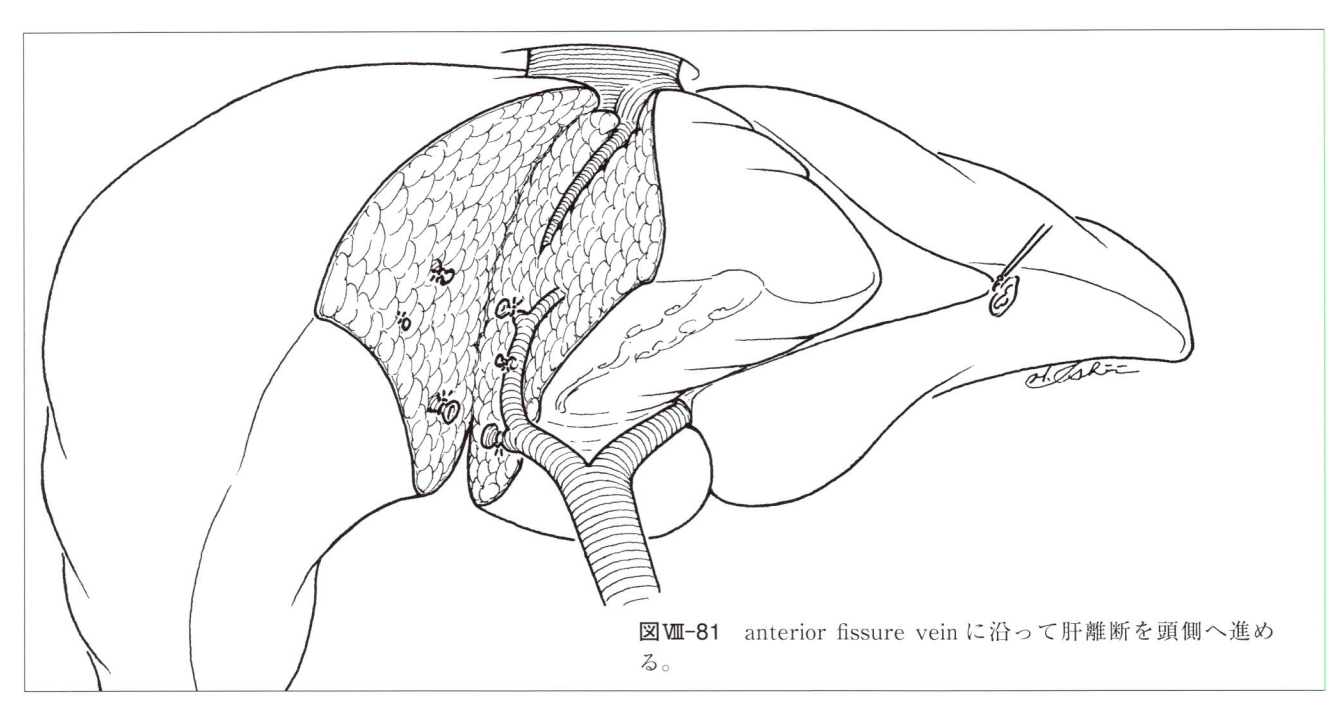

図Ⅷ-81 anterior fissure vein に沿って肝離断を頭側へ進める。

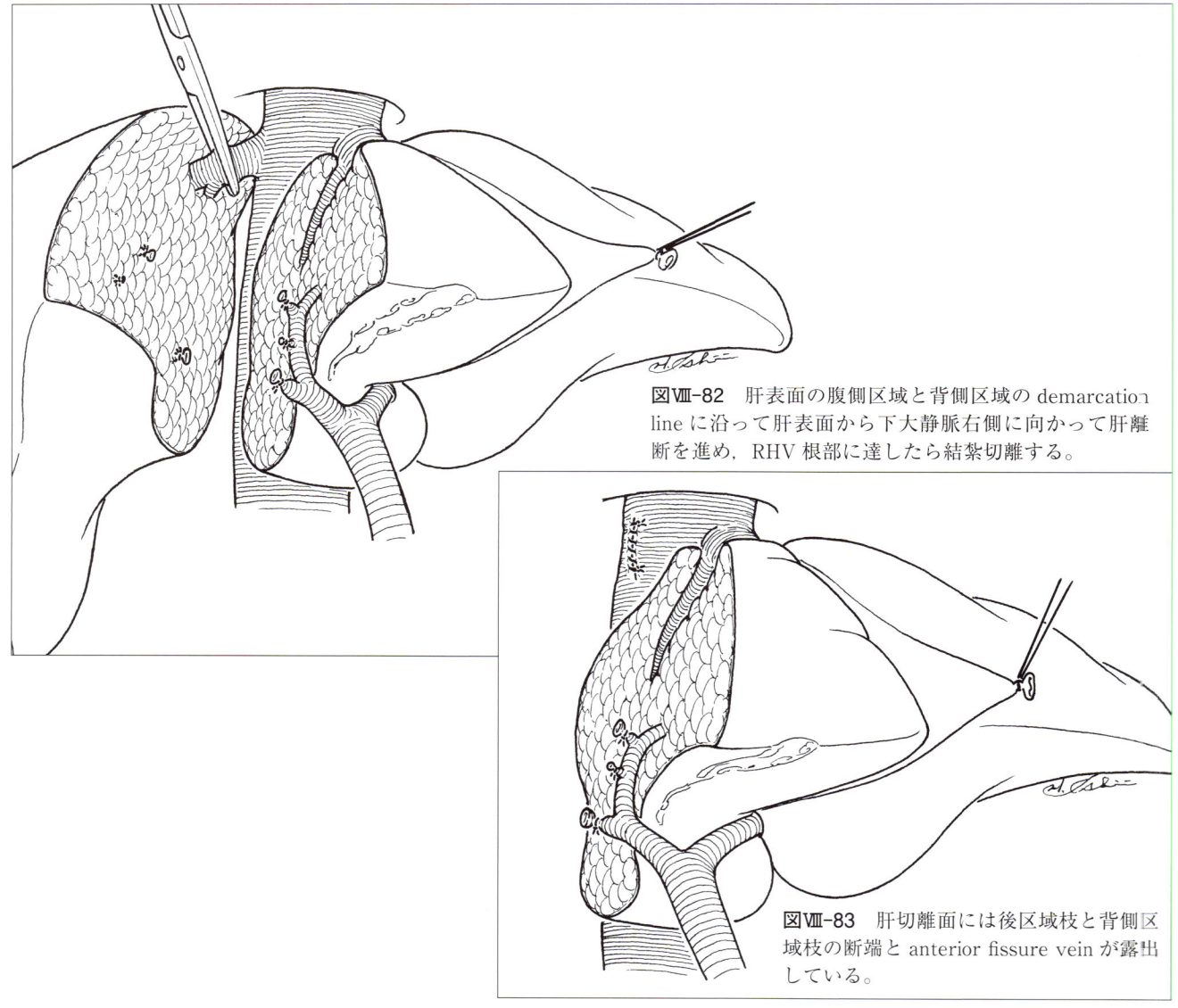

図Ⅷ-82 肝表面の腹側区域と背側区域の demarcation line に沿って肝表面から下大静脈右側に向かって肝離断を進め，RHV 根部に達したら結紮切離する。

図Ⅷ-83 肝切離面には後区域枝と背側区域枝の断端と anterior fissure vein が露出している。

i 肝S3切除

手術の手順

①門脈臍部左側でP3を含んだグリソンを一括でテーピングして，血流遮断する．阻血域が鎌状間膜付着部に一致しない場合は，さらに門脈臍部頭側に小branchがあるのでこれも結紮切離しておく．

②P3を含んだグリソン鞘を結紮して切離する（図Ⅷ-84）．

③するとS2とS3の阻血域が明らかとなる（図Ⅷ-85）．

④左側からS2とS3の境界を阻血域に沿って右側に肝切離を進めていく．やがて拍動する左肝静脈が確認できるので，その腹側で左肝静脈に流入するS3のドレナージ静脈を順次結紮切離しながら，肝切離を右側に進めていく（図Ⅷ-86）．

⑤さらに左肝静脈に沿ってその腹側で流入するS3からのドレナージ静脈を結紮しつつ左肝静脈根部に達する．

⑥S3と内側区域の阻血ライン（鎌状間膜付着部に相当）に沿って尾側から頭側に肝を切離していく（図Ⅷ-87）．

⑦左肝静脈根部にS3と内側区域の境界を走行するfissure veinが流入する（図Ⅷ-88）場合は，このfissure veinに沿って，頭側から尾側へすでに結紮切離したS3グリソン部をめざして肝を切離していくと，肝S3切除が終了する（図Ⅷ-89）．

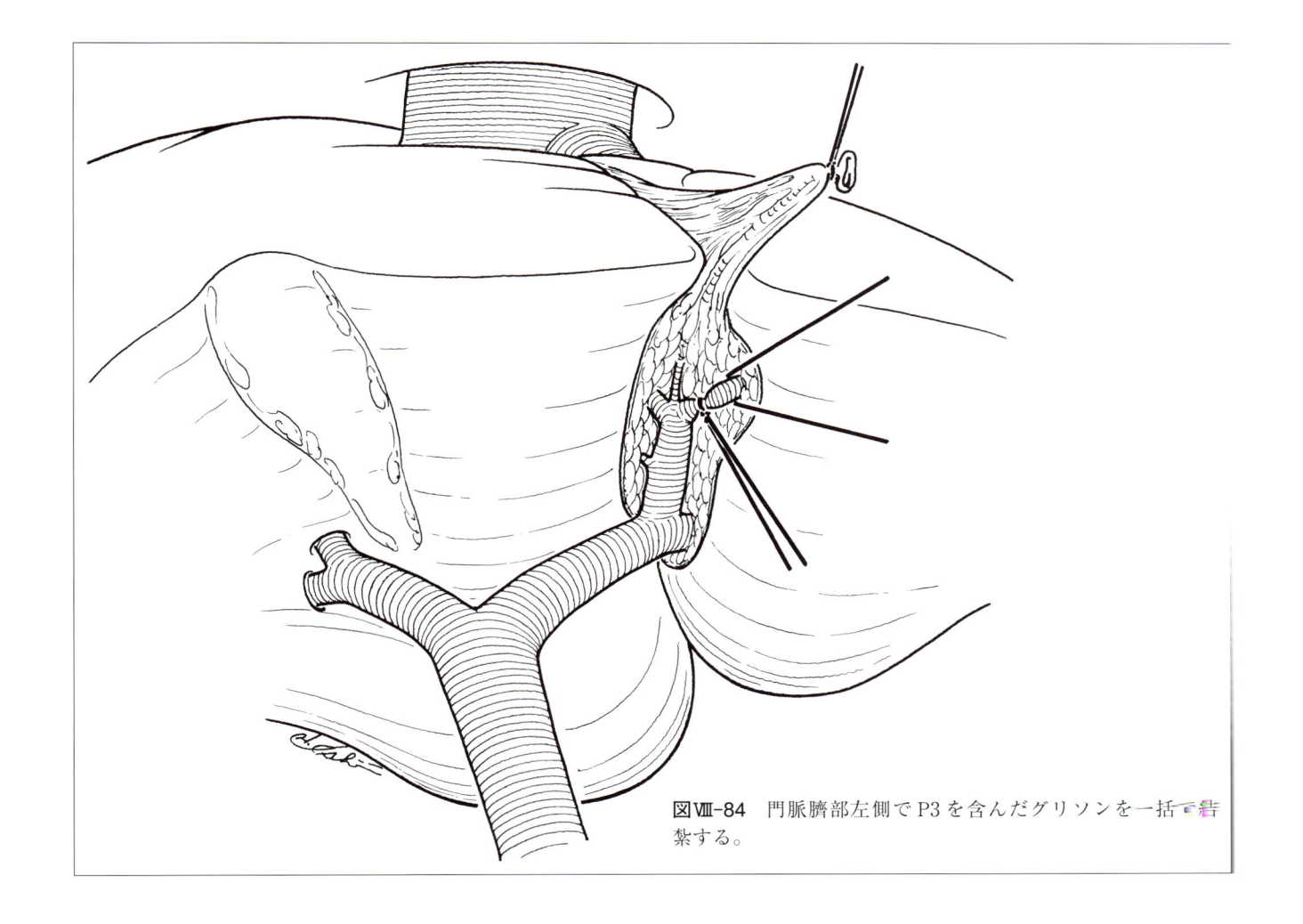

図Ⅷ-84 門脈臍部左側でP3を含んだグリソンを一括で結紮する．

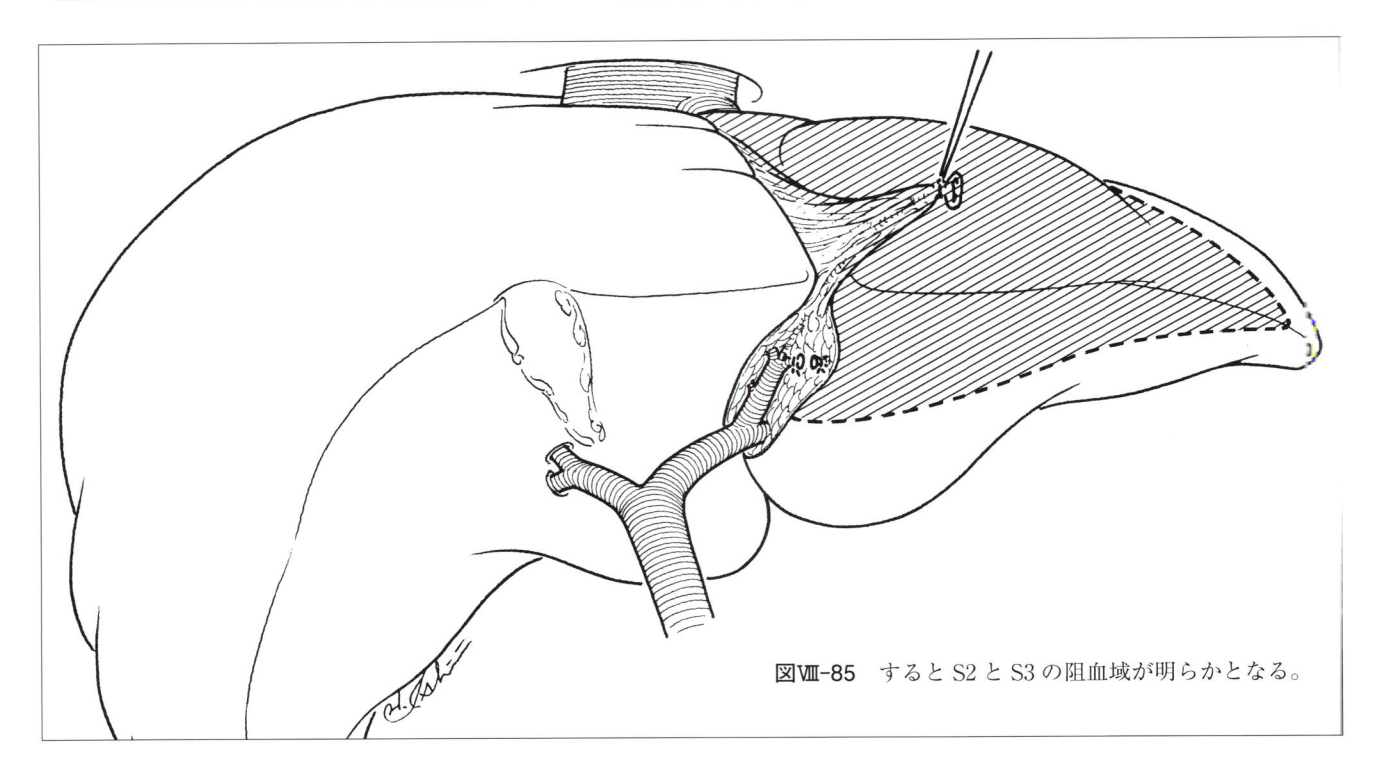

VIII. 立体解剖からみた肝臓の治療

図VIII-85　するとS2とS3の阻血域が明らかとなる。

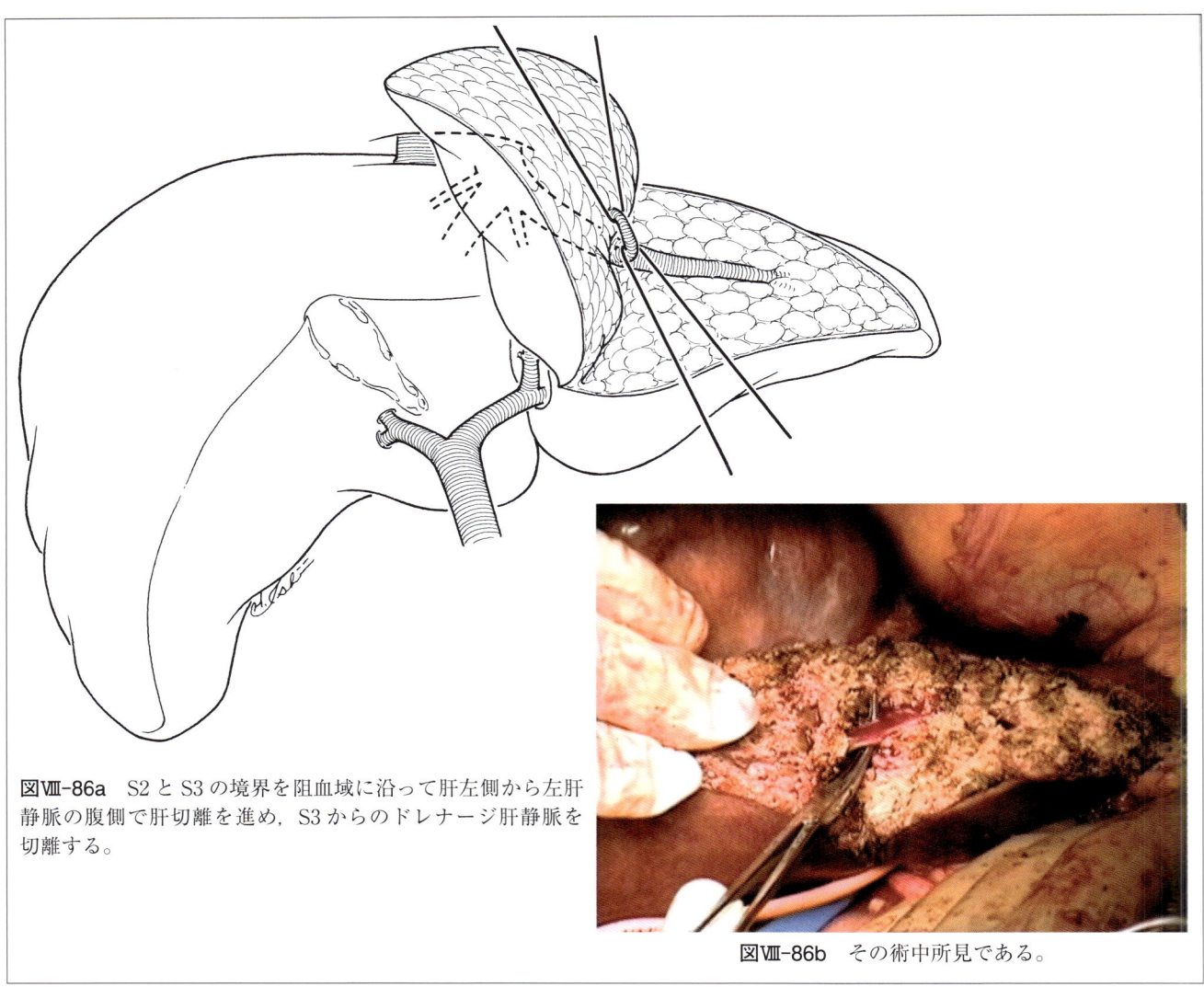

図VIII-86a　S2とS3の境界を阻血域に沿って肝左側から左肝静脈の腹側で肝切離を進め，S3からのドレナージ肝静脈を切離する。

図VIII-86b　その術中所見である。

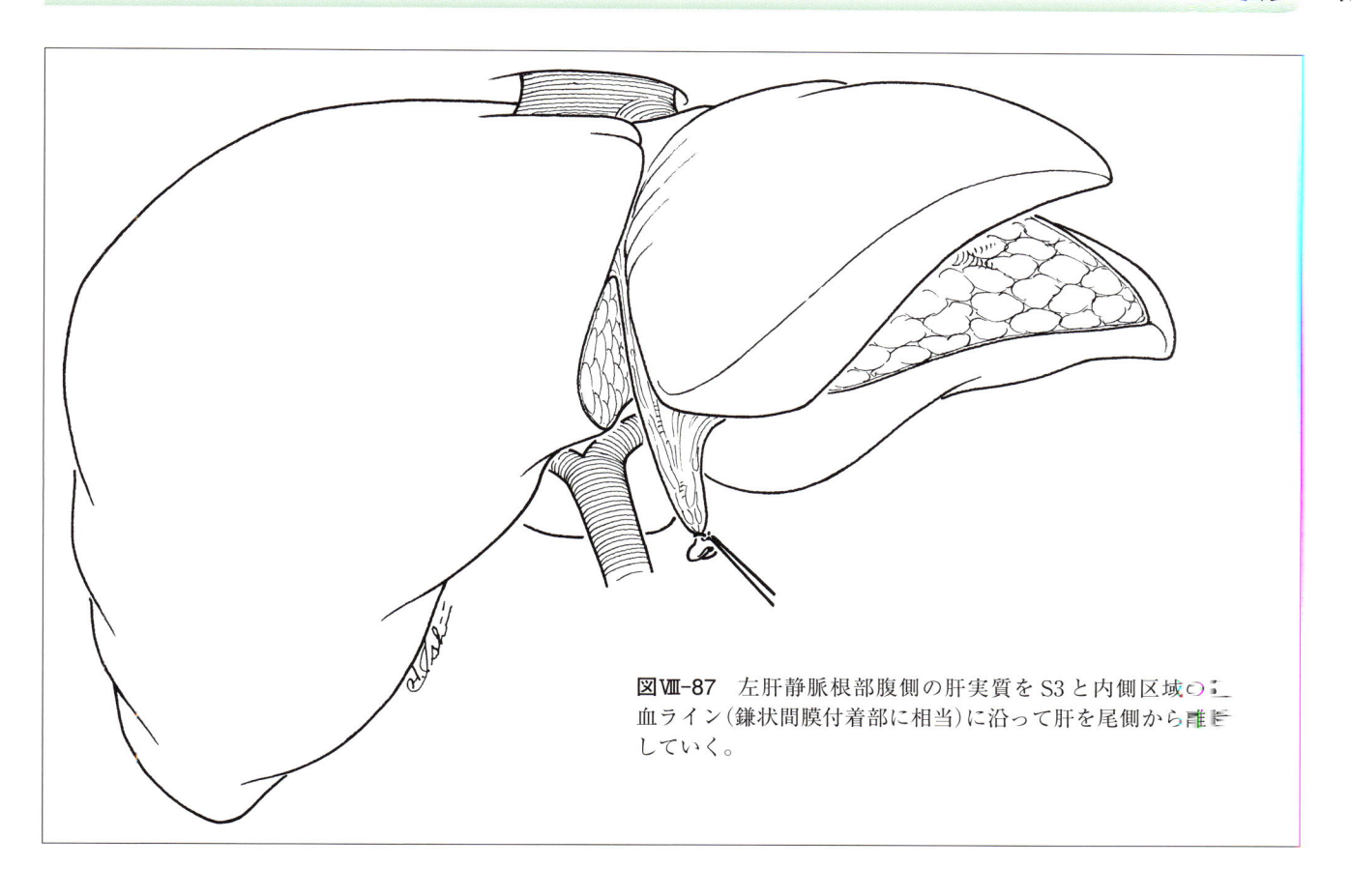

図Ⅷ-87 左肝静脈根部腹側の肝実質をS3と内側区域の虚血ライン（鎌状間膜付着部に相当）に沿って肝を尾側から離断していく。

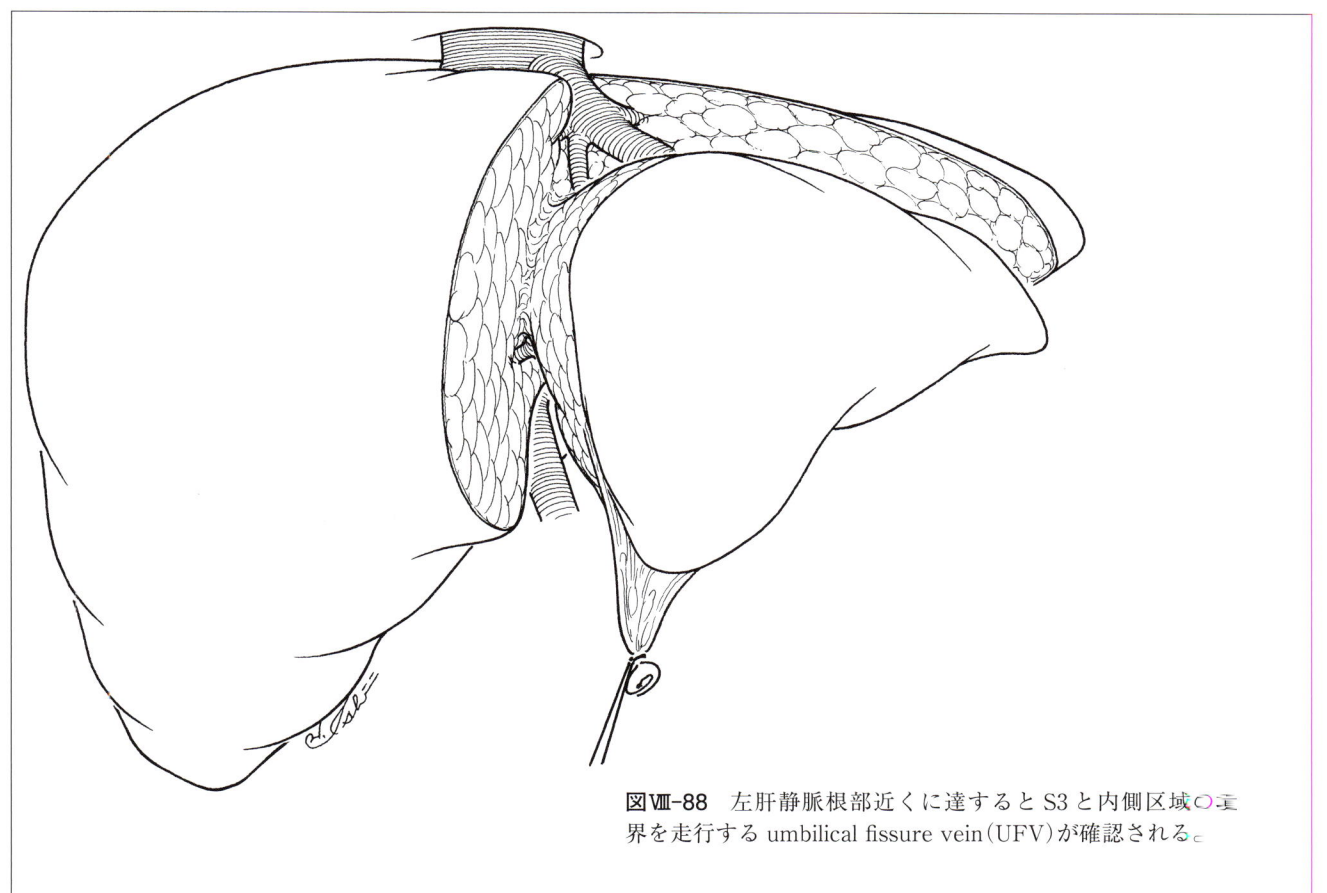

図Ⅷ-88 左肝静脈根部近くに達するとS3と内側区域の境界を走行する umbilical fissure vein（UFV）が確認される。

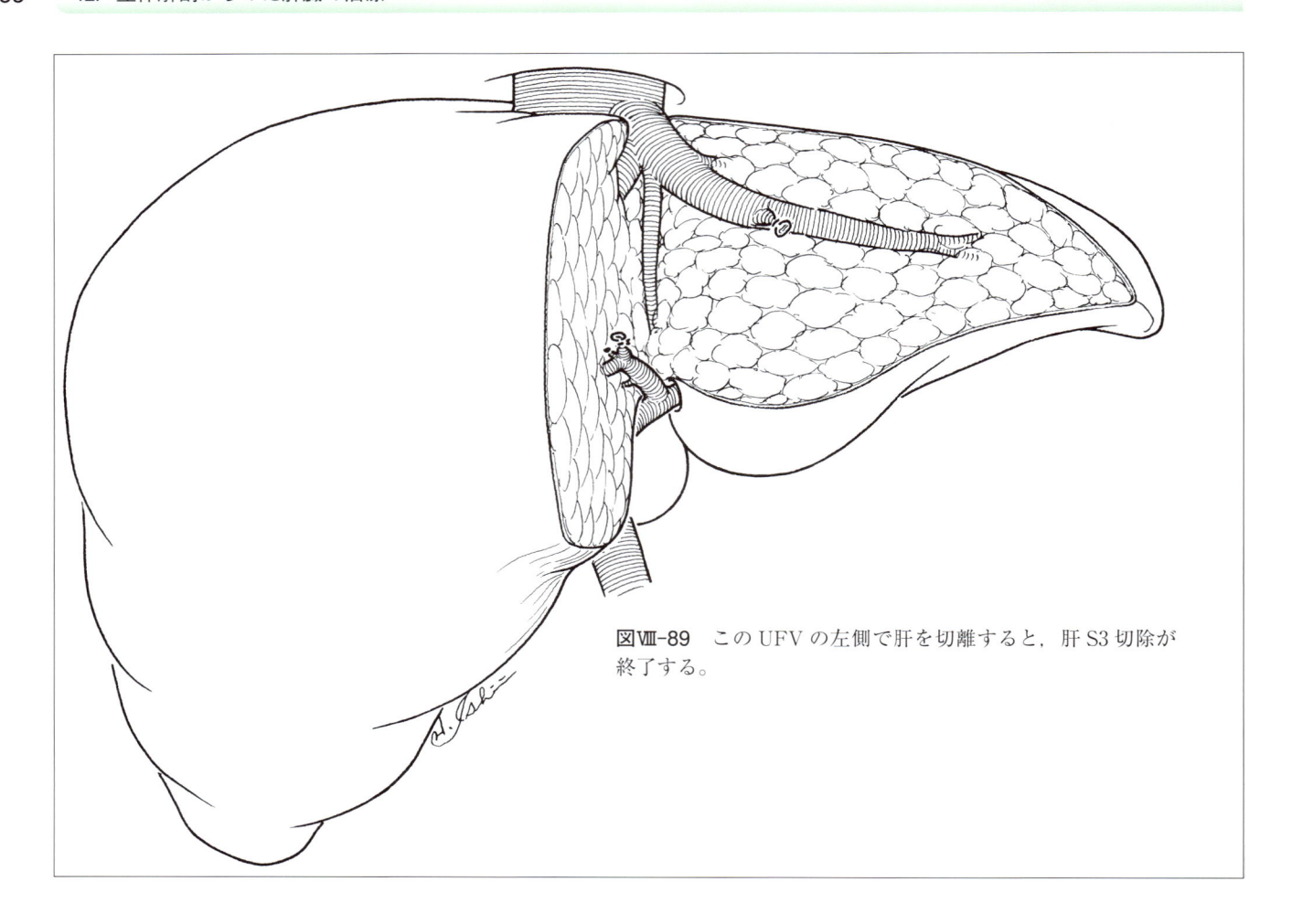

図Ⅷ-89 この UFV の左側で肝を切離すると，肝 S3 切除が終了する。

j 肝左 paramedian sector (S3S4) 切除

発生学的に S3 と S4 は同じ領域であり，Couinaud は左 paramedian sector としている．S3S4 境界部にある腫瘍や門脈腫瘍栓が左 paramedian 門脈内にみられる症例などが本手術の適応となる．

手術の手順

①まず胆嚢を摘出する．そして P2 分岐よりも肝側で左 paramedian 門脈（P3P4 共通幹）を含んだグリソン鞘を一括でテーピングする（図Ⅷ-90）．
② P3P4 を含んだグリソン鞘を結紮して切離する（図Ⅷ-91）．
③すると S2 と S3 との境界が明らかとなる（図Ⅷ-92）．
④左側から，明らかになった S2 と S3 の境界の阻血ラインに沿って右側に肝切離を進めていく．しばらく肝切離を右側に進めると，拍動する左肝静脈が確認されるので，その腹側に沿って肝切離を進め，左肝静脈に流入する S3 からのドレナージ肝静脈を順次結紮切離していく（図Ⅷ-93）．
⑤左肝静脈根部に達すると，S3 と S4 の間を走行する umbilical fissure vein がみられるので，これを根部で結紮切離する（図Ⅷ-94）．
⑥前区域と内側区域の間を阻血域に沿って頭側から尾側に肝切離して，中肝静脈根部を十分に露出する．
⑦肝切離を中肝静脈にそって頭側から尾側に進めると，内側区域から中肝静脈根部近くに流入する V4b 肝静脈が露出されるので，これを結紮切離する（図Ⅷ-95）．
⑧さらに肝切離を阻血域に沿って尾側に進めると，中肝静脈が「人」の字形に分かれる部位に達すので，その左側の V4a を結紮切離する（図Ⅷ-96）．
⑨さらに肝切離を阻血ラインに沿って進めると肝切除が終了する（図Ⅷ-97）．

図Ⅷ-90 P2分岐よりも肝側で左paramedian門脈(P3P-共通幹)を含んだグリソン鞘を一括でテーピングする。

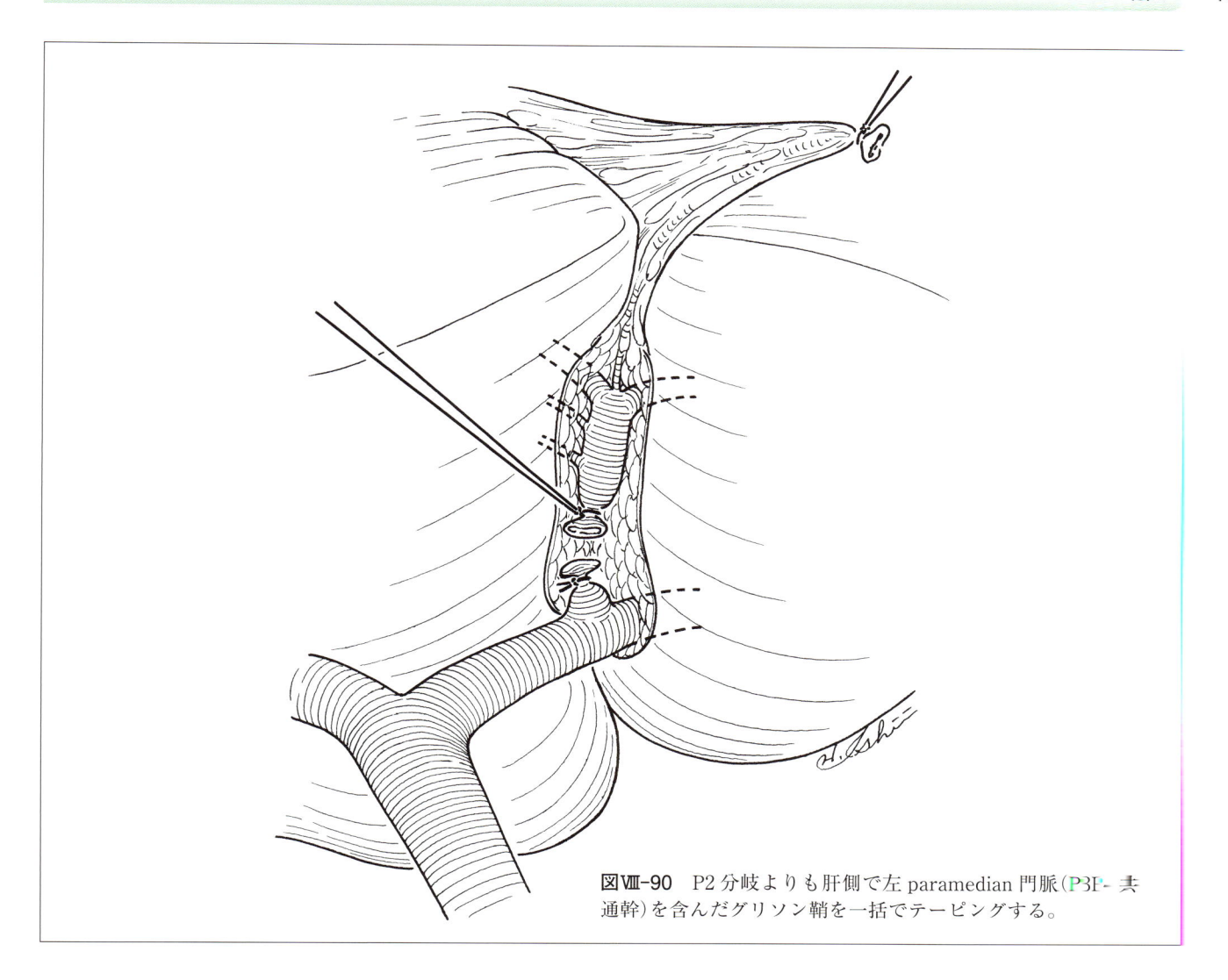

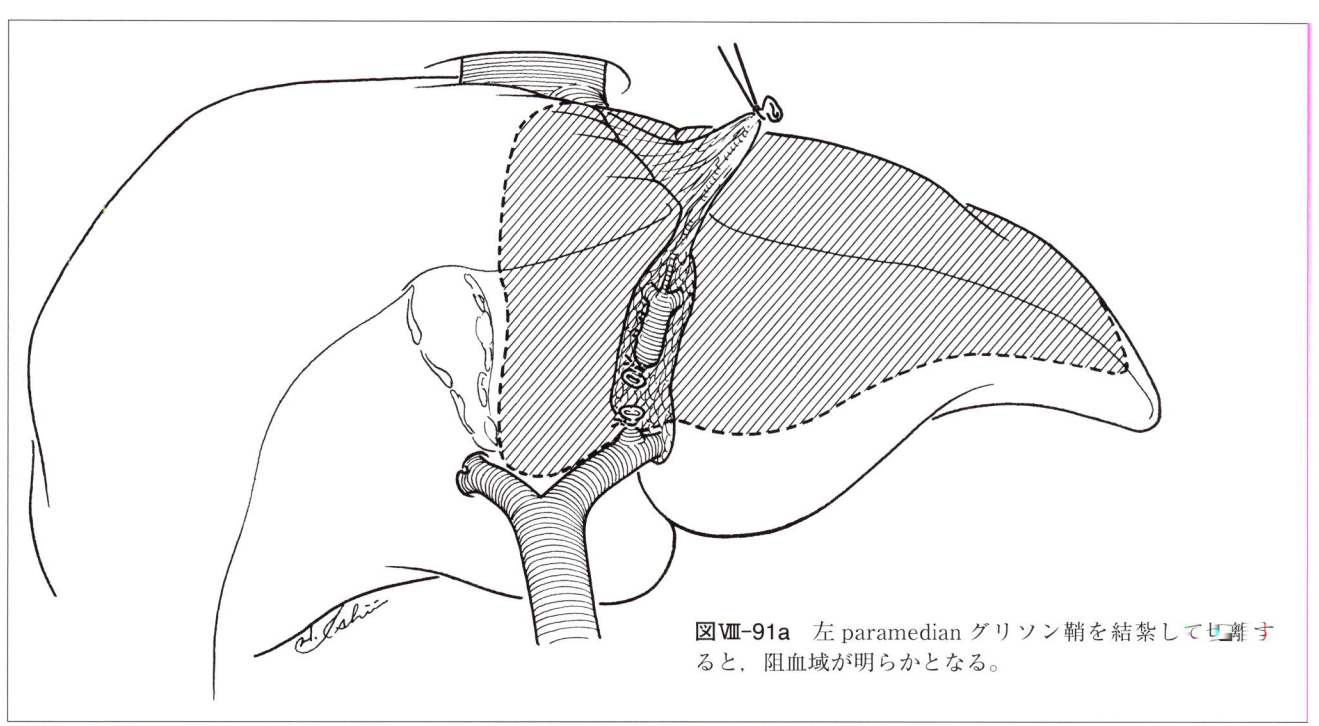

図Ⅷ-91a 左paramedianグリソン鞘を結紮して切離すると，阻血域が明らかとなる。

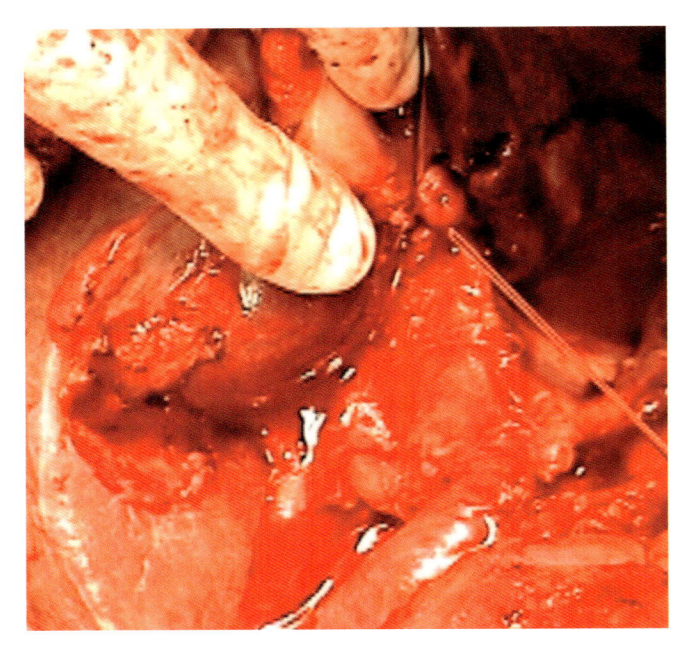

168　VIII．立体解剖からみた肝臓の治療

図VIII-91b　左 paramedian グリソンを結紮している術中スナップ。

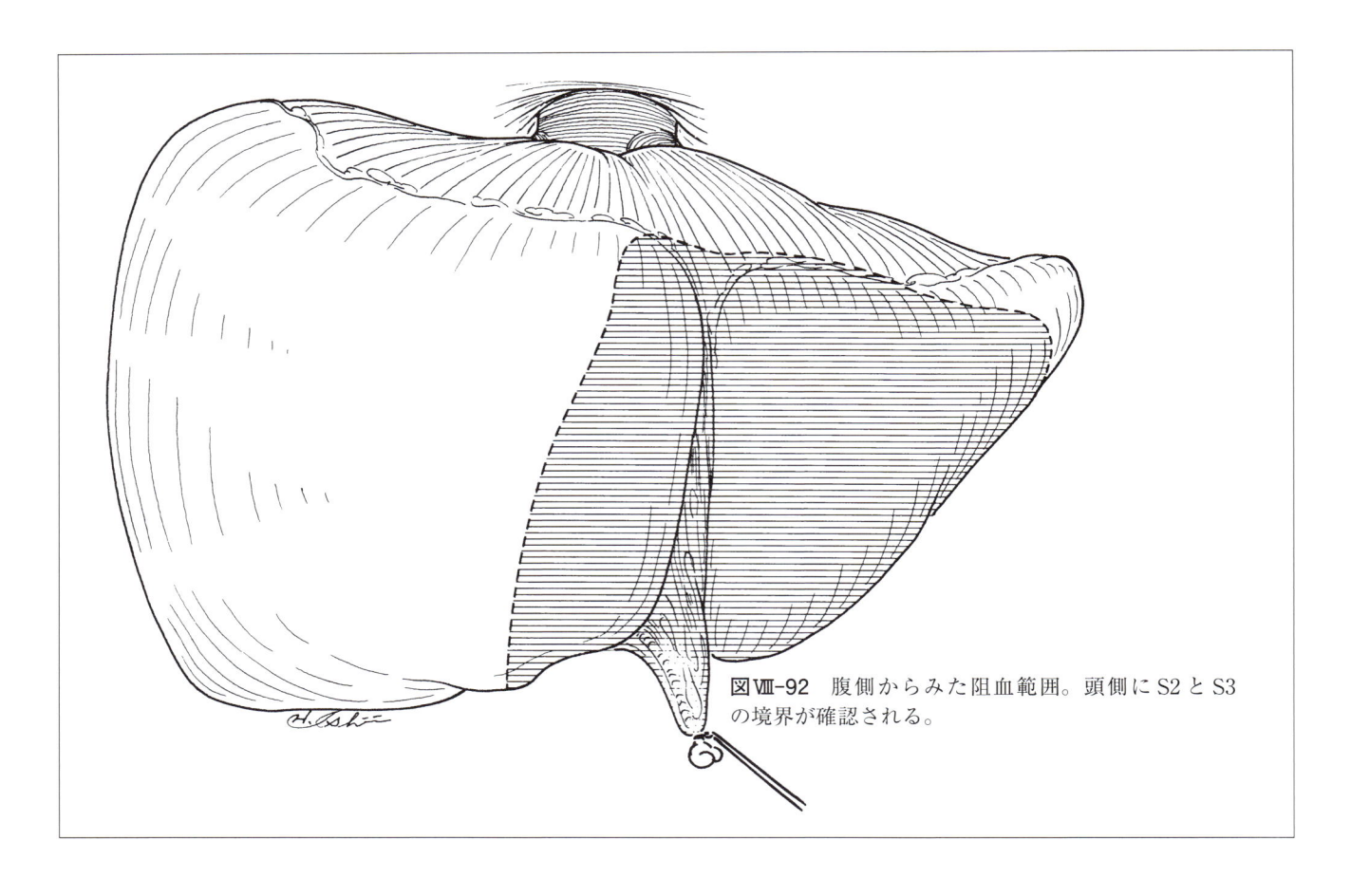

図VIII-92　腹側からみた阻血範囲。頭側に S2 と S3 の境界が確認される。

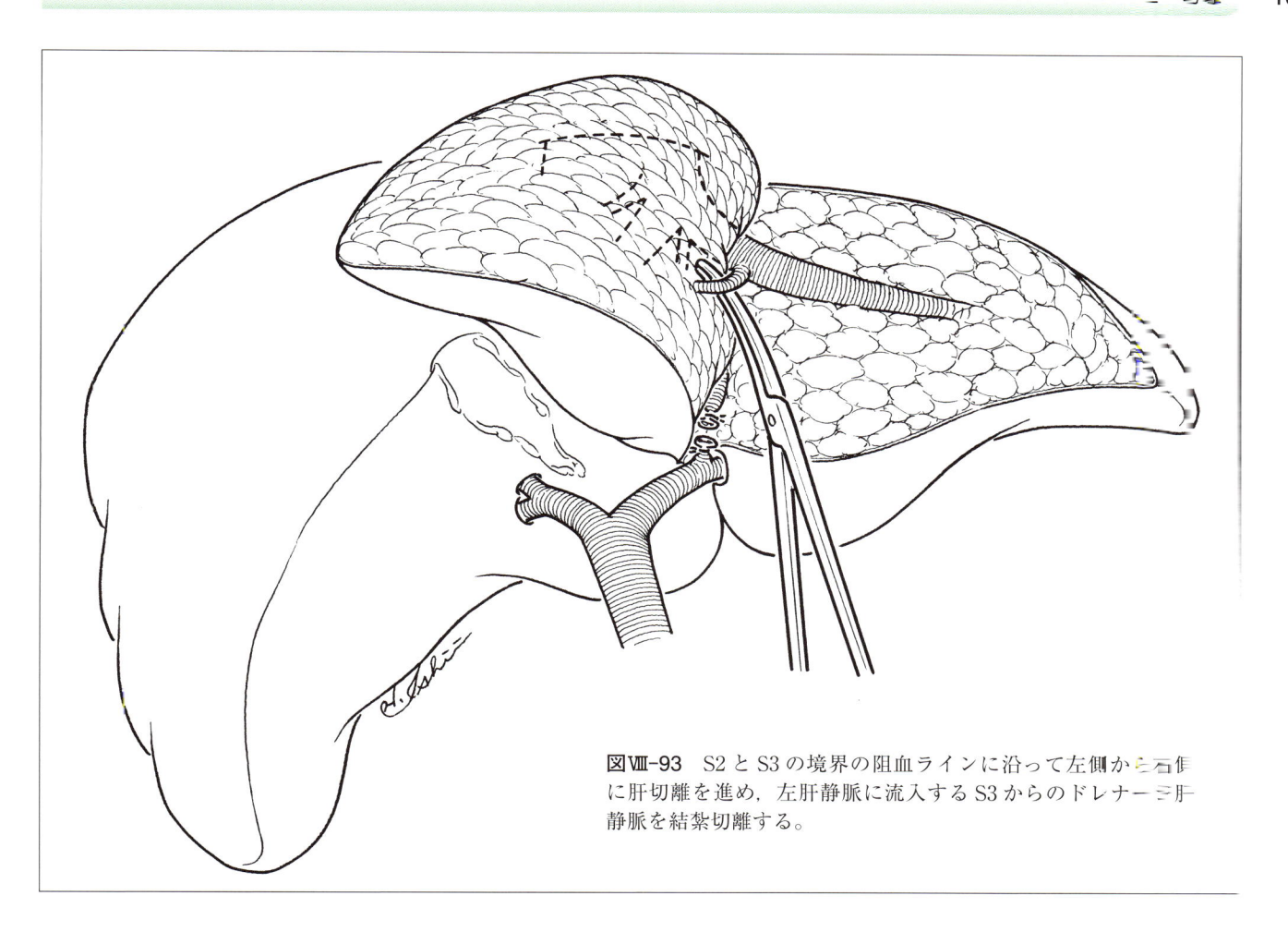

図Ⅷ-93 S2とS3の境界の阻血ラインに沿って左側から右側に肝切離を進め，左肝静脈に流入するS3からのドレナージ肝静脈を結紮切離する。

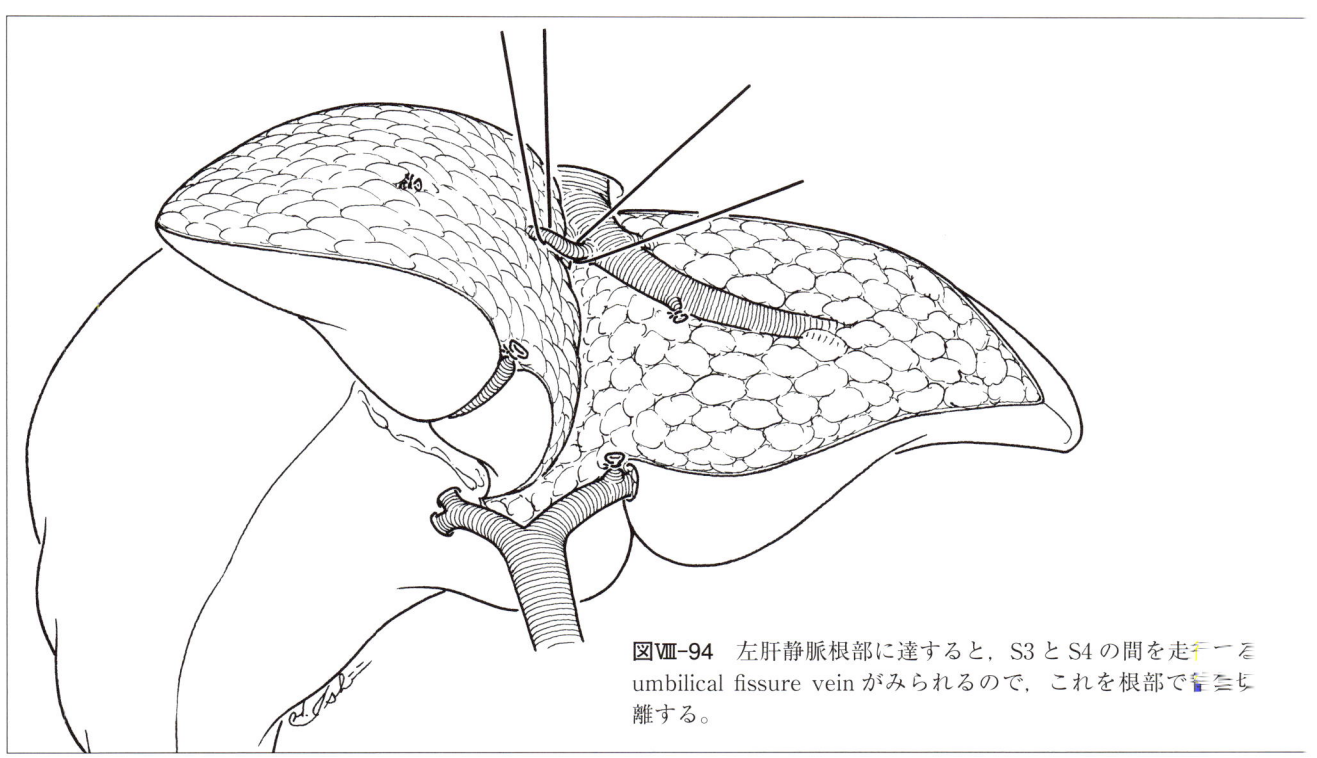

図Ⅷ-94 左肝静脈根部に達すると，S3とS4の間を走行する umbilical fissure vein がみられるので，これを根部で結紮切離する。

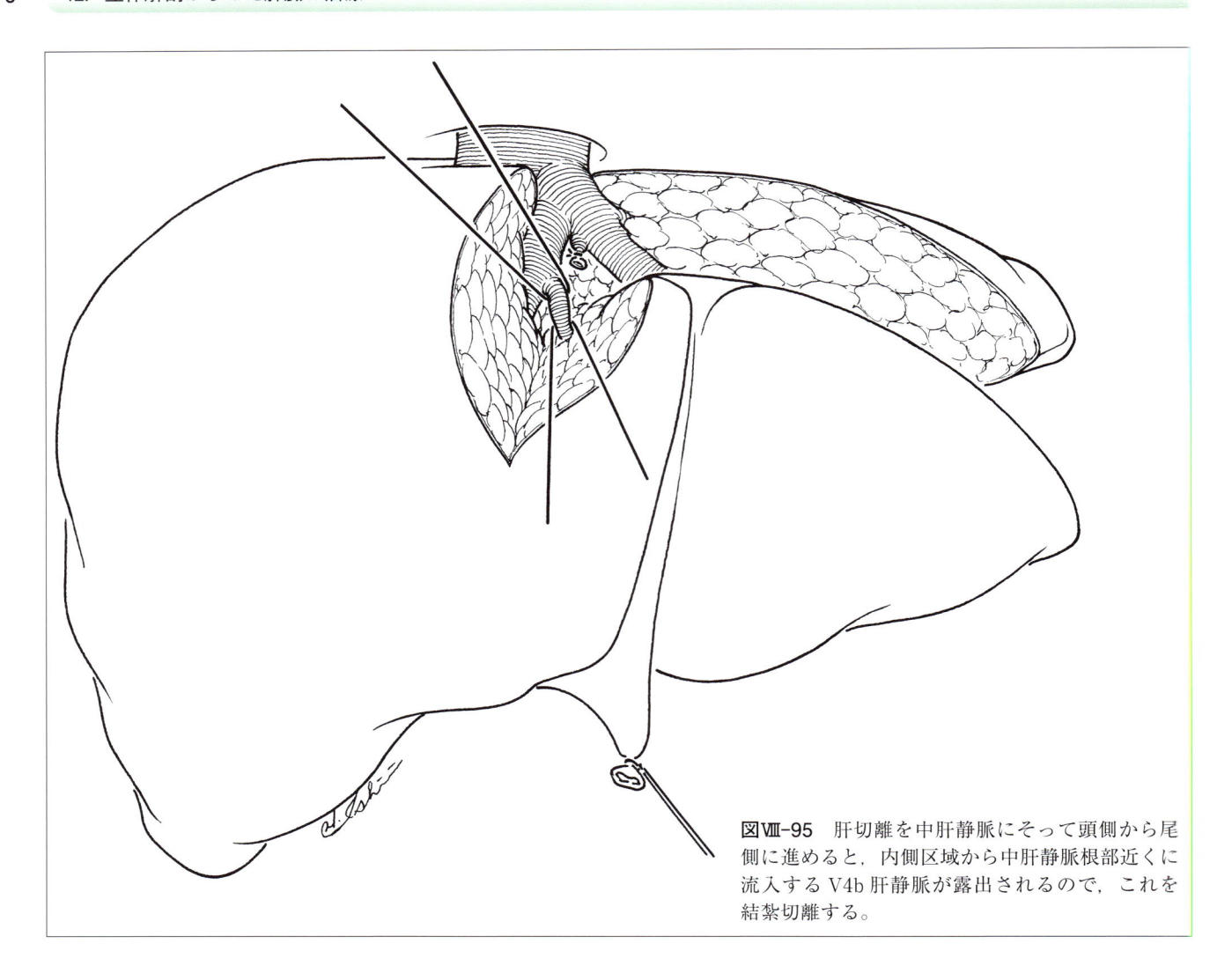

VIII. 立体解剖からみた肝臓の治療

図VIII-95 肝切離を中肝静脈にそって頭側から尾側に進めると，内側区域から中肝静脈根部近くに流入するV4b肝静脈が露出されるので，これを結紮切離する．

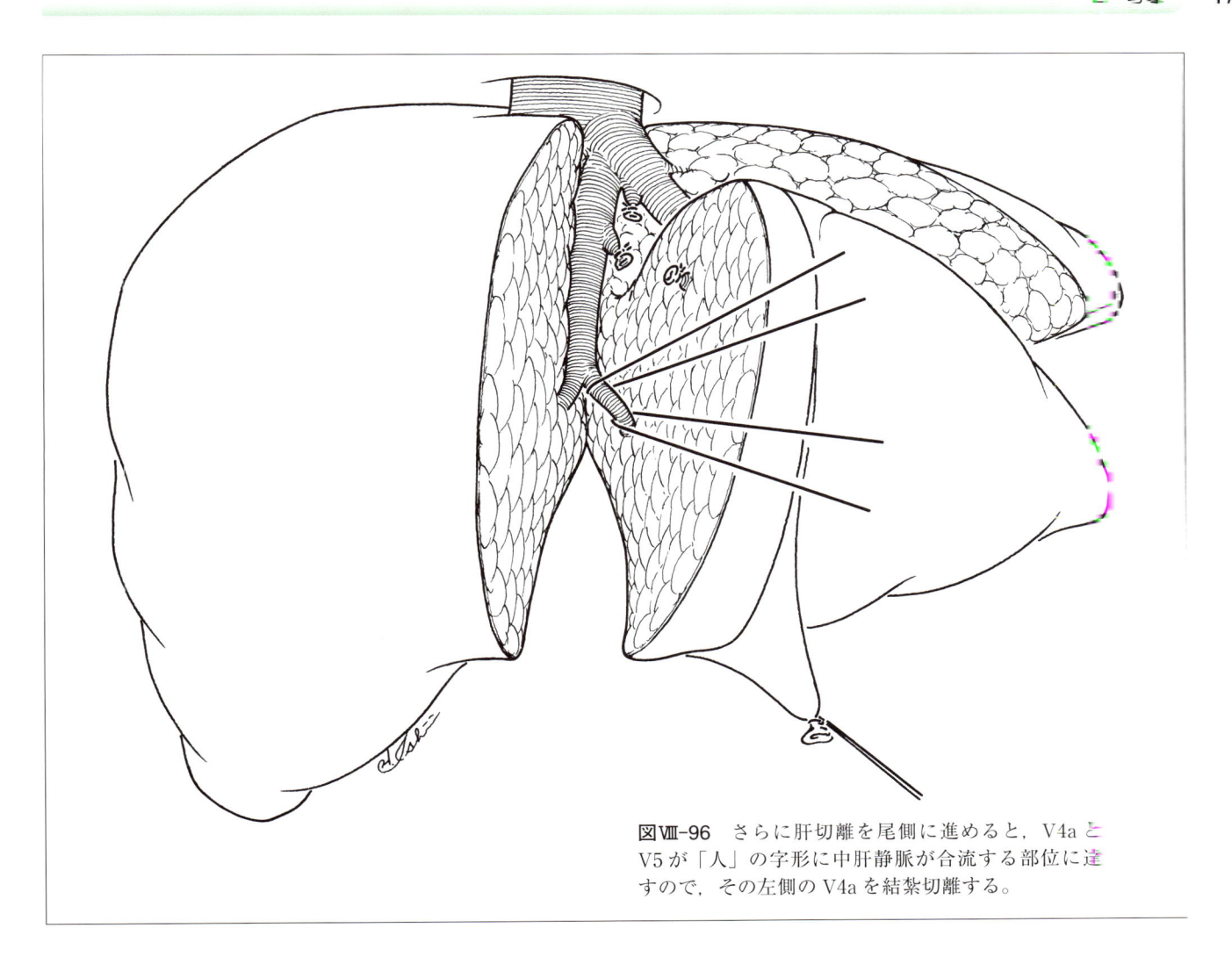

図Ⅷ-96 さらに肝切離を尾側に進めると，V4aとV5が「人」の字形に中肝静脈が合流する部位に達すので，その左側のV4aを結紮切離する。

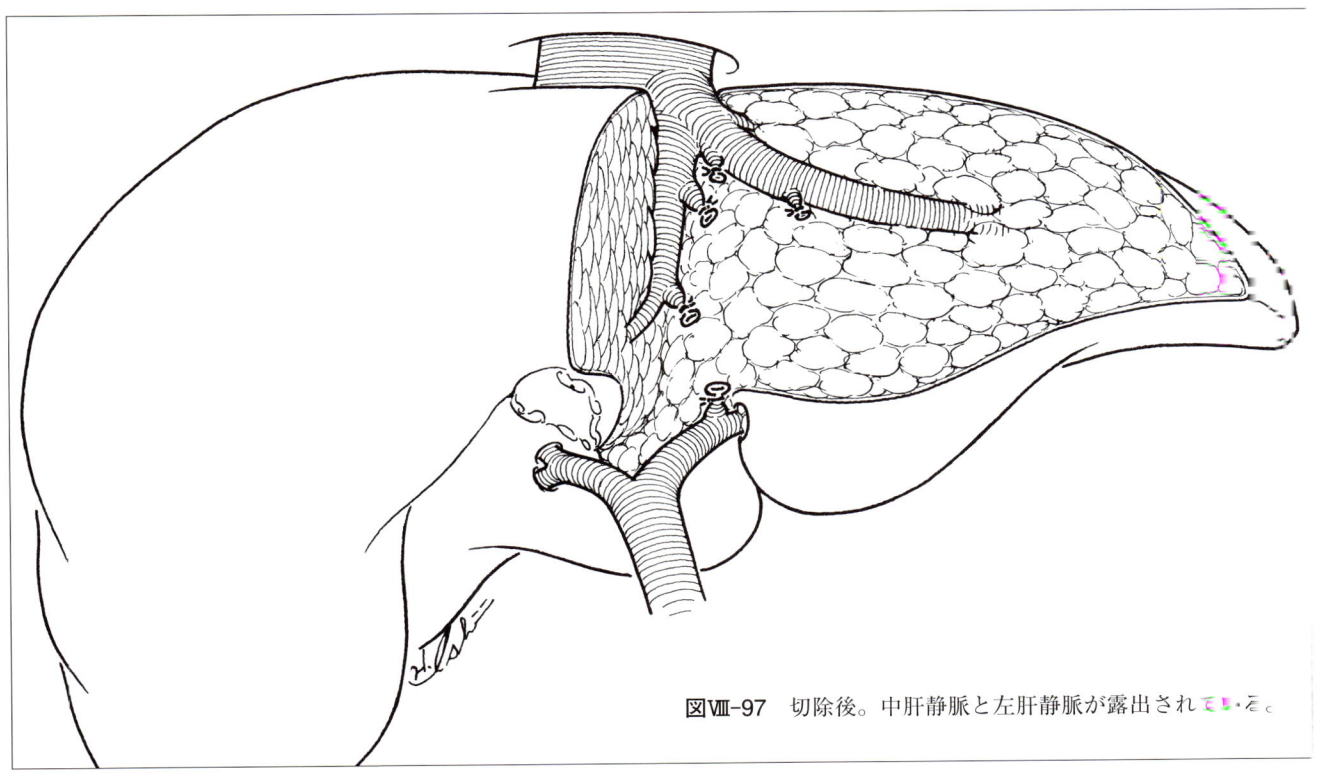

図Ⅷ-97 切除後。中肝静脈と左肝静脈が露出されている。

k 肝S3S4(left paramedian sector)＋前腹側上区域切除

　肝細胞癌の好発部位は前腹側上区域から内側区域にかけての領域であり，S3にも浸潤が及んでいれば本手術の適応となる。提示している症例は，主腫瘍がS4に存在しているが，造影CT早期相でA3が拡張してS3が強くenhanceされており，S3の門脈血流の低下を疑わせる(図Ⅷ-98)。また主腫瘍に接している前腹側上区域もenhanceされている。CTAP像では左門脈からP2は造影されているがP3とP4は造影されておらず，P3が陰影欠損として確認される。門脈腫瘍栓の存在が疑われる所見である(図Ⅷ-99)。また腫瘍に接した腹側上区域の門脈血流も低下している。したがって，S3S4(left paramedian sector)＋前腹側上区域切除が適応であると診断される。

術式の手順

①まず胆嚢を摘出する。そしてP2分岐よりも腹側でP3P4の共通管を含んだグリソン鞘を一括してテーピングする(図Ⅷ-100)。
②P3P4を含んだグリソン鞘を結紮して切離する(図Ⅷ-101)。
③するとS3とS4(left paramedian sector)の阻血域が明らかとなる。斜線が阻血範囲である。図Ⅷ-102は腹側からみたleft paramedian sectorの変色した領域である。
④図Ⅷ-103は尾側からみたS3とS4の範囲とS2と

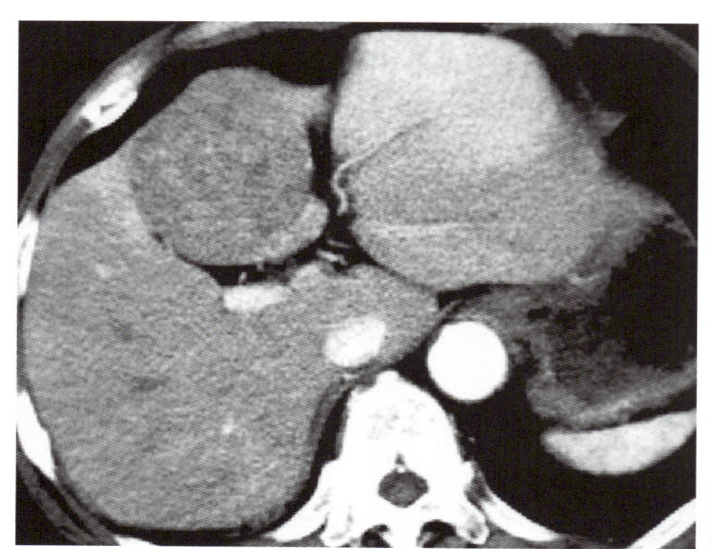

図Ⅷ-98　本例では主腫瘍はS4であるが，造影CT早期相でS3が動脈優位にenhanceされており，S3の門脈血流の低下を疑わせる。また主腫瘍は右前腹側上区域枝からも血流を受けている。

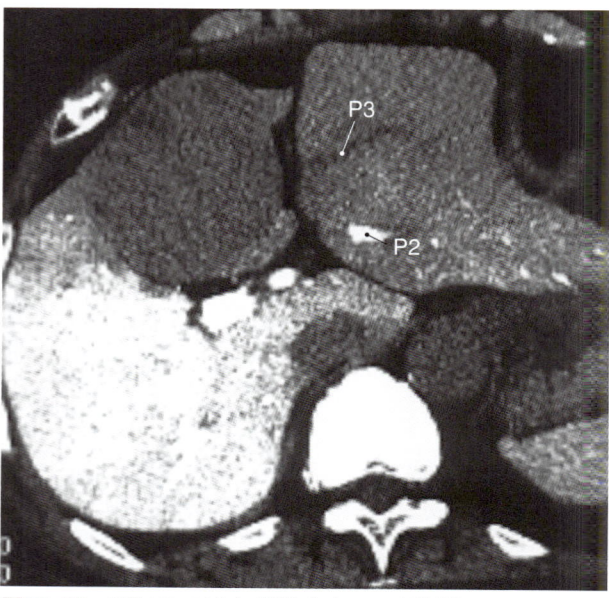

図Ⅷ-99　CTAPでは左門脈からP2は造影されているがP3P4は描出されておらず，門脈腫瘍栓の存在が疑われる。

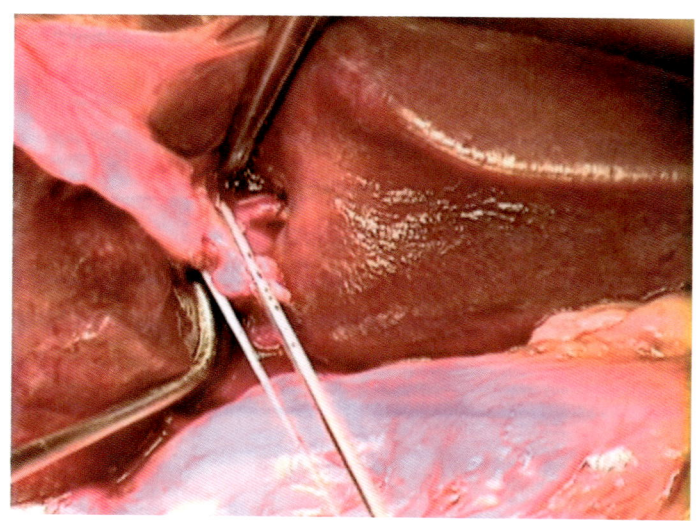

図Ⅷ-100　P2分岐よりも肝側でP3P4共通管を含んだグリソンを一括でテーピングする。

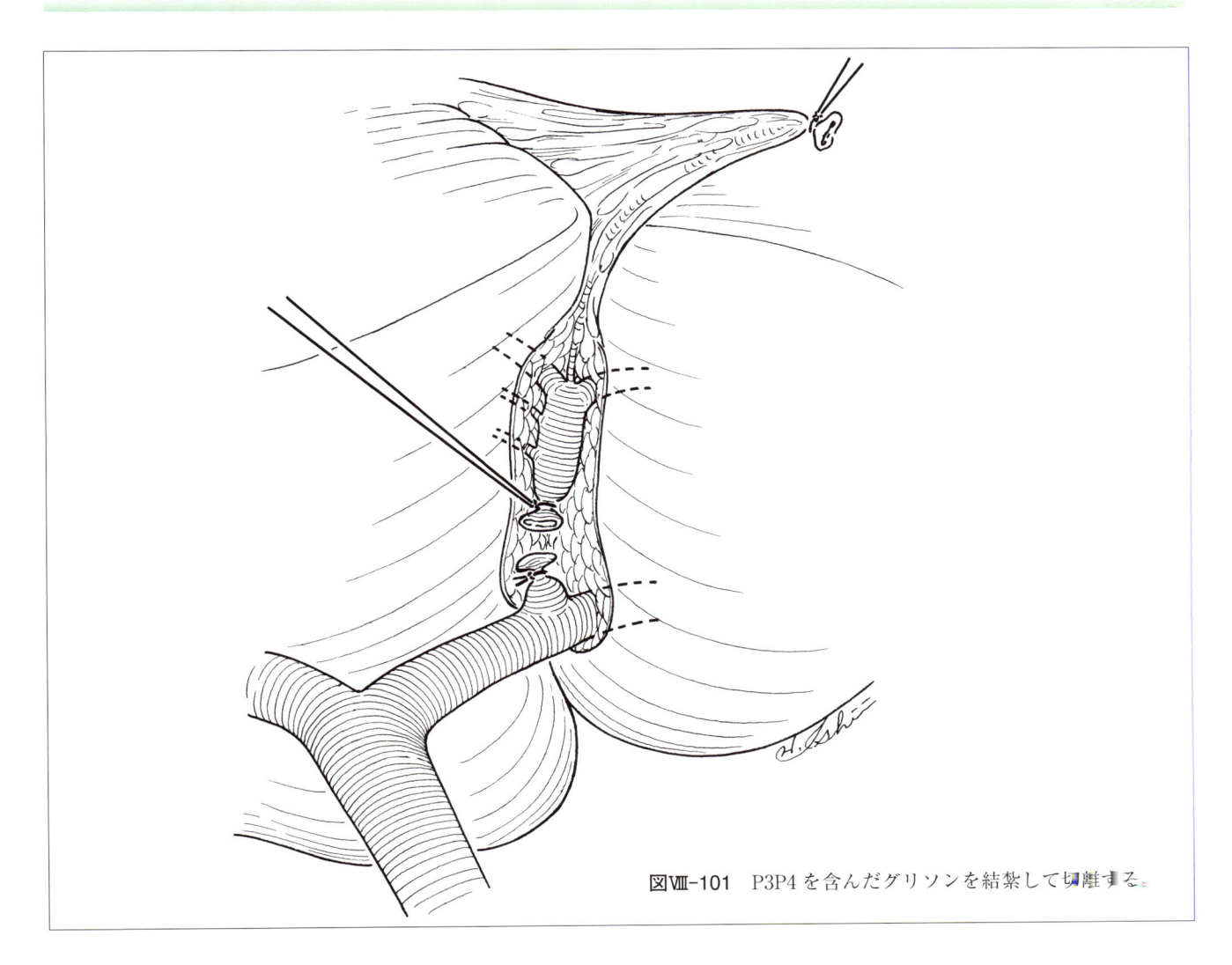

図Ⅷ-101　P3P4を含んだグリソンを結紮して切離する．

境界である．写真は変色したS3とS2の境界を示す術中の所見である．

⑤肝門部でanterior fissureを少し開いて，腹左側に分岐する前腹側枝を根部で一括してテーピングし，血管鉗子でテストクランプし前腹側区域の阻血範囲を確認する．このテープを牽引してレックス・カントリー線を開いて，前腹側区域グリソンに沿って肝を少し切離し，前腹側上区域枝をテーピングする．血管鉗子でテストクランプし前腹側上区域の阻血範囲を確認した後，同グリソンを結紮切離する．するとS3S4の阻血域，すなわち切除範囲が図Ⅷ-104のように明かとなる．

⑥S2とS3の境界を阻血域に沿って肝左側から肝切離を進めていく．目安は左肝静脈であり，左肝静脈を露出してその腹側で肝切離を進め，左肝静脈に流入する数本のS3のドレナージ静脈を結紮切離していく（図Ⅷ-105）．

⑦さらに左肝静脈に沿って右側に肝切離を進め，S3とS4の境界を走行するumbilical fissure veinが左肝静脈に流入する部位に達する．このumbilical fissure veinを根部で結紮切離する（図Ⅷ-106）．

⑧中肝静脈根部に達してこれを十分露出する（図Ⅷ-107）．

⑨中肝静脈根部近くに流入する内側上区域からのドレナージ静脈V4bを露出して結紮切離する（図Ⅷ-108）．

⑩ほぼ遊離されたた肝S3S4を左腹側に牽引して，右側から肝阻血域に沿って尾側ではレックス・カントリー線に沿って尾側から頭側に肝切離を進めていく．そしてV5とV4aが「人」の字形に合流する部位で中肝静脈に達する．そしてV5を温存して，内側下区域のドレナージ静脈であるV4aを結紮切離する（図Ⅷ-109）．

⑪肝切離を腹側上区域と背側上区域の間の阻血ラインに沿って尾側から頭側に進める．背側は中肝静脈に沿って肝切離を頭側に進め，前腹側上区域のドレナージ静脈であるV8vを露出して結紮切離する（図Ⅷ-110）．

⑫そして，前背側区域との境界を走行するanterior fissure veinを温存して，この腹側で肝切離を進めると切除が終了する（図Ⅷ-111）．

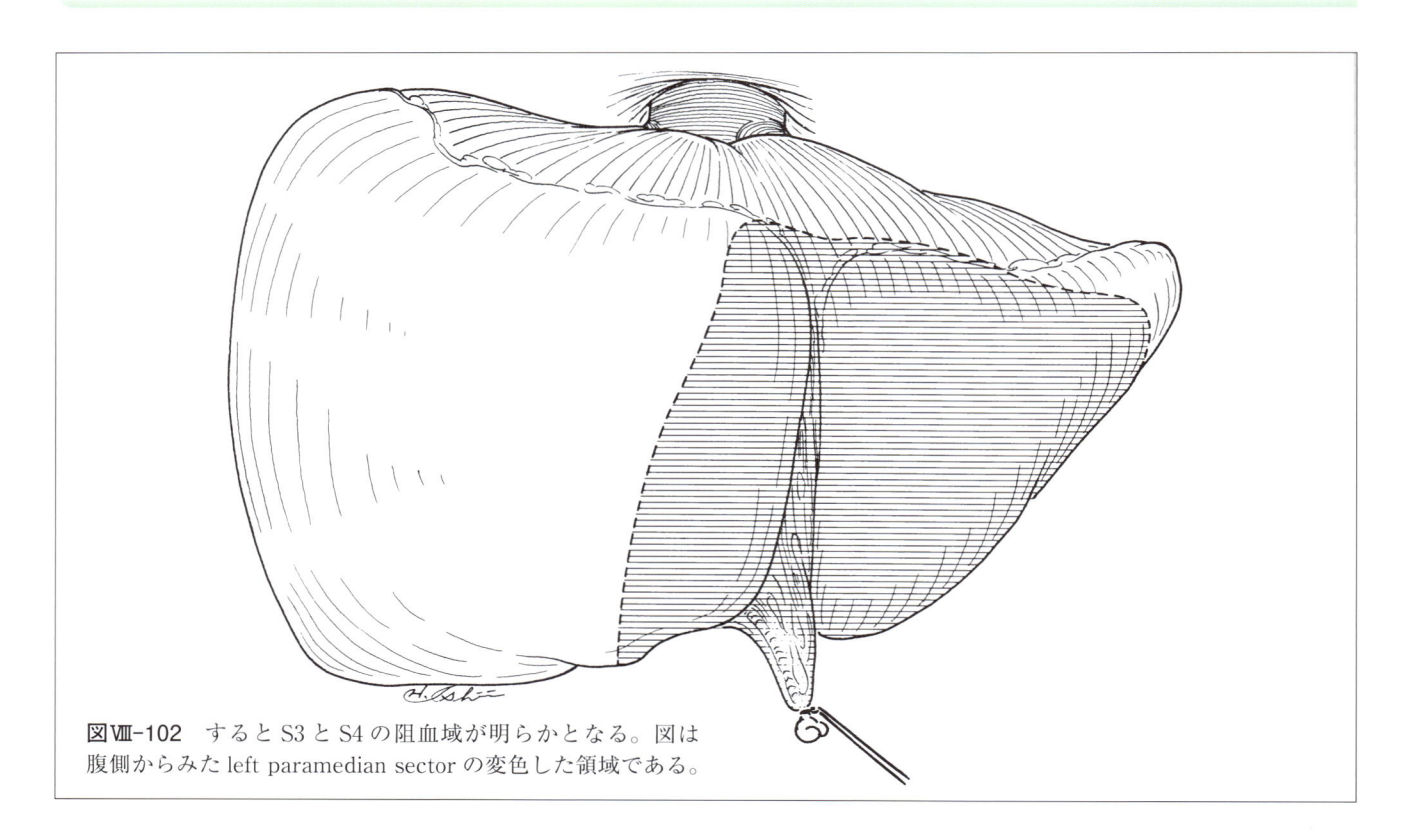

Ⅷ. 立体解剖からみた肝臓の治療

図Ⅷ-102 するとS3とS4の阻血域が明らかとなる。図は腹側からみた left paramedian sector の変色した領域である。

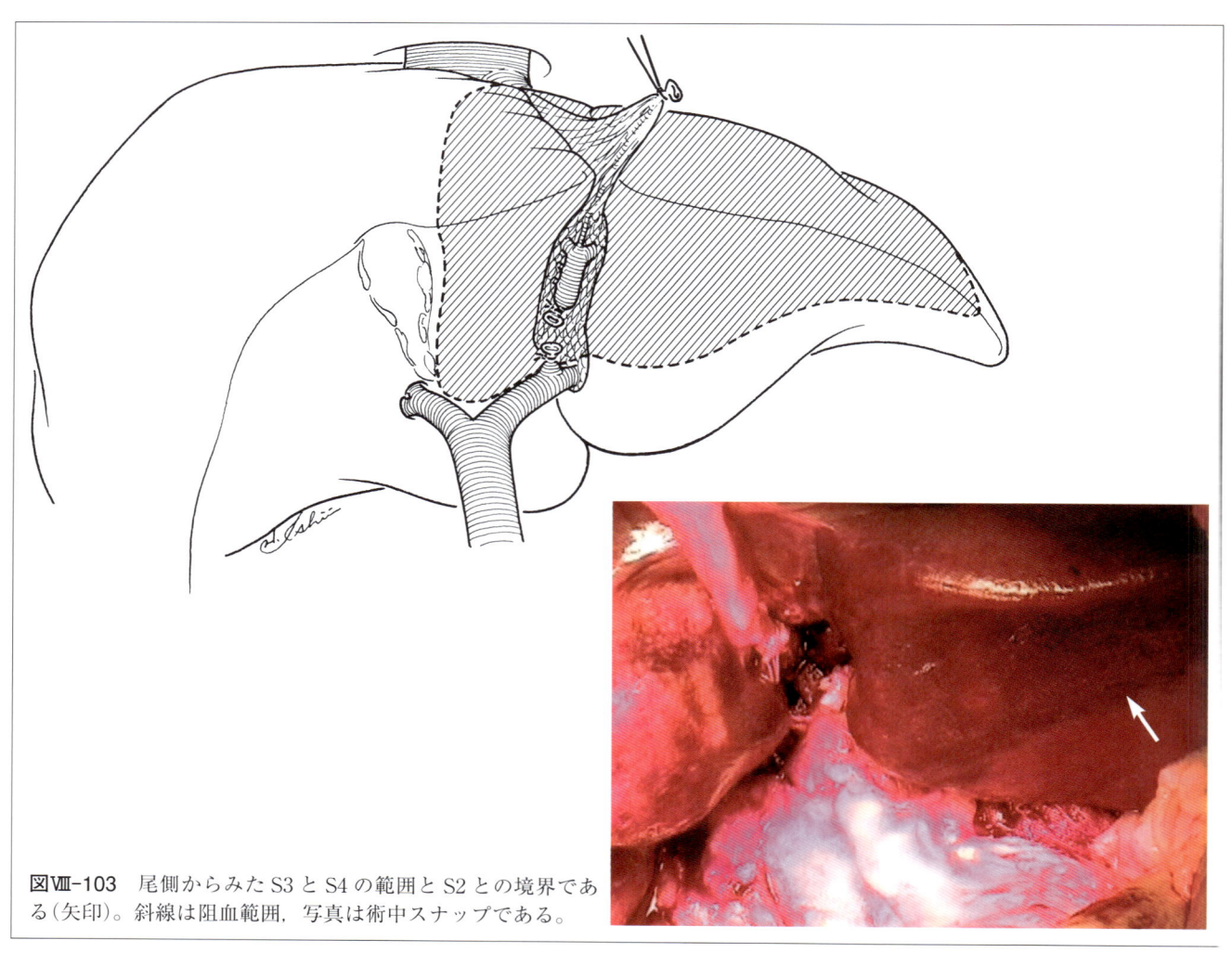

図Ⅷ-103 尾側からみたS3とS4の範囲とS2との境界である（矢印）。斜線は阻血範囲，写真は術中スナップである。

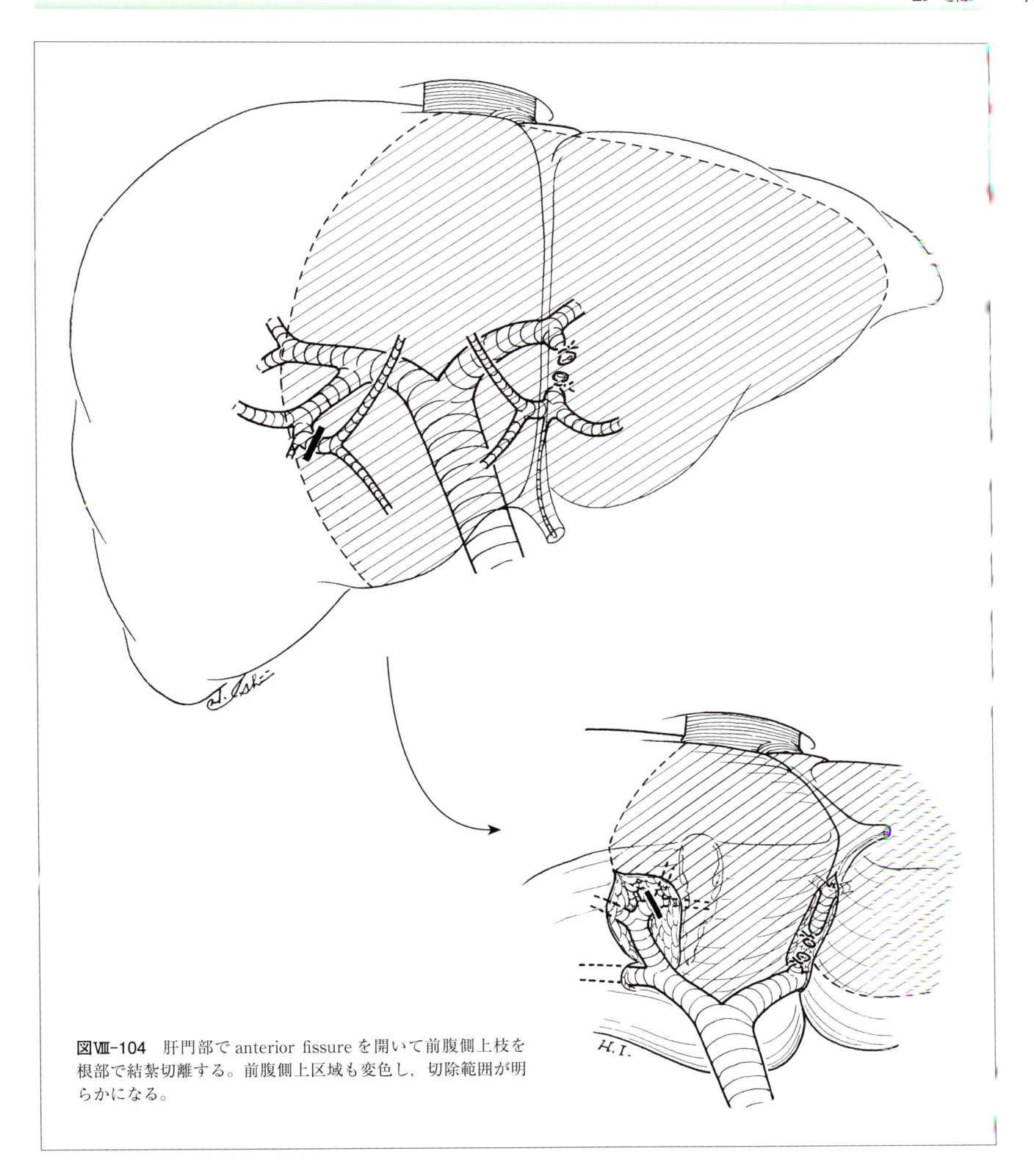

図Ⅷ-104 肝門部で anterior fissure を開いて前腹側上枝を根部で結紮切離する。前腹側上区域も変色し，切除範囲が明らかになる。

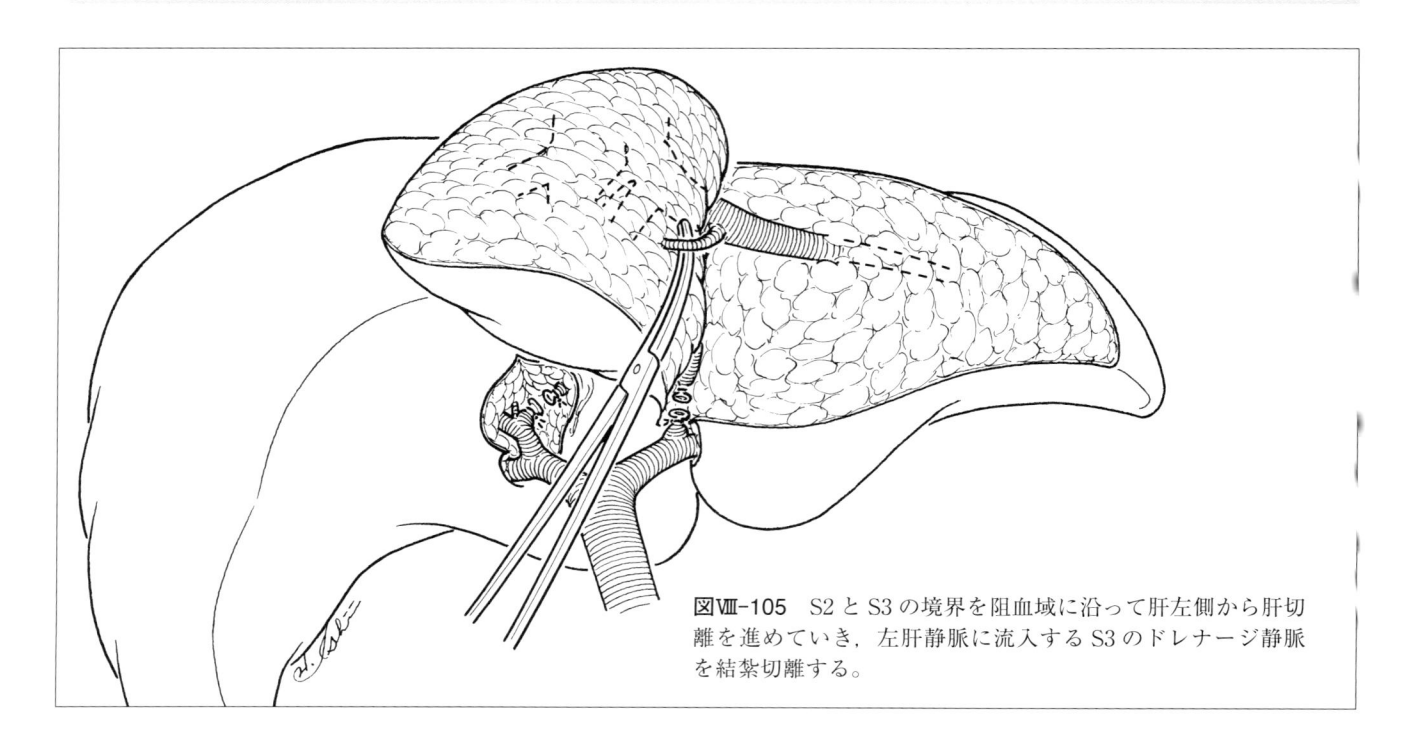

VIII. 立体解剖からみた肝臓の治療

図VIII-105 S2とS3の境界を阻血域に沿って肝左側から肝切離を進めていき，左肝静脈に流入するS3のドレナージ静脈を結紮切離する。

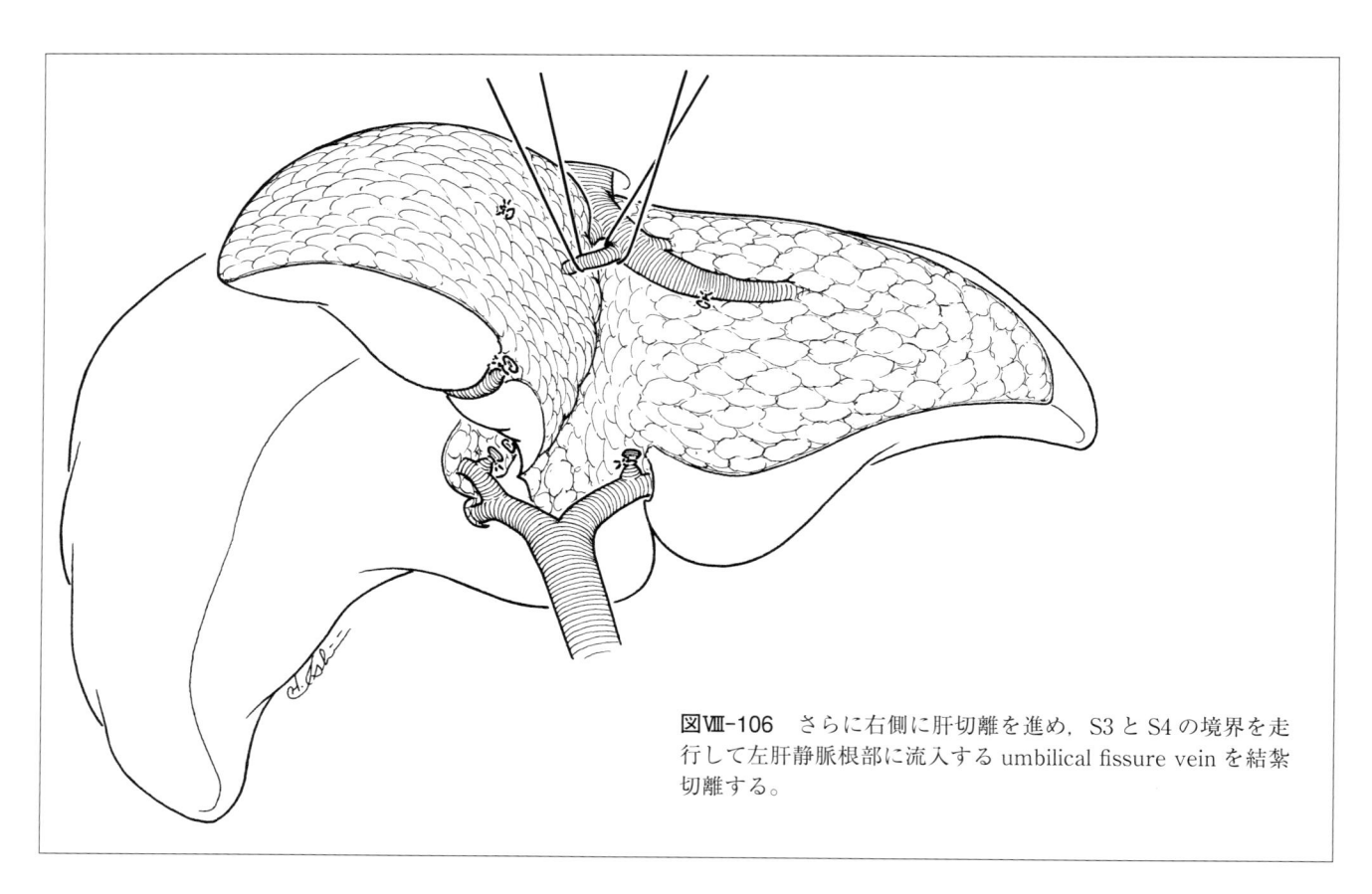

図VIII-106 さらに右側に肝切離を進め，S3とS4の境界を走行して左肝静脈根部に流入するumbilical fissure veinを結紮切離する。

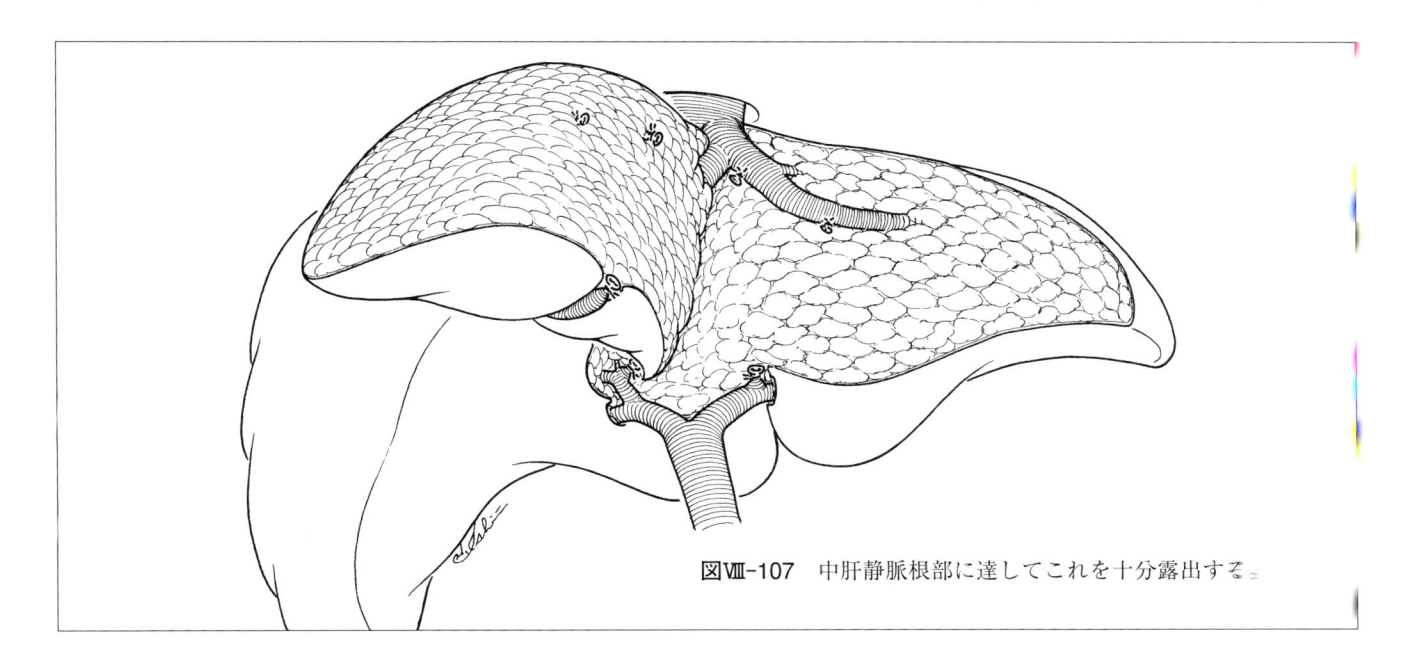

図Ⅷ-107 中肝静脈根部に達してこれを十分露出する。

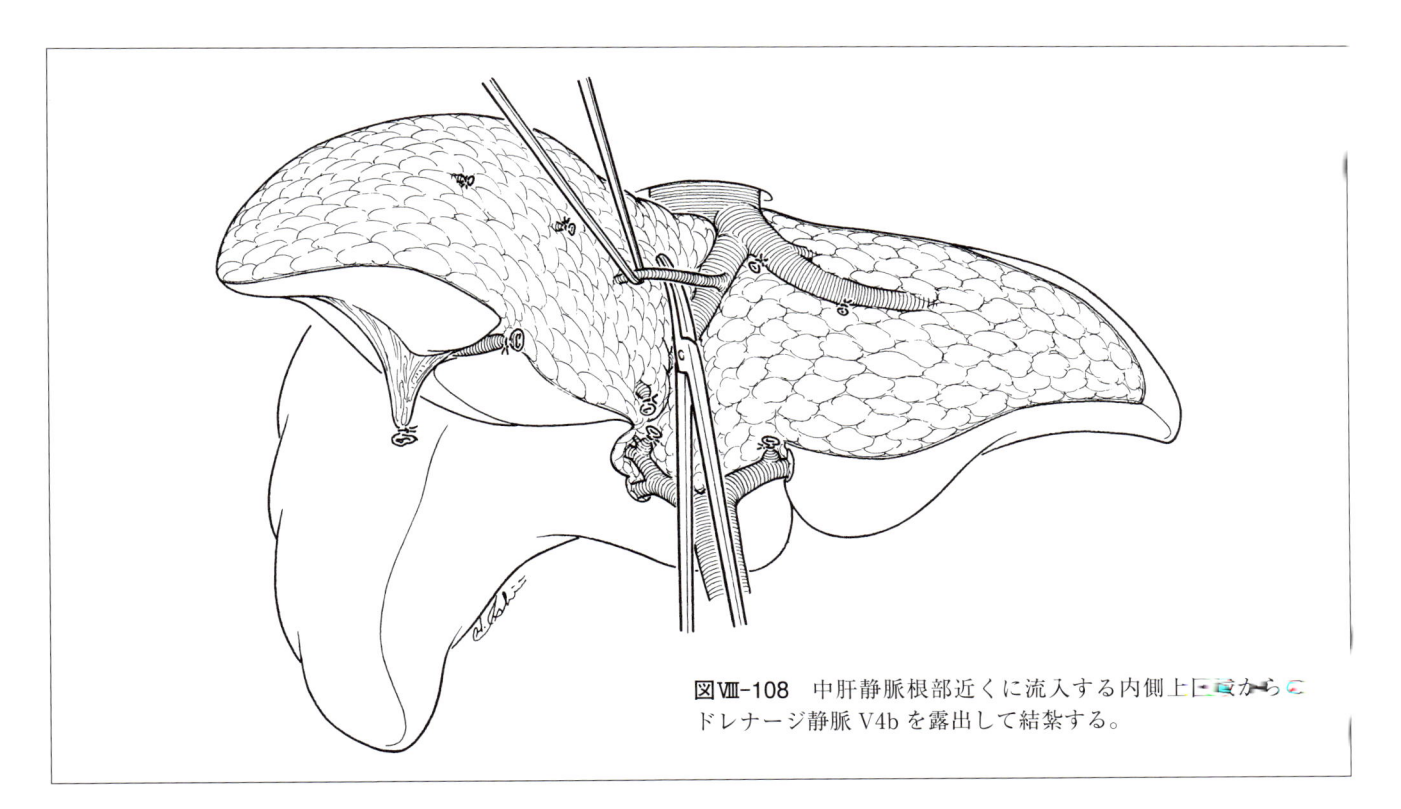

図Ⅷ-108 中肝静脈根部近くに流入する内側上区域からのドレナージ静脈 V4b を露出して結紮する。

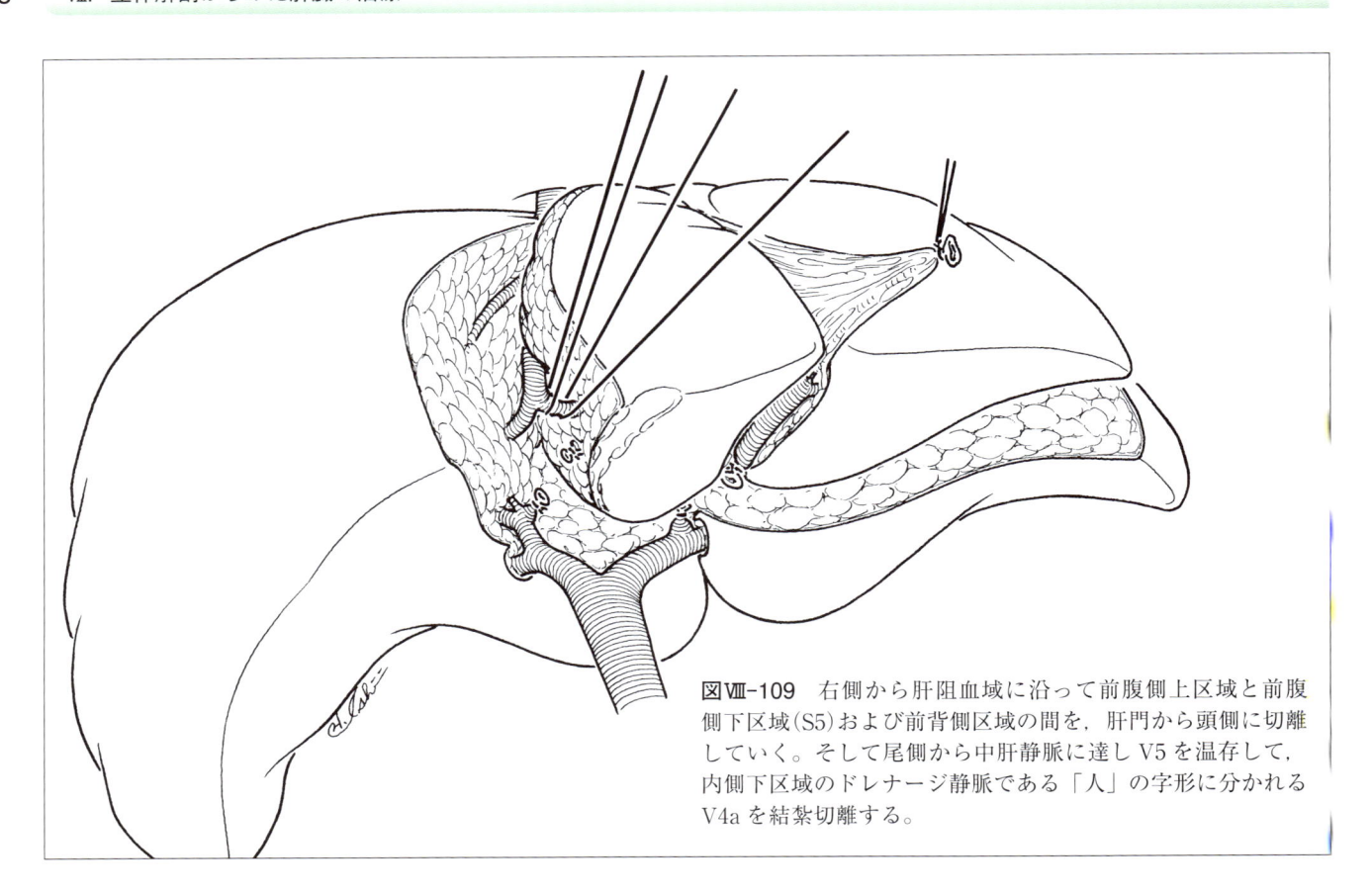

VIII. 立体解剖からみた肝臓の治療

図VIII-109 右側から肝阻血域に沿って前腹側上区域と前腹側下区域(S5)および前背側区域の間を，肝門から頭側に切離していく。そして尾側から中肝静脈に達しV5を温存して，内側下区域のドレナージ静脈である「人」の字形に分かれるV4aを結紮切離する。

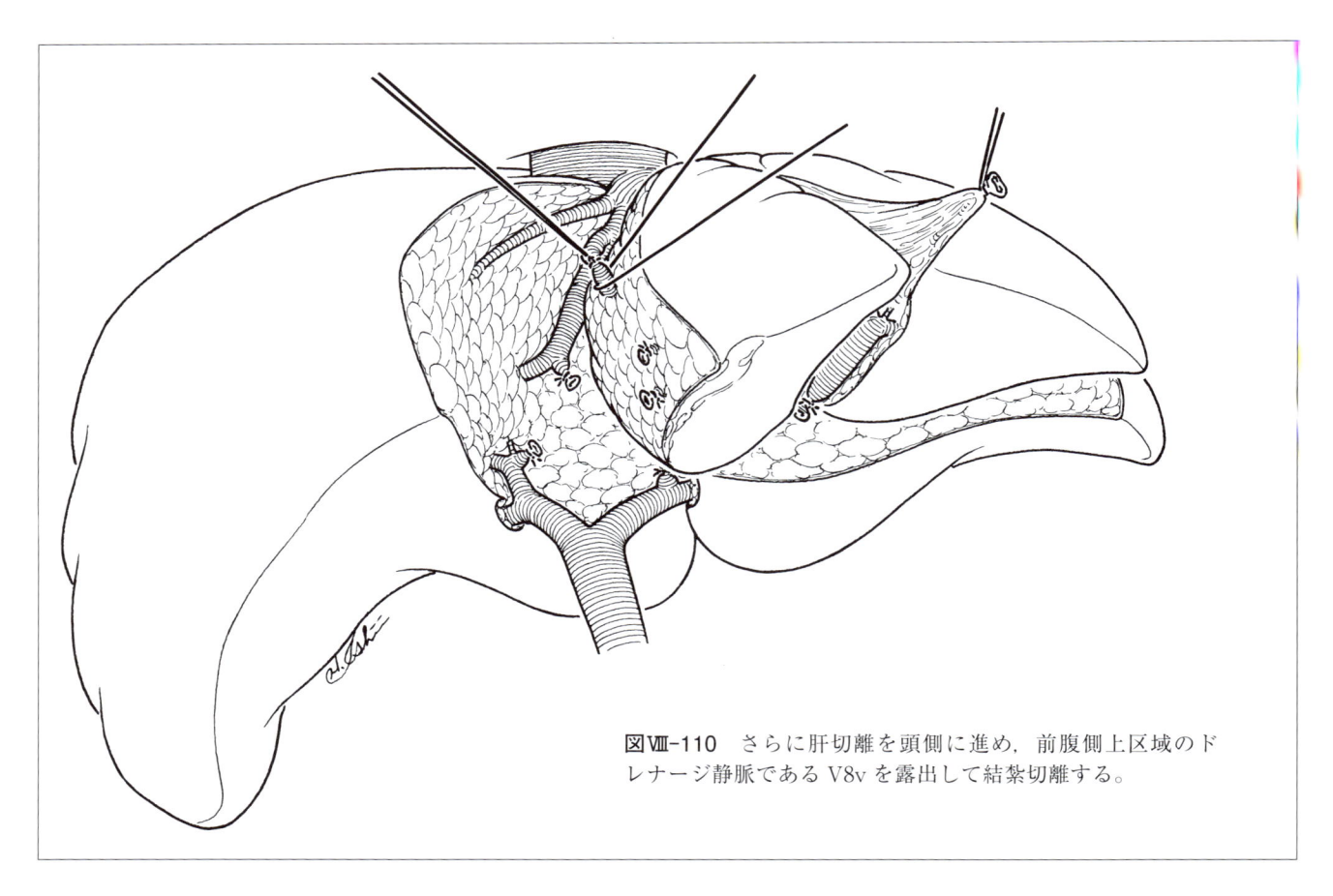

図VIII-110 さらに肝切離を頭側に進め，前腹側上区域のドレナージ静脈であるV8vを露出して結紮切離する。

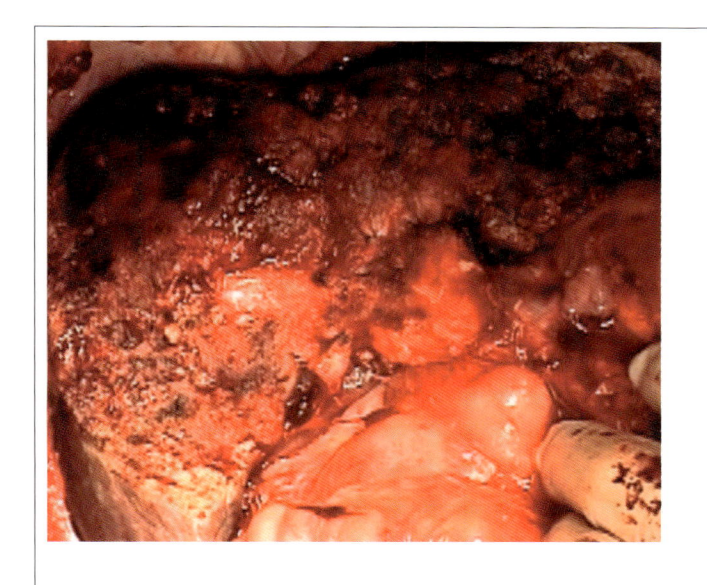

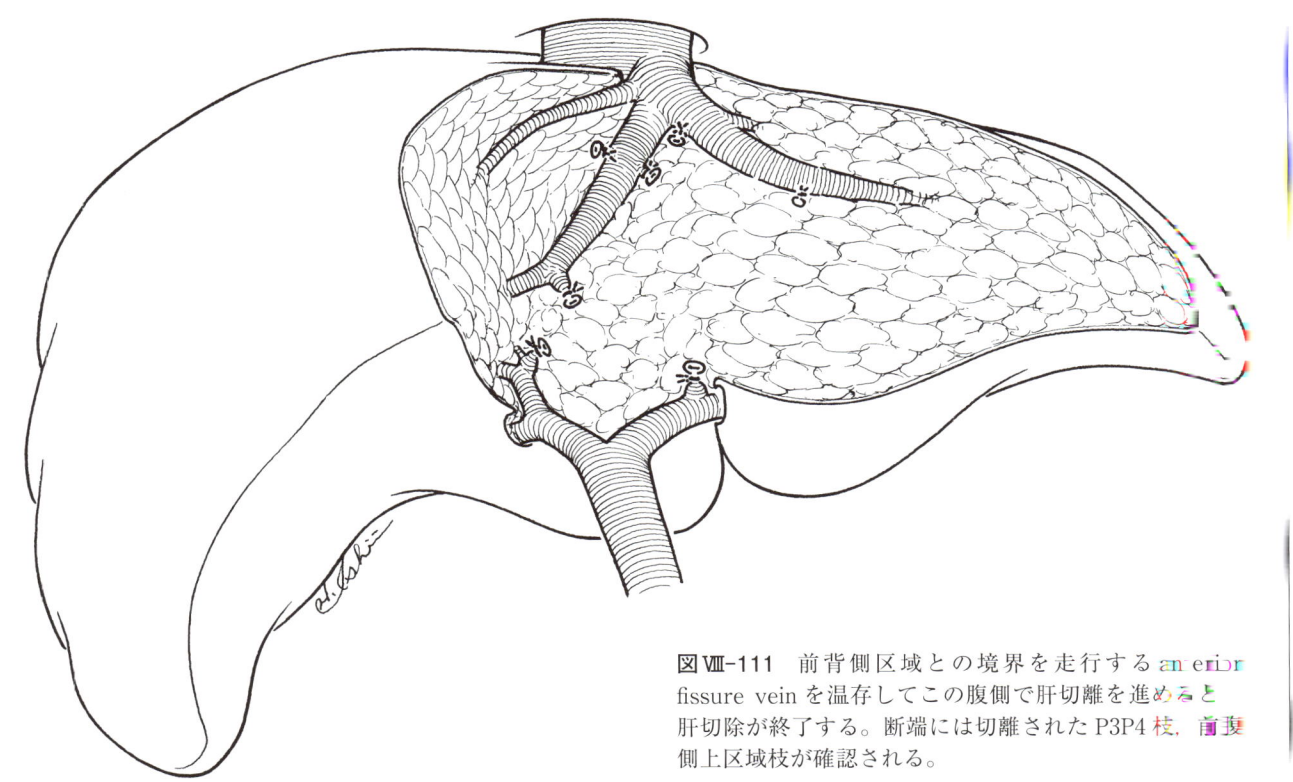

図Ⅷ-111 前背側区域との境界を走行する anterior fissure vein を温存してこの腹側で肝切離を進めると肝切除が終了する。断端には切離された P3P4 枝，前腹側上区域枝が確認される。

内側下区域＋前腹側下区域切除

　胆嚢からのドレナージ静脈である胆嚢静脈は内側区域門脈や前腹側下区域門脈に流入するケースが多く，胆嚢癌の肝切除範囲では内側下区域＋前腹側下区域切除が標準手術となる。本術式には流入血行の遮断が必要であり，まず肝外で内側下区域の流入血行を処理し，ついで腹側下区域の数本の枝を処理し，出現した阻血領域に沿った肝実質切離を行うこととなる。

　図Ⅷ-112に2本の内側下区域門脈と腹側下区域門脈を処理したときの阻血範囲を示す。この範囲はV5vとV4aの静脈還流領域であり，V4aとV5vが合流して形成される中肝静脈部で肝静脈を処理すればよいことがわかる。安全な手術を進めるうえでは中肝静脈の走行位置の同定とV4aとV5v，残すV4b，V8vの把握が重要である。図Ⅷ-113に右前方からみた画像を示す。切除する中肝静脈の位置と，それより頭側に流入するV4bやV8v，AFVの走行状態がよくわかる。

手術の手順

①内側下区域の処理より開始する。肝鎌状間膜付着部からその右側縁に沿って肝実質切離を進めて門脈臍部に至る。ここでのグリソン処理を行うわけであるが，S4aの枝のみを切離し，S4bの枝は温存する。通常4bの枝は4aの枝の背側より分枝しているので損傷しないように注意を要する（図Ⅷ-114）。

②S4aのグリソン処理を済ませたら，肝門板に沿って肝との間を剝離して右グリソンを露出していく。この際に，肝門板より離れないことが重要である。腹側にはV5vがあり，背側には尾状葉枝があるので，それらの損傷を避けることが大切である（図Ⅷ-115）。

③右グリソン本幹に沿って肝実質との間を剝離し，右グリソン本幹や前区域本幹より腹側に分岐する前腹側下区域枝を露出し処理していく。この処理により切除予定領域の阻血が明瞭化する（図Ⅷ-116）。

④術中エコーなどにより中肝静脈を同定し，V4a，V4b，V5vの流入・走行位置を把握する。V4aとV5vの合流部の高さにより一括処理か個別処理を選択する（図Ⅷ-117）。

⑤阻血域に沿って左側から，尾側から頭側に肝実質切離を進めていく。阻血域の頭側端，すなわちS4bとの境界に達したら，頭側の阻血ラインに沿って左側から右側に肝切離を進めていく。するとV4aとV5vが別々に，もしくは合流して中肝静脈となる位置が露出される。その露出の状況でこれらの静脈を中肝静脈流入部で一括結紮か，V4aとV5vを個別に結紮して切離する。

⑥ついで右側の肝切除に移る。背側下区域との阻血境界域に沿って尾側より頭側に肝実質切離を進めていく。途中で腹側下区域のもう1本のグリソン枝が露出される場合は，これを確実に処理する（図Ⅷ-118）。

⑦V5vの切離部に向けて切離を進めていくと，内側下区域＋前腹側下区域切除が終了する（図Ⅷ-119）。

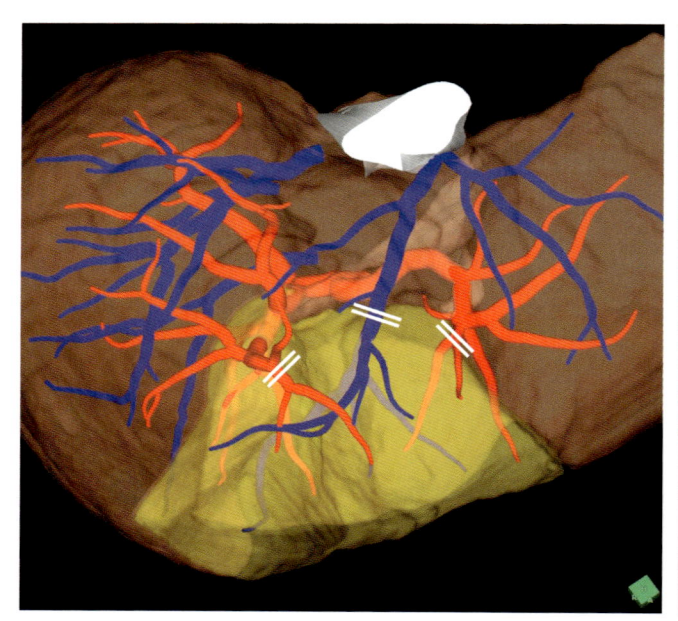

図Ⅷ-112　肝を頭側よりみた図
V4aとV5vの支配領域を切除範囲として黄色で示す。同領域に流入する門脈が切離の対象となる。

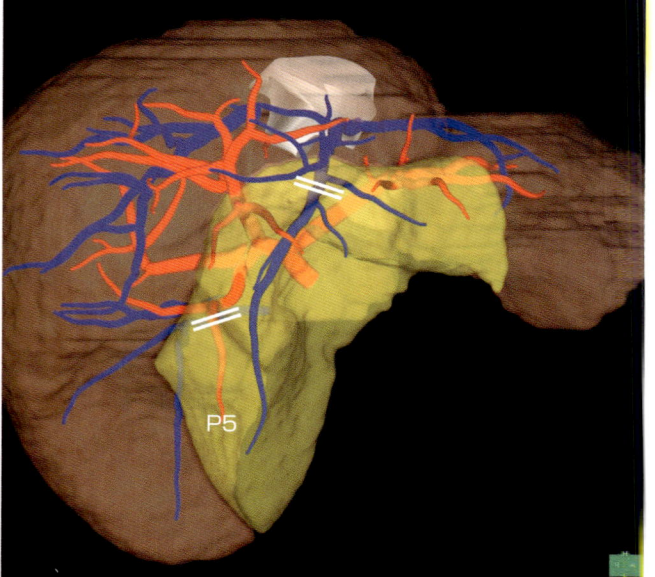

図Ⅷ-113　肝を右前方よりみた図
切除肝を正面視している。切除領域の下方に後区域門脈枝の存在が確認される。

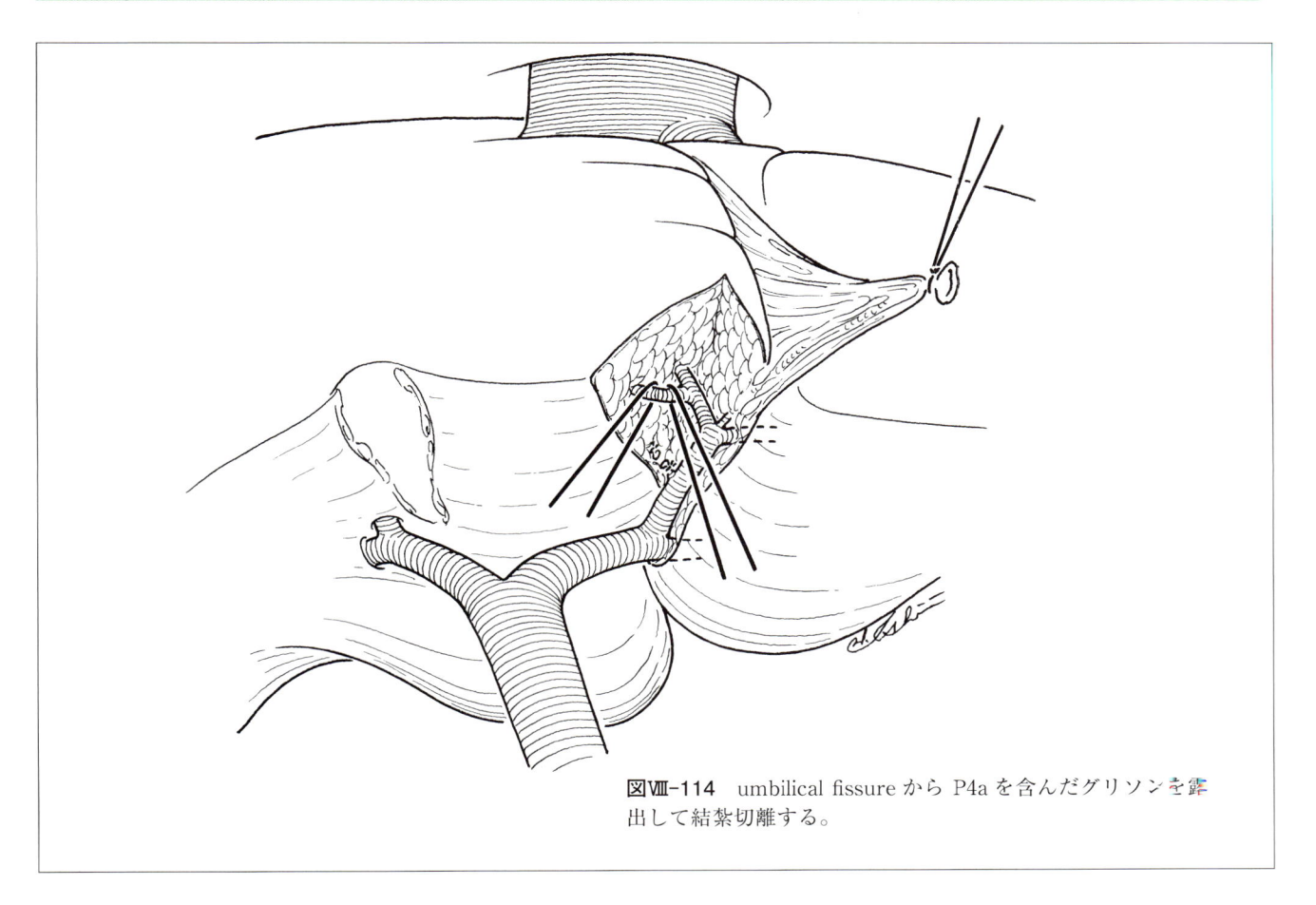

図Ⅷ-114 umbilical fissureからP4aを含んだグリソンを露出して結紮切離する。

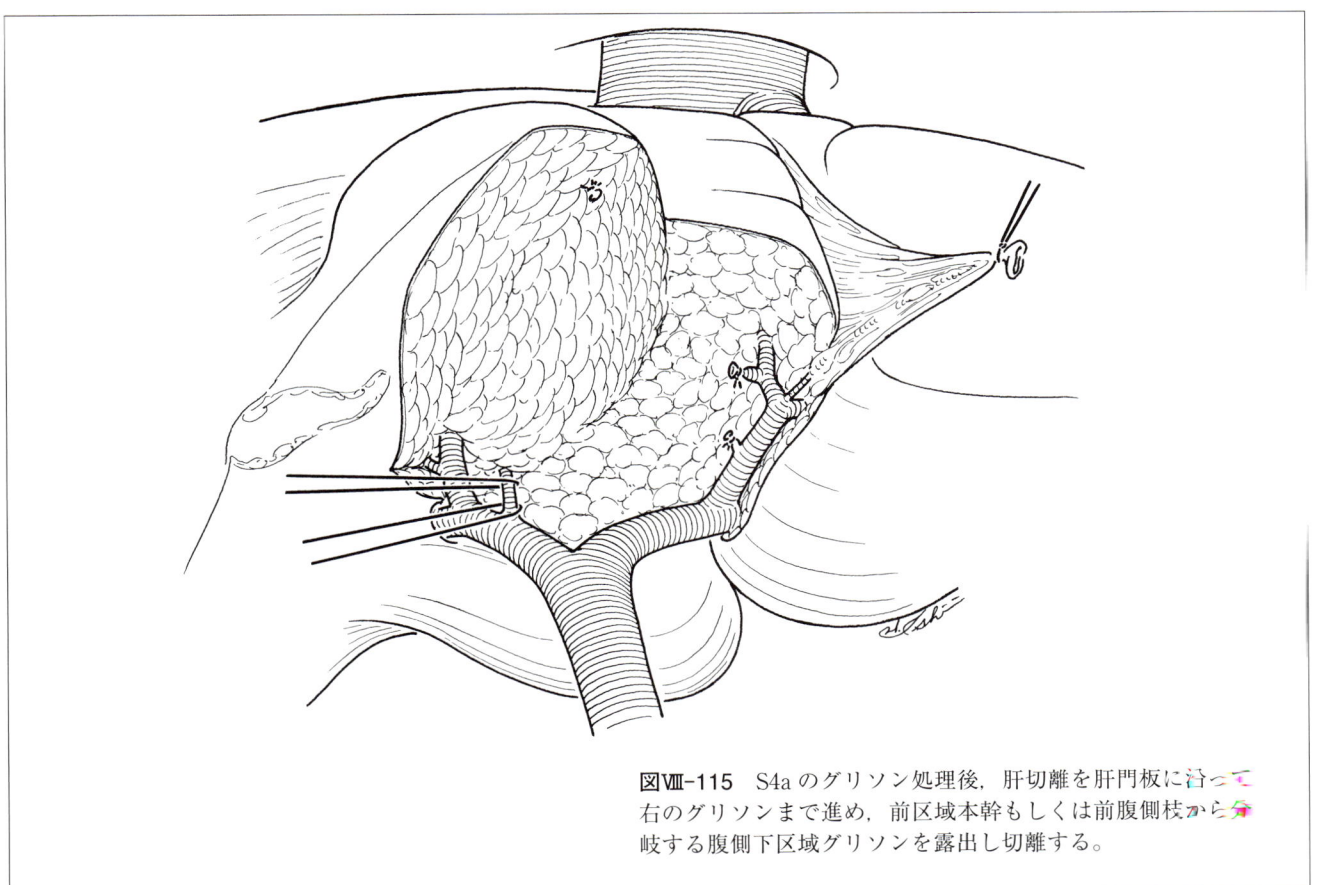

図Ⅷ-115 S4aのグリソン処理後，肝切離を肝門板に沿って右のグリソンまで進め，前区域本幹もしくは前腹側枝から分岐する腹側下区域グリソンを露出し切離する。

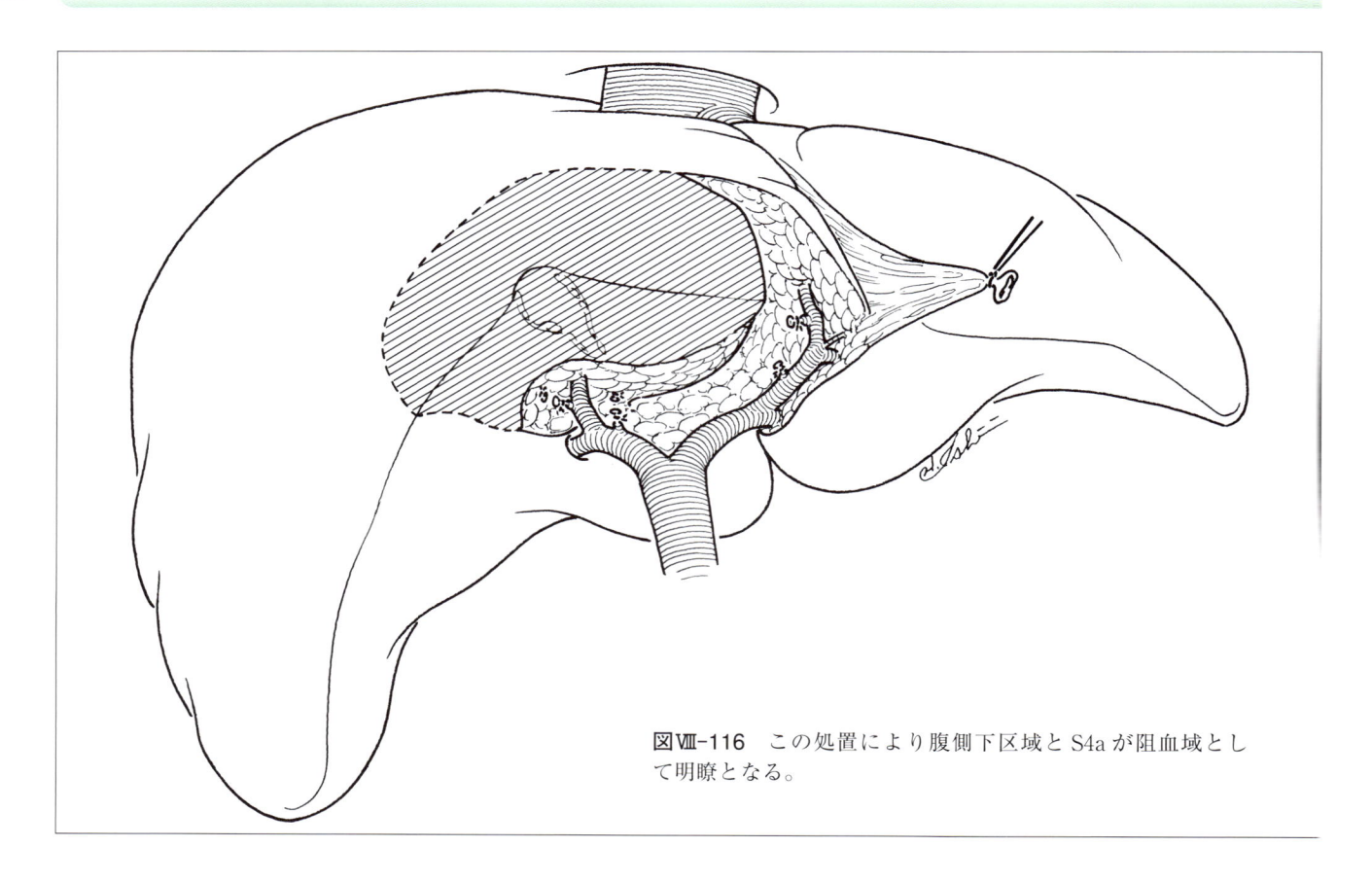

図Ⅷ-116 この処置により腹側下区域とS4aが阻血域として明瞭となる。

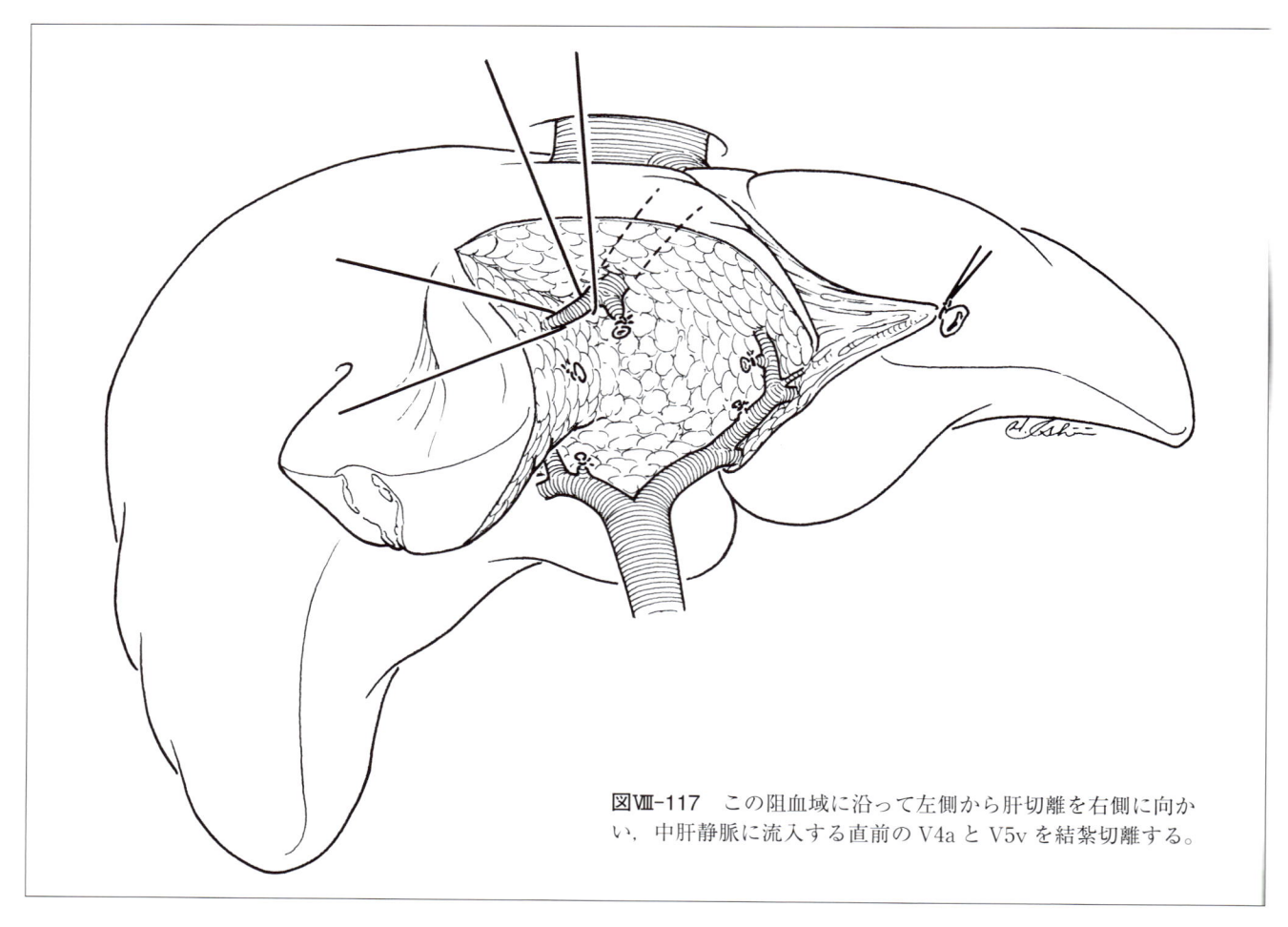

図Ⅷ-117 この阻血域に沿って左側から肝切離を右側に向かい，中肝静脈に流入する直前のV4aとV5vを結紮切離する。

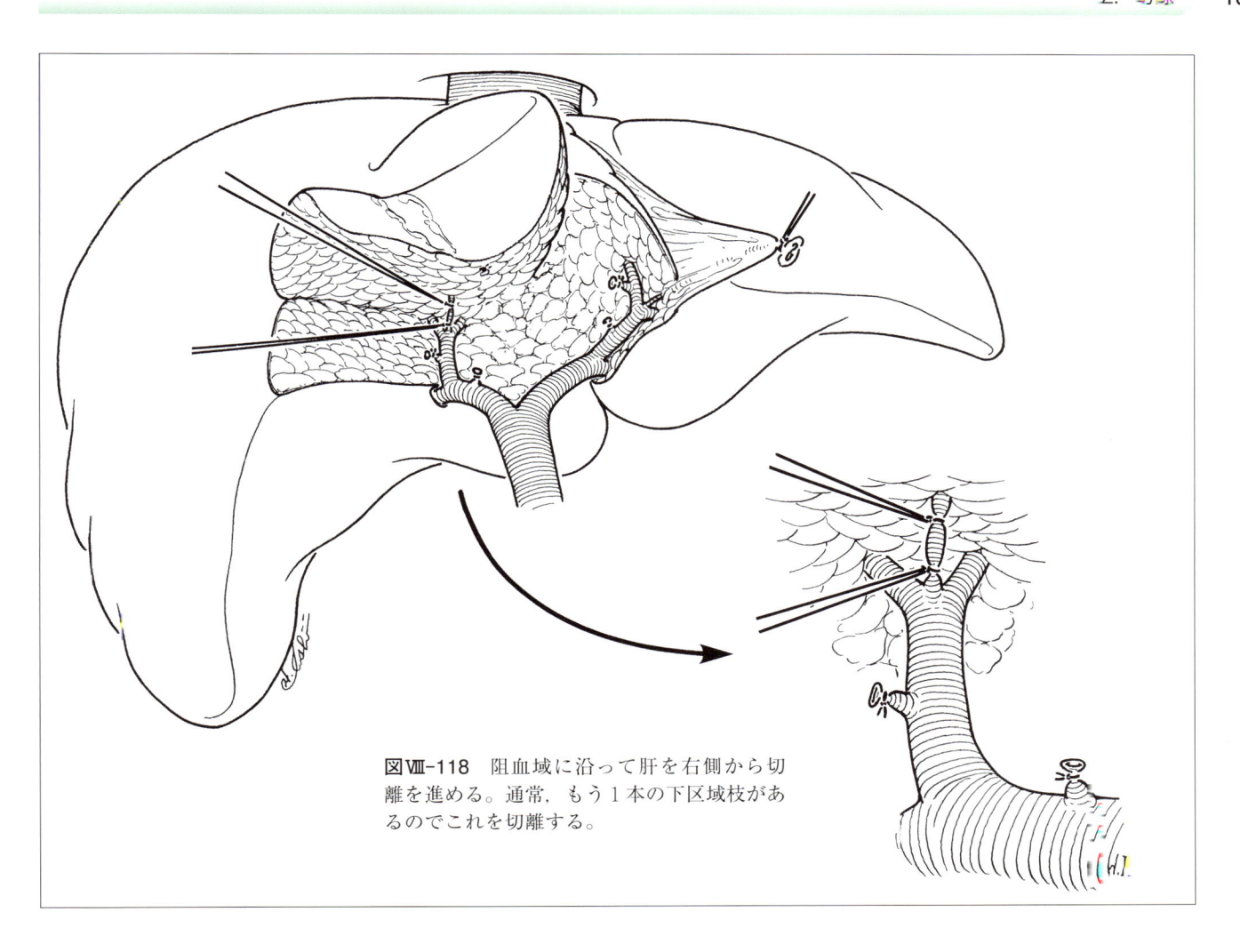

図Ⅷ-118 阻血域に沿って肝を右側から切離を進める。通常，もう1本の下区域枝があるのでこれを切離する。

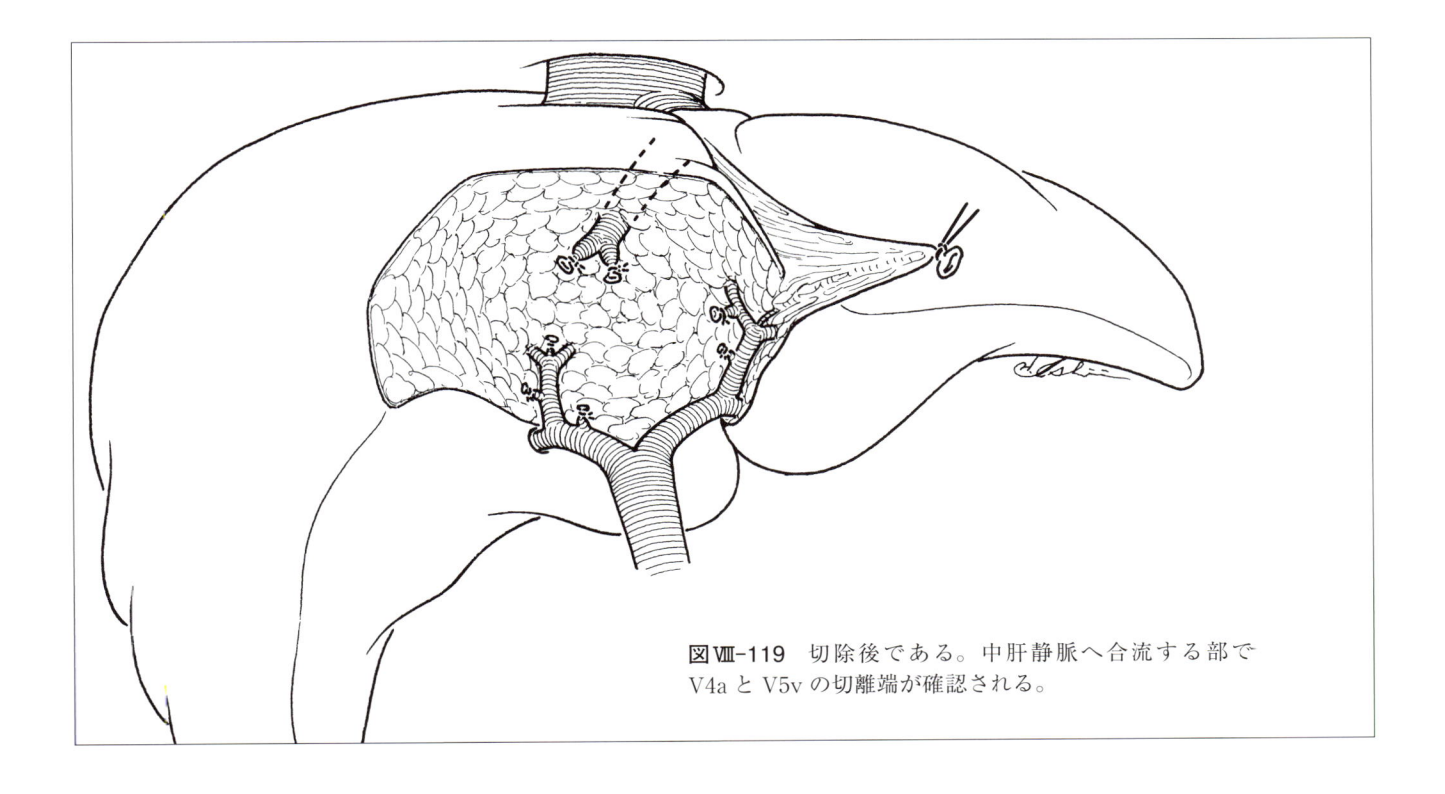

図Ⅷ-119 切除後である。中肝静脈へ合流する部でV4aとV5vの切離端が確認される。

m 肝前腹側上区域切除（経肝的アプローチ）

本症例では，CTAP像のように肝前区域門脈は腹側枝と背側枝に2分岐し，肝前腹側門脈枝の頭側に腫瘍が存在する。そして前区域枝の左側に中肝静脈の走行を確認することができる（図Ⅷ-120）。さらに腫瘍のドレナージ静脈V8vが中肝静脈に流入している（図Ⅷ-121）。これらの術前画像診断から，まずレックス・カントリー線で肝を離断して中肝静脈に達し，その腹左側で前腹側上枝を一括して処理することで系統的に前腹側上区域切除ができることがイメージできる。

手術の手順
①まず胆嚢を摘出する。
②グリソン一括法で，右門脈肝管動脈を含んだグリソン鞘をテーピングして，いったん血流遮断する。
③肝右葉に阻血域が明らかとなり，左葉との境界線のレックス・カントリー線を電気メスでマークをする。
④右グリソンの血流遮断を解除する。
⑤ついで肝前区域グリソンを一括してテーピングする。
⑥そしてその前区域グリソンを血流遮断し，前区域と後区域の境界を阻血域に沿ってマーキングする。
⑦肝十二指腸間膜全体に鉗子をかけて，プリングル法により全肝流入血行遮断を施行し，レックス・カントリー線に沿って肝を頭側まで，中肝静脈に達する深さまでに離断する（図Ⅷ-122）。
⑧左側からのV4aと右側からのV5vが合流して中肝静脈が形成される部を確認する。腹側下区域のドレナージ静脈であるV5vを傷つけないよう留意し，その頭側で肝実質を少し剥離するとグリソン鞘に達する。
⑨このグリソン鞘が前腹側枝であり，尾側に向かう枝分岐部よりも頭側でこれを一括してテーピングして血流遮断をする（図Ⅷ-123）。
⑩血流遮断によりV5v合流部より尾側の肝が変色した場合は，腹側下区域枝Pが含まれているので頭側へグリソン鞘を追って，V5v合流部より尾側の肝が変色しなくなる位置で腹側枝を結紮する。
⑪すると前腹側上区域のみが変色し，切除範囲が明らかになる。その変色域に沿って，腹側下区域および前背側上区域の境界を電気メスにてマーキングする（図Ⅷ-124）。
⑫まず阻血域に沿って腹側上区域と下区域の境界を肝離し，中肝静脈の深さまで達する。切除側の腹側上区域肝を右腹側に牽引しつつ中肝静脈に沿って頭側に肝切離を進める。中肝静脈に流入する腹側上区域のドレナージ静脈であるV8vの根部を露出して結紮切離する（図Ⅷ-125）。
⑬尾側から背側上区域との境界を阻血ラインに沿って頭側の肝切離を頭側に進める。肝切離の深さは中肝静脈の高さで，右側は背側上区域との境界を意識して肝切離を進めることが重要である。
⑭肝切離を頭側に進めると肝前背側区域との境界を走行するanterior fissure veinが確認されるので，この腹側で肝切離を進める（図Ⅷ-126）。
⑮anterior fissure veinと頭側の阻血ラインに沿ってわずかの肝切離を進めると肝前腹側上区域切除が終了する。anterior fissure veinが確認できない場合はV8v切離部の深さから頭右側の背側区域との境界の阻血ラインに向かって肝切離を進めればよい。

図Ⅷ-127はその切除後の所見である。

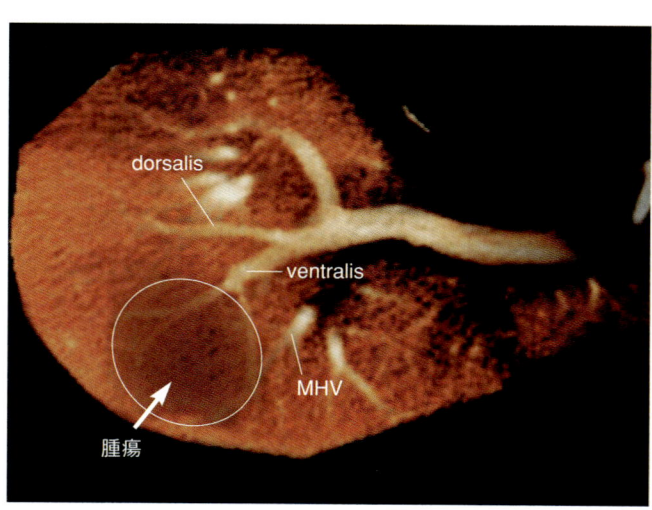

図Ⅷ-120 腫瘍は肝前腹側区域に存在する。

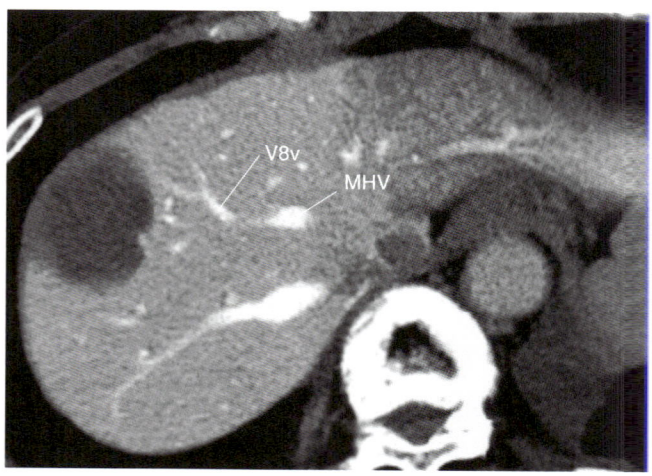

図Ⅷ-121 造影CT像で，そのドレナージ静脈が中肝静脈に流入している。

図Ⅷ-122 プリングル法による肝流入血行遮断下に,レックス・カントリー線に沿って肝を切離し中肝静脈に達する。

図Ⅷ-123 腹側下区域のドレナージ静脈である V5v を露出して,その頭側で肝実質を少し剝離すると前腹側区域グリソン鞘に達する。尾側に向かう枝の分岐部よりも頭側で,これを一括してテーピングして血流遮断をする。

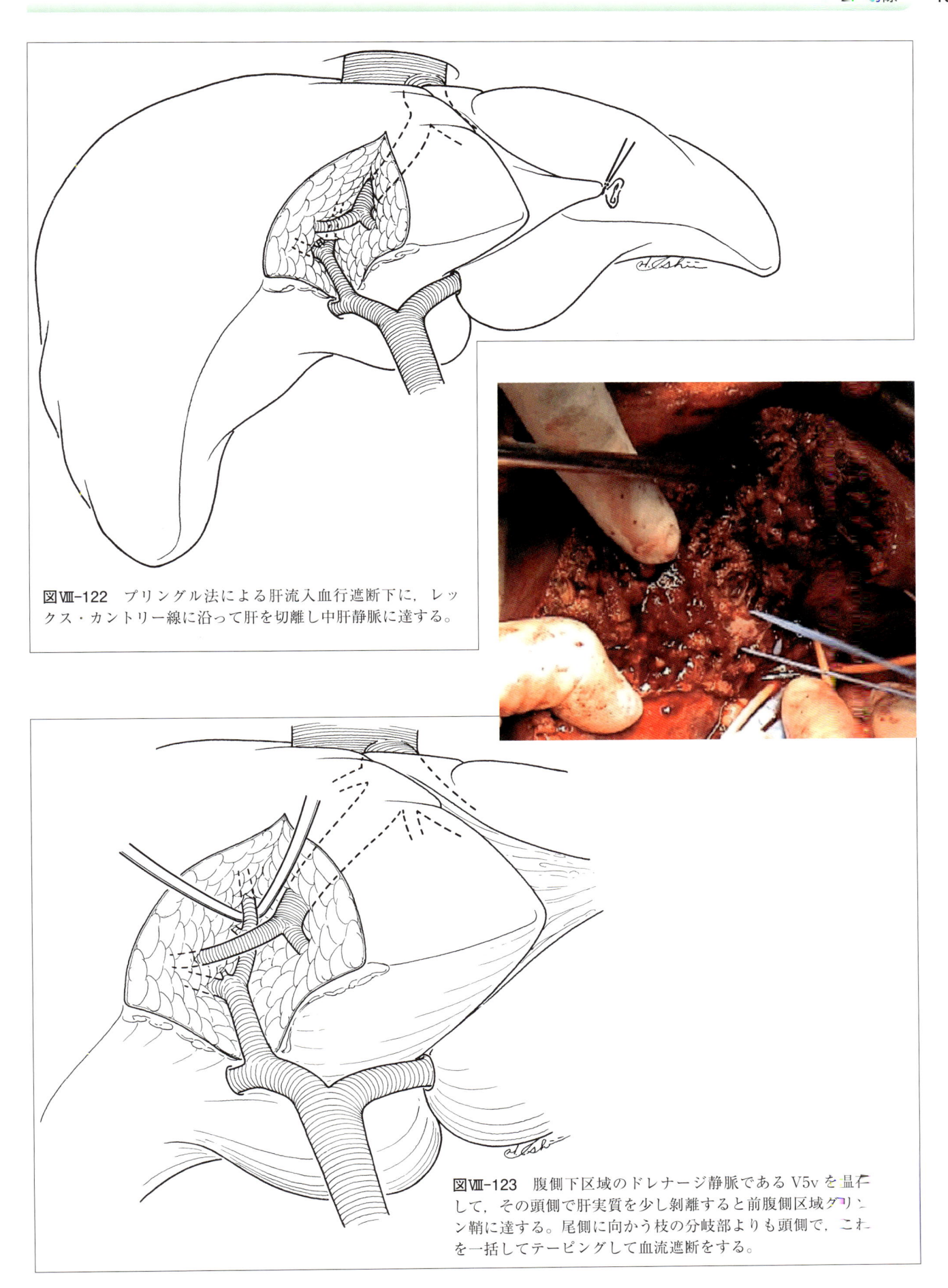

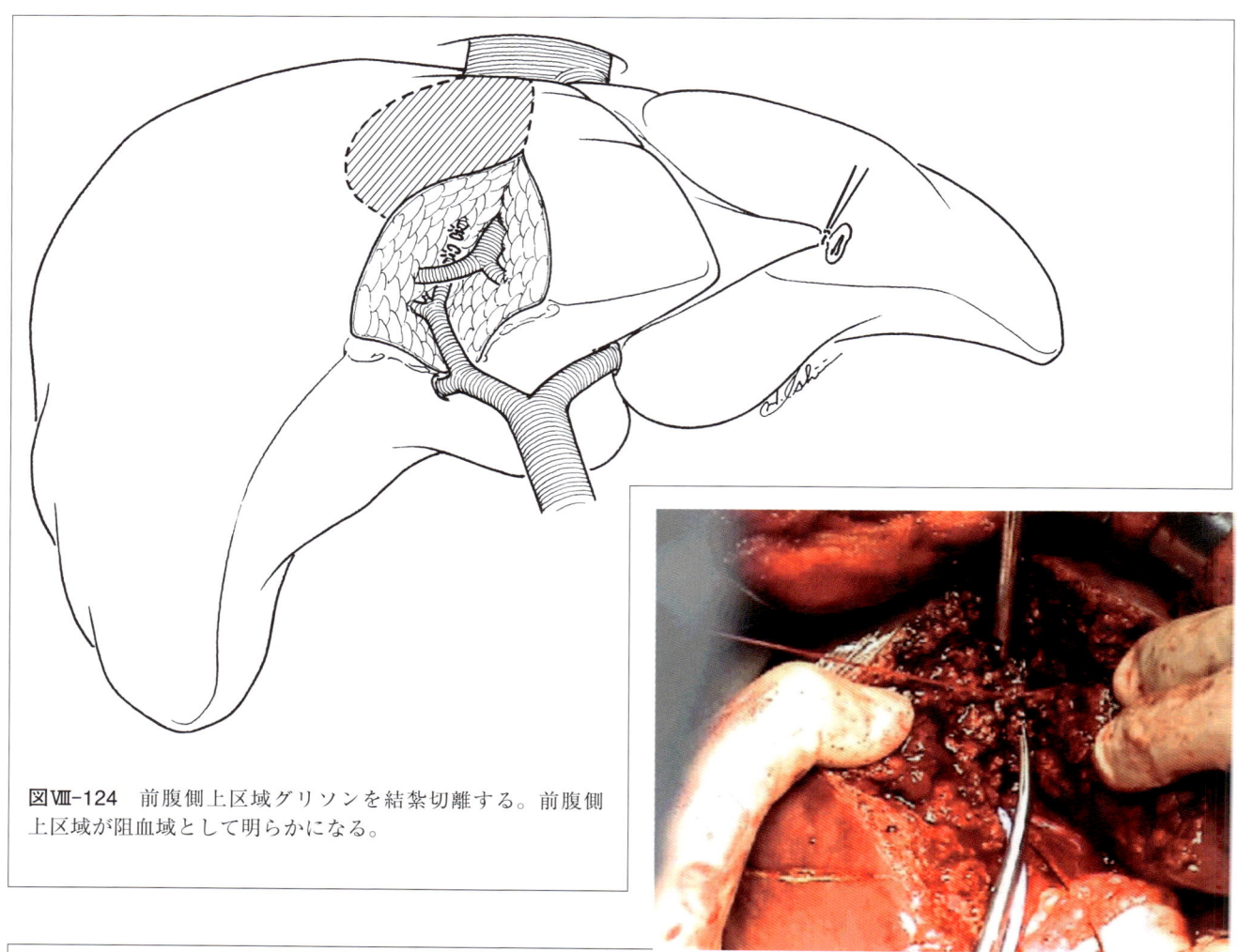

186　Ⅷ．立体解剖からみた肝臓の治療

図Ⅷ-124　前腹側上区域グリソンを結紮切離する。前腹側上区域が阻血域として明らかになる。

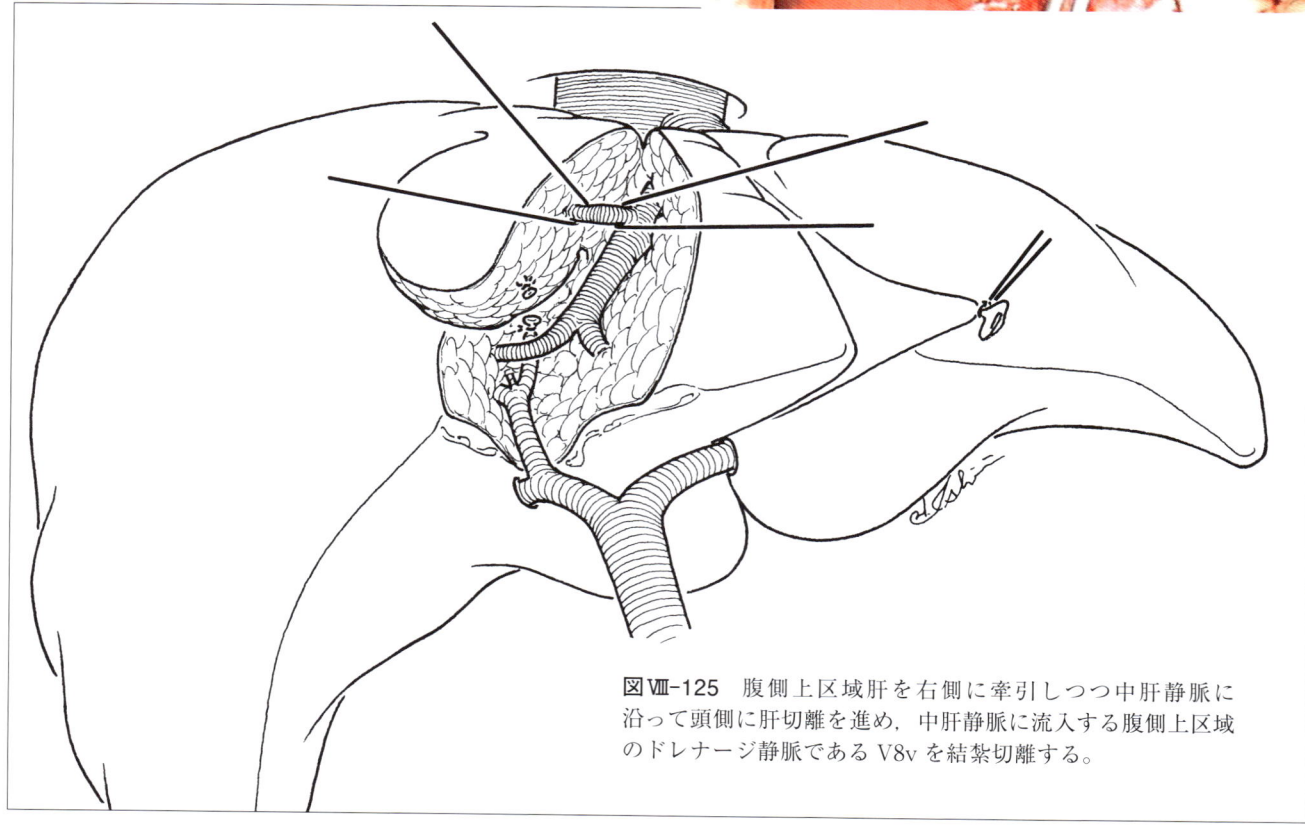

図Ⅷ-125　腹側上区域肝を右側に牽引しつつ中肝静脈に沿って頭側に肝切離を進め，中肝静脈に流入する腹側上区域のドレナージ静脈であるV8vを結紮切離する。

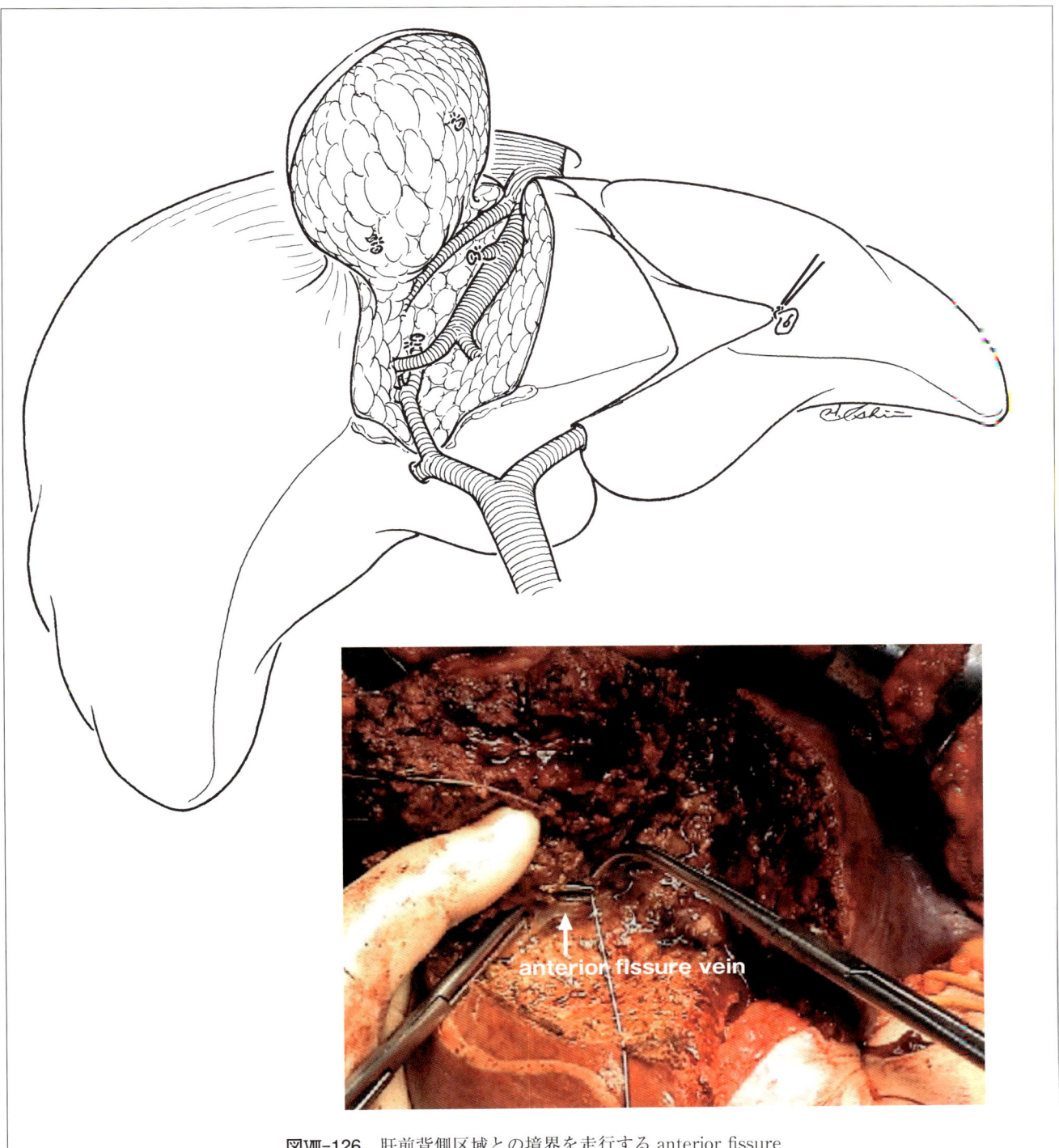

図Ⅷ-126 肝前背側区域との境界を走行する anterior fissure vein が確認されるので，この腹側で肝切離を進めると肝腹側上区域切除が終了する．

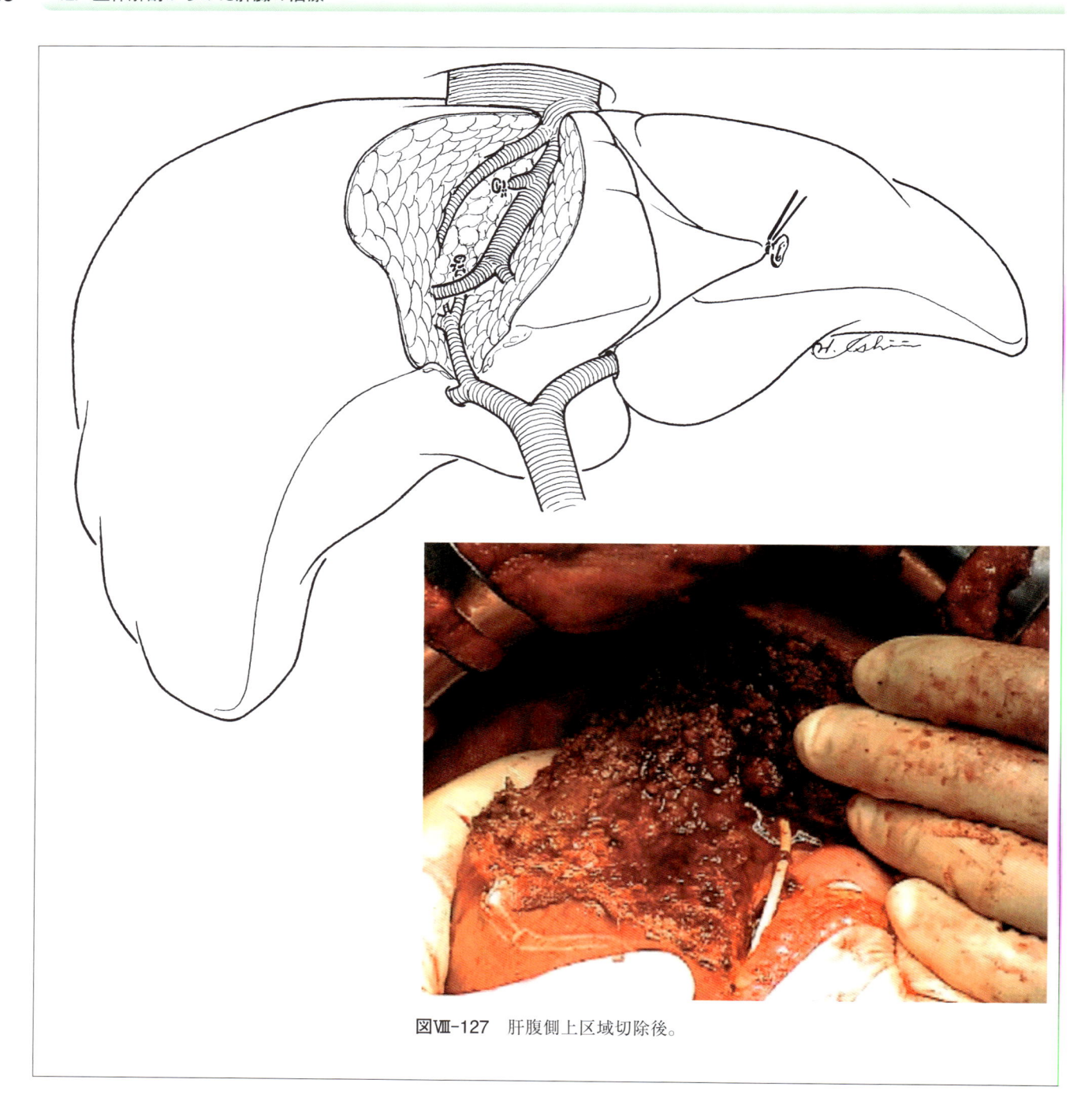

188　VIII．立体解剖からみた肝臓の治療

図VIII-127　肝腹側上区域切除後。

n 肝前腹側上区域切除（経肝門アプローチ）

手術の手順

①肝前区域グリソン鞘を一括してテーピングする。そして肝前区域グリソン全面の肝実質をバイポーラシーザスで切離し，anterior fissure を開く。最左側の頭側の枝が前腹側上区域枝であり，これを一括してテーピングする（図Ⅷ-128）。

②この領域には2本の前腹側下区域の枝も含まれており，その変色範囲は図Ⅷ-129のようになる。左側はレックス・カントリー線となる。変色域を確認したら先にテーピングした前腹側区域枝を結紮切離する。

③本例では太い中肝静脈が後区域の領域もドレナージしているので（図Ⅷ-130），この中肝静脈を損傷しないように留意しなければならない。まずレックス・カントリー線で肝を離断し，前腹側から流入するV8を露出して結紮切離する（図Ⅷ-131）。

④中肝静脈に沿って尾側へ肝切離を進め，中肝静脈に流入するもう1本のV8vを結紮切離する（図Ⅷ-132）。

⑤ついで阻血域に沿って前背側区域との間で肝切離を開始し，切除側肝を腹頭側に牽引すると前背側区域との境界を走る anterior fissure vein が露出されるので，その腹側で肝切離を施行すると切除が終了する（図Ⅷ-133）。

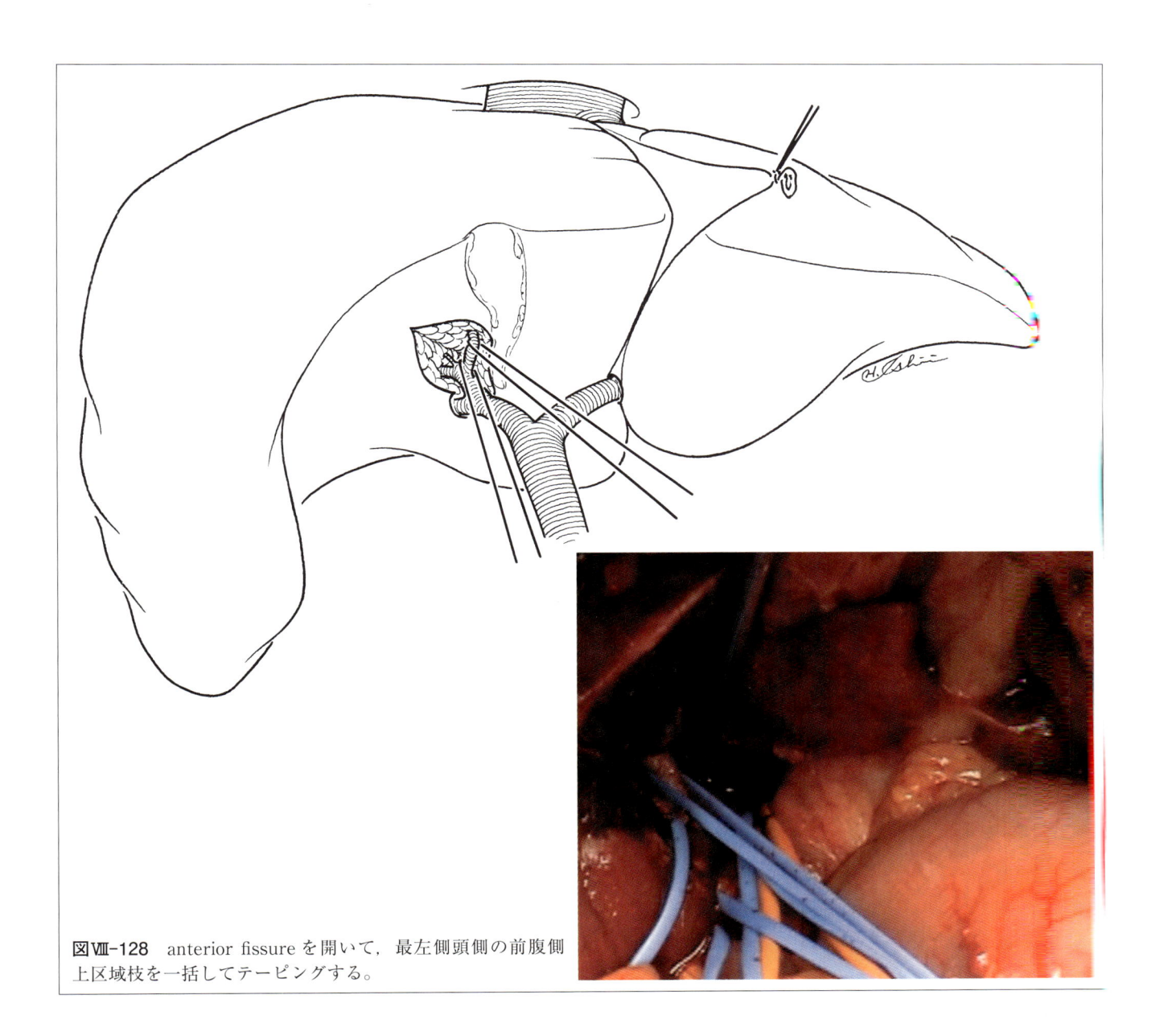

図Ⅷ-128 anterior fissure を開いて，最左側頭側の前腹側上区域枝を一括してテーピングする。

190　Ⅷ．立体解剖からみた肝臓の治療

図Ⅷ-129 その変色域である．左側はレックス・カントリー線となる．

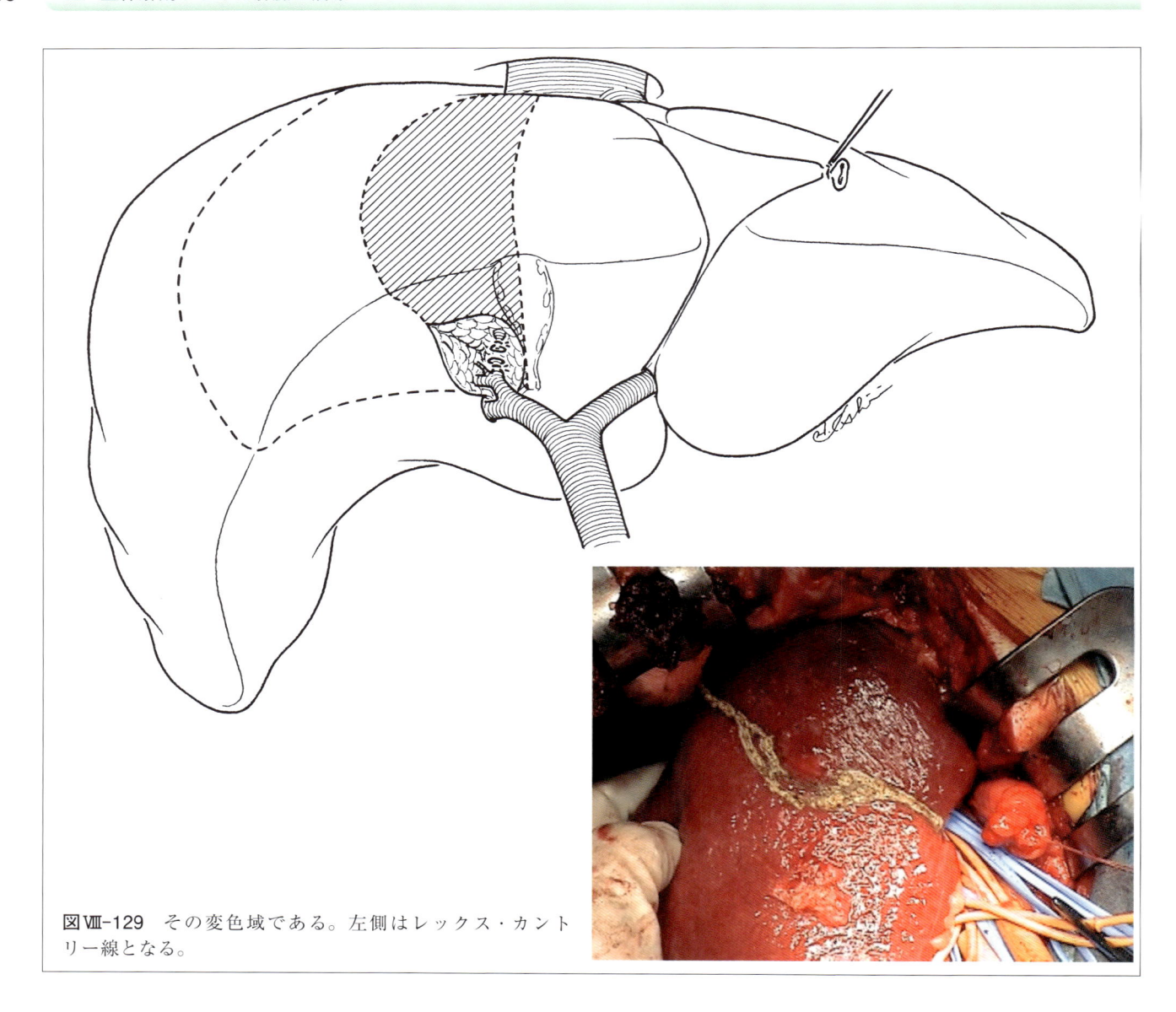

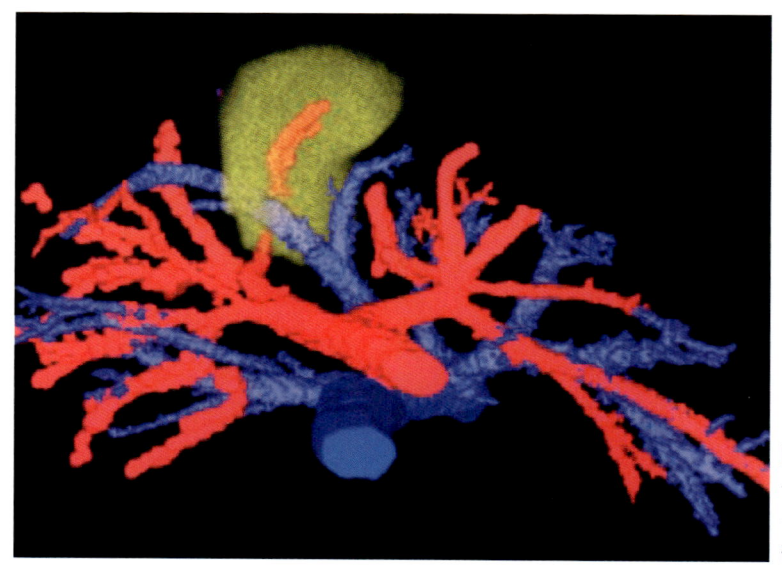

図Ⅷ-130 本例の3D画像である．腹側上区域が黄色で示されている．本例では太い中肝静脈が後区域の領域もドレナージしているので，この中肝静脈を損傷しないように留意しなければならない．

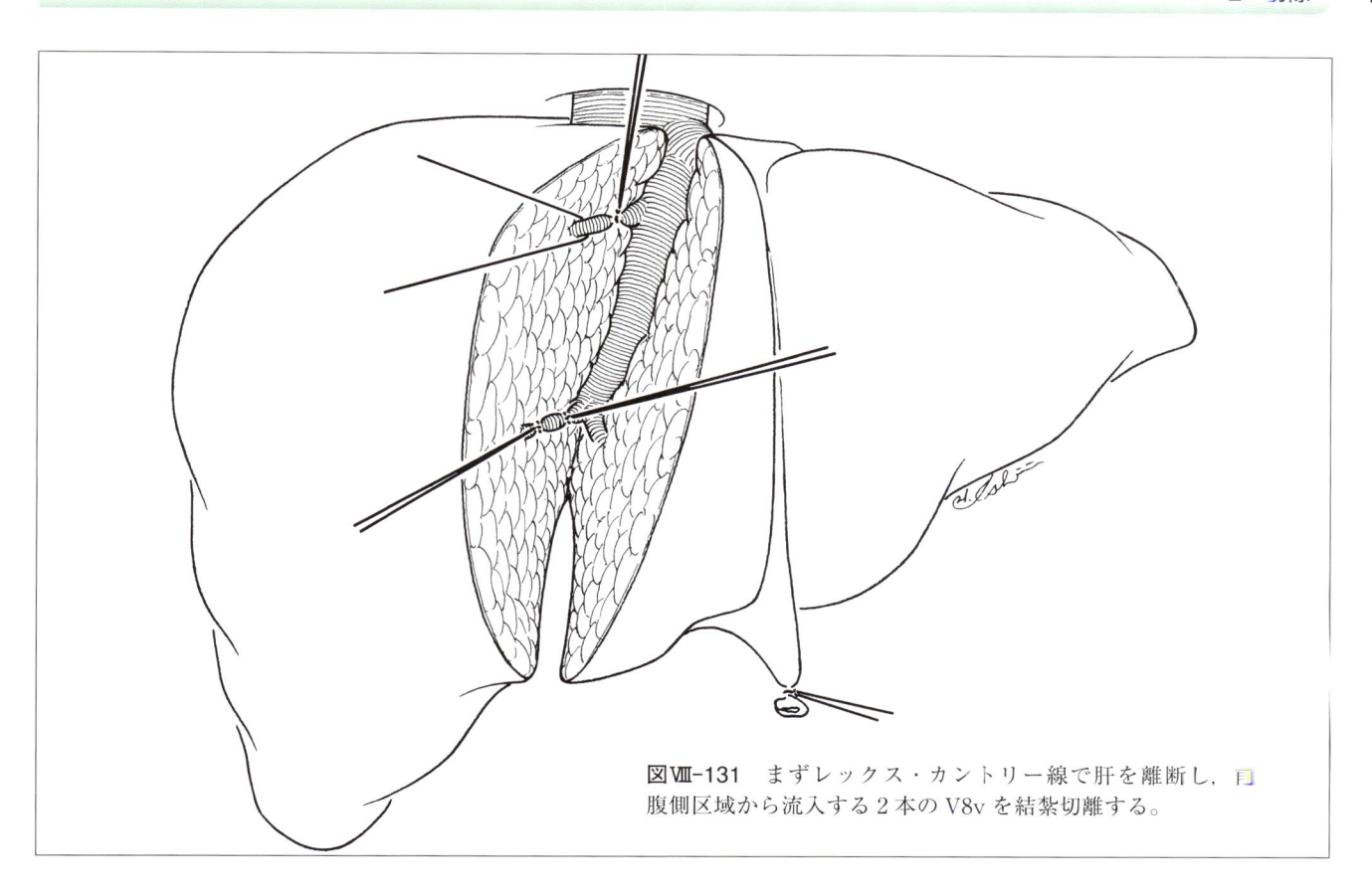

図VIII-131 まずレックス・カントリー線で肝を離断し、同腹側区域から流入する2本のV8vを結紮切離する。

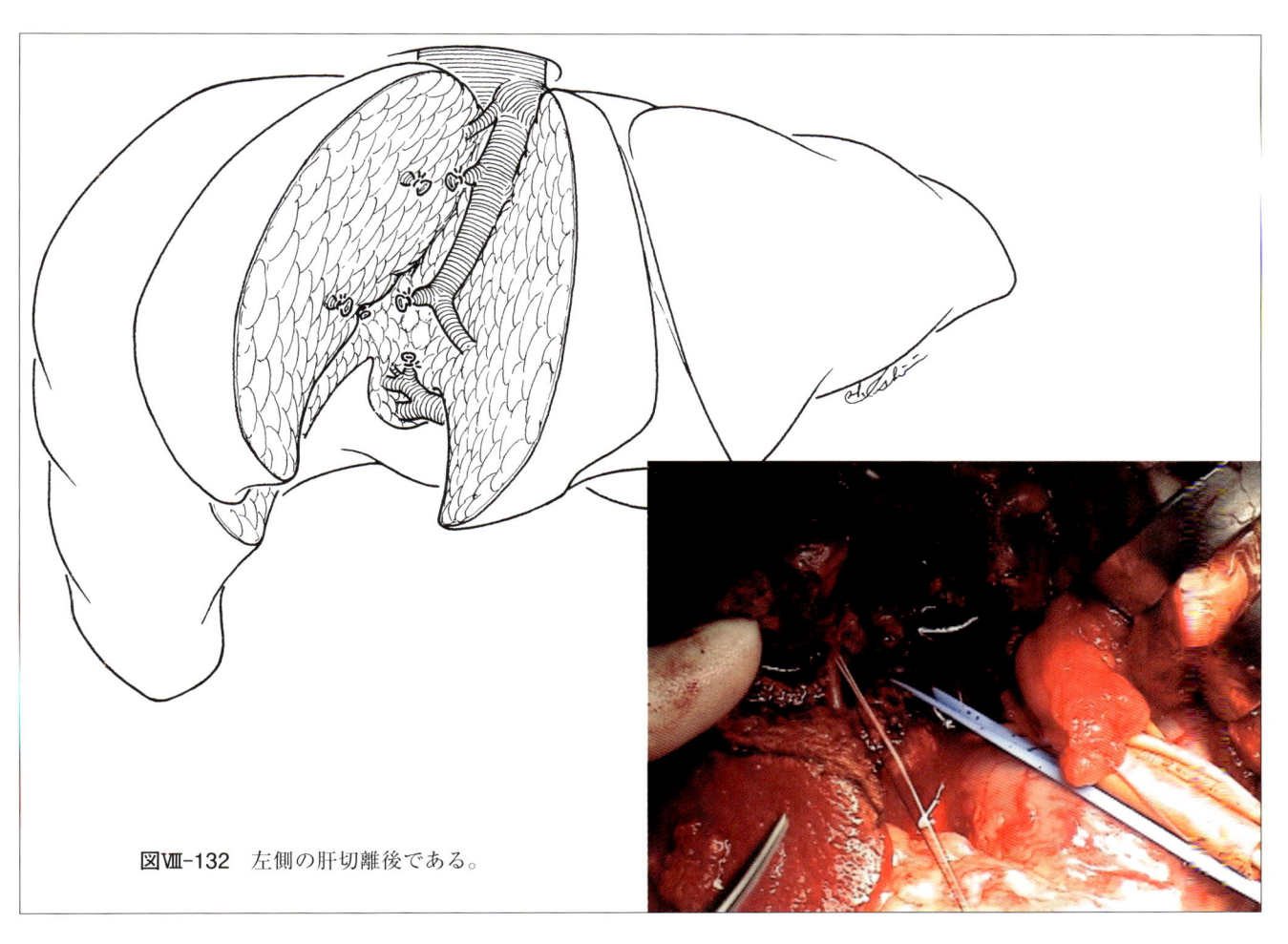

図VIII-132 左側の肝切離後である。

図Ⅷ-133 ついで阻血域に沿って前背側区域との間で肝切離を開始する。前区域との境界を走るanterior fissure veinが露出されるので，その腹側で肝切離を施行すると切除が終了する。

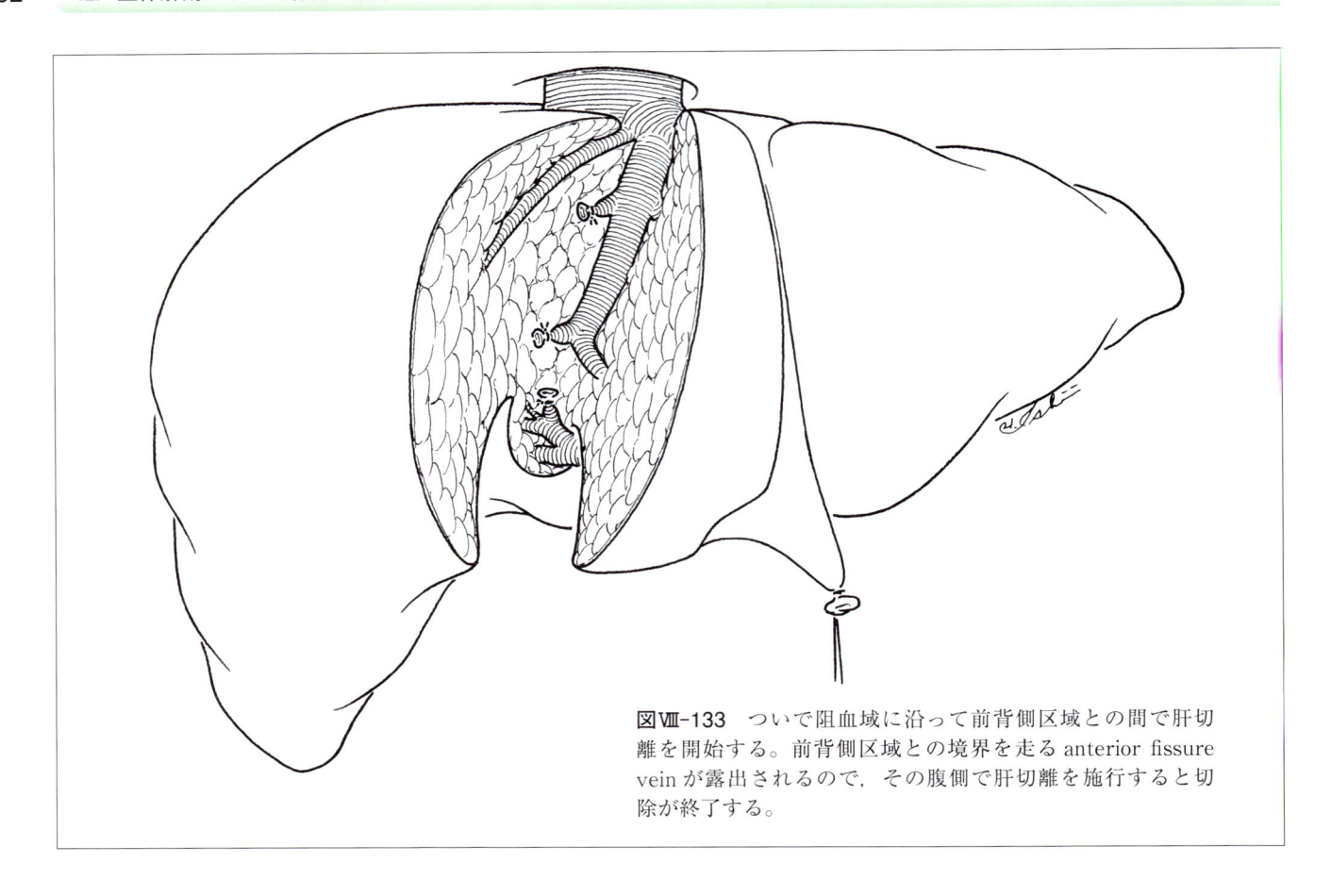

O 肝前背側上区域切除

手術の手順

①胆囊摘出後，右，前区域，後区域グリソン鞘をそれぞれテーピングする。

②anterior fissureを切開して広く開放し，前区域背側グリソンを露出していく（図Ⅷ-134）。通常尾側側（手前）が前背側下区域枝であるので，テストクランプをして確認して温存する。

③前背側上枝を前腹側枝の背側に確認し，これをテーピングして一時的に阻血し，肝表面の変色域が腫瘍付近にあることを確認する。確認したらこれを結紮切離する（図Ⅷ-135）。

④さらに前区域グリソン背側の剥離を進め，もう1本の頭側に向かう前背側上枝を確認し，これも一時的に血流遮断して阻血域から腫瘍付近を支配する枝であることを確認する。その後，結紮をする（図Ⅷ-136）。しかしこの枝はかなり奥にあって十分肝側切離端を確保できないので，切離は後に行うほうがよい。

⑤肝表面の変色域を電気メスでマーキングし，肝切離線を決定する（図Ⅷ-137）。

⑥肝右葉を十分に脱転する。

⑦変色域の腹側（左側）から肝門に向かって肝切離を開始する（図Ⅷ-138）。

⑧肝門部の前背側上枝切離端に達したら，結紮のみを行っていたもう1本の前背側上枝の結紮糸を肝切離面より腹側に引き出す。

⑨この前背側枝を十分距離をとって切離する。

⑩肝切離を肝門部から右側の後区域との間の阻血域に沿ってまず背側に進め，右肝静脈本幹を露出する。そして後区域との間の阻血域に沿って頭側に肝切離を進めていく。右側は阻血ライン，背側は右肝静脈が切離ラインとなる。切除領域から右肝静脈に入る数本の枝を処理し，右肝静脈に沿って肝切離を頭側に進めていく。

⑪すると右肝静脈に流入する前背側区域をドレナージする太いV8dの右肝静脈流入部が露出されるので，これを結紮切離する（図Ⅷ-139）。

⑫切除する前背側肝を右腹側に挙上して，右側の阻血ラインに向かって右肝静脈の走行面で肝切離を行うと，前背側区域切除が終了する（図Ⅷ-140）。

⑬切離断端には右肝静脈が露出される。肝門部からは開放された前区域枝の右側のanterior fissureから前腹側枝グリソンの背側に右肝静脈が確認される（図Ⅷ-141）。

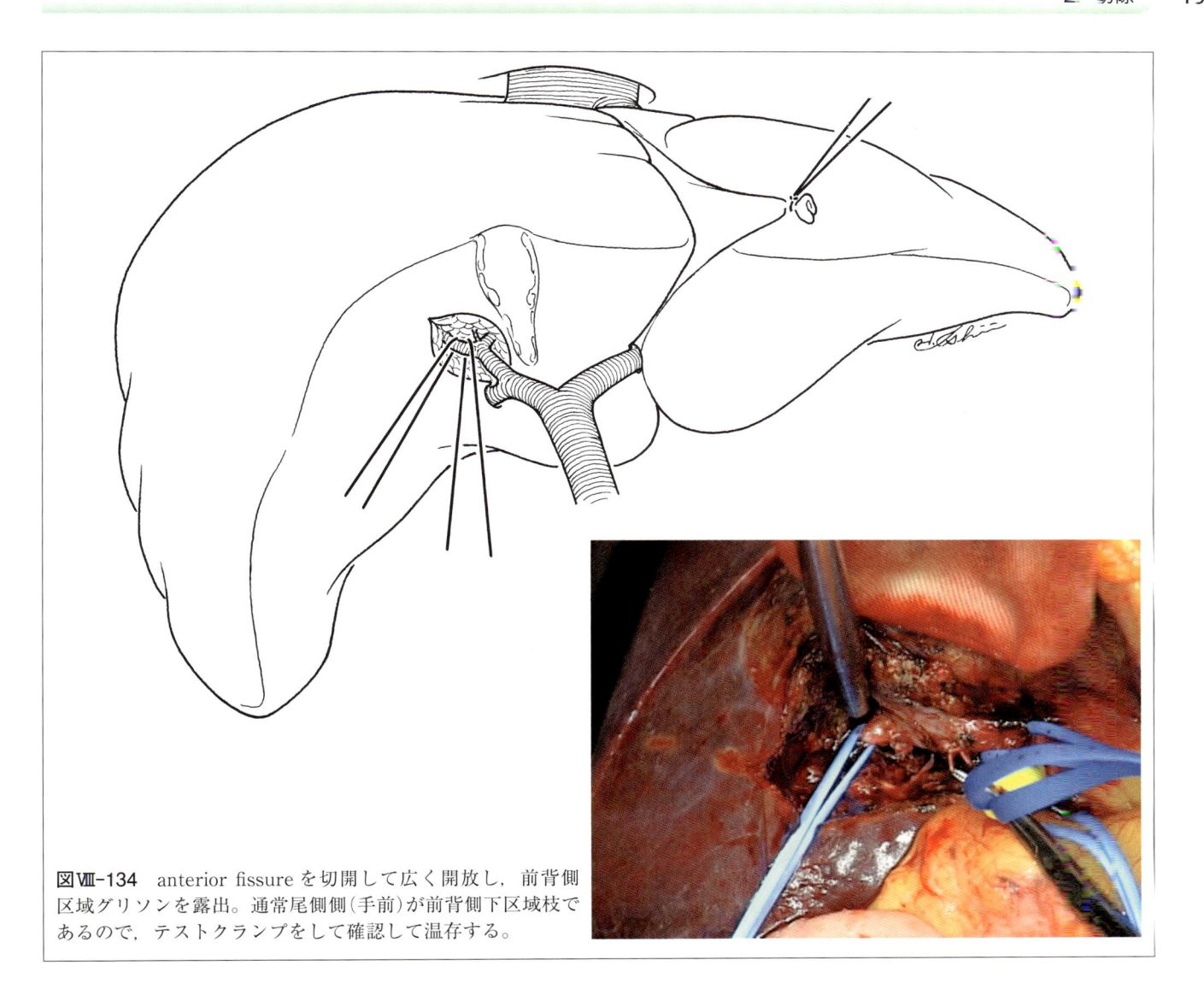

図Ⅷ-134 anterior fissure を切開して広く開放し，前背側区域グリソンを露出。通常尾側側(手前)が前背側下区域枝であるので，テストクランプをして確認して温存する。

VIII. 立体解剖からみた肝臓の治療

図VIII-135　前背側上枝を前腹側枝の背側に確認し，これをテーピングして一時的に阻血し，肝表面の変色域が腫瘍付近にあることを確認する。確認したらこれを結紮切離する。

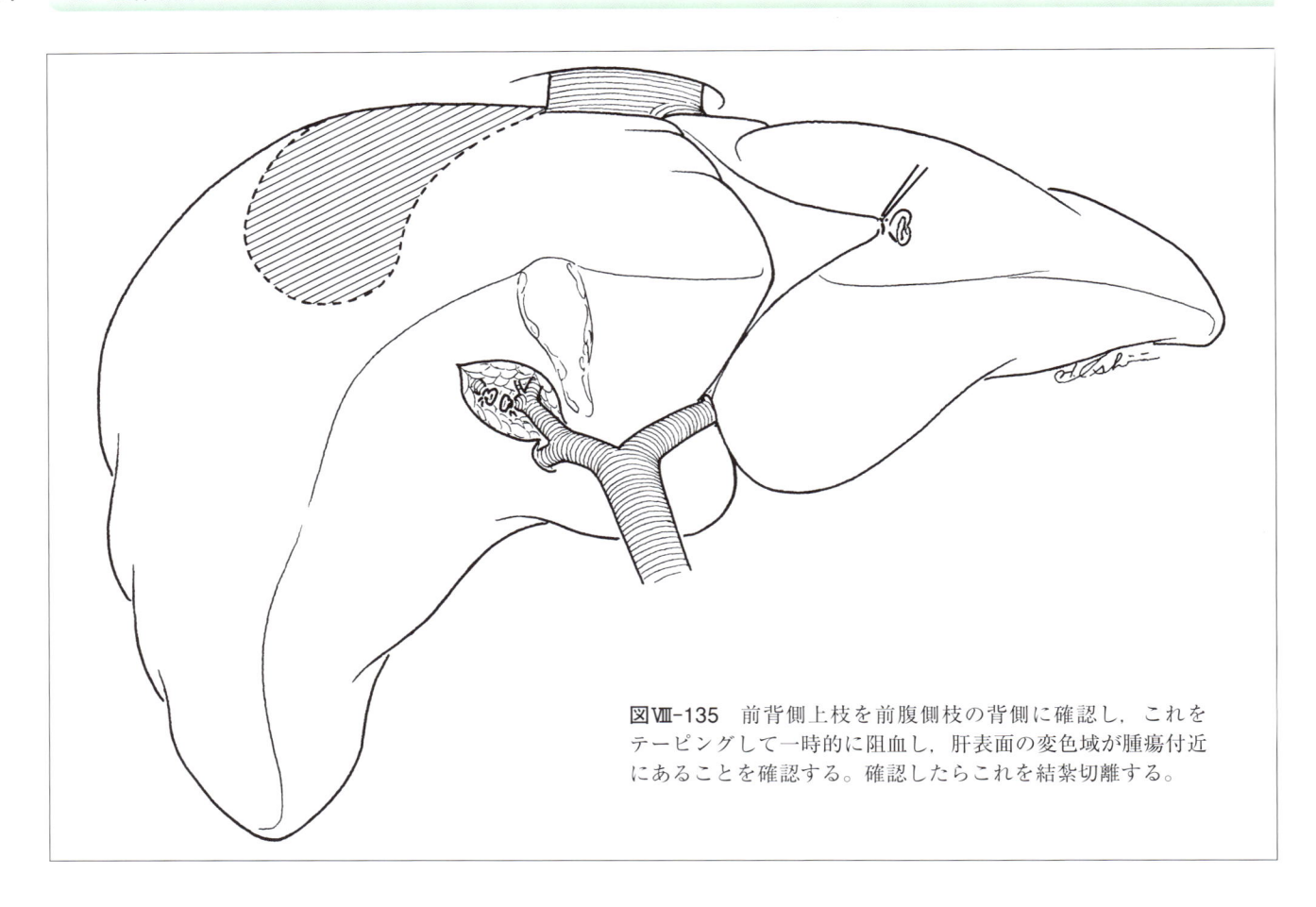

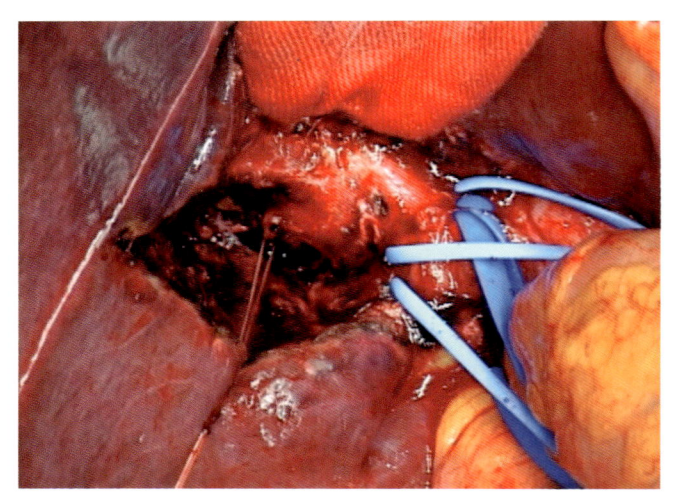

図VIII-136　さらにもう一本の頭側に向かう前背側上枝を確認し，これも一時的に血流遮断して阻血域から腫瘍付近を支配する枝であることを確認する。その後，結紮する。

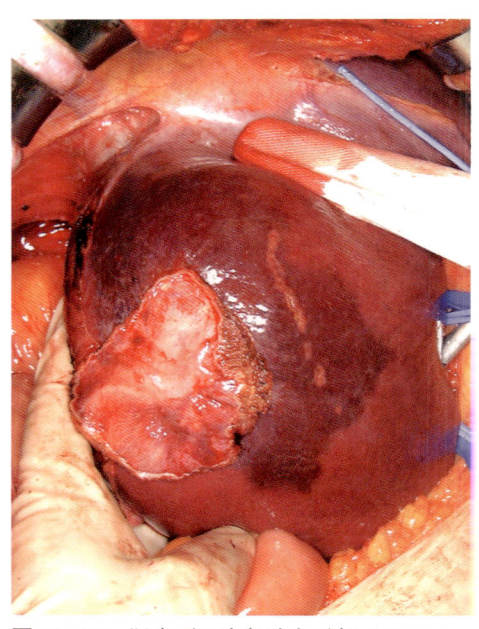

図VIII-137　肝表面の変色域を電気メスでマーキングし，肝切離線を決定する。

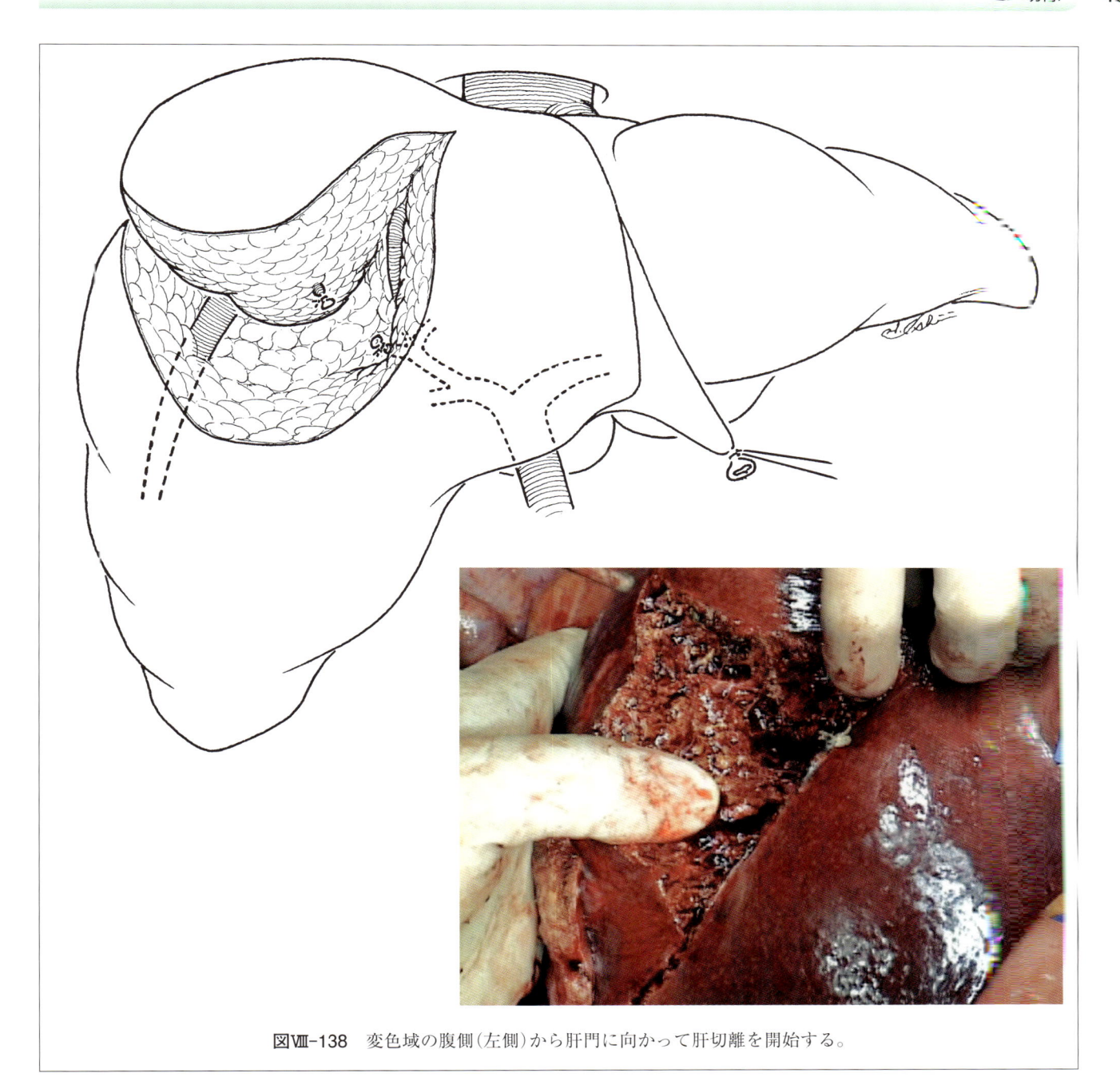

図Ⅷ-138　変色域の腹側（左側）から肝門に向かって肝切離を開始する。

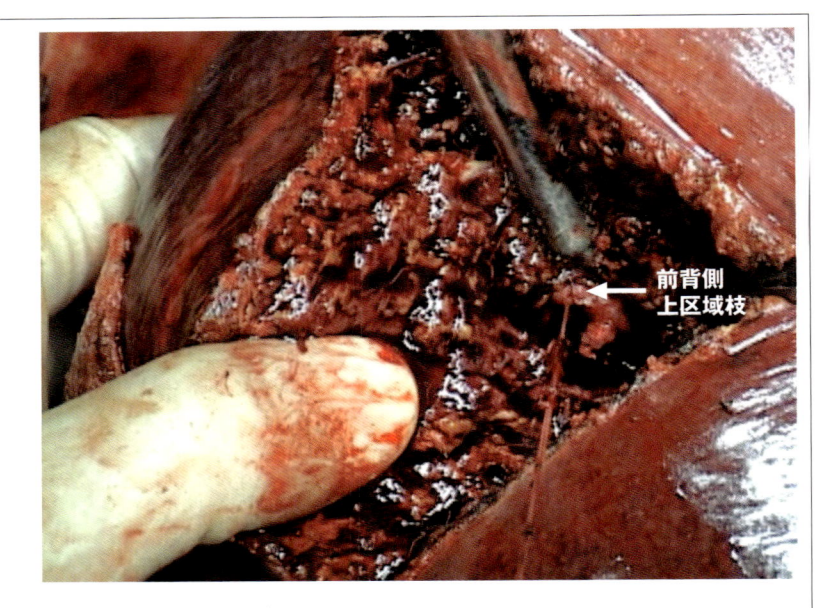

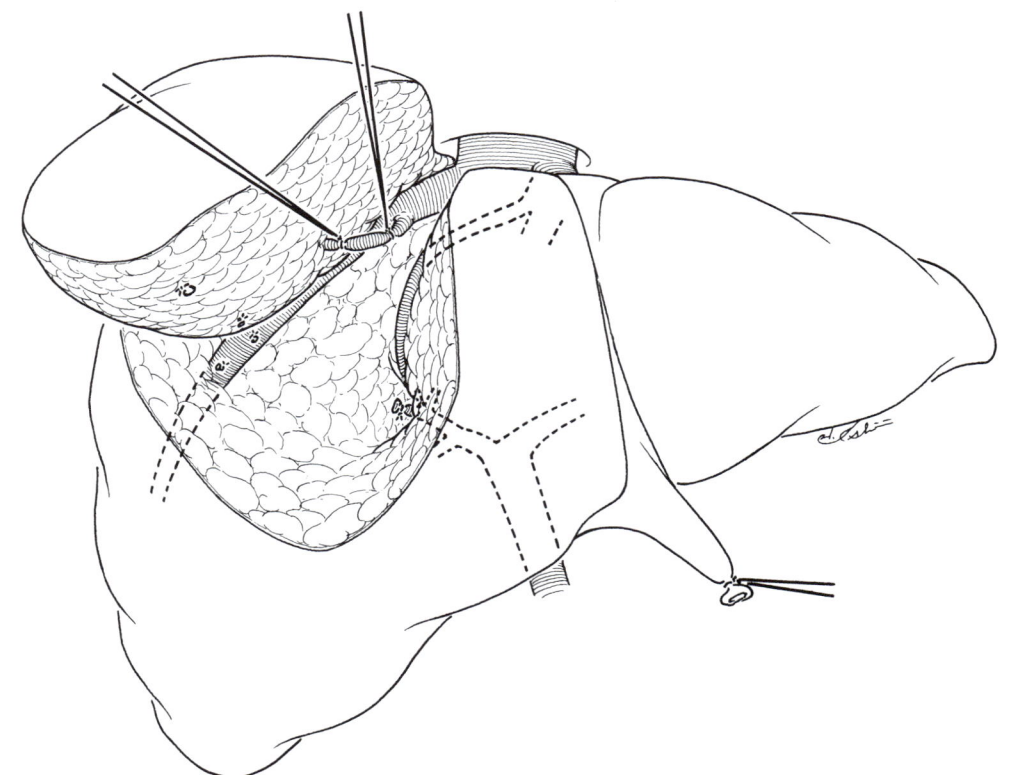

VIII. 立体解剖からみた肝臓の治療

前背側
上区域枝

図VIII-139 前背側区域をドレナージする太い V8d の右肝静脈流入部が露出されるので、これを結紮切離する。

図Ⅷ-140 切除する前背側肝を右腹側に挙上して，右側の阻血ラインに向かって右肝静脈の走行面で肝切離を行うと，前背側区域切除が終了する。

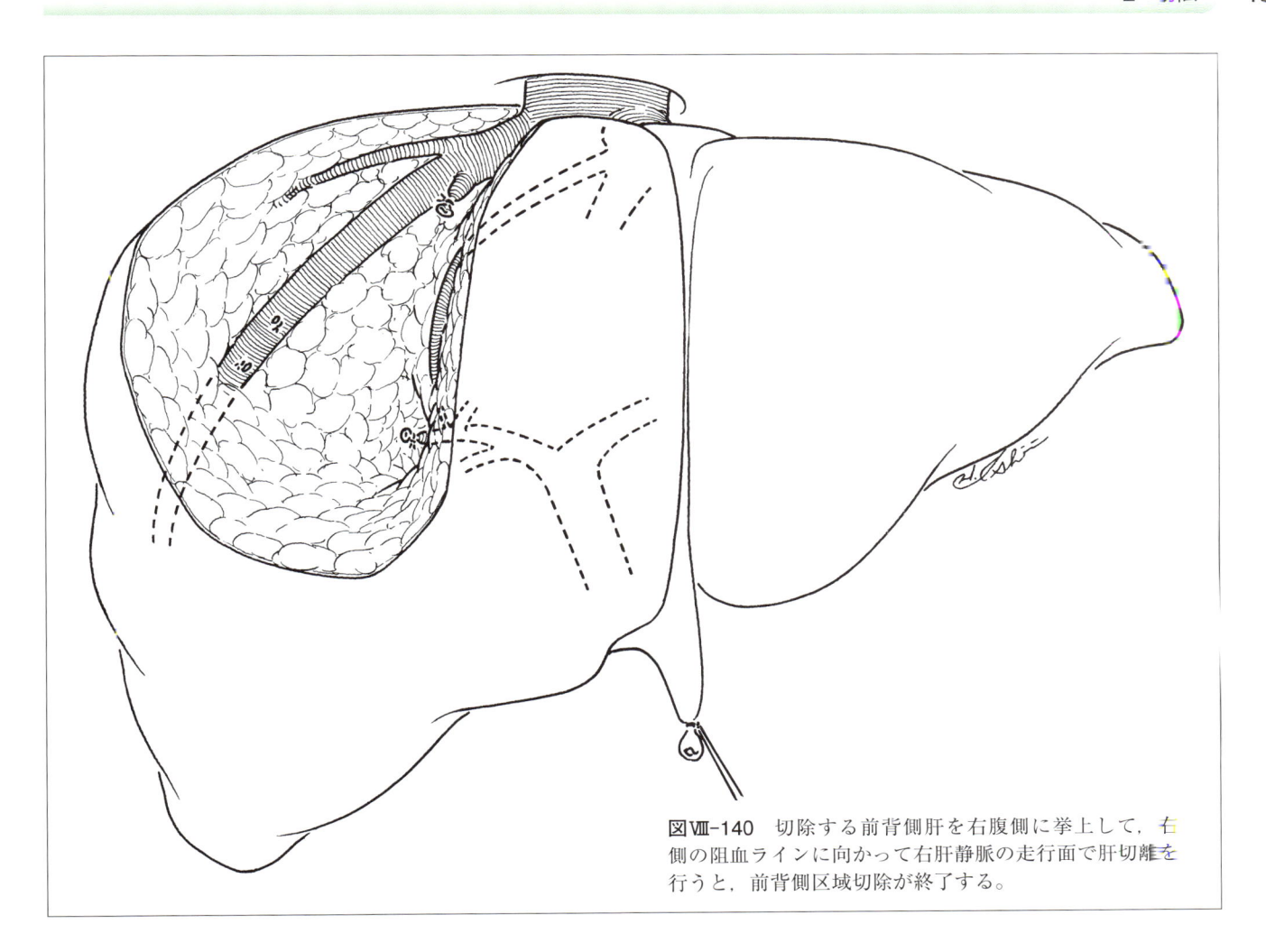

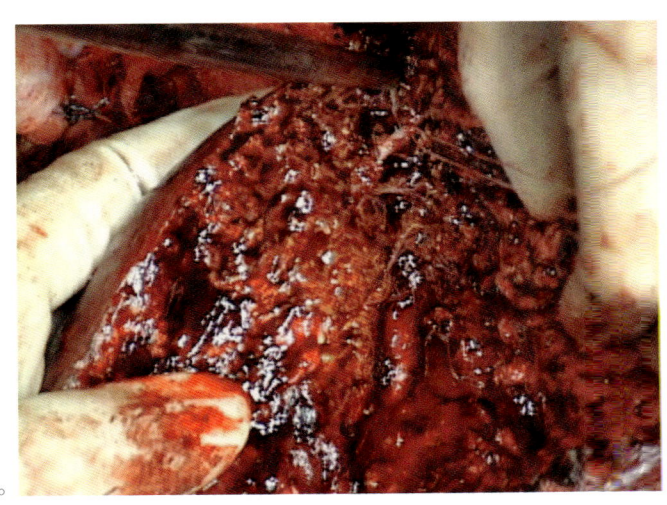

図Ⅷ-141 切離断端には右肝静脈が露出される。

p 肝前背側区域切除

腫瘍が肝前背側区域に存在する症例が適応となる（図Ⅷ-142）。Anterior fissureを開き，前区域グリソン本幹から背側に出る背側区域枝を結紮切離し，実質を離断していく術式である。

手術の手順
1）前区域背側枝の同定，マーキング
①胆嚢摘出後，右，前区域グリソン鞘をそれぞれテーピングし，前区域の阻血域の右側をマーキングする（図Ⅷ-143, 144）。
② anterior fissureを開き，前区域グリソン本幹から背側に出る枝のうち，まず下枝をテーピングし，さらにそれを牽引してその奥の上枝をテーピングする（図Ⅷ-145）。
③テーピングされた背側枝にブルドッグ鉗子をかけ阻血域を確認し，電気メスでマーキングする（図Ⅷ-146）。

2）肝離断
①背側枝グリソンの下枝，続いて上枝を結紮切離する。
②肝右葉を脱転する。
③阻血域に沿ってまずは左側の切離を進めていく。これは先に開いたanterior fissureと連続することになる。この部を走行するanterior fissure veinの右側に沿って肝切離を進めていく（図Ⅷ-147）。
④次に，右側の切離予定線，すなわち前区域，後区域の境界の切離を行う。阻血域に沿って尾側から頭側に切離を進める（図Ⅷ-148）。
⑤右肝静脈根部付近に流入するV8dが確認されるので，これを結紮切離する。
⑥左側の切離面と連続させると，肝前背側区域切除が終了する（図Ⅷ-149）。

　肝切除で最も広い切離面となる術式であるが，流入血行の処理が終わったら阻血域に沿った肝切離を行えばよく，肝静脈の露出にこだわる必要はない。V8dの処理がポイントとなる。

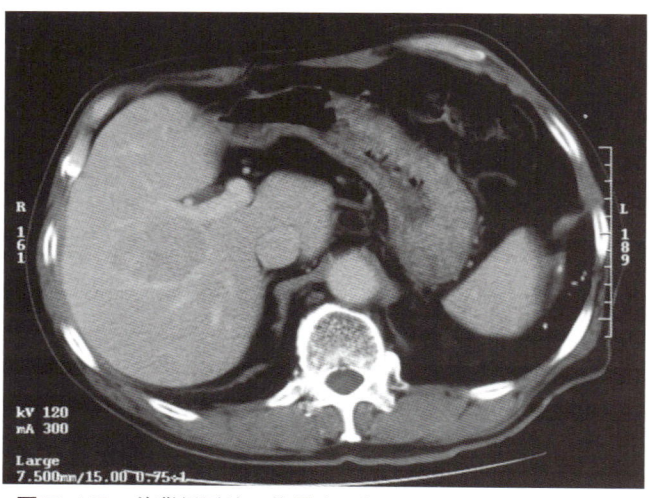

図Ⅷ-142　前背側区域に位置する径65×35 mmの肝細胞癌。

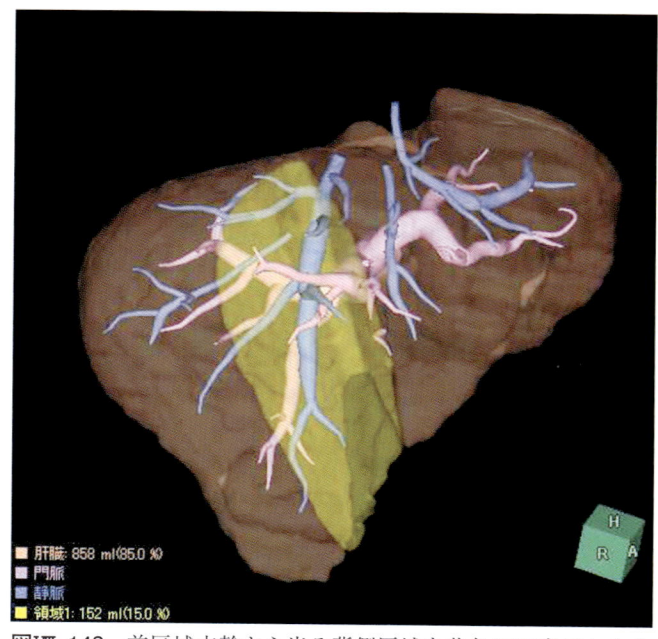

図Ⅷ-143　前区域本幹から出る背側区域を黄色にて表示したもの。

図Ⅷ-144　実際の阻血域。前背側区域に一致して阻血域が確認できる。

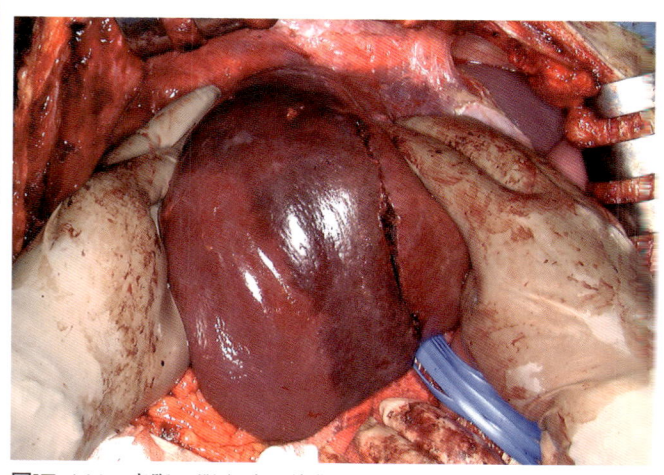

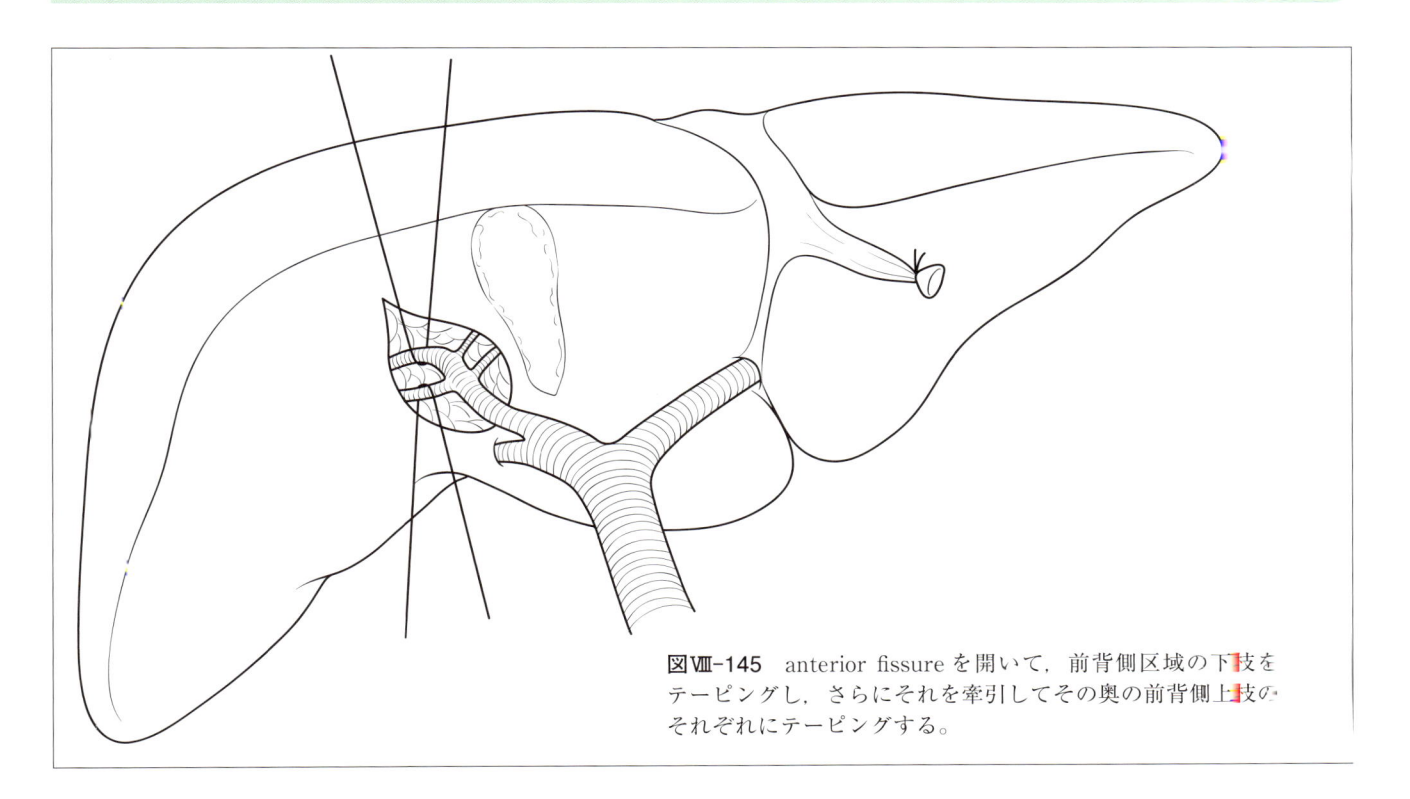

図Ⅷ-145 anterior fissure を開いて，前背側区域の下枝をテーピングし，さらにそれを牽引してその奥の前背側上枝のそれぞれにテーピングする。

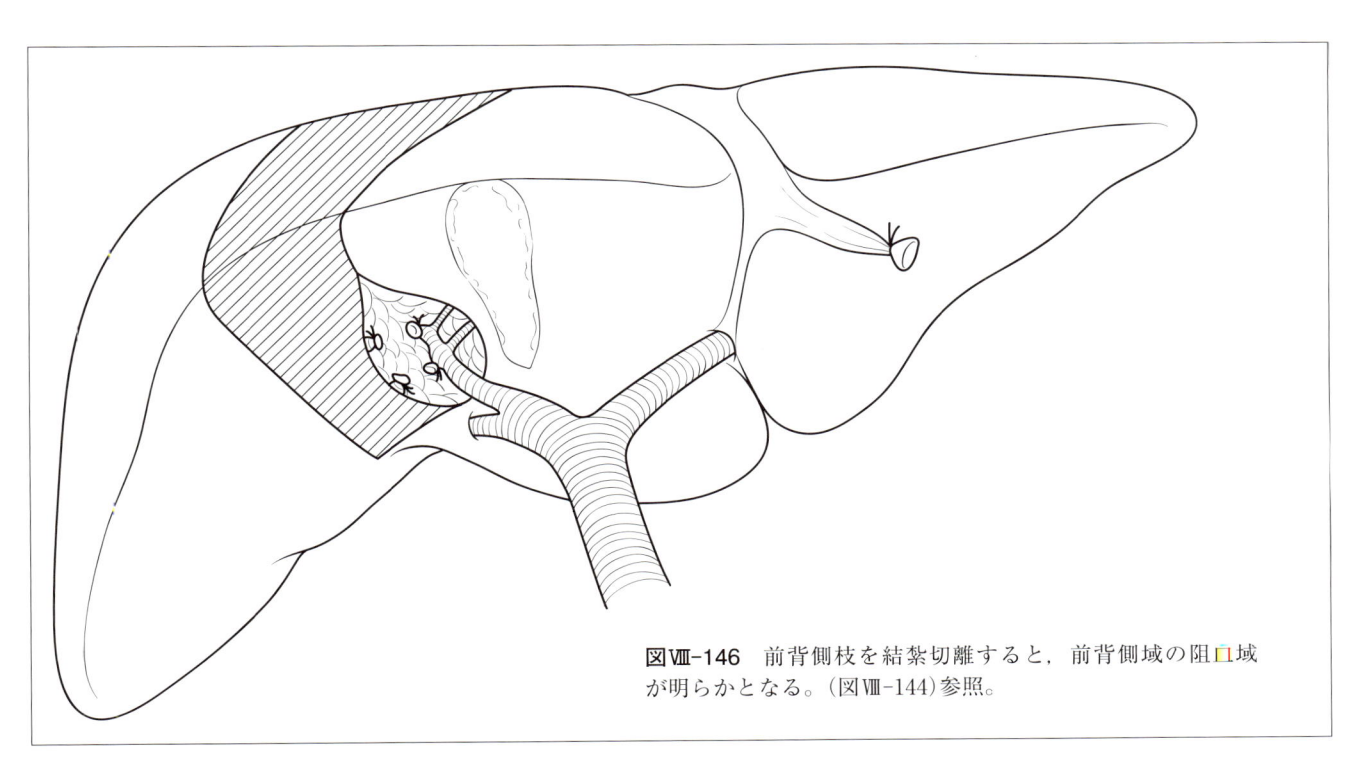

図Ⅷ-146 前背側枝を結紮切離すると，前背側域の阻血域が明らかとなる。（図Ⅷ-144）参照。

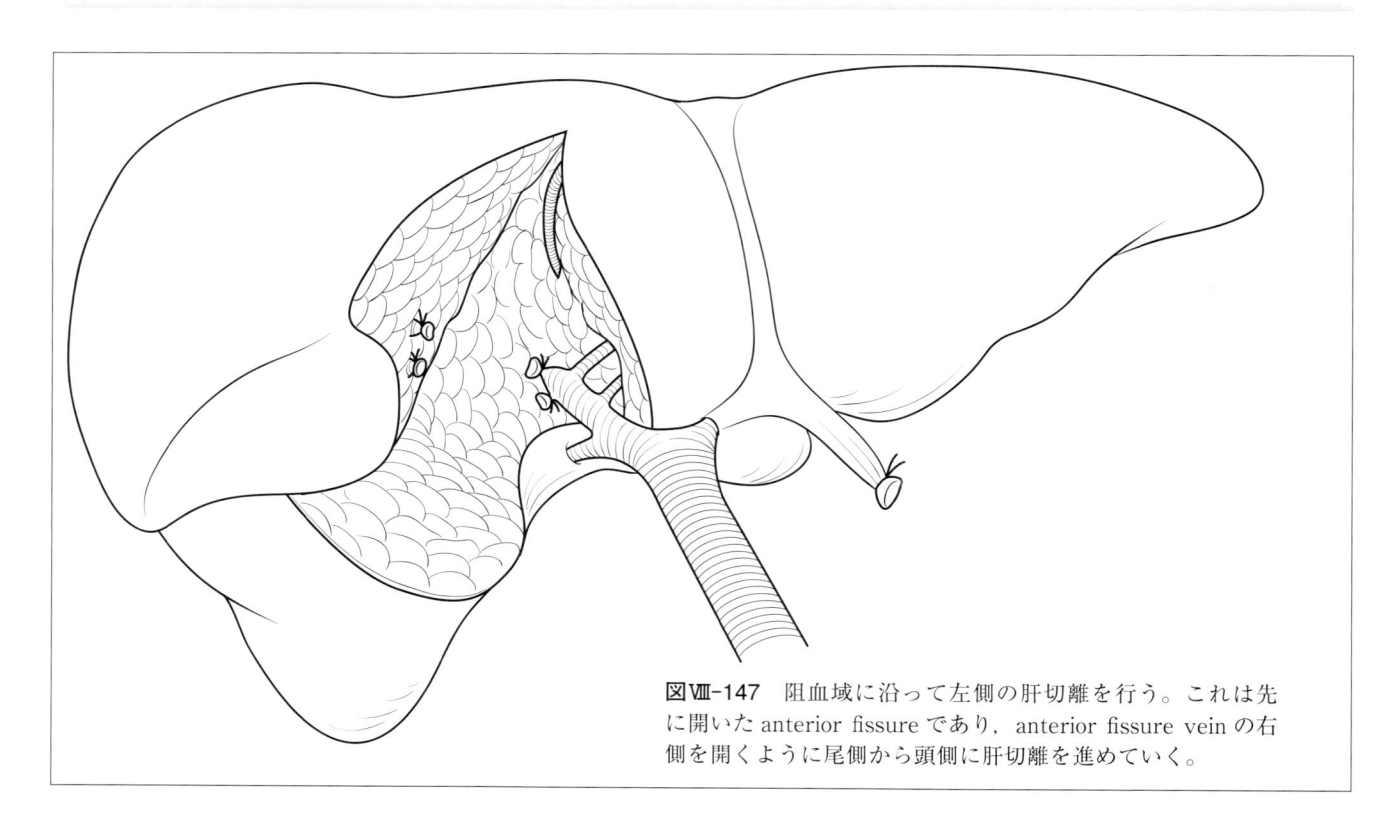

VIII. 立体解剖からみた肝臓の治療

図VIII-147 阻血域に沿って左側の肝切離を行う。これは先に開いた anterior fissure であり，anterior fissure vein の右側を開くように尾側から頭側に肝切離を進めていく。

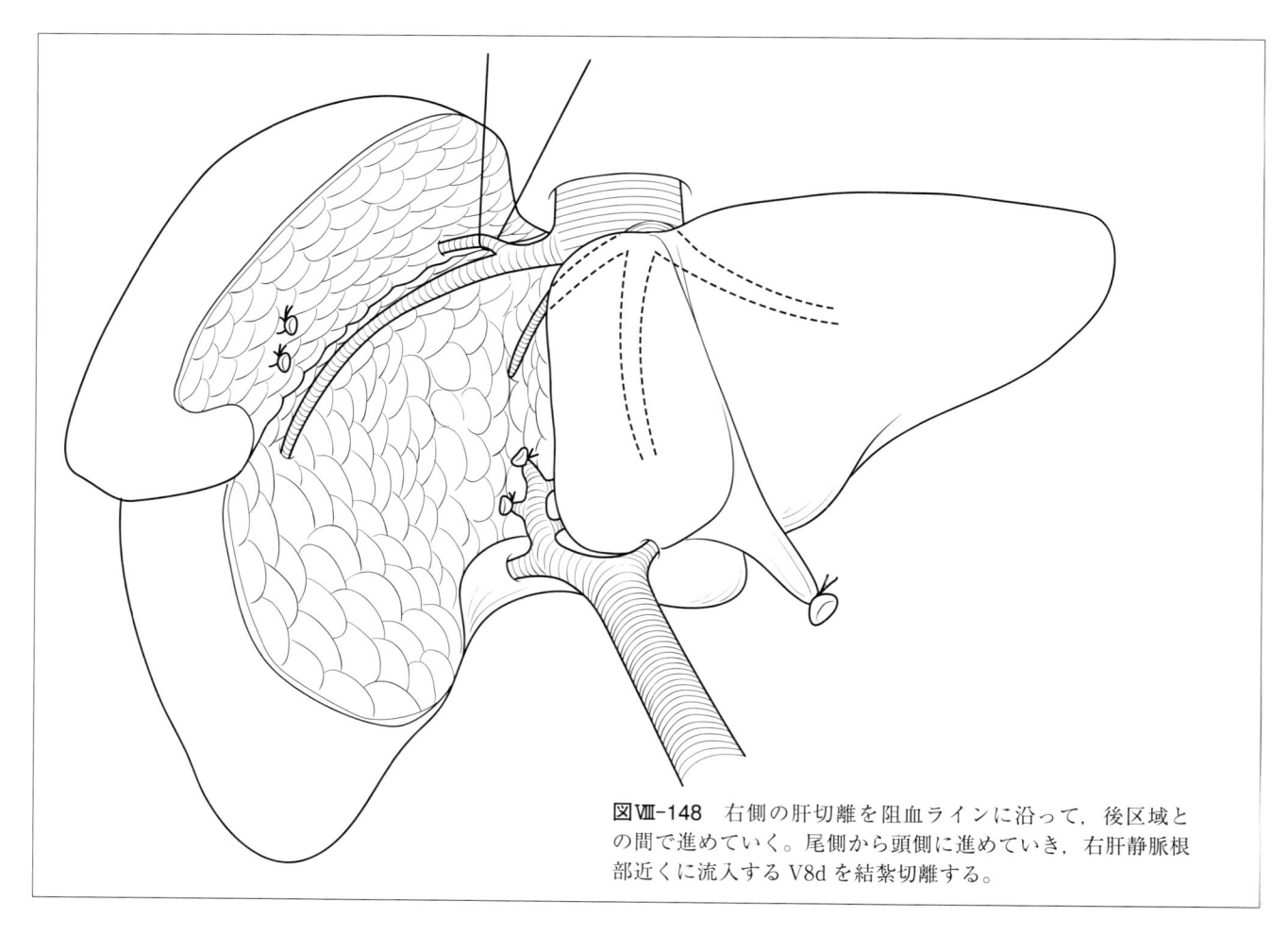

図VIII-148 右側の肝切離を阻血ラインに沿って，後区域との間で進めていく。尾側から頭側に進めていき，右肝静脈根部近くに流入する V8d を結紮切離する。

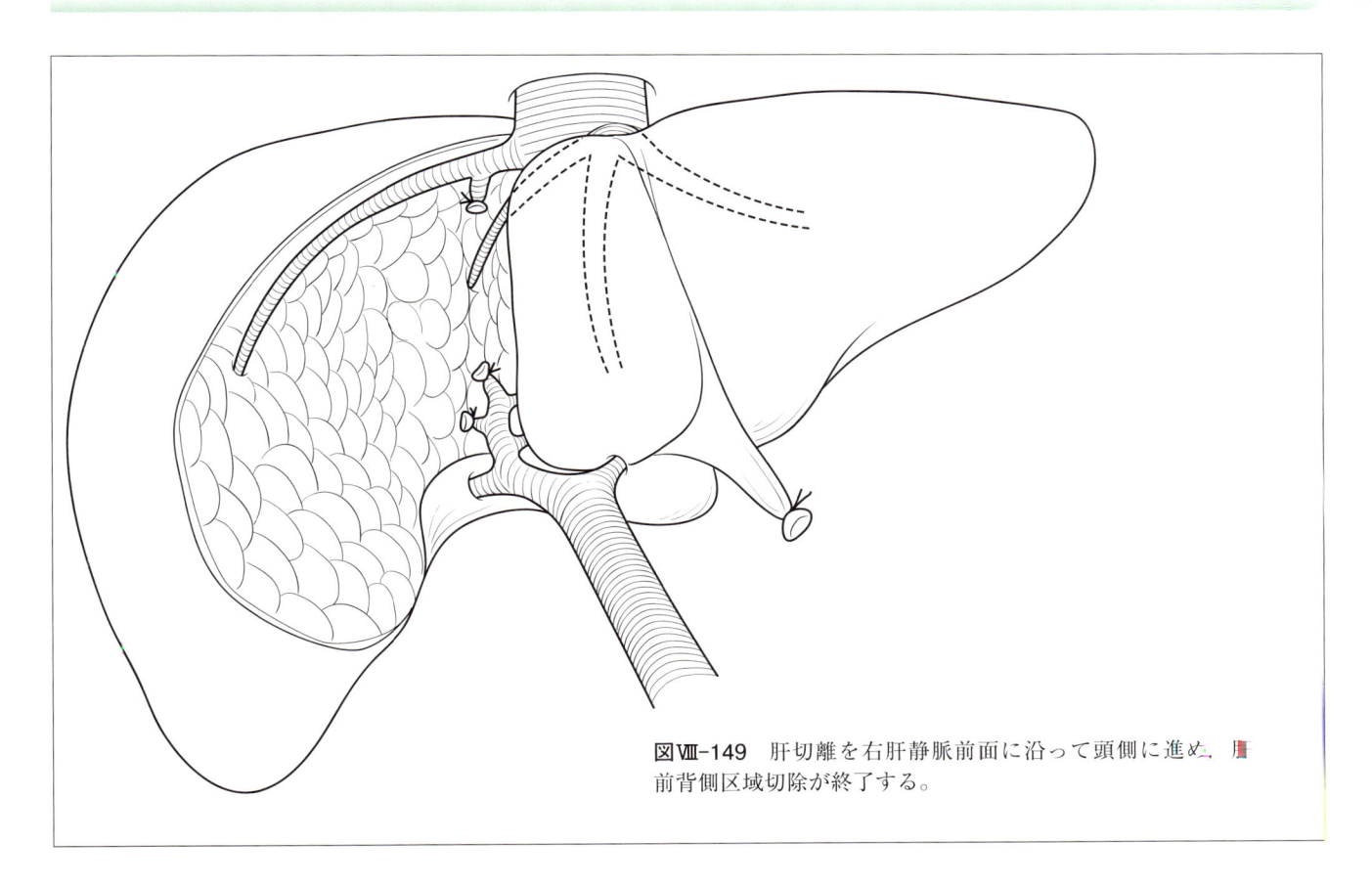

図Ⅷ-149　肝切離を右肝静脈前面に沿って頭側に進め，腹前背側区域切除が終了する。

q 肝前腹側下区域切除

　CouinaudによればS5は右および中肝静脈の間で，右門脈本幹より尾側の領域ということになる。この領域に流入する門脈枝は前区域枝本幹や前上区域枝(P8)，ときには後区域枝の根部といったようにさまざまな部位から3次分枝や4次分枝が分岐しており，S5を単独のportal unitと考えるのは難しい。しかしながらこの領域に限局した腫瘍の場合，この領域を系統的に切除する必要がある。われわれの検討では多くのP5枝は前区域枝本幹，腹側枝と背側枝の分岐部，および腹側枝から前区域枝本幹より腹尾側に分岐している。したがって，この領域は腹側区域の尾側の領域であって，左葉のS4aに相当すると考えられる。

手術の手順

　①胆摘後，右本幹をグリソン一括でテーピングしクランプする。レックス・カントリー線上のdemarcation lineにマーキングし肝下面から中肝静脈右側に沿って離断を始める(肝門の扉を開ける)。

　②離断を進めると，前区域枝本幹に達する(図Ⅷ-150)ので前区域枝本幹から腹尾側に分岐するG5枝を処理しながら末梢まで進むと腹側枝と背側枝の分岐部に達する。レックス・カントリー線から割っていった場合腹側枝は切離面の右側に分岐しており，背側枝にみえないことに注意する。さらに腹側枝を末梢に向かって露出させると腹側枝から尾側に分岐するG5枝の分岐部に至る。ここでG5枝を結紮切離すると第2のdemarcation lineが明らかとなる(図Ⅷ-151，通常G5枝は3〜5本)。

　③さらに少し深部に離断を進めると，すぐに中肝静脈に合流するV5vが出現する(図Ⅷ-152)。

　④第2のdemarcation lineに沿って肝尾側から離断を進め，S8との境界に至り，ここから肝門部に向かって離断を進めて切離開始時のラインとつなげる。この第2の離断面からみると，腹側枝は左側に分岐していることに注意する(図Ⅷ-153)。さらに頭側に離断を進め，中肝静脈に合流するV5vを結紮切離し，S5を系統的に切除できる(図Ⅷ-154)。

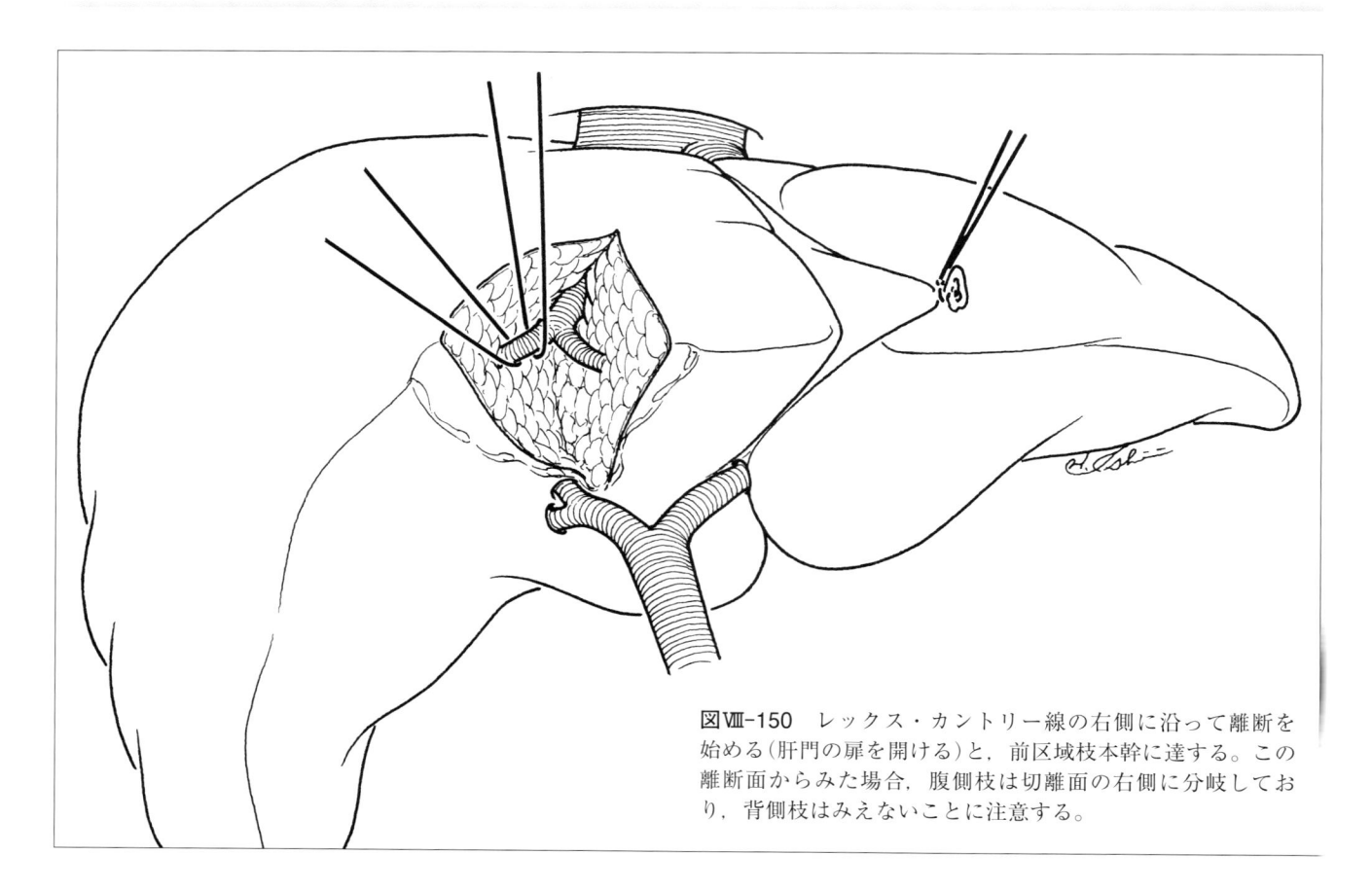

VIII. 立体解剖からみた肝臓の治療

図VIII-150 レックス・カントリー線の右側に沿って離断を始める(肝門の扉を開ける)と，前区域枝本幹に達する。この離断面からみた場合，腹側枝は切離面の右側に分岐しており，背側枝はみえないことに注意する。

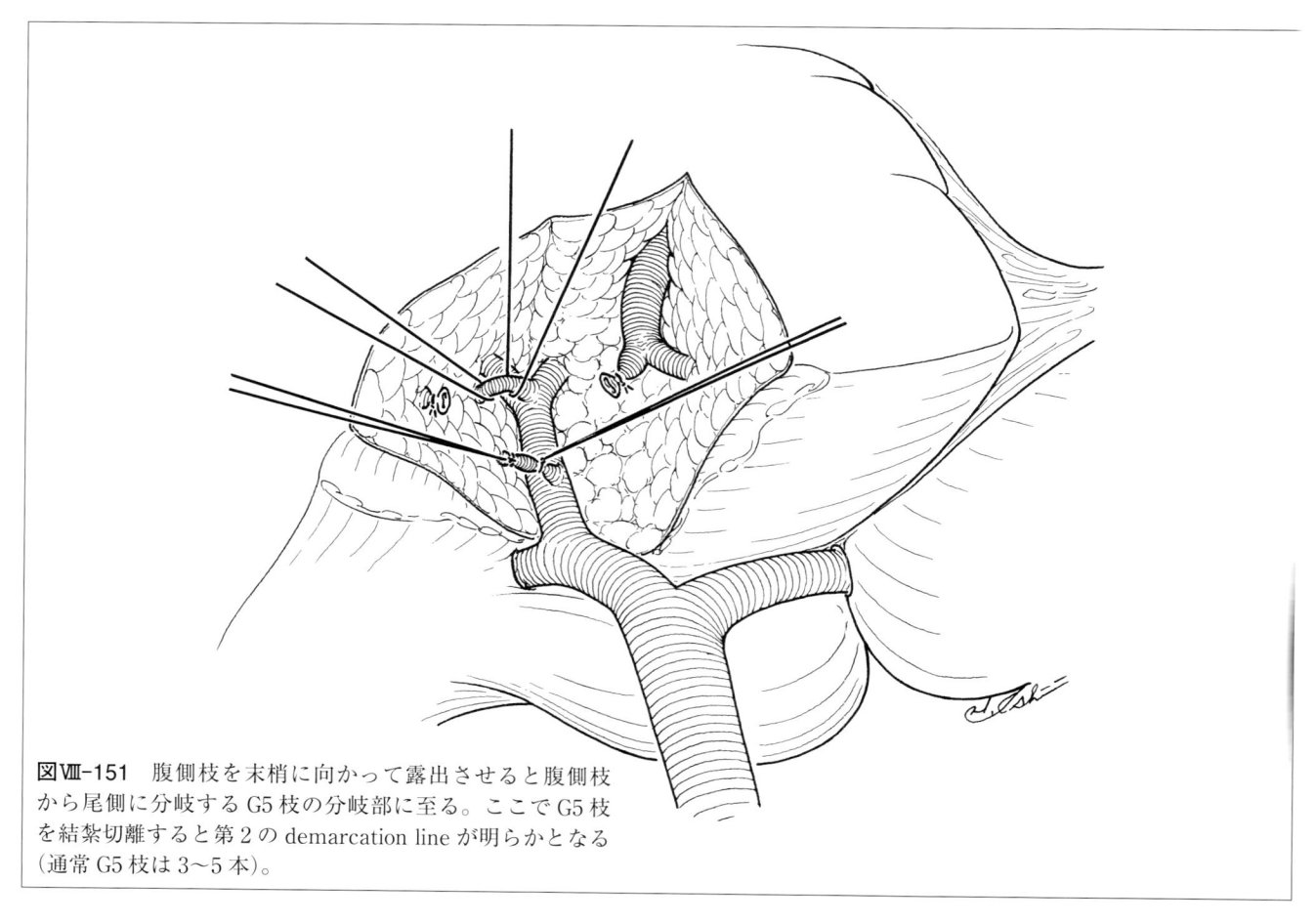

図VIII-151 腹側枝を末梢に向かって露出させると腹側枝から尾側に分岐するG5枝の分岐部に至る。ここでG5枝を結紮切離すると第2のdemarcation lineが明らかとなる(通常G5枝は3〜5本)。

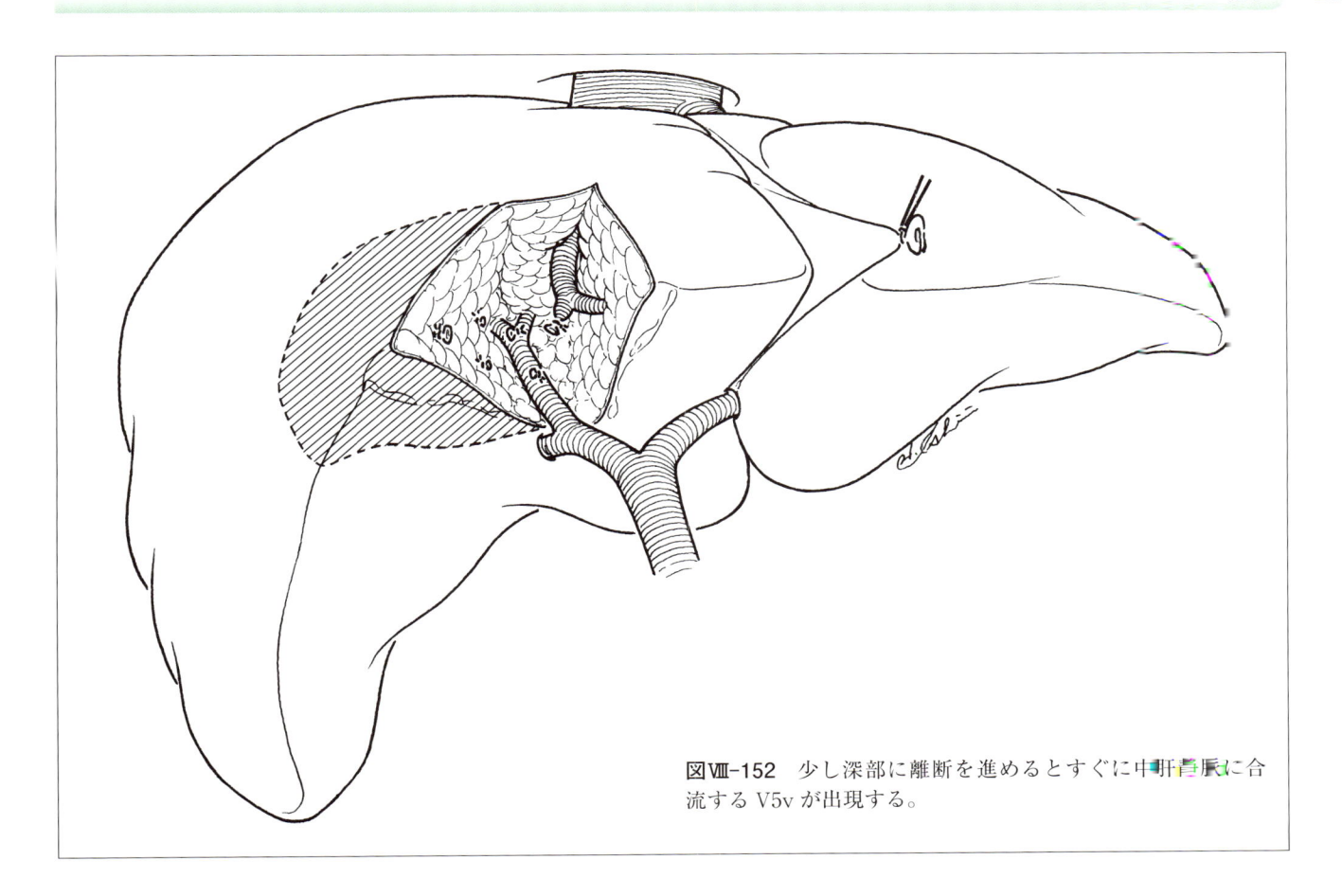

図Ⅷ-152 少し深部に離断を進めるとすぐに中肝静脈に合流する V5v が出現する。

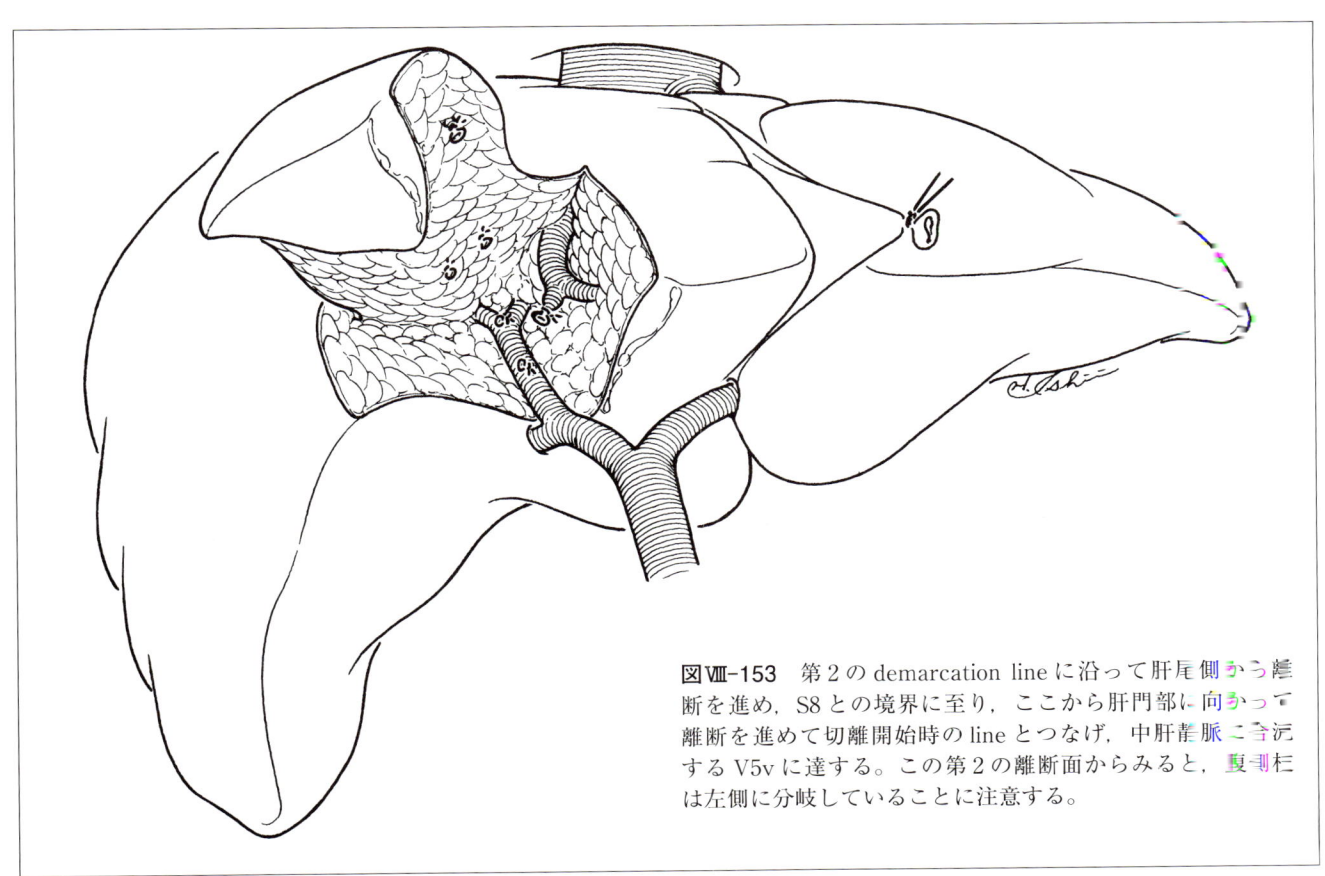

図Ⅷ-153 第2の demarcation line に沿って肝尾側から離断を進め，S8 との境界に至り，ここから肝門部に向かって離断を進めて切離開始時の line とつなげ，中肝静脈に合流する V5v に達する。この第2の離断面からみると，グリソンは左側に分岐していることに注意する。

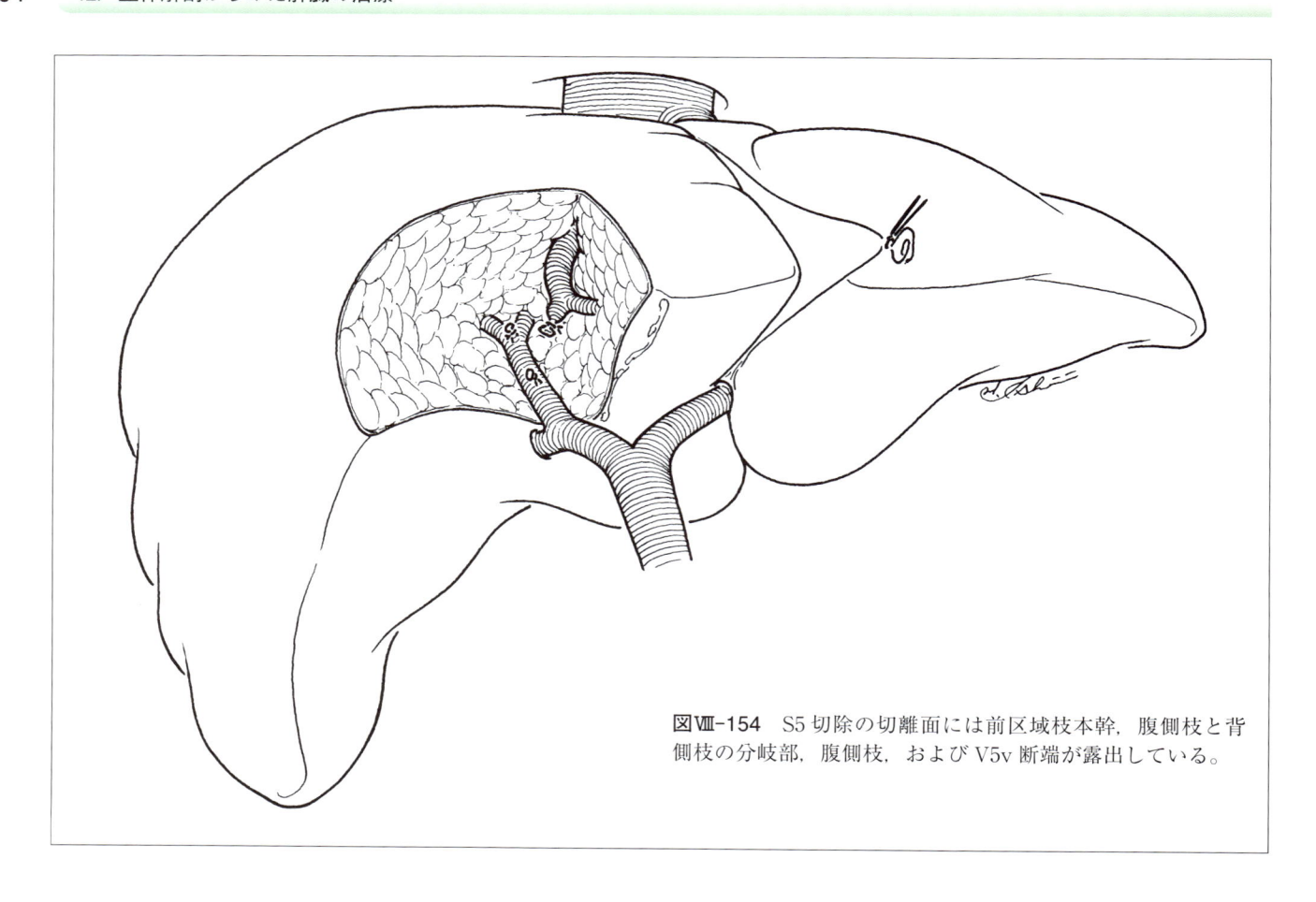

図Ⅷ-154　S5切除の切離面には前区域枝本幹，腹側枝と背側枝の分岐部，腹側枝，およびV5v断端が露出している。

r 肝門部胆管癌の縮小手術 ―尾状葉＋前腹側区域切除

　肝門部胆管を前腹側区域，尾状葉とともに切除する術式である（図Ⅷ-155）。肝門部胆管癌に対する縮小手術のうち，尾状葉単独切除は切除・再建が非常に煩雑であり，またanterior approachでレックス・カントリー線を割って尾状葉切除をした場合は中肝静脈灌流域がうっ血となる。これらの問題を解決するものとして本術式を考案した。

適応

　Bismuth分類のtypeⅠ，Ⅱまでで，肉眼的には乳頭型，結節型の限局癌でS0，Hinf0，PV0，A0，N0症例，組織学的にm，fm癌で高分化型腺癌が絶対的適応で，ss癌でも相対的適応がある。

手術の手順

①開腹：J字切開にて開腹し，鎌状間膜，冠状間膜を切開し右肝静脈と中肝静脈の起始部の間を十分に剝離しておく。
②十二指腸授動：十二指腸外側の漿膜を切離してKocherizationを行い，下大静脈，腎静脈を十分に露出して膵頭部を授動する。
③十二指腸側胆管切離：膵後面の被膜を剝離し，No.13aを郭清，さらに肝側に郭清を進め，No.12b2を剝離し総胆管を露出する。膵実質内で総胆管を切離する（図Ⅷ-156）。
④胆囊剝離：胆囊を胆囊床から剝離し，胆囊動脈を処理し，胆囊管のみで総胆管とつながっている状態とする。
⑤総肝動脈周囲リンパ節郭清：小網を切開し，上十二指腸動静脈を順次結紮切離，さらに右胃動脈も結紮切離する。続いて腹腔動脈右縁（No.9の一部）から総肝動脈周囲リンパ節（No.8a，8p）を剝離，肝十二指腸間膜の郭清につなげる。
⑥肝十二指腸間膜の郭清：肝十二指腸間膜前面の漿膜を切開し，固有肝動脈と門脈を剝離する。切離した総胆管と胆囊を頭腹側に牽引しながら，肝側に肝動脈と門脈の剝離を進め，左（中）右肝動脈および左右門脈を肝門部まで剝離していき，左右の門脈尾状葉枝をそれぞれ結紮切離する（図Ⅷ-157）。
⑦Liver hanging maneuver：肝腎間膜から肝下部下大静脈前面の漿膜を切開し，肝実質と下大静脈前面の間を剝離していき，右肝静脈と中肝静脈の起始部の間に至

る。Hanging maneuver用に8 mmペンローズドレーンを通す。さらにペンローズドレーンの尾側端を右肝動脈と右門脈の背側をくぐらせ，肝実質と右胆管のみがテーピングされた状態にする（図Ⅷ-158）。

⑧左葉の脱転：左冠状間膜，三角間膜を切離し左外側区域を脱転する。Spiegel葉との間のアランチウス管を結紮切離し，肝静脈側を頭側に牽引すると中左肝静脈共通幹の背側が露出しテーピングが容易になる。8 mmペンローズドレーンを通しておく。続いてSpiegel葉を脱転させ，左下大静脈靱帯を切離し，短肝静脈を順次結紮切離していくと，⑦で通したペンローズドレーンが全長にわたり露出してくる（図Ⅷ-159）。さらに右側の短肝静脈も結紮切離し，尾状葉の突起部と下大静脈部を下大静脈から剝離する。中左肝静脈共通幹をテーピングしたペンローズドレーンを左外側区域とSpiegel葉の間に通し，さらに左（中）肝動脈と左門脈の背側をくぐらせ，肝実質と左胆管のみがテーピングされた状態にする（図Ⅷ-160，161）。

⑨肝離断（レックス・カントリー線）：片葉阻血によるdemarcation lineに電気メスでマーキングする（図Ⅷ-162）。2本目のペンローズドレーンを腹側に牽引し，肝表面のマーキングしたラインからまずは中肝静脈右縁に向かって離断していき，前腹側区域のドレナージ静脈であるV5v，V8vは結紮切離する。中肝静脈の背側を回り込み，アランチウス管（ペンローズドレーン）に向かって離断を続け左胆管のみが残るようにする。肝下面の切離においては肝門板に近づきすぎないように注意する（図Ⅷ-163）。

⑩肝離断（anterior fissure）：前腹側区域の中肝静脈へのドレナージ静脈はすべて処理されているので，肝動脈をクランプすると前腹側区域表面にうっ血域が明らかとなるのでマーキングする（図Ⅷ-164）。1本目のペンローズドレーンに向かって前区域グリソン本幹を露呈させながら肝離断を進める。前区域グリソン本幹から頭側に分岐するグリソン枝はすべて結紮切離する。肝実質の離断が終了すると肝部下大静脈が露出し，右胆管のみが残る（図Ⅷ-165）。

⑪胆管の切離：肝離断面に沿って左胆管，次いで前区域胆管枝，後区域胆管枝を切離する。標本が摘出される（図Ⅷ-166）。

⑫胆管空腸吻合：左右ともに複数の胆管断端があるのでそれぞれ形成する。Treitz靱帯から肛門側約20 cmで空腸を切離して横行結腸間膜を通して挙上し，左および右の吻合孔を作成する。各胆管孔に胆管チューブを挿入し，まず後壁を結節縫合し，各胆管チューブを空腸脚の盲端から出し，前壁を結節縫合する。胆管チューブは体外に誘導する。最後にRoux-en-Y吻合を行う。止血確認後Winslow孔にドレーンを1本留置して閉腹する（図Ⅷ-167）。

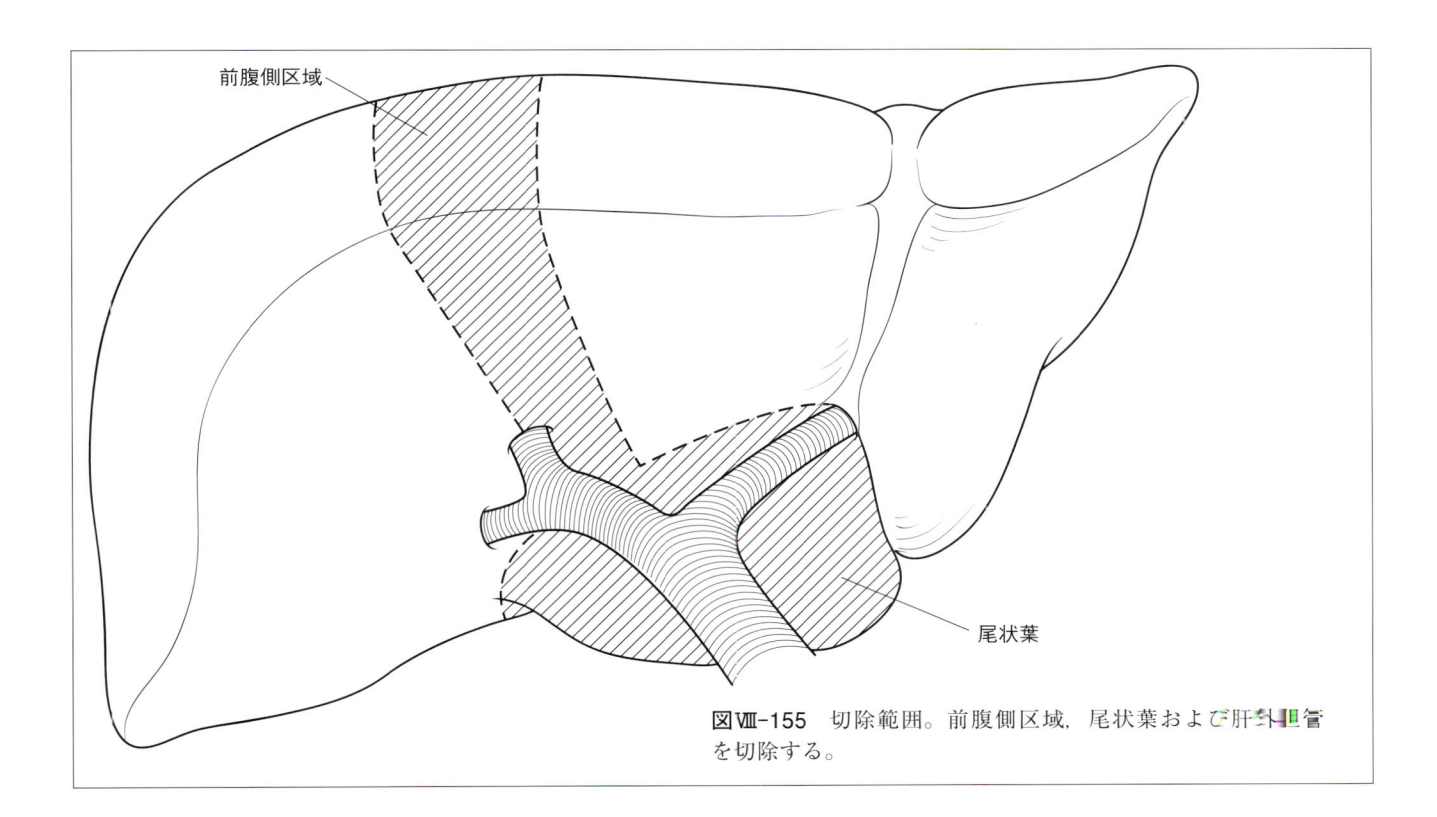

図Ⅷ-155　切除範囲。前腹側区域，尾状葉および肝外胆管を切除する。

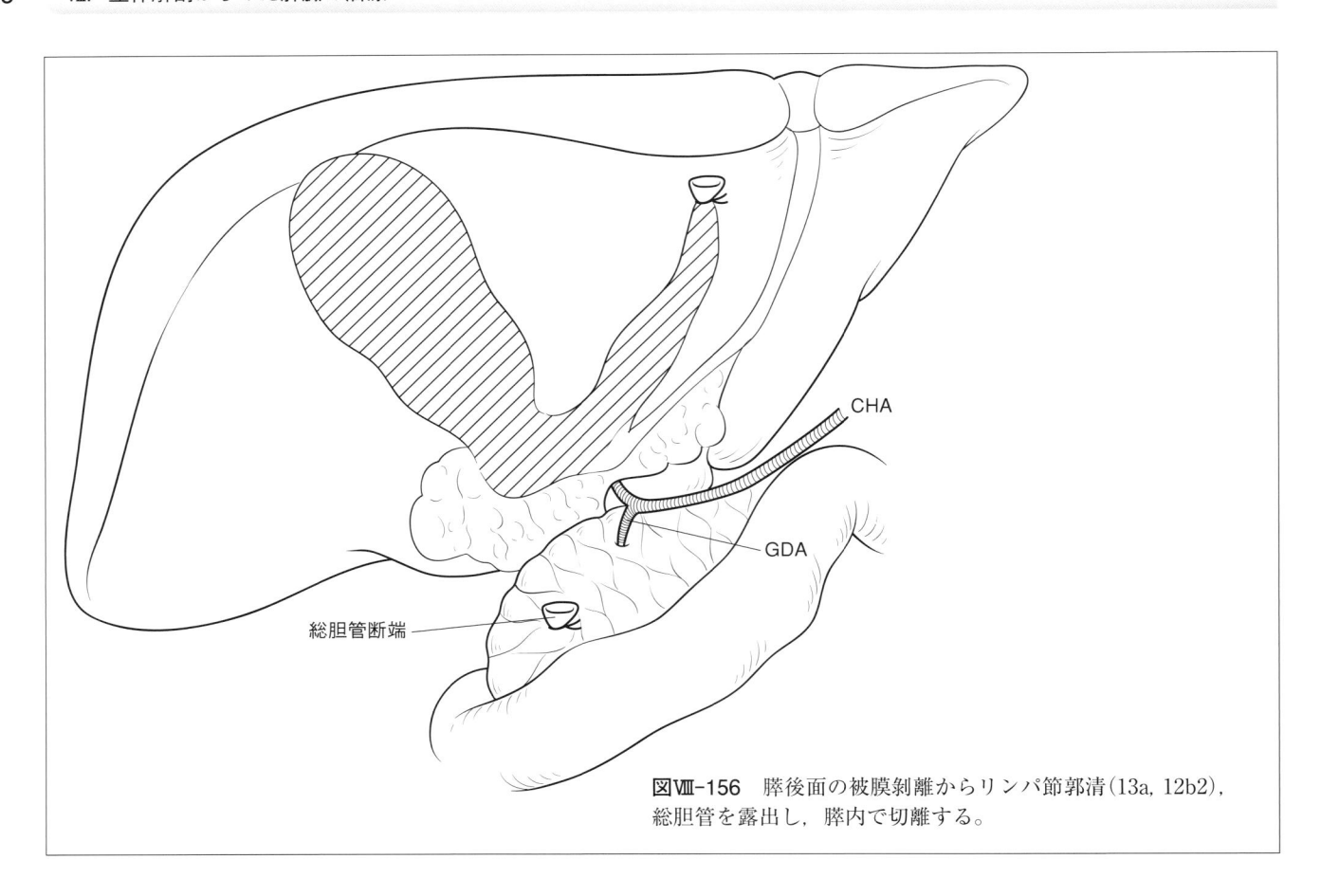

図Ⅷ-156 膵後面の被膜剥離からリンパ節郭清(13a, 12b2)，総胆管を露出し，膵内で切離する．

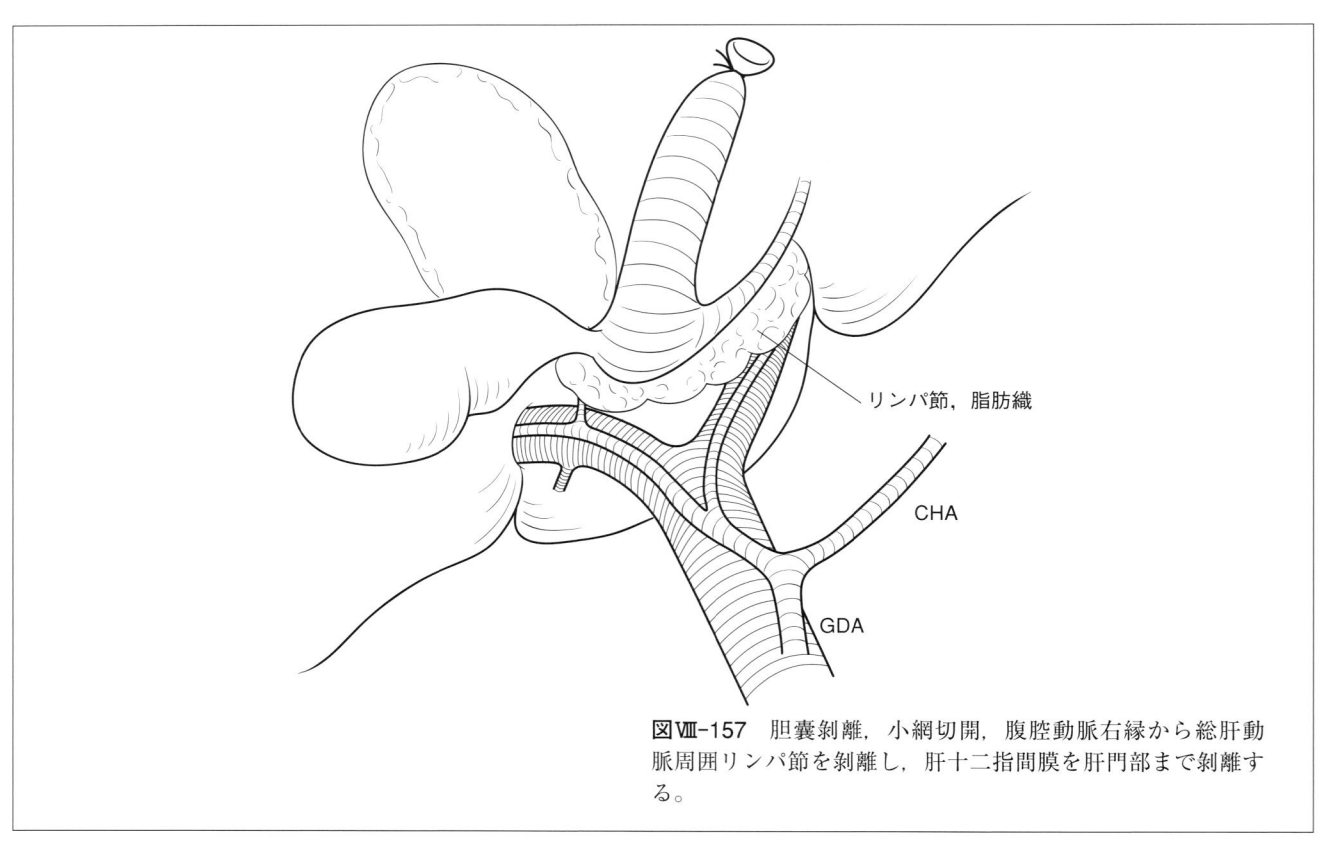

図Ⅷ-157 胆囊剥離，小網切開，腹腔動脈右縁から総肝動脈周囲リンパ節を剥離し，肝十二指間膜を肝門部まで剥離する．

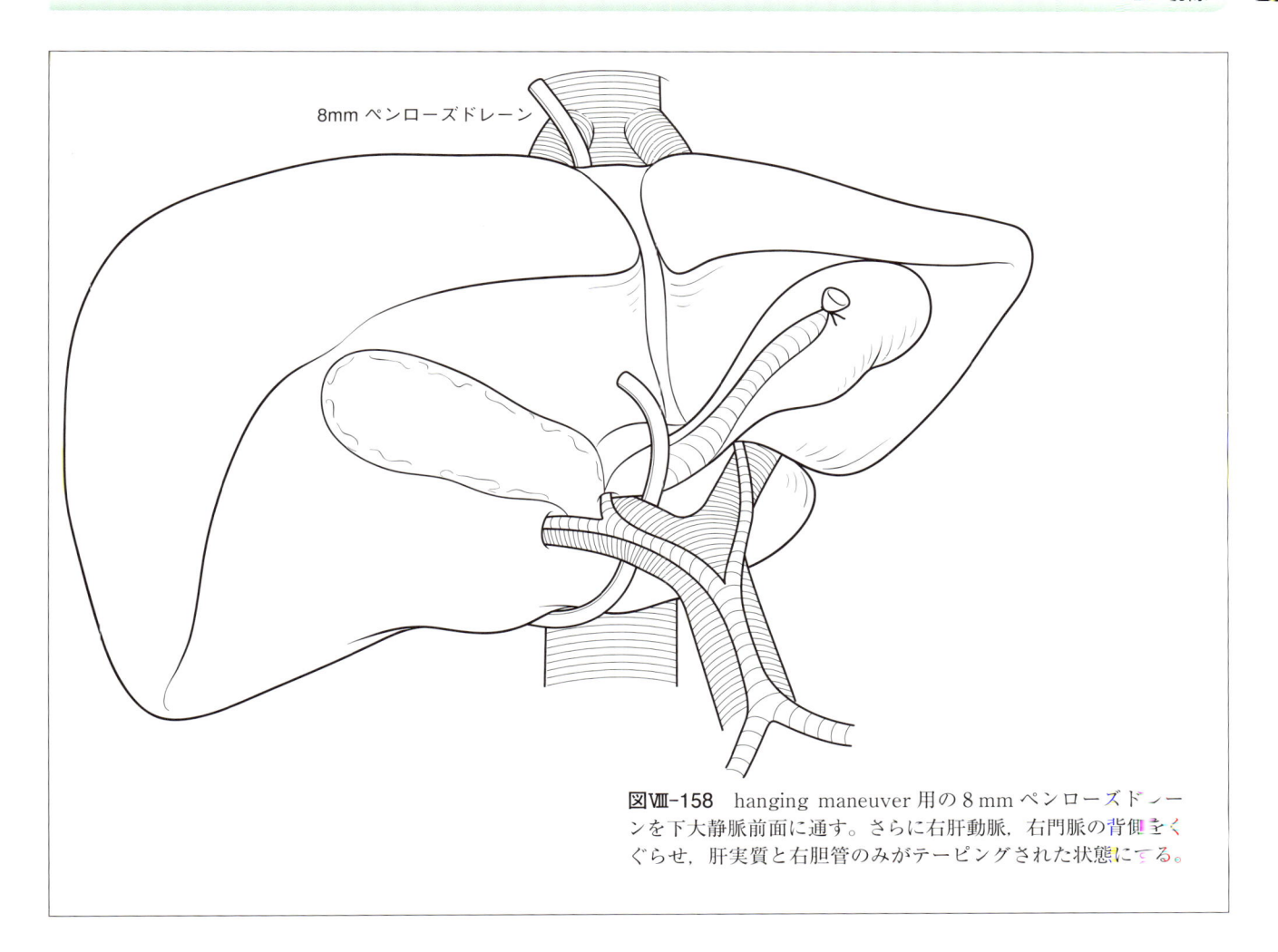

図Ⅷ-158　hanging maneuver用の8 mmペンローズドレーンを下大静脈前面に通す。さらに右肝動脈，右門脈の背側をくぐらせ，肝実質と右胆管のみがテーピングされた状態にする。

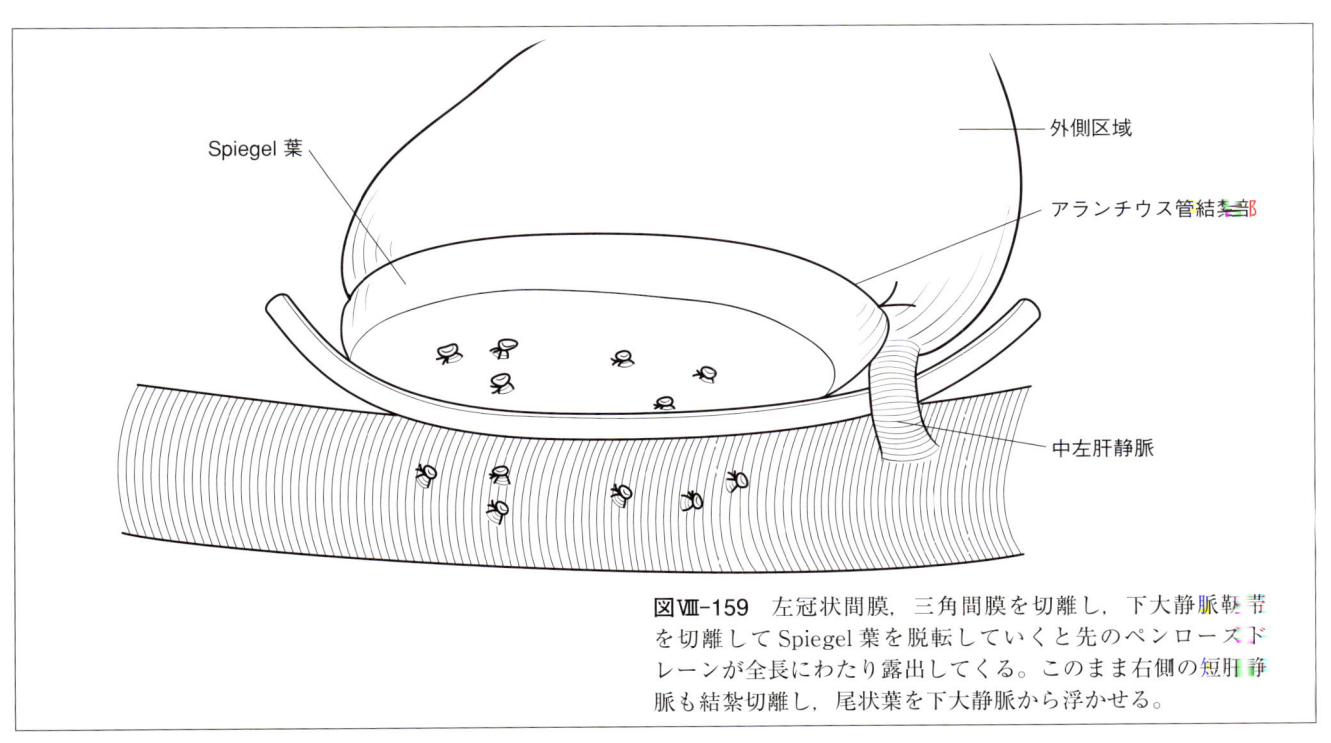

図Ⅷ-159　左冠状間膜，三角間膜を切離し，下大静脈靱帯を切離してSpiegel葉を脱転していくと先のペンローズドレーンが全長にわたり露出してくる。このまま右側の短肝静脈も結紮切離し，尾状葉を下大静脈から浮かせる。

VIII. 立体解剖からみた肝臓の治療

図VIII-160 中左肝静脈共通幹をテーピングしたペンローズドレーンを左外側区域とSpiegel葉の間に通し、さらに左肝動脈と門脈の背側をくぐらせると、肝実質と左胆管のみがテーピングされた状態になる。

2本目のペンローズドレーンを左側に通す。

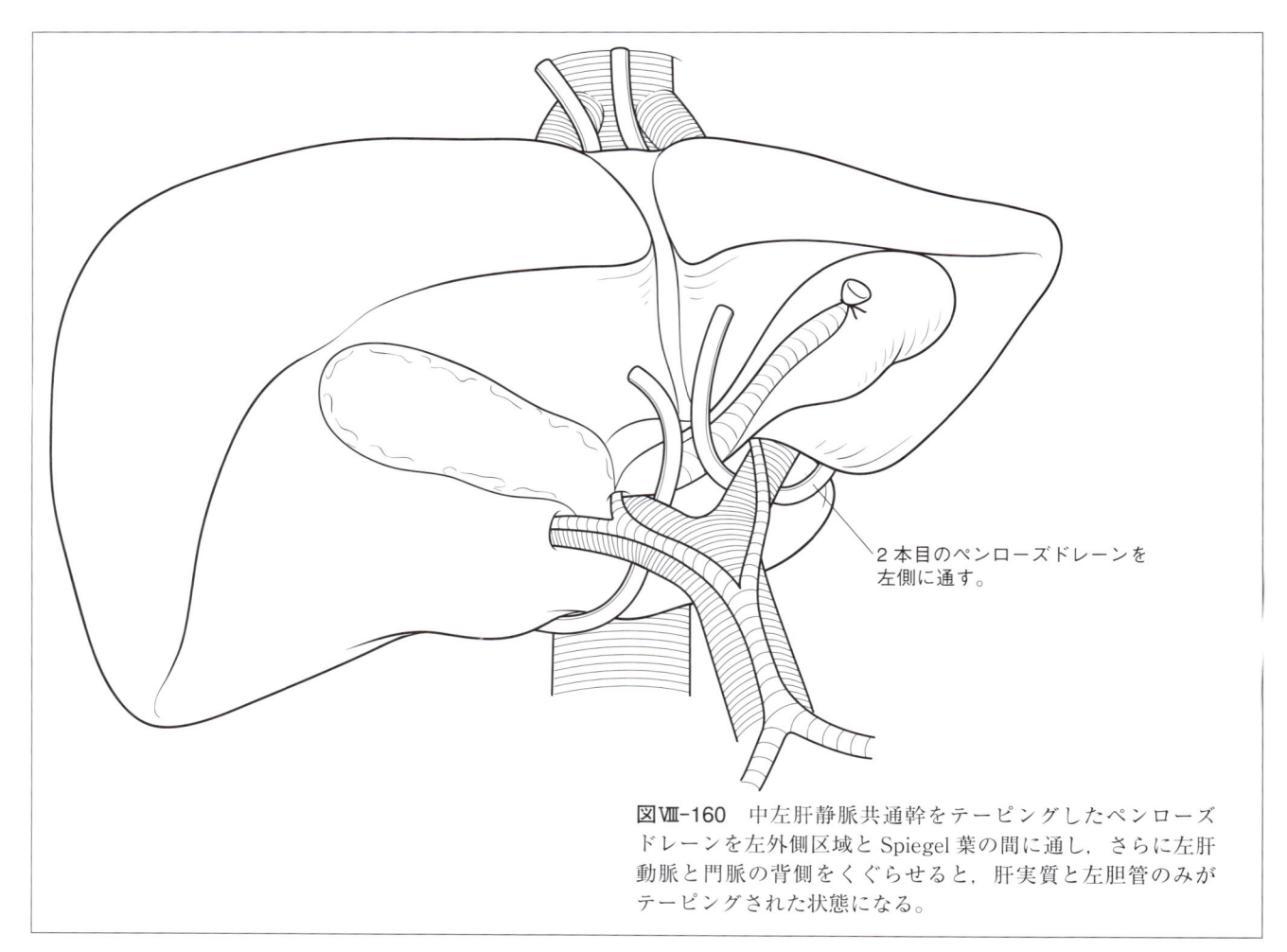

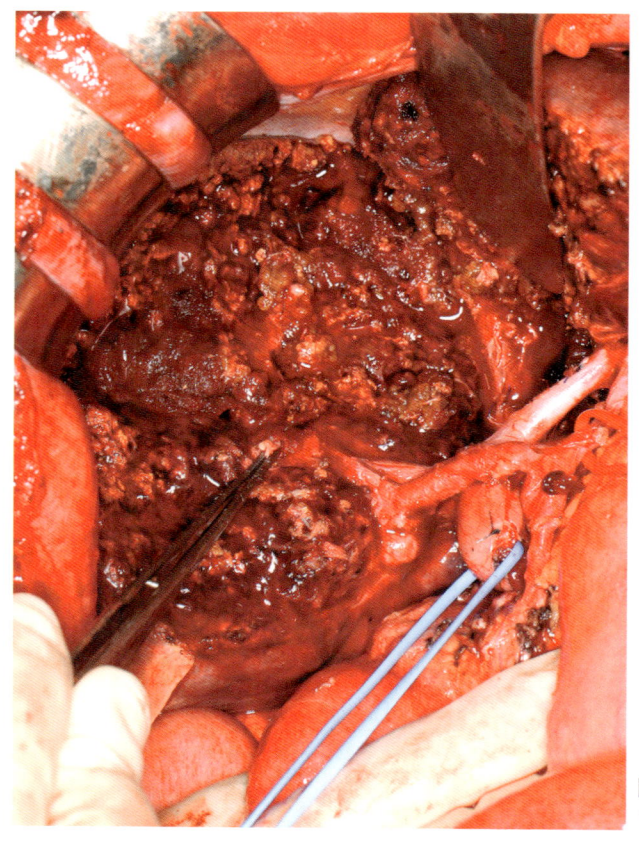

図VIII-161 術中写真。左肝動脈、門脈本幹にそれぞれテーピングしてある。鑷子で示しているのは前区域本幹から出る腹側枝。

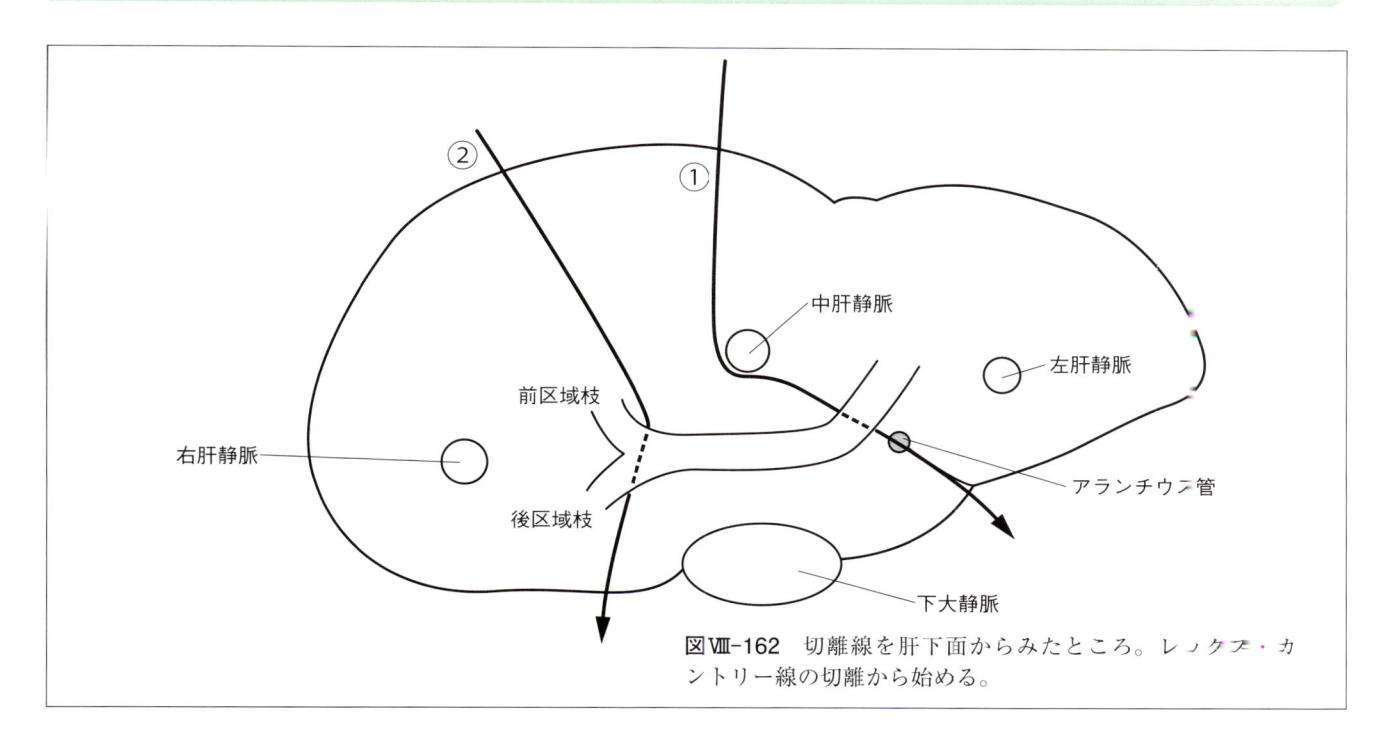

図Ⅷ-162 切離線を肝下面からみたところ。レックス・カントリー線の切離から始める。

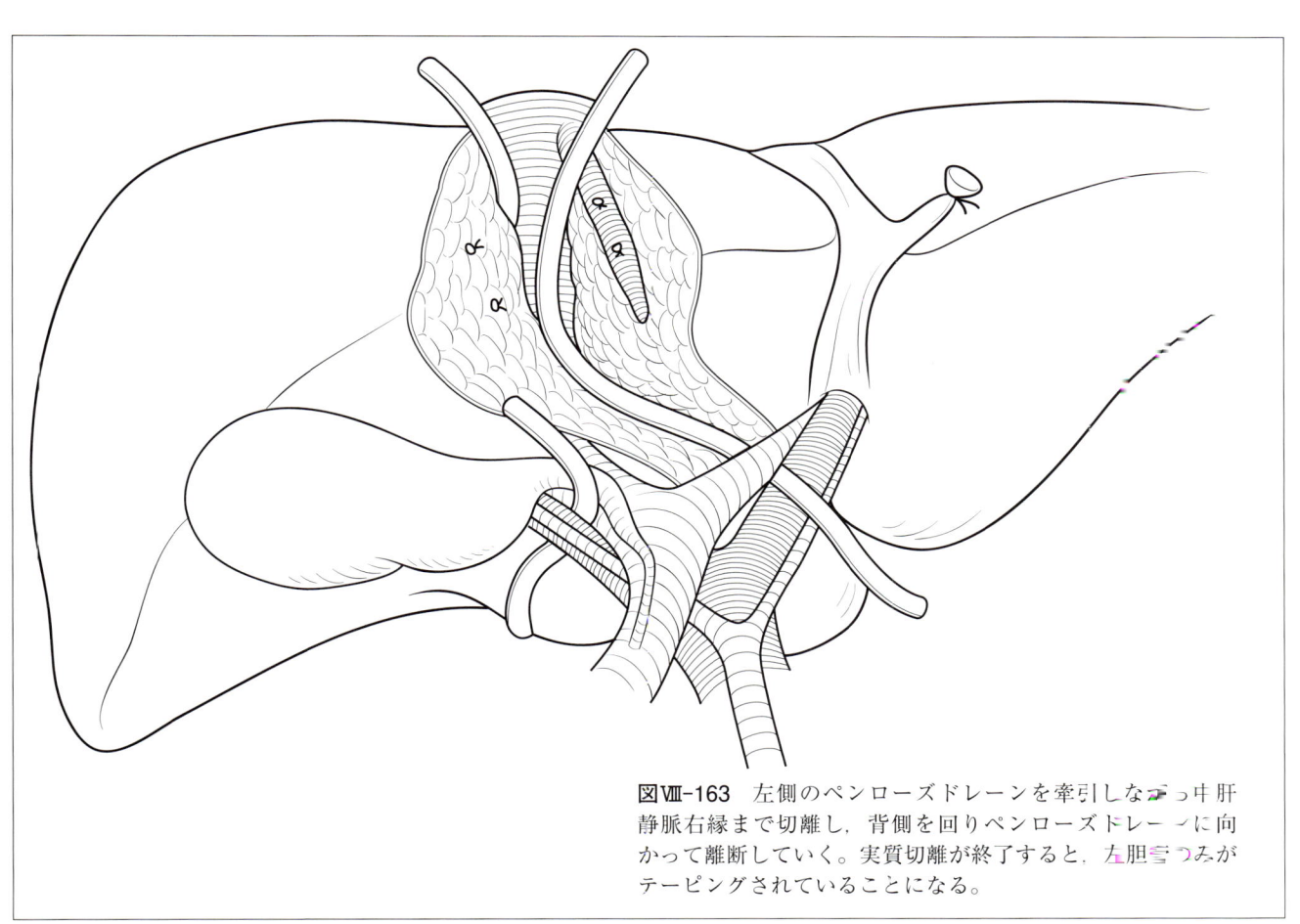

（図中ラベル：中肝静脈、左肝静脈、前区域枝、後区域枝、右肝静脈、アランチウス管、下大静脈）

図Ⅷ-163 左側のペンローズドレーンを牽引しながら中肝静脈右縁まで切離し，背側を回りペンローズドレーンに向かって離断していく。実質切離が終了すると，左胆管のみがテーピングされていることになる。

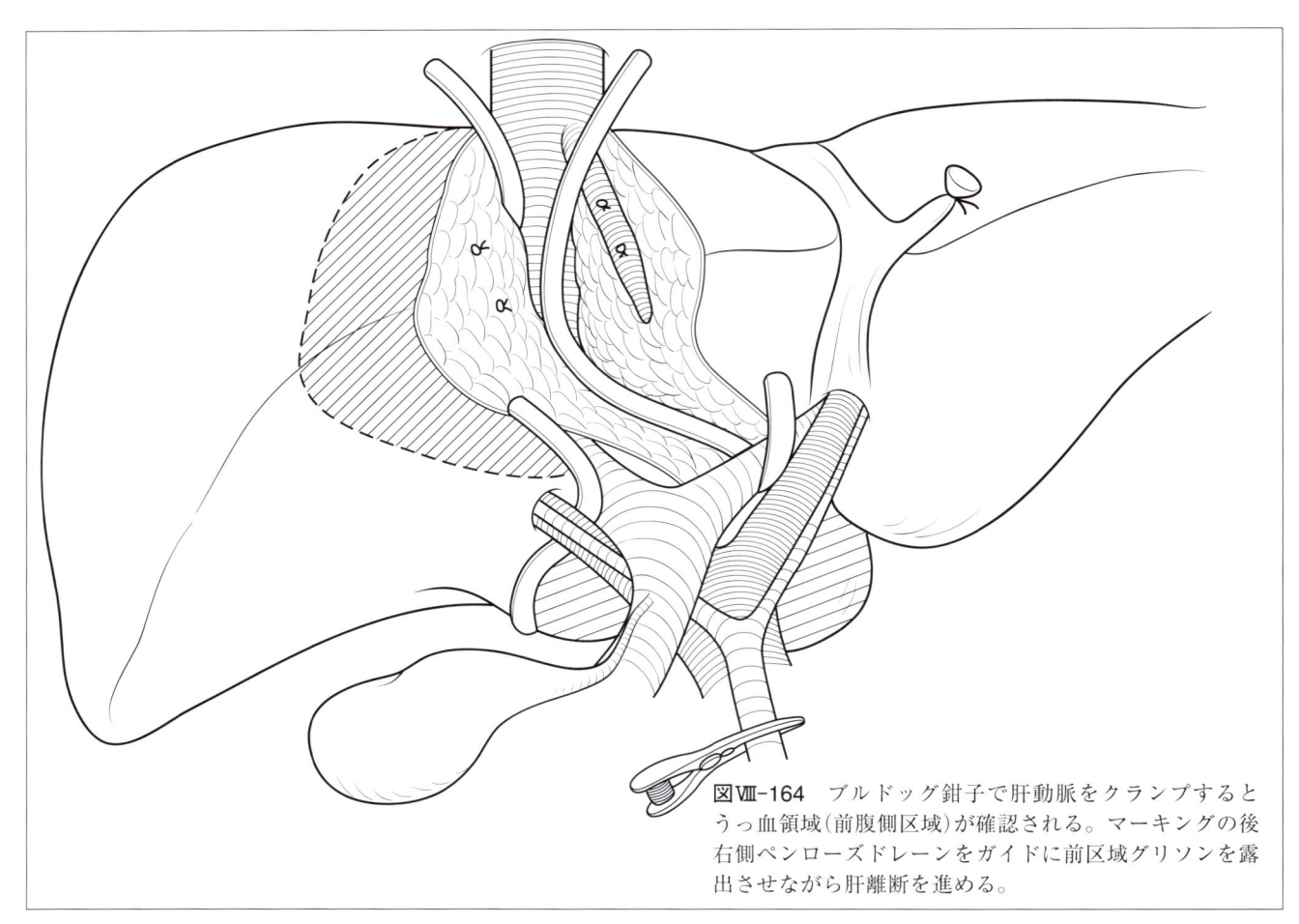

VIII. 立体解剖からみた肝臓の治療

図VIII-164 ブルドッグ鉗子で肝動脈をクランプするとうっ血領域(前腹側区域)が確認される。マーキングの後右側ペンローズドレーンをガイドに前区域グリソンを露出させながら肝離断を進める。

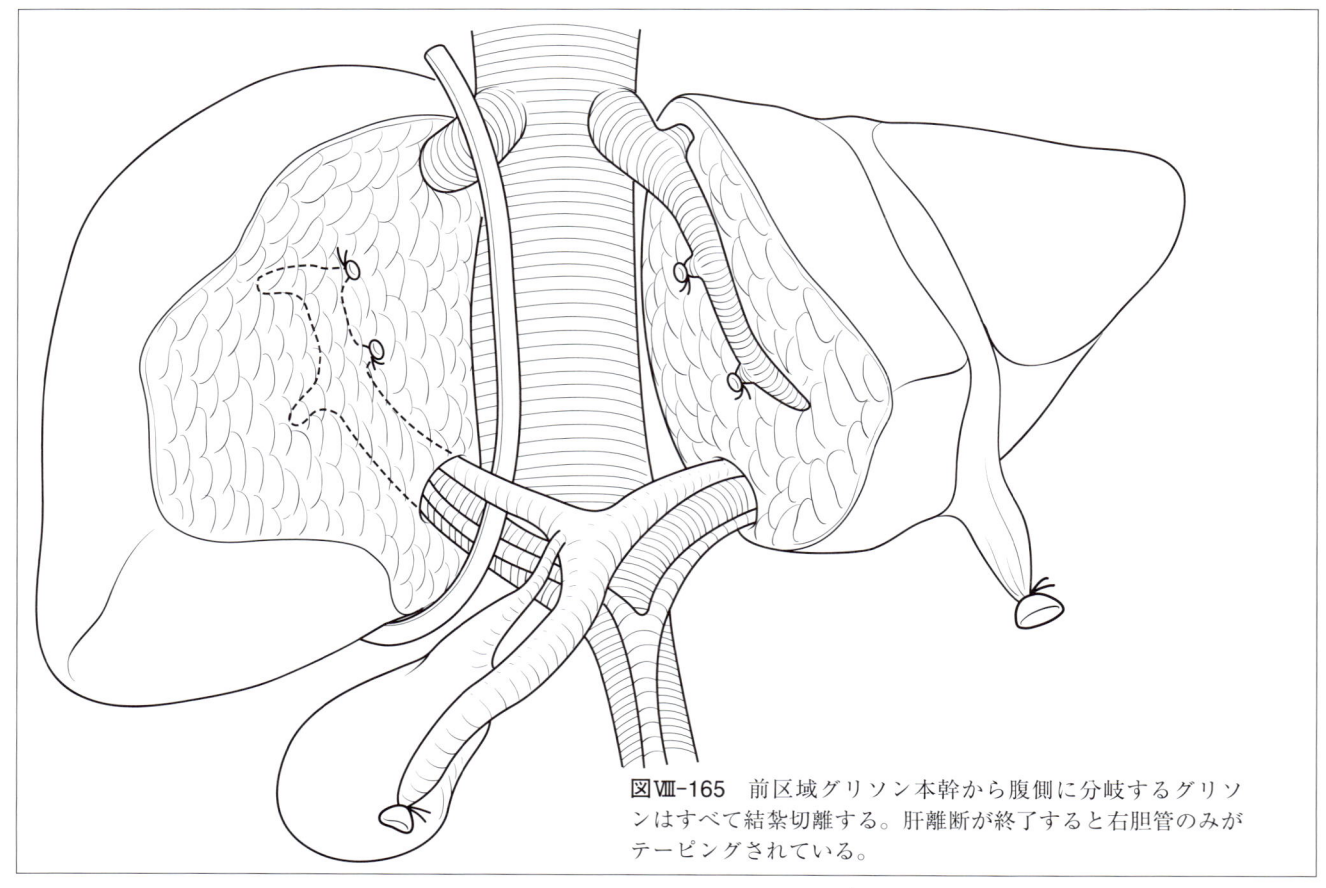

図VIII-165 前区域グリソン本幹から腹側に分岐するグリソンはすべて結紮切離する。肝離断が終了すると右胆管のみがテーピングされている。

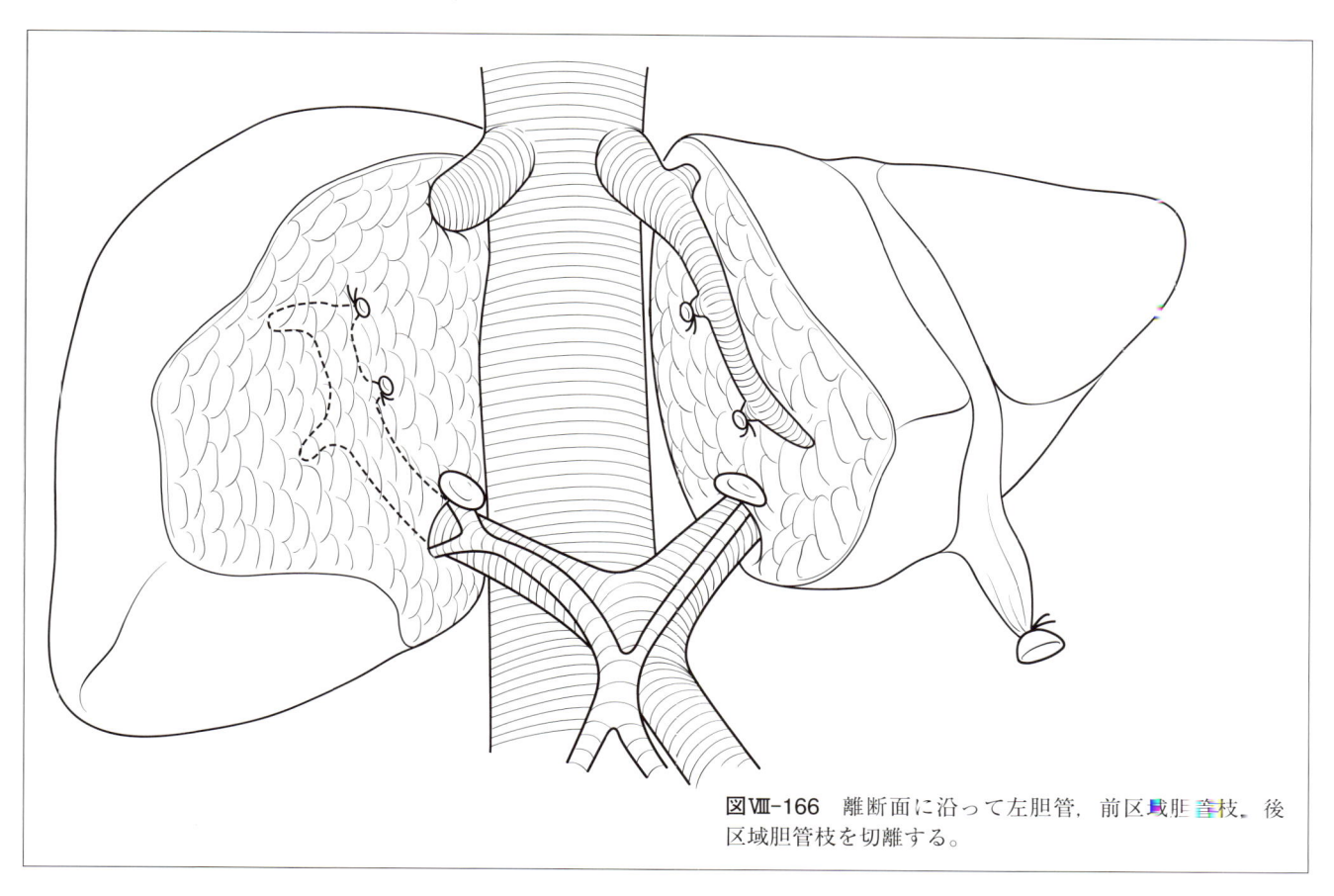

図Ⅷ-166 離断面に沿って左胆管，前区域胆管枝，後区域胆管枝を切離する。

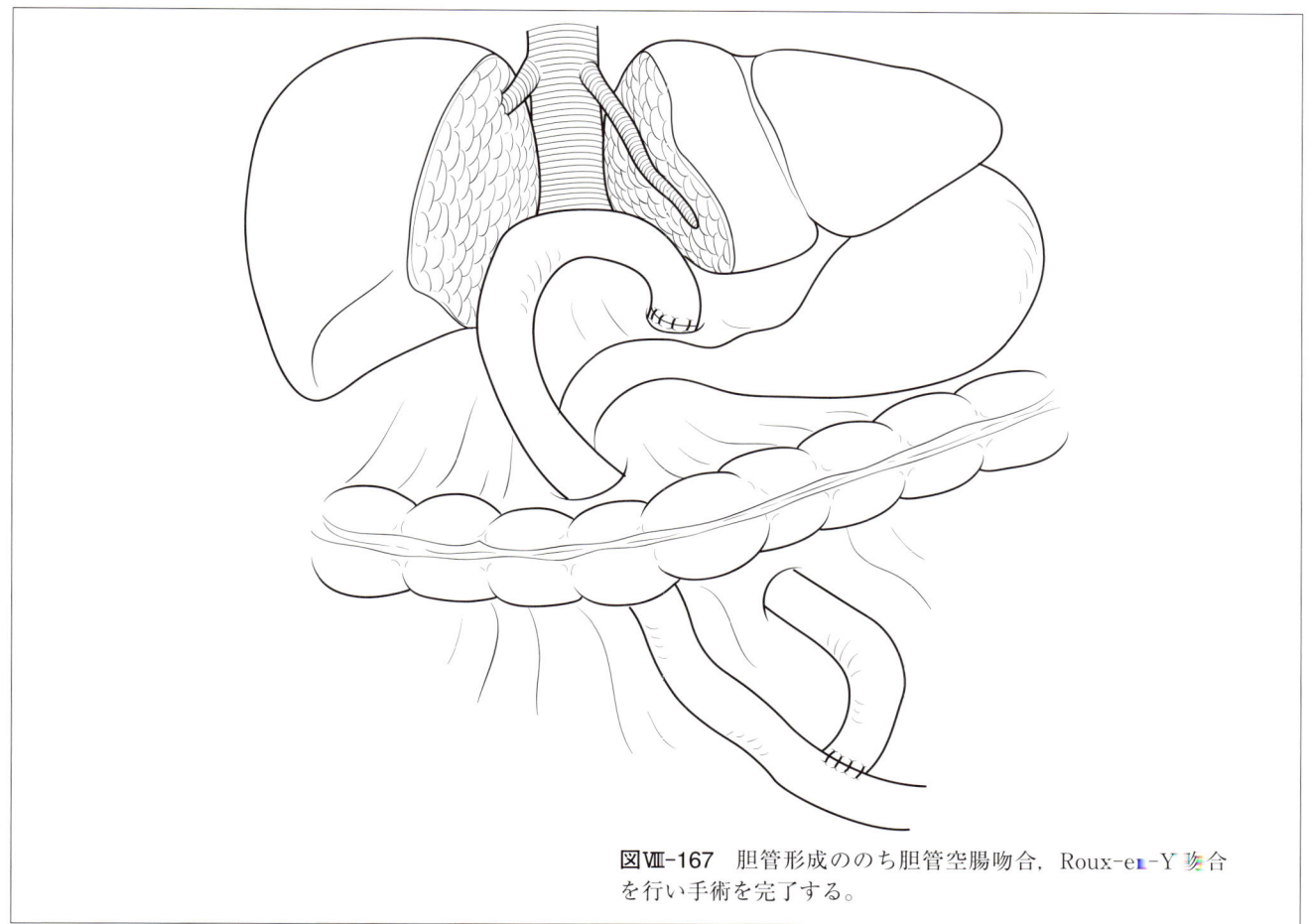

図Ⅷ-167 胆管形成ののち胆管空腸吻合，Roux-en-Y吻合を行い手術を完了する。

3 腹腔鏡下肝切除術

a 腹腔鏡下左外側区域切除

腹腔鏡下肝切除は，外側区域切除および部分切除は2010年4月より保険収載され，保険診療として認知されるようになった．本項では定型的である腹腔鏡下左外側区域切除について概説する．

1) 体位とトロッカー位置

基本的には開脚仰臥位で軽度頭高位とする．術者は患者の右側に立ち，助手は左側，スコピストは患者の股の間に立つ．トロッカーは臍部中央から12 mmのスコープ用トロッカーを挿入する．ただし術後腹水が心配される症例では臍は使わないほうがよく，臍下から挿入する（臍は腹水が創部から漏出してきた場合，追加皮膚縫合が困難）．左右の側腹部には12 mmのトロッカーを1本ずつ，右肋弓下に5 mmトロッカーを1本追加する．さらに必要な場合は上腹部正中もしくは左肋弓下に5 mmトロッカーを適宜追加する（図Ⅷ-168）．気腹圧は8 mmHgとする．

2) 外側区域の授動

はじめに肝円索を切離し，鎌状間膜は把持可能なように2 cm肝側に残して切離．ミニループリトラクターを挿入し肝円索の断端を右方に牽引する（図Ⅷ-169）．

左三角間膜，冠状間膜を切離して外側区域を授動．左下横隔静脈を指標に左肝静脈の近傍まで露出する．腫瘍が肝静脈根部に近い場合を除いては肝静脈根部を露出することにこだわる必要はない．外側区域の背側でアランチウス管に沿って肝胃間膜を切離しておく．

3) 肝切離

実質切離は肝表に近い浅層は超音波凝固切開装置（LCS）で切離し（図Ⅷ-170），深部は腹腔鏡下手術用のCUSAを用いて肝実質を切離していく．細い枝はLCS単独もしくはクリップしてからLCSで切離する．この際，切離面に適度なtensionがかかるように，術者の左手は鎌状間膜を把持，助手側はバルーンリトラクターや腹腔鏡下手術用スポンジなどで肝を左方に圧排する（図Ⅷ-171）．術者側から挿入した超音波凝固切開装置と切離面が平行になるように展開することが重要である．内側区域側に寄りすぎると，切離面にumbilical fissure veinが露出してくるので出血させないよう注意が必要である．出血しても慌てずにガーゼでおさえていれば止血可能なことが多い．

4) グリソン，肝静脈処理

G3のグリソンをある程度露出したらEndo Retract Maxiの先端に絹糸をつけてG3をencircleさせ，絹糸を左方に牽引してG3の首が長く取れるようにする（図Ⅷ-172）．さらにステープラーを用いG3を切離する（図Ⅷ-173）．絹糸であればステープラーで噛んでも問題にならない．同様にG2のグリソンもEndo Retract Maxiでencircleしてから切離する．この際，決して奥まで切り込まないことが重要で，左肝静脈は近くを走行しているので，これを引っかけないよう注意が必要である．

さらに頭側に切離を進め左肝静脈が露出したら十分肝実質をうすくするまで切離し，やはりEndo Retract Maxiにて厚さを確認してからステープラーにて切離する（図Ⅷ-174）．

5) 標本回収

止血を確認後，12 mmのトロッカーの1つを15 mmのトロッカーと交換し，エンドキャッチを挿入し，切除肝はバッグに回収し臍部の創を延長するか，恥骨上に横切開を加えて摘出する．

最後に止血を確認し，肝断面にドレーンを挿入し手術を終了する．

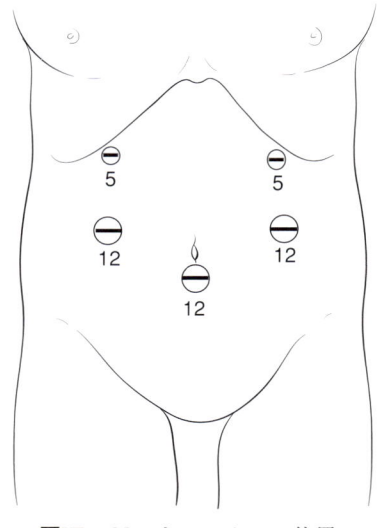

図Ⅷ-168 トロッカーの位置．

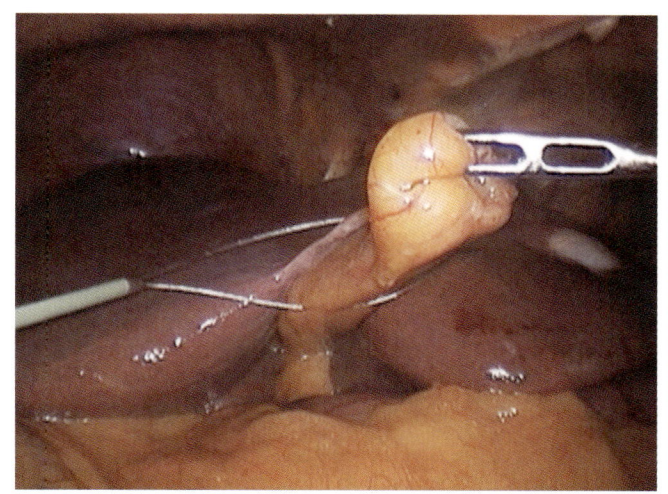

3. 腹腔鏡下肝切除術   213

図Ⅷ-169 肝円索にループリトラクターをかけ右方に牽引する。

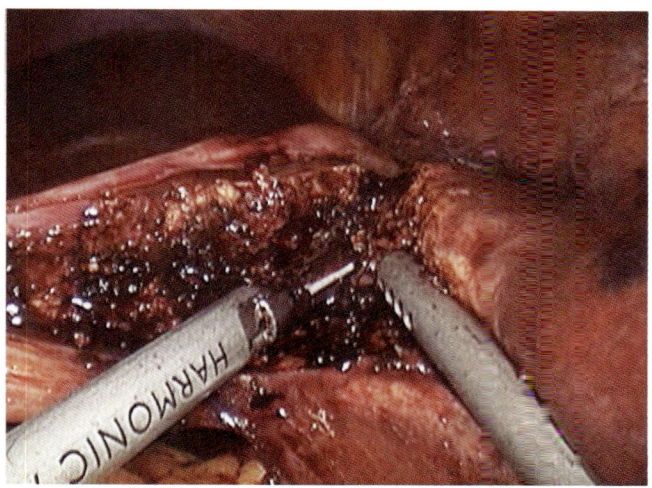

図Ⅷ-170 超音波凝固切開装置を用い丁寧に肝実質を切離していく。吸引管にて細かな出血は吸引し術野をできるだけドライに保つようにする。

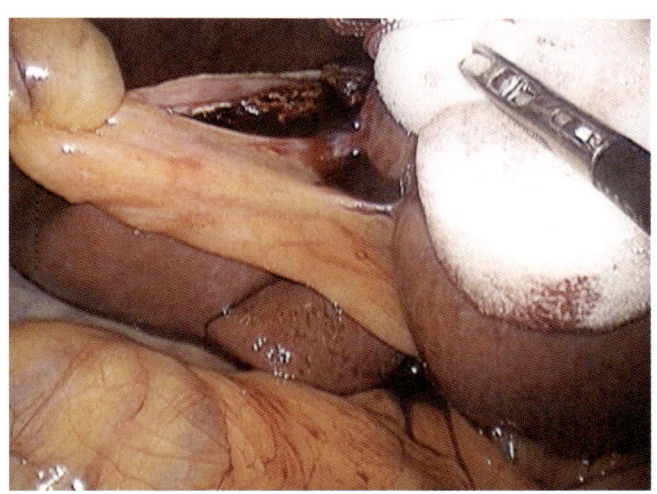

図Ⅷ-171 肝腹側の実質をある程度切離してから，肝円索を右方に牽引し，外側区域は左方にカウンタートラクションをかけてG3を剝離しやすいように展開する。

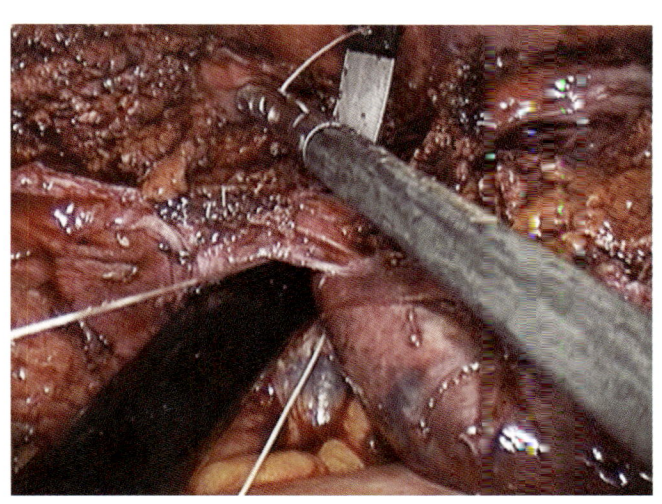

図Ⅷ-172 Endo Retract MaxiでG3をすくい，先端に通した糸で牽引できるようにする。

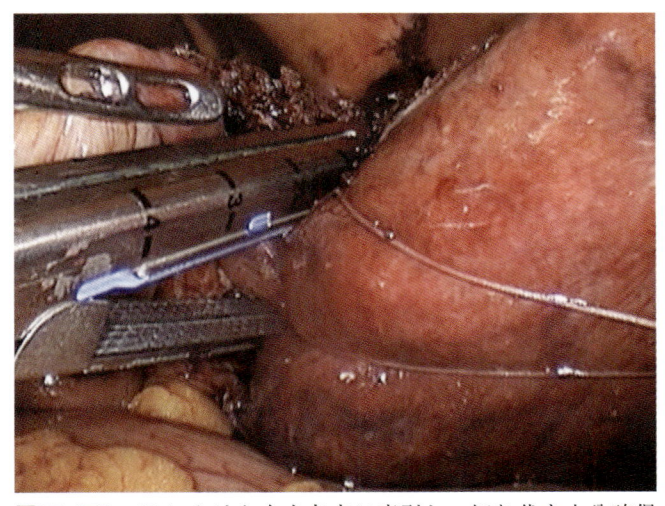

図Ⅷ-173 G3にかけた糸を左方に牽引し，切り代を十分確保してからステープラーで離断する。

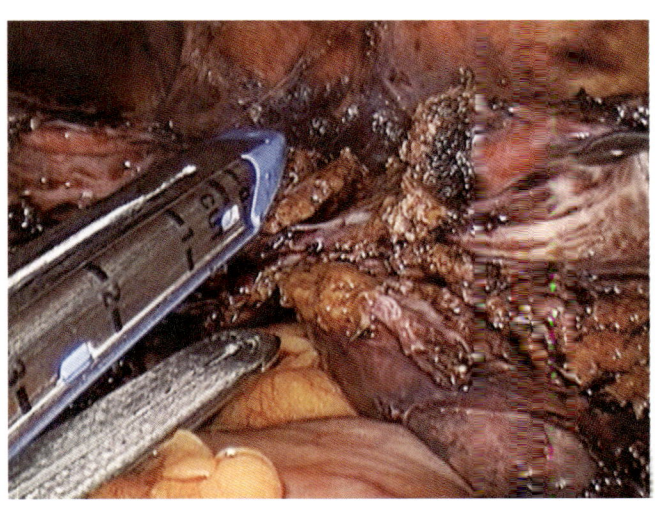

図Ⅷ-174 左肝静脈をステープラーで切離する。

b 腹腔鏡下肝左葉切除術

腹腔鏡下肝左葉切除は，左外側区域切除が安定してできるようになれば可能である。十分に長い左グリソン枝を確保するためには，アランチウス管を処理して肝円索を腹側に牽引することが大切である。胆管損傷を避けるためにもステープラーは尾状葉枝より十分左側に挿入するようにする。

1) 腹腔鏡下肝左葉切除の適応

肝右葉切除と同様で，他臓器浸潤（横隔膜，結腸，十二指腸など）が疑われる症例，胆道再建を要する症例（胆道悪性疾患など），下大静脈や肝静脈，門脈などの主要脈管への脈管侵襲がある症例，腫瘍が下大静脈や肝静脈起始部に近接している症例，破裂が疑われる腫瘍，10 cm を超えるような巨大腫瘍は適応外としている。

2) 体位とトロッカーの挿入部

開脚仰臥位で，オープン法で臍よりスコープ用 12 mm トロッカーを挿入。8〜10 mmHg で気腹して，左右側腹部に 12 mm トロッカー，右肋弓下に 5 mm トロッカーを挿入する。

3) 肝円索，鎌状間膜，左冠状間膜の切離

肝円索を超音波切開凝固装置で切離し，そのまま鎌状間膜，左冠状間膜を切離する。できれば下大静脈，左肝静脈まで剝離しておく。下横隔膜静脈が左肝静脈のランドマークになる（図Ⅷ-175）。

4) 肝左葉の授動とアランチウス管の処理

左三角間膜，左冠状間膜を切開して左外側区域を右内側に挙上牽引する。Spiegel 葉と左外側区域の間のアランチウス管を超音波切開凝固装置あるいは血管シーリングシステムで切離する（図Ⅷ-176）。アランチウス管を切離すると左グリソン本幹が伸びるので，後の肝門操作が容易になる。

5) グリソンの処理

肝円索を腹側に牽引し，アランチウス管切離部から Endo Retract Maxi あるいはミニリトラクターのブレードを右側に挿入し抵抗のないところを進めると肝門部に抜ける（図Ⅷ-177）。尾状葉枝の処理（図Ⅷ-178）は，後のステイプリングの邪魔になるので，クリップは使用しないで血管シーリングシステムで切離する。左グリソン本幹は長いので，肝円索を腹側に牽引したまま十分左側でステープラーで離断する（図Ⅷ-179）。

6) 肝の離断と左肝静脈の処理

肝表面を超音波凝固切開装置で離断し，深い肝実質は超音波凝固切開装置と CUSA で離断を行う。中肝静脈の枝はクリップしてから切離する。最後に左肝静脈と周囲の肝実質が残るので，Endo Retract Maxi を使いテーピングして（図Ⅷ-180），逃げないように牽引しながらステープラーで切離する（図Ⅷ-181）。標本をバッグに収納し，恥骨上を開腹して摘出する。

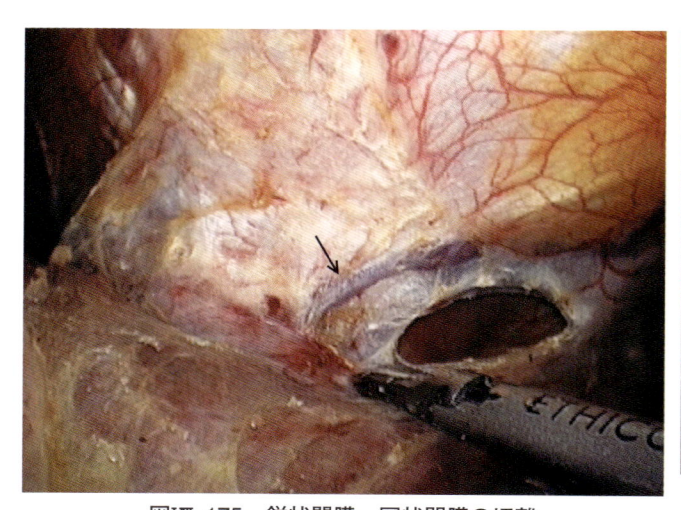

図Ⅷ-175 鎌状間膜，冠状間膜の切離
下横隔膜静脈（矢印）の流入部が左肝静脈のランドマークとなる。

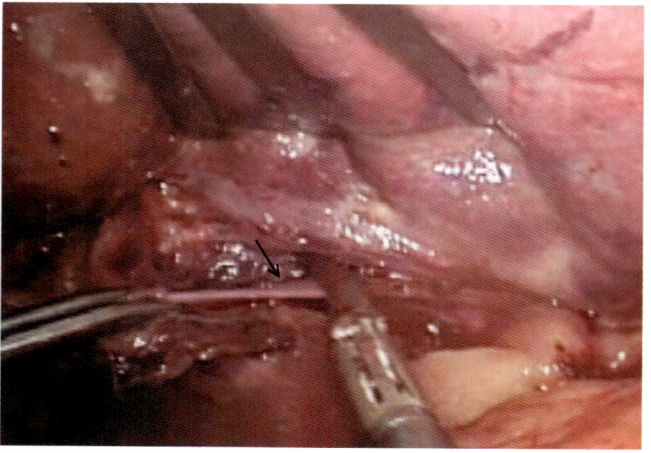

図Ⅷ-176 アランチウス管の処理
左外側区域を右内側に挙上牽引し，アランチウス管を超音波切開凝固装置あるいは血管シーリングシステムで切離する。

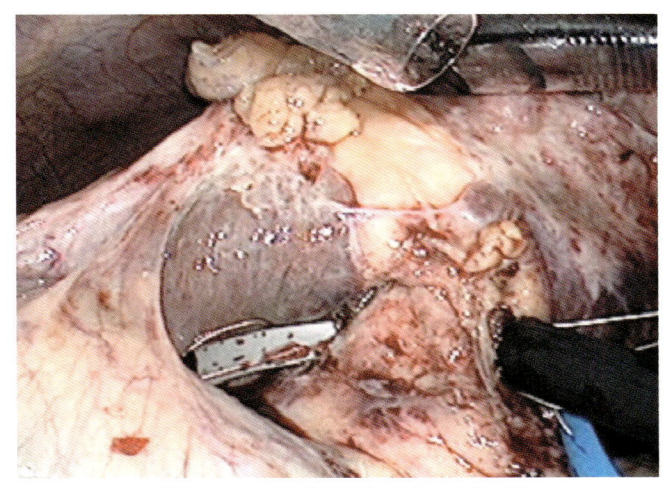

図Ⅷ-177　左グリソンのテーピング
Endo Retract Maxi で左グリソンを一括でテーピングする。

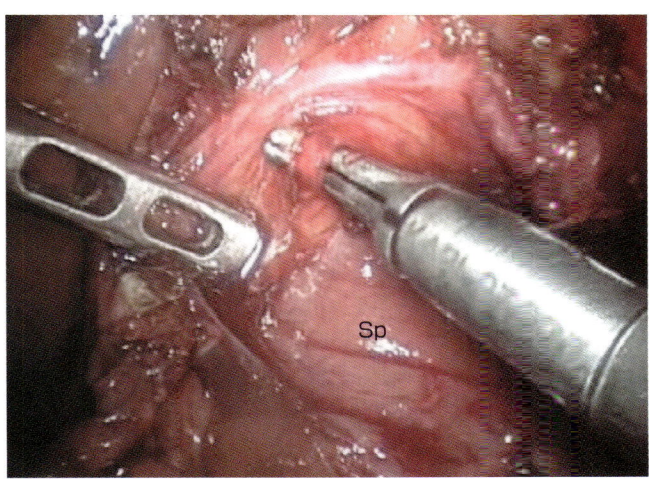

図Ⅷ-178　尾状葉枝の処理
Spiegel 葉（Sp）への尾状葉枝は邪魔なら処理しておく。

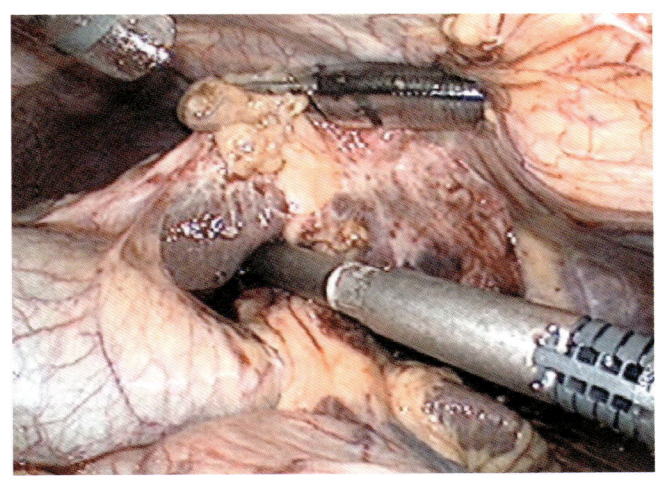

図Ⅷ-179　左グリソン枝の離断
肝円索を腹側に牽引し，十分首を長くしてからステープラーで離断する。

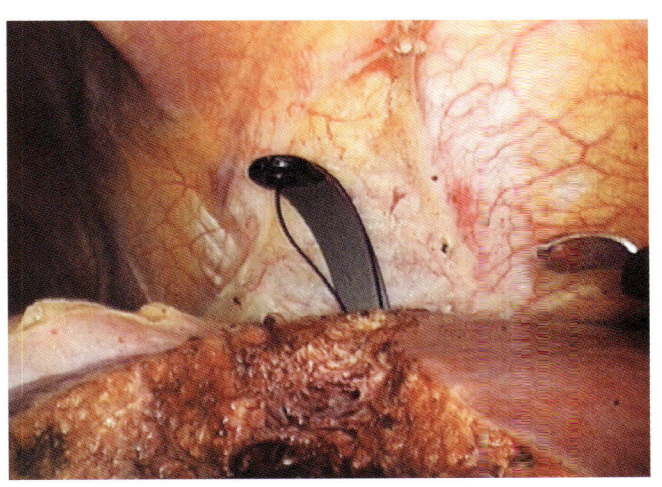

図Ⅷ-180　左肝静脈のテーピング
周囲の肝実質ごと左肝静脈を Endo Retract Maxi でテーピングする。

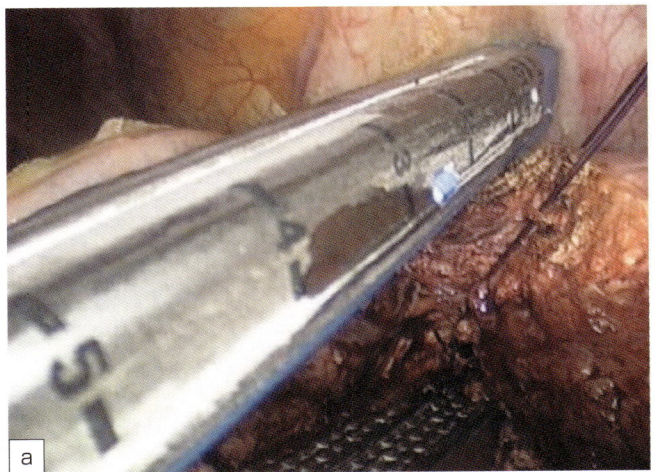

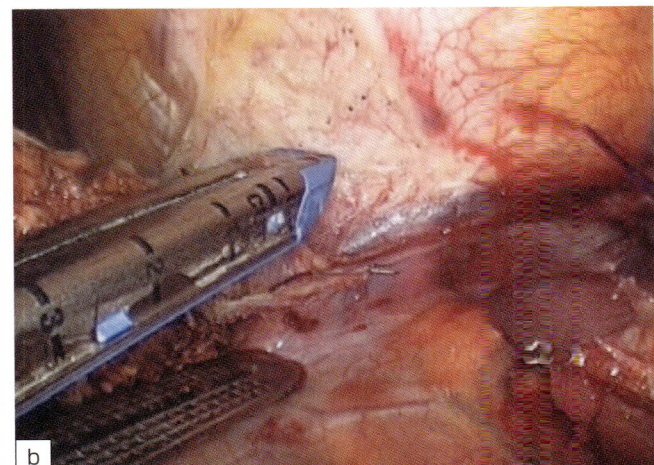

図Ⅷ-181　左肝静脈の切離
逃げないように牽引しながら（a），ステープラーで切離する（b）。

C 腹腔鏡下肝右葉切除術

今日，消化器外科における内視鏡手術の最大のトピックスの1つは腹腔鏡下肝切除である[1]。当初は左外側区域や尾側の表在の病変の部分切除がよい適応と考えられていたが，ここ数年で腹腔鏡下肝切除は驚異的な進化を遂げ，肝右葉切除などの系統的肝切除にまで広がってきた[2-4]。肝右葉切除が腹腔鏡下に安全に行われるようになれば，患者の負担軽減は計り知れず，まさに肝臓外科新時代の幕開けとなるかもしれない。そのためには安全で安定した手術手技を開発し，標準化していくことが必須であると考えられる。

1) 腹腔鏡下肝右葉切除の適応

疾患に関しては悪性腫瘍も含めて通常の開腹肝切除術と同様であるが，他臓器浸潤(横隔膜，結腸，十二指腸など)が疑われる症例，胆道再建を要する症例(胆道悪性疾患など)，下大静脈や肝静脈，門脈などの主要脈管への脈管侵襲がある症例，腫瘍が下大静脈や肝静脈起始部に近接している症例，破裂が疑われる腫瘍，10 cm を超えるような巨大腫瘍は適応外としている。

2) 体位とトロッカーの挿入部

体位は左側臥位とし，小切開法で臍上よりスコープ用 12 mm トロッカーを挿入し，上腹部正中から右側腹部に向かって，右肋弓に沿ってそれぞれ 12 mm，5 mm，12 mm のトロッカー，さらに左肋弓下に 12 mm トロッカーを挿入する(図Ⅷ-182)。

3) プリングル法

腹腔鏡下肝右葉切除では inflow occlusion ができるように肝十二指腸間膜をテーピングする。Endo Retract Maxi を使うと，極めて簡便にテーピングできる[5]。小網を開放し，ブレードの先端に糸でテープを装着して小網腔に挿入し，肝十二指腸間膜の背側を右側に進めると，Winslow 孔からブレードの先端が出てくるので，テープを把持して固定の糸を切ってブレードを引っ込めればテーピングできる(図Ⅷ-183)。

4) 肝円索，鎌状間膜，右冠状間膜の切離

肝円索を超音波切開凝固切開装置で切離し，そのまま鎌状間膜，右冠状間膜を切離する。できれば下大静脈，右肝静脈まで剝離し，右肝静脈と中肝静脈の間も十分剝離しておく(図Ⅷ-184)。下横隔膜静脈が右肝静脈のランドマークになる。

5) 肝門処理

肝門部の肝十二指腸間膜から肝実質に移行する腹膜を腹側と背側から切開し，肝実質とグリソンの間を剝離し Endo Retract Maxi あるいはミニリトラクターのブレードを腹側から挿入し抵抗のないところを進めると肝十二指腸間膜の背側に抜ける(図Ⅷ-185)。右グリソンをテーピングして遮断すると阻血域が明らかとなるのでマーキングしておく。次に前後区域グリソン枝も同様に Endo Retract Maxi あるいはミニリトラクターのブレー

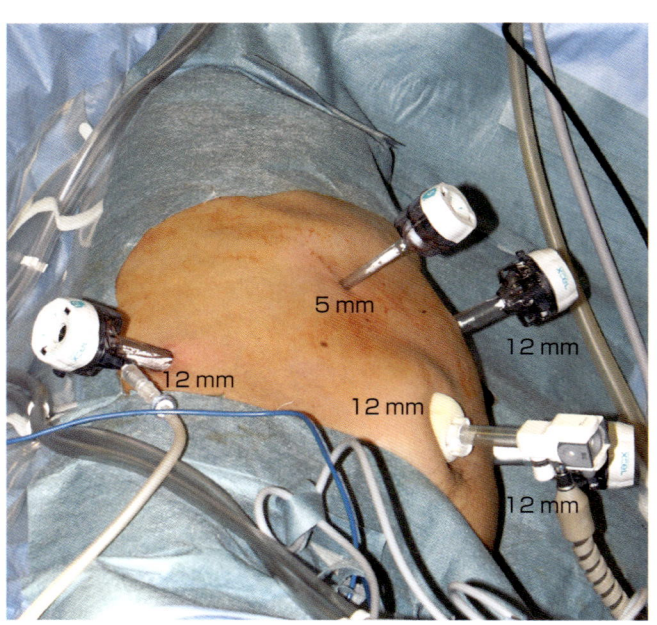

図Ⅷ-182　肝右葉切除の体位(左側臥位)とトロッカーの位置

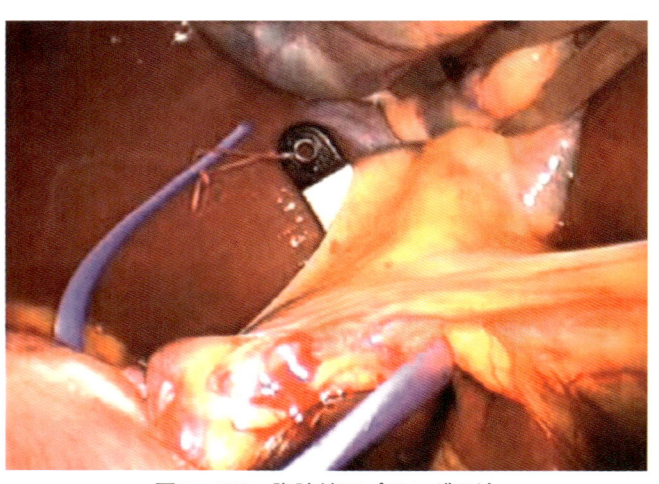

図Ⅷ-183　腹腔鏡下プリングル法
Endo Retract Maxi を使って肝十二指腸間膜をテーピングする。

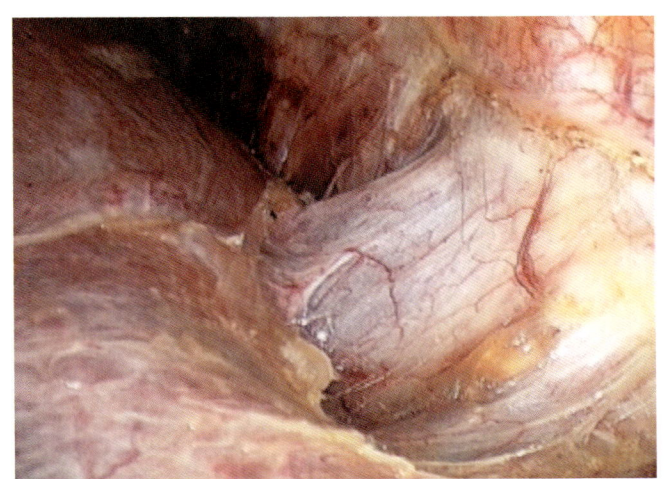

図Ⅷ-184　下大静脈の剝離
右肝静脈と中肝静脈の間(矢印)も十分剝離しておく。

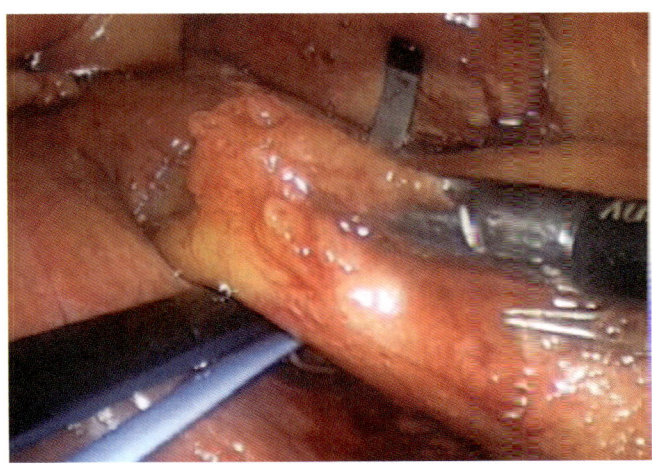

図Ⅷ-185　右グリソンのテーピング
Endo Retract Maxi で右グリソンを一括でテーピングする。

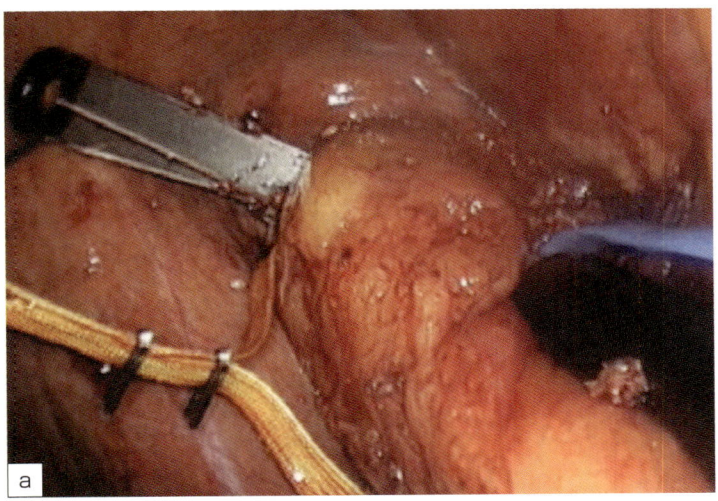

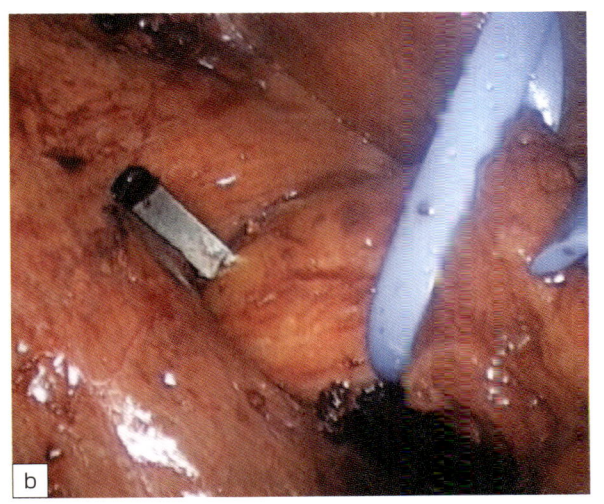

図Ⅷ-186　前後区域枝のグリソンのテーピング
Endo Retract Maxi あるいはミニリトラクターで前枝(a),後枝(b),グリソン枝をそれぞれを一括でテーピングする。

ドを挿入してテーピングする[6])(図Ⅷ-186)。

6) 右肝の授動

体位をやや腹臥位にして，肝腎間膜，右三角間膜，冠状間膜を切開し，副腎は尾側から下大静脈脈との間を先に剝離しておくと処理しやすい。尾側から短肝静脈を処理していき，最後に右肝静脈をテーピングする(図Ⅷ-187)。

7) 肝の離断

肝表面を超音波凝固切開装置で離断し，深い肝実質は超音波凝固切開装置と CUSA で離断を行う。中肝静脈の枝はクリップしてから切離する。後区域グリソン枝の背側の尾状葉を離断しておくとグリソン枝の首が長く確保できるので，前後区域枝をそれぞれステープラーで離断する(図Ⅷ-188)。Anterior fissure vein が中肝静脈の起始部に合流するので注意を要する[7])(図Ⅷ-189)。右肝静脈は肝外でステープラーで切離してもよいし，外側区域切除のときと同様に，周囲肝実質ごとステープラーで切離してもよい(図Ⅷ-190)。標本をバッグに収納し，恥骨上あるいは右側腹部で開腹し摘出する。

参考文献

1) Buell JF, Cherqui D, Geller DA, et al：World Consensus Conference on Laparoscopic Surgery：The international position on laparoscopic liver surgery：The Louisville Statement, 2008. Ann Surg 250：825-830, 2009
2) O'Rourke N, Fielding G：Laparoscopic right hepatectomy：surgical technique. J Gastrointest Surg 8：213-216, 2004
3) Gayet B, Cavaliere D, Vibert E, et al：Totally laparoscopic right hepatectomy. Am J Surg 194：685-689, 2007
4) Dagher I, Di Giuro G, Lainas P, et al：Laparoscopic right

hepatectomy with selective vascular exclusion. J Gastrointest Surg 13 : 148-149, 2009
5) Cho A, Yamamoto H, Nagata M, et al : Safe and feasible inflow occlusion in laparoscopic liver resection. Surg Endosc 23 : 906-908, 2009
6) Cho A, Yamamoto H, Nagata M, et al : Laparoscopy-assisted hepatic lobectomy using hilar Glissonean pedicle transection. Surg Endosc 21 : 1466-1468, 2007
7) Cho A, Okazumi S, Makino H, et al : Relation between hepatic and portal veins in the right paramedian sector : proposal for anatomical reclassification of the liver. World J Surg 28 : 8-12, 2004

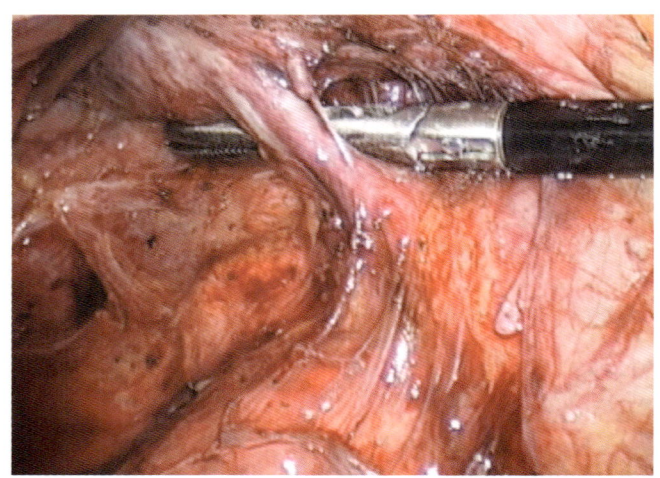

図Ⅷ-187 右肝静脈のテーピング
右葉の授動の最後に右肝静脈をテーピングする。

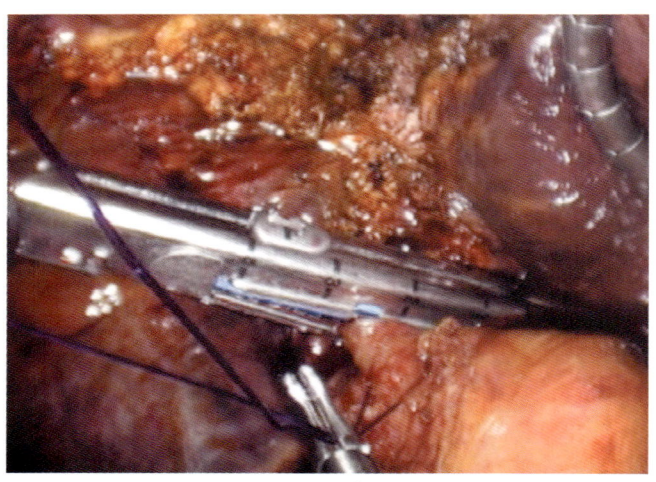

図Ⅷ-188 前後区域グリソン枝の離断
前区域グリソン枝にかけた糸(矢印)を牽引し,十分首を長くしてからステープラーで離断。後区域グリソン枝はすでに離断されている。

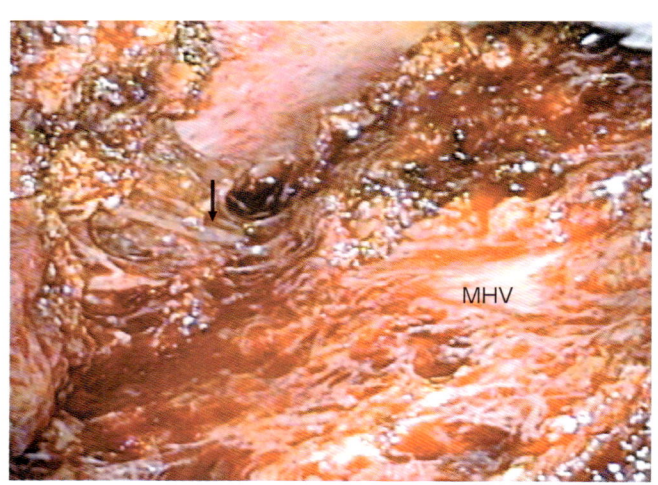

図Ⅷ-189 anterior fissure vein
中肝静脈(MHV)起始部に合流する anterior fissure vein (矢印)に注意する。

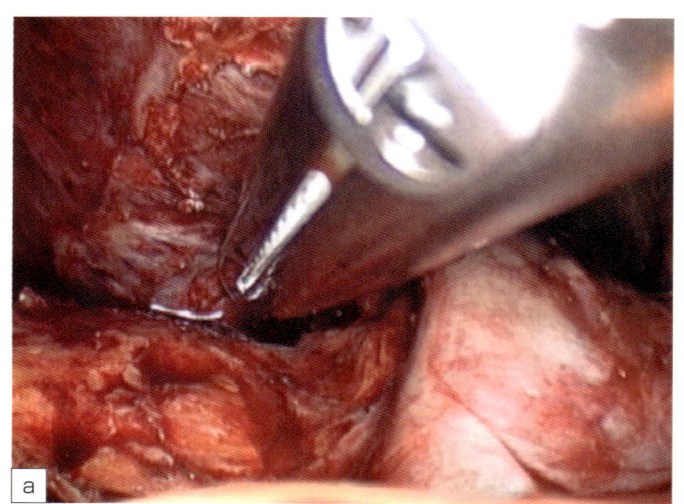

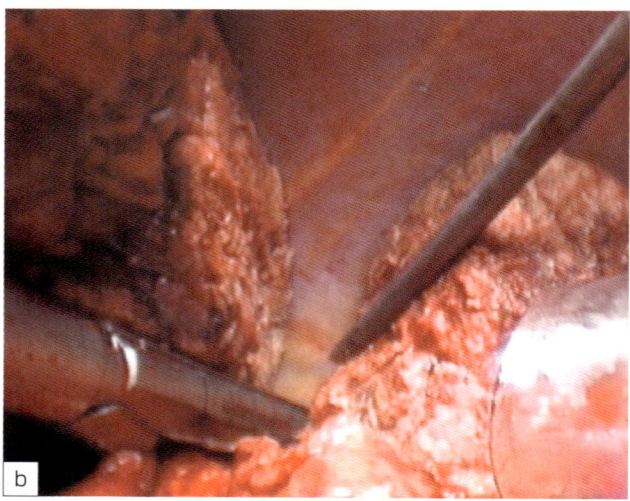

図Ⅷ-190 右肝静脈の切離
肝外での切離(a)と肝内で周囲肝実質ごと切離(b)。

付録　撮影条件と再構成画像

撮影方法はCT during arterioportography（以下CTAP）とDynamic-CTとがあるが，ともに肝静脈と門脈とが同時描出され，3D再構成画像にてその解剖学的位置関係の把握が可能である。

各種造影CTの方法

どのようなソフトを用いて立体画像を作成するにしても，良質な条件のCT撮影を行うことが最も重要である。読影に堪える十分enhanceされた画像データなくして，有用な立体画像はできないので，simulation surgeryには役に立たないことになる。以下にわれわれの施行している造影CTのやりかたを示す。

1. 通常造影CT（MDCT）

まず単純写真を5mmスライス厚で撮像し，その後体重55kg以上の被験者の場合には造影剤150mlを4.5ml/secで注入する。体重55kg未満の場合には造影剤100mlを3.6ml/secで注入する。注入42秒後，70秒後，180秒後からの3相を撮像する。42秒後からの早期相で肝動脈と門脈が，70秒後からが門脈，そして180秒後からの後期相では肝静脈がターゲットとなる。肝動脈の画像が十分得たい場合には20秒後より撮像を開始する。

この際必ず，頭側は肝臓の描出されない位置よりスタートし，尾側も肝臓が描出されなくなる位置までスキャンする。スライス幅は1.0mmで，通常3Dの門脈像を作成する場合には門脈相を使用する。

　種類：SIEMENS SOMATOM Definition Flash

2. 経動脈性門脈造影下CT（CTAP）

上腸間膜動脈にカテーテルを挿入し，非イオン性造影剤の原液を1ml/secで30ml注入し，その25秒後と40秒後より1.0mm厚で肝全体を1回の呼吸停止下に撮像する。再構成ピッチは3mmとする。

　種類：SIEMENS SOMATOM SENSA 16 ICT
　造影剤：非イオン性造影剤原液

3. 経動脈性肝動脈造影下CT（CTA）のプロトコール

固有肝動脈にカテーテルを挿入し，非イオン性造影剤原液を1ml/secで15ml注入し，その5秒後と40秒後より1mm厚で肝全体を1回の呼吸停止下に撮像する。再構成ピッチは3mmとする。

4. 経胆嚢動脈造影下CT

胆嚢動脈に超選択的にカテーテルを挿入し，3倍希釈した非イオン性造影剤6～16mlを0.15～0.3ml/secで注入し，1～2mm厚で肝全体を1回の呼吸停止下に撮影する。再構成ピッチは2mmとしている。

5. 胆管造影下CT（cholangio-CT）のプロトコール

10倍希釈した非イオン性造影剤を末梢胆管枝まで過不足なく注入して，1～2mm厚で全肝をスキャンする。その後CTAPを上記条件で並施するとcho angio-portal CTとなる。

3D再構成画像

　maximum intensity projection法（MIP法）
　multi planner reformation法（MPR法）
　volume rendering法（VR法）

2D画像上で分枝の同定を行い，MPR法により中肝静脈および分枝が長軸方向で観察可能となる任意平面での観察によりその解剖学的分枝形態を検討した。また，MIP法，VR法による立体表示も併せて行い，門脈との相互関係を確認した。主として用いたのはVR法で，SYNAPSE VINCENT®（富士フイルムメディカル）により門脈と肝動脈の造影CT値の差と脈管の連続性から色分けをして表示し，検討した。

　使用3Dワークステーション：SYNAPSE VINCENT®（富士フイルムメディカル）

索引

和文索引

あ・う・え

アランチウス管　154, 205, 214

右葉　7
右葉後区域の脈管　69
右葉切除　50
右葉前区域動脈解剖　73
右葉前区域の脈管　68
右葉門脈枝　65

栄養動脈，肝門部胆管の　109

か

カントリー線　9
下横隔動脈　103
下大静脈靱帯　55
　──の大きさ　57
　──の解剖学的位置　56
下大静脈部　30
下大静脈部胆管　98
外側区域　7
　──の授動，腹腔鏡下肝切除における　212
外側区域切除，腹腔鏡下　212
鎌状間膜　1
肝 S3 切除　163
肝 S3S4 (left paramedian sector) ＋前腹側上区域切除　172
肝 S5 切除　201
肝 sinusoid　60
肝右葉　36
肝右葉前区域動脈枝　69
肝円索　82
肝外側副血行　109
肝鎌状間膜　130
肝後区域グリソン　139
肝左 paramedian sector (S3S4) 切除　166

肝左葉外側区域の栄養血管　69
肝左葉内側区域の栄養血管　69
肝実質切離，腹腔鏡下肝切除における　212
肝十二指腸間膜　184
肝十二指腸間膜郭清　204
肝授動　145, 154
肝静脈　8
　──の解剖　39, 84
肝静脈うっ血領域　86
肝静脈還流枝　39
肝切除
　──, anterior fissure に沿った　36
　──の第3の扉　127
肝前区域　119
　──の解剖　22
肝前区域グリソン鞘　189
肝前区域切除　134
肝前背側区域切除　198
肝前背側上区域切除　192
肝前腹側下区域切除　201
肝前腹側上区域切除（経肝的アプローチ）　184
肝前腹側上区域切除（経肝門アプローチ）　189
肝中央2区域切除　149
肝動脈　65
　──と門脈の関係　66
肝動脈交通枝（CA）　75
肝動脈左右交通枝　103
肝内 pseudolesion　64
肝内胆管癌　154
肝内動脈枝の解剖　65
肝内門脈　82
肝内流入領域，胆嚢静脈の　59
肝の左右対称性　113
肝の発生
　──, ゴールドハムスターの　13
　──, 人間の　14
肝の離断
　──, 腹腔鏡下肝右葉切除における　217
　──, 腹腔鏡下肝左葉切除における　214

肝部下大静脈　205
肝門処理，腹腔鏡下肝右葉切除における　216
肝門板　63, 93, 108, 154, 183
　──, 三次元立体画像からみた　113
肝門部　103
　──の門脈分岐形態　113
肝門部 plate system　63
肝門部胆管　81, 103
肝門部胆管癌の縮小手術　204
肝門部脈管　108

く

クランプ　86
グリソン一括肝切除　103
グリソン鞘　103
グリソン処理　180
　──, 腹腔鏡下肝左葉切除における　214
公文の尾状葉分類　31

け

系統的拡大肝左葉切除術　154
経静脈性造影 CT 門脈相　113
経胆嚢動脈造影下 CT　119
経動脈性肝動脈造影下 CT　119
経動脈性門脈造影下 CT　119

こ

ゴールドハムスターの肝の発生　13
固有肝動脈　86
　──の閉塞　103
交通枝　103
後下区域胆管　93
後下区域のドレナージ静脈　44
後区域　7, 198
　──のドレナージ静脈　48
後区域＋前背側区域切除（右肝静脈還流領域全切除）　158
後区域切除　139
後区域胆管　92

後区域動脈枝　66
後区域尾側門脈　50
後区域門脈　7, 10, 26, 65
後区域門脈独立分岐　82
後上区域胆管　93

さ

左右肝交通枝　105
左右肝動脈交通枝　108
左右尾状葉共通幹　99
左葉　7
　──の脱転　205
　──の脈管　69
佐藤の検討　60
残肝ボリューム　36

し

主門脈裂　126
十二指腸授動　204
十二指腸側胆管切離　204
重複P7, Couinaudの　125
術後肝転移再発予防　63
術中エコー　180
上下2分岐型，右葉前区域脈管の　68

す・せ

膵十二指腸アーケード　103
全肝流入血行遮断　184
前区域　7, 149, 166, 198
　──の重複枝，Couinaudの　120
　──のドレナージ静脈　43
　──の分割　11
前区域グリソン　134, 149
前区域枝　19
前区域胆管　92
　──の合流様式　93
前区域動脈血管造影像　73
前区域動脈枝　66
前区域門脈　7, 10, 22, 65
前区域門脈分岐様式　23
前背側亜区域動脈塞栓術　74
前背側区域　19, 23, 43, 86, 189
前背側上区域　184
前腹側亜区域動脈塞栓術　73
前腹側区域　19, 23, 43, 86
前腹側上区域　172
前腹側上区域切除　184

そ

総肝動脈周囲リンパ節郭清　204

総肝動脈の閉塞　103
造影CT　219
側副血行路　103

た

ダイセクション法　11
多分岐型，右葉前区域脈管の　68
胎生期左門脈　16
第2のdemarcation line　201, 202
高安分類　24
胆管　89
　──の栄養動脈　108
　──の切離　205
胆管空腸吻合　205
胆管造影下CT　219
胆嚢癌
　──の肝切除範囲　180
　──の肝転移　59
胆嚢癌肝内転移　63
胆嚢静脈　59, 180
　──の肝内走行経路　60
胆嚢剥離　204
胆嚢板　126
短肝静脈　50
　──の開口部　54

ち・て

置換後区域枝型，右葉肝動脈門脈の　66
置換前区域枝型，右葉肝動脈門脈の　66
中肝静脈　8, 14, 18, 43, 84, 86, 130, 166, 180, 184, 189
中肝静脈還流領域　84
中肝動脈単独分岐型，左葉脈管の　72
中・左肝動脈共通幹型，左葉脈管の　72
中・左肝動脈独立分岐型，左葉脈管の　72
中・左肝静脈共通管　154

テストクランプ　173, 192

な・に

内側下区域　173
　──のドレナージ静脈(V4a)　43
内側下区域＋前腹側下区域切除　180
内側区域　7, 149, 163, 166, 172
内側区域＋腹側区域切除（中肝静脈還流域切除）　145
内側区域間交通　112
内側区域切除　130
内側区域門脈枝　21
内側上区域　40
　──のドレナージ静脈(V4b)　43

人間の肝の発生　14

は

背側亜区域　68
背側下区域　139, 180
背側肝，Couinaudの　18
背側区域　119, 158
　──のドレナージ静脈　48
背側区域胆管　93
背側上区域　173, 184

ひ

尾状突起　30, 119
尾状突起胆管　98
尾状葉　9, 18, 30
　──，胎児期　14
　──，発生からみた　33
　──の胆管　98
　──の動脈　75
　──の門脈　30, 32
尾状葉＋前腹側区域切除　209
尾状葉単独切除　204
尾状葉動脈
　──と肝動脈交通枝　80
　──と肝門部胆管への動脈血流　81
尾状葉動脈共通幹型，CAの　76
尾状葉動脈枝　75
尾状葉動脈単独枝型，CAの　76
尾状葉門脈　9
左3区域切除　154
左paramedianグリソン鞘　167
左paramedian門脈　167
左外側領域　1, 2, 21
左下大静脈靭帯　58
左肝 umbilical fissure　159
左肝＋前腹側区域切除（中および左肝静脈還流域切除）　154
左肝外側区域切除　158
左肝管　89
左肝管合流様式　89
左肝静脈　8, 14, 40, 86, 163, 166
　──の処理，腹腔鏡下肝左葉切除における　214
左肝の授動，腹腔鏡下肝左葉切除における　214
左肝門脈　21
左側胆嚢　82
左尾状葉　30, 119
左傍正中門脈　82
左傍正中領域　1, 2, 21
左門脈　82
左卵黄腸間膜静脈　13

ふ

プリングル法　184
　——，腹腔鏡下肝右葉切除における　216
部分切除，腹腔鏡下　212
副後区域枝型，右葉肝動脈門脈の　66
副前区域枝型，右葉肝動脈門脈の　66
腹・背側幹＋下枝型，右葉前区域脈管の　68
腹・背側幹型，右葉肝動脈門脈の　68
腹腔鏡下肝右葉切除術　216
腹腔鏡下肝左葉切除術　214
腹腔鏡下左外側区域切除　212
腹側亜区域　68
腹側下区域　184
腹側区域　119
腹側区域胆管　93
腹側上区域　173, 184

み

右外側領域　1, 3
右下大静脈靭帯　58

右肝管合流様式　92
右肝静脈　8, 18, 47, 86, 139, 192
　——の合流様式　47
右肝の授動，腹腔鏡下肝右葉切除における　217
右後区域　158
右前下区域(S5)，Couinaud の　25
右前裂　126
右側肝円索　82
右尾状葉　119
右傍正中葉　22
右傍正中領域　1, 3
右卵黄腸間膜静脈　13

も

門脈
　——の解剖　113
　——の分岐形式　68
門脈 segmentation　10, 119
門脈右枝　1
門脈後区域枝多分岐・動脈多分岐型，右葉後区域の　69

門脈後区域枝多分岐・動脈二分岐型，右葉後区域の　69
門脈後区域枝2分岐・動脈二分岐型，右葉後区域の　69
門脈臍部　1, 8, 82, 89, 180
門脈臍部裂　126
門脈左枝　1, 21
門脈腫瘍栓　172
門脈水平部　7
門脈本幹　1

ら

卵黄臍静脈幹　13
卵黄腸間膜静脈　14

る・れ

ルビエーレ溝　126
類洞　13, 60

レックス・カントリー線　9, 7, 126, 130, 134

数字・欧文索引

数字

3D-porto-cholangiography 113
3D 再構成画像 219
3 次元血管撮影 73

A

anterior fissure
　　　　　　　3, 23, 36, 82, 86, 126, 159
　── の意義 127
anterior fissure vein（AFV）
　　　　　3, 19, 23, 82, 86, 145, 154, 187
anterior segment 7
anterior segmental branch 7
antero-dorsal segment（ADS） 23
antero-ventral segment（AVS） 23
Arantian plate 103
arcade pattern, 尾状葉動脈の 80

B

b-duct 99
b-vein 30, 32
Belghiti 法 51
Bismuth 分類 204

C

c-duct 99
c-vein 30, 32
CA 75, 108
Cantlie 9
cast による検討 108
caudate lobe 7, 9
caudate lobe proper（left） 9
caudate process（CP） 30, 33
caudate process（right） 9
caudate vein 52
CD 31 monoclonal 抗体免疫組織染色
　　　　　　　　　　　　　　　55
cholangio-CT 219
clock artery 108
communicating arcade 105, 108
communicating artery 75
corrosion cast 作成法 108
Couinaud
　── の d-vein 18
　── の P5 variety 121, 124
　── の P6 variety 121, 124
　── の P7 variety 122
　── の P7 重複 121
　── の P8 分類 121, 123
　── の右前下区域（S5） 25
　── の解剖の variety 119
　── の肝区域 1, 9
　── の重複 P7 125
　── の前区域 121
　── の背側肝 18
CT during arterioportography 219
CTA 219
CTAP 219
cul-de-sac 21
cystic plate 63, 103, 109
cystic plexus 112

D

d-vein 30, 32
　──, Couinaud の 18
demarcation line 158, 201
dorsal liver 30
dorsal sector 30
dorso-caudal segment 11
DV type, 右葉前区域脈管の 68
DV＋I type, 右葉前区域脈管の 68
dynamic-CT 219

E・F

epicholedochal arterial plexus 103

fossa for ligamentum venosum 7

G

Goldsmith
　── の肝区域分類 8
　── の尾状葉分類 31

H

hanging maneuver 50, 158, 204
Healey
　── の肝解剖 7
　── の胆管解剖 98
　── の尾状葉分類 31
hepatic bud 13
hilar plate 103, 108
Hjortsjo 9
　── の解剖 11

I

inferior area 7
intersegmental plane 8

K

Kanemura の肝臓領域区分 11
Karlmark の検討 59
Kocherization 204
Kogure の区域 11

L

lateral sector 119
lateral segment 7
left lateral sector 9, 21
left lateral vein 9
left lobe 7
left paramedian sector 9, 21, 172, 174
left paramedian trunk（LPT） 82
left paramedian vein 10
left portal fissure 9
left segmental fissure 7
liver hanging maneuver 204
lobar fissure 7
lobular fissure 17
longitudinal portal fissure 3, 159

M

main portal arch 9
main portal fissure 3, 9, 17, 86, 126
maximum intensity projection（MIP）法
　　　　　　　　　　　　　　　219
MDCT 36, 75, 219
medial segment 7
MHV-RHV pocket 52
middle lobe 13
multi planner reformation（MPR）法
　　　　　　　　　　　　　　　219
multi-detector-row CT 75
multiple type, 右葉前区域脈管の 68

N

Nawar の肝臓領域区分 11
Nettelblad の研究 13

O・P

occlusion balloon catheter 103

parabiliary plexus 105
paracaval portion（PC） 30, 33, 119
paramedian sector 14, 119
pars transversus 7
pars umbilicus 8
plate system 103, 108
portal segmentation 1, 9

portal vein 3
posterior liver 30
posterior segment 7
posterior segmental branch 7
pseudolesion 64

R

ramus angularis 14
ramus arcuatus 14
recessus umblicalis 14
Rex-Cantlie line 126
right lateral sector 9
right lateral vein 9
right lobe 7
right paracaval plane 35
right paramedian sector 9, 22
right paramedian vein 9
right portal fissure 3, 9, 86

right segmental fissure 7
Roux-en-Y 吻合 205, 211

S

SI type, 右葉前区域脈管の 68
segment, Couinaud の 9
sinusoidal filling 61
spiegel lobe(SP) 30, 33
Spiegel 葉 119
Spiegel 葉胆管 98
superficial vein(SV) 40, 84
superior area 7

T

transverse abdominal fascia 56
tree pattern, 尾状葉動脈の 80

U

umbilical fissure 23, 32, 125
umbilical fissure vein・UFV
　　　　23, 40, 82, 130, 165, 169, 212
umbilical plate 103, 109
umbilical plexus 112
umbilical vein 3
umblical fossa 7
UP 1

V

ventral arch 3, 109, 113
vertical fissure 11
volume rendering(VR)法 219
volumetry, 門脈 segmentation に基づ
　　いた 36